Challenging Cases in Urological Surgery: Cases with Expert Commentary

泌尿外科的挑战性病例

主编 ◎ [英] 卡尔·H. 庞（Karl H. Pang）

[英] 詹姆斯·W. F. 卡托（James W. F. Catto）

主译 ◎ 郭宏骞

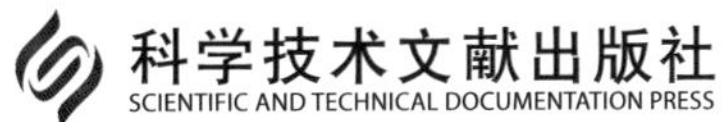

科学技术文献出版社
SCIENTIFIC AND TECHNICAL DOCUMENTATION PRESS

·北京·

图书在版编目（CIP）数据

泌尿外科的挑战性病例 /（英）卡尔·H. 庞
(Karl H. Pang),（英）詹姆斯·W.F. 卡托
(James W. F. Catto) 主编；郭宏骞主译. -- 北京：
科学技术文献出版社，2024. 12. -- ISBN 978-7-5235
-1990-5

Ⅰ. R699

中国国家版本馆 CIP 数据核字第 2024DP5269 号

著作权合同登记号 图字：01-2024-5353

泌尿外科的挑战性病例

策划编辑：张 蓉　责任编辑：张 蓉 史钰颖　责任校对：王瑞瑞　责任出版：张志平

出 版 者　科学技术文献出版社
地　　址　北京市复兴路15号　邮编 100038
编 务 部　（010）58882938，58882087（传真）
发 行 部　（010）58882868，58882870（传真）
邮 购 部　（010）58882873
官方网址　www.stdp.com.cn
发 行 者　科学技术文献出版社发行　全国各地新华书店经销
印 刷 者　北京地大彩印有限公司
版　　次　2024 年 12 月第 1 版　2024 年 12 月第 1 次印刷
开　　本　889 × 1194　1/16
字　　数　489千
印　　张　18.5
书　　号　ISBN 978-7-5235-1990-5
定　　价　298.00元

主译简介

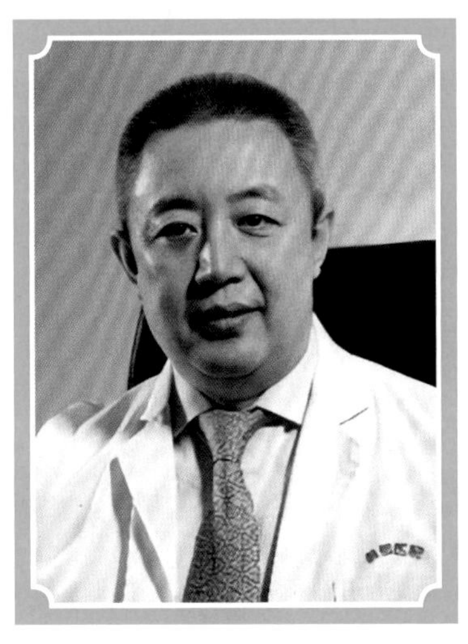

郭宏骞

南京鼓楼医院泌尿外科行政主任，主任医师，教授，博士研究生导师，南京大学泌尿外科学研究所所长，享受国务院政府特殊津贴专家。

【学术任职】

江苏省医师协会医学机器人专业委员会第一届主任委员，江苏省预防医学会泌尿系统疾病预防与控制专业委员会主任委员，中国医师协会医学机器人医师分会第二届委员会委员，中国抗癌协会腔镜与机器人外科分会第一届委员，江苏省泌尿外科医疗质量控制中心主任。

【专业特长】

擅长机器人及腹腔镜的各类复杂手术，尤其是在泌尿系统肿瘤的精准手术治疗方面，主刀泌尿外科机器人手术的总量在全国排名领先。

【所获荣誉】

主持国家、省部级科研项目10余项；近5年发表SCI收录论文共100余篇，国家级核心刊物论文共200余篇，出版著作5部；获江苏医学科技奖、华夏医学科技奖、江苏省医学新技术引进奖等10余项。

译者名单

主　译

郭宏骞

译　者

（按姓氏笔画排序）

邓永明

刘光香

纪长威

吴　晗

张　帆

张　青

张士伟

林廷升

黄海锋

中文版前言1

Challenging Cases in Urological Surgery：*Cases with Expert Commentary*自2023年问世以来，受到了广大泌尿外科医师及医学生的喜爱。书中涉及一些泌尿外科领域的挑战性病例及相关信息，是从事泌尿外科工作者的重要参考书。

我科荣幸地承担了本书的翻译工作，参与翻译的人员均为我科内具备丰富临床经验的泌尿外科医师。整个编译过程完全由我科独立完成，该过程对于译者来说同样也是一个学习和成长的过程。看到本书即将面市，我们十分欣喜。

创新思维来自临床实践，出版要符合实际需求，要反映本学科领域的最新研究进展和前沿技术水平，这样才有助于整个学科的发展。*Challenging Cases in Urological Surgery*：*Cases with Expert Commentary*中文版的出版是对我国泌尿外科学事业的重要补充，建立起了向全国泌尿外科同行传播新知识的窗口，对推动我国泌尿外科的进一步发展，提高本领域的理论和技术水平具有重大意义。

鼓楼医院泌尿外科
2023年9月于南京

中文版前言2

尊敬的读者：

作为译者，能够为大家带来这本关于泌尿外科挑战性病例的书籍，我深感荣幸，同时也深知责任重大。在此篇前言中，我想与大家分享一些关于本书的背景和个人观点。

泌尿外科是医学领域中一门重要且复杂的专业，其涉及泌尿系统疾病的治疗，包括肾脏、膀胱、前列腺等器官的疾病。由于泌尿系统的复杂性和解剖结构的特点，泌尿外科手术常具有挑战性，需要医师具备高度的专业知识和精湛的技术。

本书收集了一系列真实的泌尿外科挑战性病例，旨在帮助医师和医学生们更好地理解和应对此类复杂的疾病，其涵盖了各种不同类型的泌尿外科疾病，包括肿瘤、结石、感染等，并且涉及不同年龄段和性别的患者。每个病例都详细地描述了患者的病史、临床表现、诊断过程和治疗方案，同时还提供了相关的影像学和实验室检查结果。

通过阅读此类病例，读者们可以学习泌尿外科的诊断和治疗方法，了解不同病例的处理策略，以及可能遇到的困难和挑战。这对于正在学习泌尿外科学的医学生来说尤为重要，因为其可以通过此类实际病例来巩固知识，并为将来的临床实践做好准备。

同时，对于已经从事泌尿外科工作的医师们来说，本书也是一本宝贵的参考资料。在临床实践中，医师经常面临各种复杂和罕见的病例，此类病例往往需要医师具备丰富的经验和专业知识来解决。希望本书所提供的实际病例可以帮助医师们扩展知识储备，提供新的思路和解决方案。

作为译者，我深知翻译工作的重要性和挑战性。在翻译本书的过程中，我竭力确保内容的准确性，力求维持原作的风格，并尽力使翻译文本流畅易读，以期为读者们提供一个优质的阅读体验。

最后，我要感谢原作者和出版社的努力，使本书能够问世。他们的辛勤工作和专业知识为本书的内容和质量提供了坚实的基础。我也要感谢各位读者选择本书，希望其能够对大家的学习和实践有所帮助。

祝愿各位读者在泌尿外科领域取得更多的成就！

郭宏骞

原书序言

在各国或国际泌尿外科大会上，会议代表最喜欢的是专家们就复杂病例的管理进行辩论，并在该过程中，剖析证据支持，同时展示其应该如何应用。本书旨在实现同样的目的，通过阅读本书，泌尿外科医师将获得大量知识，同时还能节省参加会议的交通费、注册费和住宿费。这是一种新型理念，我认为其十分奏效。

本书所涵盖的主题范围广泛，且非常有趣，各方面都极具挑战性。我确信，作者和专家们表达的观点将引发许多争论。作为一名腹膜后外科医师，我在本书的病例7（嗜酸细胞瘤）、病例16（上尿路尿路上皮癌）和病例19（睾丸癌中生长性畸胎瘤综合征）中切实发现了许多争议点。尽管如此，我认为这正是本书的重点，在极具挑战性的病例中，可能没有绝对的对错之分，了解专家如何做出决定可能是一种非常有价值的学习方式。本书可作为入门考试或FRCS（泌尿外科）考试的绝佳教材。

因此，对作者——Karl H. Pang和James W. F. Catto来说，他们在整合方面做得很好。本书再次让我意识到，我们所从事专业领域的广阔无垠，我期待着与盖伊医院的专科注册医师、研究员和顾问就这48个病例进行深入的探讨和交流。

Tim S. O'Brien MA, DM, FRCS（Urol）

Consultant Urological Surgeon

Immediate past-President of BAUS

原书前言

本书是首部被添加到挑战性病例系列丛书中的泌尿外科手术专著。书中利用方框的表现形式，讨论了常见病例、挑战性和有争议的话题，并突出强调了相关学习要点、证据支持和未来方向。通过列举病例，专家分享了在处理特定病情时的临床提示和个人评论。专家评论贯穿每一节，并在每个病例的结尾提供了“专家的最后一句话”。本书包含了多种病例，涵盖了泌尿外科手术跨学科教学大纲中概述的大部分领域，包括肿瘤学、腔内泌尿外科学、功能性和女性泌尿外科学、神经泌尿外科学、男科学、创伤学、移植学和儿科泌尿外科学。本书对于所有对泌尿外科感兴趣者、相关卫生专业人员、该领域的学员和参加研究生泌尿外科考试者都是非常有价值的资源。我们感谢所有作者和专家的辛勤工作，希望您能够喜欢阅读本书。

Karl H. Pang和James W. F. Catto

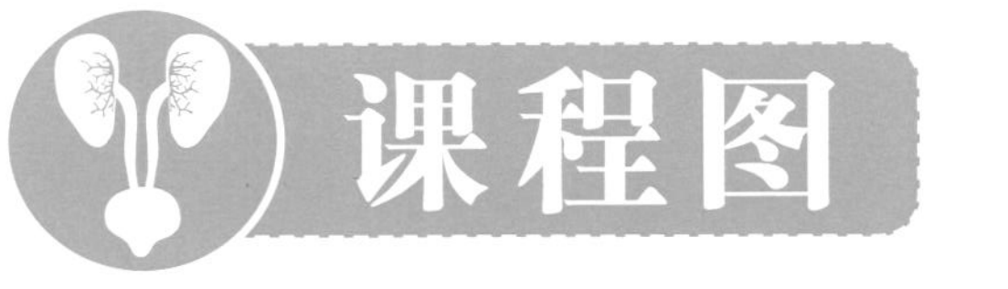

课程图

章	1 复发性尿路感染	2 前列腺炎	3 肾结石	4 输尿管结石	5 膀胱结石处理	6 肾盂输尿管连接部梗阻	7 嗜酸细胞瘤	8 局限性前列腺癌	9 寡转移性前列腺癌	10 新诊断的转移性前列腺癌	11 非肌层浸润性膀胱癌	12 肌层浸润性膀胱癌	13 高级别非肌层浸润性膀胱癌	14 肾癌（下腔静脉肿瘤）	15 转移性肾癌	16 上尿路尿路上皮癌	17 局限性阴茎癌	18 晚期和转移性阴茎癌	19 睾丸癌中生长性畸胎瘤综合征	20 转移性睾丸癌	21 良性前列腺增生和急性尿潴留	22 慢性尿潴留、肾衰竭和利尿	23 急迫性尿失禁	24 压力性尿失禁
针对所有学员的最后阶段的主题																								
基础科学						✓	✓			✓	✓	✓	✓	✓	✓					✓		✓	✓	✓
临床药理学	✓			✓						✓	✓	✓	✓	✓	✓				✓	✓	✓	✓	✓	✓
结石病			✓	✓	✓	✓																		
尿路梗阻				✓		✓						✓				✓					✓	✓		
尿路感染	✓		✓	✓	✓						✓										✓		✓	✓
尿失禁								✓													✓		✓	✓
泌尿肿瘤学									✓		✓	✓	✓	✓	✓	✓		✓	✓	✓				
男科学																								
小儿泌尿外科																								
肾功能/肾脏病学				✓		✓						✓				✓						✓		
急诊泌尿外科			✓	✓						✓														
尿路创伤			✓																					
泌尿外科放射学			✓	✓	✓	✓	✓	✓		✓		✓	✓	✓	✓	✓			✓	✓		✓		✓
尿路结石病																								
肾结石			✓			✓																		
输尿管结石				✓																				
膀胱结石					✓																			
上尿路良性疾病																								
上尿路梗阻						✓																		

章	25 膀胱疼痛综合征/间质性膀胱炎	26 女性尿潴留	27 神经源性膀胱	28 泌尿生殖系统脱垂	29 尿道狭窄疾病	30 尿道憩室	31 氯胺酮诱导的双上尿路感染	32 膀胱阴道瘘	33 男性不育	34 勃起功能障碍	35 佩罗尼氏病	36 射精与性高潮障碍	37 睾丸扭转争议	38 阴茎异常勃起	39 肾创伤	40 膀胱和输尿管创伤	41 阴茎折断	42 肾移植	43 儿童复发性尿路感染和非神经源性神经性膀胱	44 睾丸未降	45 儿童神经源性膀胱	46 龟头出血性焦痂	47 儿童膀胱输尿管反流	48 泌尿外科急诊介入放射学操作
针对所有学员的最后阶段的主题																								
基础科学	✓	✓	✓	✓	✓				✓	✓	✓	✓	✓	✓			✓	✓	✓	✓		✓		
临床药理学	✓	✓								✓	✓	✓		✓				✓	✓			✓		
结石病																								
尿路梗阻		✓	✓		✓		✓												✓				✓	✓
尿路感染	✓	✓	✓		✓	✓													✓		✓	✓	✓	✓
尿失禁			✓	✓		✓		✓											✓		✓			
泌尿肿瘤学																								✓
男科学									✓	✓	✓	✓		✓			✓							
小儿泌尿外科																			✓	✓	✓	✓	✓	
肾功能/肾脏病学			✓				✓											✓	✓				✓	
急诊泌尿外科		✓											✓	✓	✓	✓	✓							✓
尿路创伤				✓				✓							✓	✓								
泌尿外科放射学			✓		✓	✓	✓						✓	✓	✓	✓	✓		✓		✓		✓	✓
尿路结石病																								
肾结石																								
输尿管结石																								
膀胱结石																								
上尿路良性疾病																								
上尿路梗阻							✓																	

续表

章	1 复发性尿路感染	2 前列腺炎	3 肾结石	4 输尿管结石	5 膀胱结石处理	6 肾盂输尿管连接部梗阻	7 嗜酸细胞瘤	8 局限性前列腺癌	9 寡转移性前列腺癌	10 新诊断的转移性前列腺癌	11 非肌层浸润性膀胱癌	12 肌层浸润性膀胱癌	13 高级别非肌层浸润性膀胱癌	14 肾癌（下腔静脉肿瘤）	15 转移性肾癌	16 上尿路尿路上皮癌	17 局限性阴茎癌	18 晚期和转移性阴茎癌	19 睾丸癌中生长性畸胎瘤综合征	20 转移性睾丸癌	21 良性前列腺增生和急性尿潴留	22 慢性尿潴留、肾衰竭和利尿	23 急迫性尿失禁	24 压力性尿失禁	25 膀胱疼痛综合征/间质性膀胱炎	26 女性尿潴留	27 神经源性膀胱	28 泌尿生殖系统脱垂	29 尿道狭窄疾病	30 尿道憩室	31 氯胺酮诱导的双上尿路感染	32 膀胱阴道瘘	33 男性不育	34 勃起功能障碍	35 佩罗尼氏病	36 射精与性高潮障碍	37 睾丸扭转争议	38 阴茎异常勃起	39 肾创伤	40 膀胱和输尿管创伤	41 阴茎折断	42 肾移植	43 儿童复发性尿路感染和非神经源性神经性膀胱	44 睾丸未降	45 儿童神经源性膀胱	46 龟头出血性焦痂	47 儿童膀胱输尿管反流	48 泌尿外科急诊介入放射学操作
肾盂输尿管连接部梗阻						✓																									✓																	
输尿管狭窄																															✓																	✓
肾衰竭																						✓									✓																	
前列腺癌																																																
局部局限性前列腺癌（T_{1a}–T_{2c}）								✓																																								
局部晚期（T_3-T_4）N_0 M_0								✓	✓																																							
转移性疾病（任何T和N、M_1）									✓	✓																																						
激素难治性疾病										✓																																						
膀胱癌																																																
浅表性膀胱癌（pT_{is}和pT_{a-1}、G_1–G_3）											✓		✓																																			
肌层浸润性膀胱癌（pT_{2-4}）												✓	✓																																			
转移性膀胱癌													✓																																			
肾癌																																																
局限性肾癌														✓																																		
转移性肾癌															✓																																	
上尿路移行细胞癌																✓																																
阴茎癌																																																
原发癌的管理																		✓																														
淋巴结的管理																		✓																														
转移性阴茎癌																		✓																														

续表

章	1 复发性尿路感染	2 前列腺炎	3 肾结石	4 输尿管结石	5 膀胱结石处理	6 肾盂输尿管连接部梗阻	7 嗜酸细胞瘤	8 局限性前列腺癌	9 寡转移性前列腺癌	10 新诊断的转移性前列腺癌	11 非肌层浸润性膀胱癌	12 肌层浸润性膀胱癌	13 高级别非肌层浸润性膀胱癌	14 肾癌（下腔静脉肿瘤）	15 转移性肾癌	16 上尿路尿路上皮癌	17 局限性阴茎癌	18 晚期和转移性阴茎癌	19 睾丸癌中生长性畸胎瘤综合征	20 转移性睾丸癌	21 良性前列腺增生和急性尿潴留	22 慢性尿潴留、肾衰竭和利尿	23 急迫性尿失禁	24 压力性尿失禁	25 膀胱疼痛综合征/间质性膀胱炎	26 女性尿潴留	27 神经源性膀胱	28 泌尿生殖系统脱垂	29 尿道狭窄疾病	30 尿道憩室	31 氯胺酮诱导的双上尿路感染	32 膀胱阴道瘘	33 男性不育	34 勃起功能障碍	35 佩罗尼氏病	36 射精与性高潮障碍	37 睾丸扭转争议	38 阴茎异常勃起	39 肾创伤	40 膀胱和输尿管创伤	41 阴茎折断	42 肾移植	43 儿童复发性尿路感染和非神经源性神经性膀胱	44 睾丸未降	45 儿童神经源性膀胱	46 龟头出血性焦痂	47 儿童膀胱输尿管反流	48 泌尿外科急诊介入放射学操作
睾丸癌																																																
原发癌的管理																			✓	✓																												
转移性睾丸癌																			✓	✓																												
女性泌尿外科																																																
老年人和认知功能障碍患者控尿问题的管理																							✓																									
尿频/尿急综合征和急迫性尿失禁																							✓					✓		✓																		
膀胱和盆腔疼痛综合征																							✓		✓																							
压力性尿失禁和混合性尿失禁																							✓	✓																								
女性尿潴留																										✓																							
泌尿生殖系统脱垂																										✓		✓																				
尿瘘																																✓																
尿道憩室																										✓				✓																		
女性泌尿生殖道创伤																												✓				✓																
膀胱和上尿路重建																																																
评估和随访需要尿路重建的患者																											✓				✓																	
尿道重建术																																																
男性尿道重建术																													✓																			
神经泌尿学																																																
神经源性膀胱或性功能障碍			✓																							✓	✓																✓					

续表

章	1	2	3	4	5	6	7	8	9	10	11	12	13	14	15	16	17	18	19	20	21	22	23	24	25	26	27	28	29	30	31	32	33	34	35	36	37	38	39	40	41	42	43	44	45	46	47	48
	复发性尿路感染	前列腺炎	肾结石	输尿管结石	膀胱结石处理	肾盂输尿管连接部梗阻	嗜酸细胞瘤	局限性前列腺癌	寡转移性前列腺癌	新诊断的转移性前列腺癌	非肌层浸润性膀胱癌	肌层浸润性膀胱癌	高级别非肌层浸润性膀胱癌	肾癌（下腔静脉肿瘤）	转移性肾癌	上尿路尿路上皮癌	局限性阴茎癌	晚期和转移性阴茎癌	睾丸癌中生长性畸胎瘤综合征	转移性睾丸癌	良性前列腺增生和急性尿潴留	慢性尿潴留、肾衰竭和利尿	急迫性尿失禁	压力性尿失禁	膀胱疼痛综合征/间质性膀胱炎	女性尿潴留	神经源性膀胱	泌尿生殖系统脱垂	尿道狭窄疾病	尿道憩室	氯胺酮诱导的双上尿路感染	膀胱阴道瘘	男性不育	勃起功能障碍	佩罗尼氏病	射精与性高潮障碍	睾丸扭转争议	阴茎异常勃起	肾创伤	膀胱和输尿管创伤	阴茎折断	肾移植	儿童复发性尿路感染和非神经源性神经性膀胱	睾丸未降	儿童神经源性膀胱	龟头出血性焦痂	儿童膀胱输尿管反流	泌尿外科急诊介入放射学操作
男性因素不育																																																
男性因素不育																			✓														✓															
男性性功能障碍良性疾病																																																
勃起功能障碍																																		✓	✓													
阴茎畸形																																			✓													
勃起时间延长																																						✓										
射精过快、逆行射精、射精延迟、性高潮障碍、欲望障碍																				✓																✓												
阴茎折断																																									✓							
小儿泌尿外科																																																
影响尿道的先天性疾病																																												✓	✓	✓	✓	
尿路感染																																											✓		✓	✓	✓	
急性阴囊症状																																					✓											
上尿路梗阻																																											✓		✓		✓	
放射学																																											✓		✓		✓	
尿失禁和神经性膀胱																																											✓		✓		✓	
评估需要进行尿路重建的儿童																																													✓	✓	✓	
评估和管理需要尿道重建的儿童																																														✓		
肾移植																																																
肾移植																✓																										✓						

目 录

第1章

尿路感染

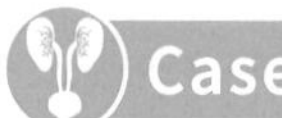

病例 1

复发性尿路感染

Christopher K. Harding

评论专家Christopher K. Harding

Case

患者，女，55岁，绝经后妇女，有3年复发性尿路感染（recurrent urinary tract infection，rUTI）病史，从初级保健中心转诊。发作通常表现为感染性膀胱炎伴排尿困难、尿频（包括新发夜尿）和刺激性浑浊尿[1]，通常无任何全身症状。其自诉此种感染每年约发生6次，并告知医师既往对短程窄谱抗生素（如呋喃妥因或甲氧苄啶类）治疗有反应。最近，患者需更长时间或多个抗生素疗程才能缓解症状。2年前，患者因镜下血尿转诊至另一家医院，并通过肾脏超声扫描、软性膀胱镜检查和尿流率研究进行了全面的尿路评价，未发现结构或功能异常，且估计肾小球滤过率正常。在过去12～18个月内，获得的一系列尿培养结果显示多种尿道病原微生物，但最常见的是大肠埃希菌。在既往6个月内，发作频率增加，患者报告有“几乎持续”的尿路感染的感觉。最后的2次尿培养再次显示大肠埃希菌对呋喃妥因和阿莫西林表现出抗生素耐药性（antimicrobial resistance，AMR）。因此其被转诊至复发性尿路感染专科门诊，考虑预防性治疗。

学习要点

定义和统计

- 尿路感染分为复杂性和非复杂性，后者是指在结构和功能正常的尿路中发生的尿路感染。绝大多数复发性尿路感染并不复杂。
- 大多数国家和国际指南[2-4]不建议对患有复发性尿路感染的女性进行常规检查，因为诊断率较低。
- 复发性尿路感染可能由细菌持续感染或再感染引起，如果在既往发作临床缓解后短时间内出现相同种类的细菌感染，则怀疑存在持续感染。
- 大多数临床医师将复发性尿路感染分类为6个月内感染2次，或1年内感染3次。
- 单次尿路感染的年发生率约为30/1000（女性），近一半受累女性会在12个月内复发。
- 复发性尿路感染与显著的发病率相关，研究估计每次发作平均有6天的症状、2天的活动受限和1天的请假。

专家评论

尿路感染诊断

- 尿路感染是尿路上皮对微生物病原体产生的炎症反应。
- 传统上，诊断要求使用20世纪50年代（当时尿液被认为是无菌液体）开发的培养方法，证明细菌浓度≥10^5/mL菌落形成单位。
- 最近的研究证明，尿路有其微生物群落。
- 一些研究正在从微生物学确认尿路感染的方法转向基于症状和抗生素需求的临床诊断[6]。
- 尽管如此，现行指南建议应通过尿培养诊断尿路感染[4]。
- 未来诊断试验的挑战是从可能定植于尿路的大量细菌中确定病原体[5]。

患者本人对其最近的（必要的）抗生素使用表示担忧，并希望探索预防方案，尤其是非抗生素替代品。根据欧洲泌尿外科协会（European Association of Urology，EAU）的泌尿系统感染指南[4]，其中规定“复发性尿路感染的预防包括避免风险因素、非抗生素措施和抗生素预防”，患者的初始咨询会按此顺序安排。

专家评论

抗生素耐药性

在关于尿路感染预防的讨论中，应该与患者探讨抗生素耐药性的危害，这是一个新兴的全球性问题。2018年，英国国家卫生与临床优化研究所（National Institute for Health and Care Excellence，NICE）发布了名为《（复发性）尿路感染：抗菌处方》的指南[7]。该指南的目标之一是“优化抗生素的使用并减少抗生素耐药性”。英国抗生素耐药性战略和行动计划强调了这样一个事实：自20世纪80年代以来，没有新类别的抗生素被发现，并指出“不当使用已有的药物，意味着我们正在迅速走向一个抗生素不再起效的世界[8]”。据推测，抗生素耐药性反映了微生物的适应性选择，而这种选择在一定程度上是由抗微生物药物的过度使用所导致。从该文件中获取的统计数据显示，耐药感染每年造成约70万人死亡，并强调：世界银行估计，除非控制抗生素耐药性，否则到2050年，将有额外的2800万人被迫陷入极端贫困。最近一项为期8年的研究描述了院内尿路感染中的抗生素耐药性，在研究的所有抗生素（包括甲氧苄啶、头孢呋辛、阿莫西林、庆大霉素和哌拉西林-他唑巴坦）中，除了亚胺培南外，全球和地区的耐药率均≥20%[9]。

有人向患者指出，之前认为一些生活方式方面的举措，如定期排尿、性交后立即排尿、从前向后擦拭、冲洗和避免穿紧身内衣等，可降低复发性尿路感染的风险，但几项研究一致证明了上述措施与复发性尿路感染缺乏关联[10]。因为患者自述“喝水不多”，所以与患者讨论了一项关于增加口服液体摄入量对于“自认饮水不足且患有复发性尿路感染的女性有益”的高水平证据的研究。该随机对照试验涉及140例每日液体总摄入量＜1.5 L的绝经前复发性尿路感染女性。在该试验中，与维持原日常液体摄入量的女性相比，每天额外饮用1.5 L水的女性在12个月内尿路感染发作频率降低了47%[11]。尿路感染与近期性行为、使用杀精剂和使用避孕套的相关证据被强调[3]。

但上述情况均不适用于此患者，因为其已独身5年。该患者报告称之前采取非处方的膀胱炎治疗措施可以缓解一些症状，而这些措施改变尿液pH的作用仍存在争议。Cochrane关于尿液碱化的综述中提到了相关证据[12]。该综述回顾了172项研究，但由于各种因素，没有一篇报告适合包含在荟萃分析中，因此无法给出建议。临床建议，如果患者之前已经获益，那么尝试上述治疗是合理的，但需要指出，如果患者选择尝试尿道抗菌药物马尿酸乌洛托品作为预防药物，则不建议碱化尿液，因为其疗效依赖于酸性尿液。

非抗生素预防复发性尿路感染的选择也被概述，并围绕高水平证据的治疗方法进行了讨论，以评价其作用，其中包括益生菌、马尿酸乌洛托品、蔓越莓补充剂和局部阴道雌激素。益生菌是由于其益生特性而被引入体内的微生物，已在复发性尿路感染的背景下进行了充分研究。一个包括9项随机对照试验（包括735例患者）的（存在明显的选择和失访偏倚）荟萃分析显示其效果与安慰剂［风险比（*RR*）=0.82］或抗生素（*RR*=1.12）相比，不具有统计学显著性[13]。然而，评论指出：“由于患者数量较少，试验方法报告不佳，因此不能排除获益”。患者被告知，目前没有足够的证据来说明益生菌对该患者的确有效，但强调了不良反应的低报告发生率，因此其可以尝试使用益生菌。所指不良事件包括阴道分泌物、生殖器刺激和腹泻，在本荟萃分析中被量化，影响了3%的患者。

马尿酸乌洛托品是一种泌尿系统抗菌剂，获批用于预防复发性尿路感染，使用剂量为每日2次，每次1 g。在酸性尿液存在的情况下，其在肾脏远曲小管中水解为甲醛。甲醛可能通过使细菌蛋白质变性来发挥杀菌作用。在一项荟萃分析中整理了乌托洛品应用于泌尿系统感染的证据，该荟萃分析包括来自13项随机对照试验的2032例患者，其中一项纳入的试验报告表明，当研究对象为非复杂性复发性尿路感染的女性时，尿路感染频率显著降低（*RR*=0.46）[14]。使用乌洛托品的禁忌证包括痛风、肝损害和肾损害。患者既往有痛风史，因此未考虑该治疗方法。

因患者的一个朋友向其推荐了蔓越莓补充剂，讨论随后转向此类补充剂。蔓越莓补充剂的最佳证据来自一项包含24项研究的荟萃分析，该分析包含4473名参与者，结果显示对于女性复发性尿路感染患者，没有显著减少症状性尿路感染的发生，因此不推荐该治疗方法[15]。该患者有外阴疼痛史，临床检查已确认阴道萎缩，因此，她对局部阴道应用雌激素作为复发性尿路感染的预防措施很感兴趣。一项荟萃分析纳入了3项比较阴道雌激素与安慰剂的随机对照试验（*RR*=0.25），报告了在尿路感染减少方面的获益，但强调在口服激素替代治疗中未观察到此种获益[6]。上述试验只包含少量的患者，且结果不同。目前的指南反映了该情况，且弱化了使用推荐，并详细介绍了仅在少数受试者中报告的不良事件，如乳房压痛、阴道出血、非生理性阴道分泌物和阴道刺激/灼热。

会诊最后探讨了当前有前景的治疗方法，包括D-甘露糖、免疫刺激剂/疫苗和膀胱内制剂。然而，患者选择尝试增加液体摄入量和局部雌激素治疗的方案，并计划在4个月后复查。

证据支持

评价非抗生素选择预防复发性尿路感染的Cochrane综述

尿液碱化

使用口服药物（如柠檬酸钾）降低尿液酸度以减轻排尿困难的严重程度。由于现有证据的质量较低，因此无法给出任何建议，但作者得出结论，有必要进行更大规模、设计良好的随机对照试验，并应将症状性复发性尿路感染作为主要结局[12]。

益生菌

益生菌是指使用含有活菌或酵母菌的药物来补充正常的肠道菌群，此类微生物（如乳酸杆菌属）被认为可以通过减少病原体的附着、生长和定植来调节宿主的防御功能。Cochrane综述未能显示使用益生菌预防性治疗复发性尿路感染有任何益处[13]。

马尿酸乌洛托品

马尿酸乌洛托品在酸性尿液存在下水解为甲醛，并对大肠埃希菌有杀灭作用。Cochrane的荟萃分析结论是，该药可能有助于减少非复杂性尿路感染患者的尿路感染症状[14]。

蔓越莓补充剂

据推测，蔓越莓（活性成分：前花青素）可阻止细菌（尤其是大肠埃希菌）黏附于尿路上皮，并产生酸性尿液，阻碍细菌在尿路定植。根据Cochrane综述的结论，与安慰剂组或无治疗组相比，蔓越莓补充剂并未显著降低尿路感染的发生率[15]。

局部雌激素

阴道局部应用雌激素可降低阴道pH，改善阴道萎缩，并增加阴道乳酸杆菌的定植，从而预防尿道致病性大肠埃希菌。荟萃分析证明了局部应用雌激素在减少尿路感染方面的益处，但纳入的试验数量较少，因此无法得出确切的建议[16]。

未来方向

新兴的预防性治疗

D-甘露糖

D-甘露糖是一种天然存在的糖。据推测，其可通过直接结合细菌菌毛来防止细菌黏附于尿路上皮。一项高质量的随机对照试验表明，其效果与每日低剂量应用抗生素（呋喃妥因）相当[17]。每日服用2.0 g D-甘露糖（早晚各1次，每次1 g）可以显著降低症状性感染的发生率。

免疫刺激剂

免疫刺激剂含有热灭活/惰性尿路病原体，旨在上调患者对感染的免疫应答，但并不是真正的疫苗，因为其不能为特定的病原体提供获得性免疫。口服的免疫刺激剂OM-89是一种含有18种大肠埃希菌菌株的免疫活性细菌裂解物，一项包括4个随机对照试验（共891例患者）的荟萃分析显示，针对女性复发性尿路感染患者，OM-89被证明可以显著降低复发率（*RR*=0.61）[18]。

膀胱内制剂

膀胱灌注治疗主要有两种形式。第一种，灌注一种旨在替代尿路上皮伞细胞浅表的糖胺聚糖层的物质，因其被推测可防止细菌黏附；第二种，膀胱内直接灌注抗生素。一个包括两项随机试验的荟萃分析研究了透明质酸作为糖胺聚糖替代物的使用，显示了复发性尿路感染发生率的改善，相当于每位患者年均预防超过3次发作[19]。膀胱内灌注抗生素尚未被充分研究，但一项以病例系列为主的荟萃分析报告了71%的成功率（定义不明确）和较低的停药率（8%）[20]。

在4个月后的复查中，患者报告了自开始增加液体摄入量和局部应用雌激素治疗方案以来，离散发作了两次尿路感染。她表示，液体摄入量的增加使总体感觉更好，其目前打算继续保持每日2.5 ~ 3.0 L的液体摄入量。然而，该患者认为上述变化并不能够有效降低感染发作的频率，且正在寻求进一步治疗。医师指出，每日使用低剂量抗生素被认为是对于其病情最具循证医学意义的疗法，并且国际指南强烈推荐使用[4]。Cochrane系统评价和荟萃分析了预防性应用抗生素对复发率的影响（其中包括19个随机对照试验和1000余名患者的数据）[21]，与安慰剂相比，每日使用抗生素可将症状性感染的发生率降低85%（*RR*=0.15），该综述计算出，在6 ~ 12个月内，需要通过抗生素治疗来预防复发的人数为1.85，还概述了包括阴道和口腔念珠菌病及胃肠道症状在内的不良反应，但在荟萃分析中发生率较低，重度不良反应被认为是罕见的。患者选择尝试接受低剂量抗生素治疗，并且根据NICE的建议，选择窄谱药物甲氧苄啶（推荐剂量为100 mg/d）[1]。在患者被告知完成低剂量抗生素治疗后，尿路感染的复发率会很高，仅有0.82的风险降低率（而治疗期间为0.15）。医师安排9个月后复查，并指导患者在前6个月每日使用抗生素。复查时，患者报告治疗期间尿路感染并未发作，在随后3个月未接受治疗的情况下，其发生了非常短暂的排尿困难，但均不需要应用抗生素，仅须增加液体摄入量即可缓解。此时，患者被允许结束治疗，并建议如果感染再次复发，那么可以考虑再次接受6个月的低剂量抗生素治疗。

专家的最后一句话

本病例所描述的情况非常普遍，大多数泌尿外科医师经常会遇到。尽管人们普遍认为此类患者中的大多数不需要广泛的研究，但诊断复发性尿路感染并不总是简单明了的。最近，人们对尿培养结果的可靠性提出了质疑，尽管不少患者的尿培养结果为阴性，但通过治疗性抗生素疗程报告的症状缓解并不罕见。重要的是，采集病史时，要了解以前的抗生素治疗效果，并考虑到标准尿培养对尿路感染诊断并非100%准确的事实。

可以合理地假设，尽管尿培养结果为阴性，但存在间歇性尿路感染症状、膀胱疼痛，且对抗生素治疗有反应的患者仍可能患有复发性尿路感染。然而，呈现连续阴性培养结果的患者需要更多的检查，在此类病例中，通常需要进行膀胱镜检查、尿路超声和尿流率检查。

综上所述，可用的治疗方法需要与患者进行详细讨论。在管理复发性尿路感染患者时，确保其理解简单措施（如增加液体摄入量）非常重要，但此类措施通常不足以控制可能使患者变得虚弱的感染的发作频率。有几种非抗生素替代品可用于复发性尿路感染，但其证据较薄弱，几项荟萃分析均认为研究方法的质量较差。幸运的是，目前大多数正在使用的非抗生素药物副作用轻、发生频率低，且对患者的生活质量影响较小，因此可以考虑使用此类药物中的任何一种，且风险较低。长期、低剂量应用预防性抗生素仍然是最具有支持性证据的治疗方法，以推荐其使用，但必须平衡个体内和社区内抗微生物药物耐药性的理论风险。近年来，抗微生物药物的耐药性受到了广泛关注，被认为是重要的全球威胁。因此，患者（如本例）可能更愿意首先尝试非抗生素的选项。如果临床医师和患者共同决定首选低剂量抗生素，则必须密切随访患者，并仔细记录任何症状的加重或突破性感染，将应用抗生素治疗的时间保持在最低限度，并在适当的时间迅速停药。在非常严重的情况下，可能有必要在上述简单生活方式改变的同时联合使用预防性治疗，如抗生素加乌洛托品。

从目前可用的综述中可得出，在该主题的领域中高质量的研究非常缺乏。未来的研究应不仅集中于改善尿路感染诊断的速度和准确性，还应确保将有意义的比较治疗纳入试验。鉴于长期低剂量窄谱抗生素被广泛接受为治疗该病症的“金标准”，任何新型治疗方法都应与之进行比较，以便获得相对疗效的准确评估。最后，为复发性尿路感染患者开发定制的患者报告结局指标将在未来的荟萃分析中更容易地汇总试验结果。

参考文献

扫码查看

病例2

前列腺炎

Uwais Mufti和Ased Ali

评论专家Ased Ali

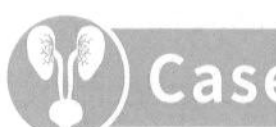

Case

患者，男，65岁，因短期排尿困难急诊入院。患者感觉轻微不适，左肺底部呼吸音减弱，血氧饱和度为92%。患者既往有吸烟史，否认既往有下尿路症状。

胸部X线检查排除了下呼吸道感染，但发现存在尿潴留。对其进行了导尿，引流出约835 mL的残余尿。尿液试纸检查显示葡萄糖++、白细胞++，并存在亚硝酸盐。将尿液标本送检，行显微镜检查、尿培养和敏感性检测。其白细胞计数为16.7×10^9/L，肾小球滤过率从基线84 mL/（min·1.73 m^2）降至22 mL/（min·1.73 m^2），肌酐浓度从基线83 μmol/L增至253 μmol/L。尿路超声扫描显示肾脏无异常，尤其是无肾盂积水。在急诊科给予患者静脉应用1.2 g阿莫西林克拉维酸钾，但未继续用药。患者自述体重减轻史，并就此要求到全科医师处就诊。

学习要点

风险因素、表现和治疗

急性细菌性前列腺炎是一种上行性尿路感染。风险因素包括良性前列腺增生、泌尿生殖系统感染（包括性传播感染）、免疫功能低下状态、尿道狭窄和前列腺操作[如前列腺按摩、前列腺活体组织检查（简称活检）和导尿术]。

患者自述现有下尿路症状（储尿期或排尿期）突然发作或恶化，发热和不适等全身症状也并不罕见。

在该病例中，鉴于良性前列腺增生、导尿术和糖尿病病史等因素，风险较高。尽管尿液快速检测强烈怀疑尿路感染，但患者未接受一个疗程的抗生素治疗。在急性细菌性前列腺炎中，尿液分析试纸检测的阳性预测值为95%，阴性预测值为70%。不出所料，尿液培养呈阳性。

请求了泌尿外科会诊，诊断为“高压慢性尿潴留（梗阻性尿路病变）”。直肠检查提示前列腺中度增大且表面光滑。计划建议让患者留置导尿管出院，并在泌尿外科门诊进行复查，以讨论治疗选择。

数天后的尿培养报告显示，培养出了对阿莫西林、甲氧苄啶和匹美西林耐药的大肠埃希菌。然而，患者的血液指标已经恢复至基线水平。

10天后，外科医师评估了患者因短期内全身状况恶化和体重下降（约13千克）而进行CT的检查结果，并将其紧急收治。CT提示原发性乙状结肠肿瘤，后来被证实为低分化腺癌$pT_3N_{1c}R_0$。CT还显示前列腺脓肿，因此，当时寻求了泌尿外科医师的意见（图2–1）。在CT中还观察到了前列腺脓肿，因此，当时同样寻求了泌尿外科医师的意见（图2–1）。

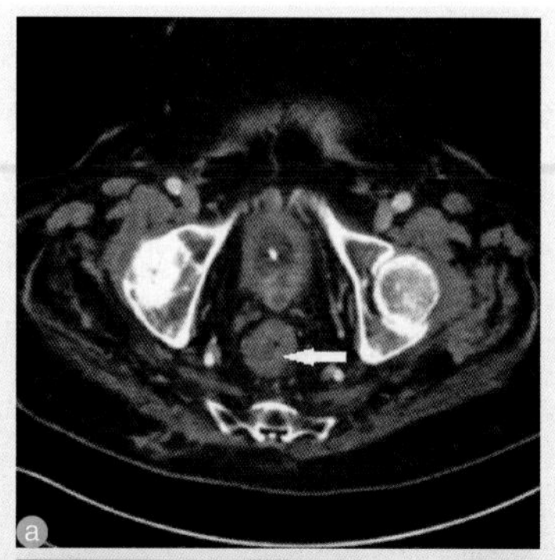

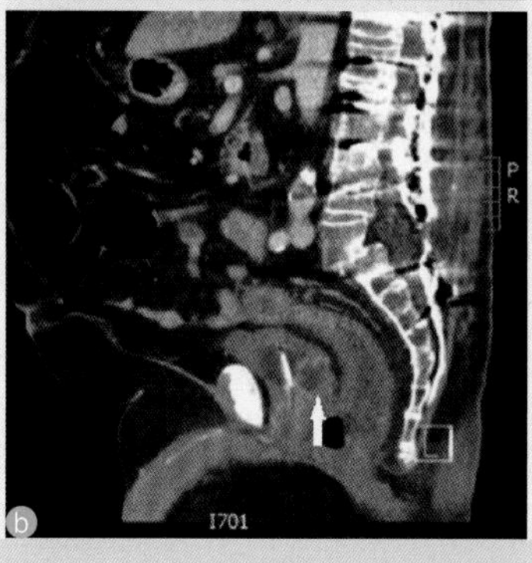

横断面（图a）和矢状位（图b）显示一位插导尿管患者的前列腺脓肿（白箭头）。

图2–1 使用CT进行腹部–盆腔横断面成像

患者的血流动力学稳定，无发热。经直肠检查发现前列腺触诊压痛和异常，嘱患者开始接受每日2次、每次500 mg的环丙沙星治疗，并计划在临床指标变化或炎症标志物增加时进行干预，以防其出现败血症迹象。

临床提示

评价

由于过度激烈的直肠检查可能导致菌血症和败血症，因此，在患者进行直肠检查时应轻柔操作，且忌前列腺按摩。

Meares-Stamey的四杯法或改良的两杯法（如后文所述）用于诊断慢性细菌性前列腺炎，但该测试在急性细菌性前列腺炎中是禁忌的，因其涉及前列腺按摩。

学习要点

细菌性前列腺炎的病因学

作为一种上行性尿路感染，急性细菌性前列腺炎具有相似的微生物病因学。肠杆菌科是最常见的病原体。该病例中观察到的大肠埃希菌占67%，而铜绿假单胞菌占16%，克雷伯菌属占6%。此外，还涉及变形杆菌和沙雷菌。对于年轻的性活跃男性，应考虑淋病奈瑟球菌和沙眼衣原体。免疫功能低下的患者可能出现非典型微生物，如沙门菌属、念珠菌属和隐球菌属等。

只有5%～10%的急性细菌性前列腺炎病例进展为慢性细菌性前列腺炎。在慢性细菌性前列腺炎中，微生物学谱更宽。尽管大肠埃希菌是最常见的病原体，但革兰阳性球菌是慢性细菌性前列腺炎患者中最常见的分离株，包括凝固酶阴性葡萄球菌、粪肠球菌、链球菌属和金黄色葡萄球菌[1]。一些研究表明，大多数慢性细菌性前列腺炎病例为单微生物感染，但也有相当一部分病例可能为多微生物感染。

由于患者开始出现发热，因此转为静脉输注阿莫西林克拉维酸钾，并安排经直肠引流。抽出7 mL黏稠脓液至干净。该标本在培养物上生长出大肠埃希菌。

患者最初表现出一定的恢复迹象，但此后发热进一步发作，炎症标志物恶化。复查CT显示多发性前列腺脓肿（图2–2）。

学习要点

前列腺脓肿成像

经直肠超声是一种可靠且准确的诊断前列腺脓肿的方法[2]，因其易操作而最为常用，但部分前列腺脓肿患者可能会因经直肠超声探头在直肠内而感到过于疼痛。CT可以选择性地用于经直肠超声不耐受的情况，以及怀疑存在前列腺外扩散或坏死性感染的病例[3]。MRI提供了比CT更好的分辨率，甚至可以诊断经直肠超声可能不确定的脓肿形成早期阶段[4]。然而，由于MRI的可用性往往更加有限，因此其不如CT应用广泛。

此时，决定行经尿道前列腺脓肿引流术。膀胱镜检查尿道前列腺部未见明显异常，但在6点钟位置切开尿道前列腺部时，见精阜近端的脓腔被打开，并观察到大量脓液排出。为了引流残余的脓液，沿导丝置入三腔导尿管，并计划3周后拔除导尿管。

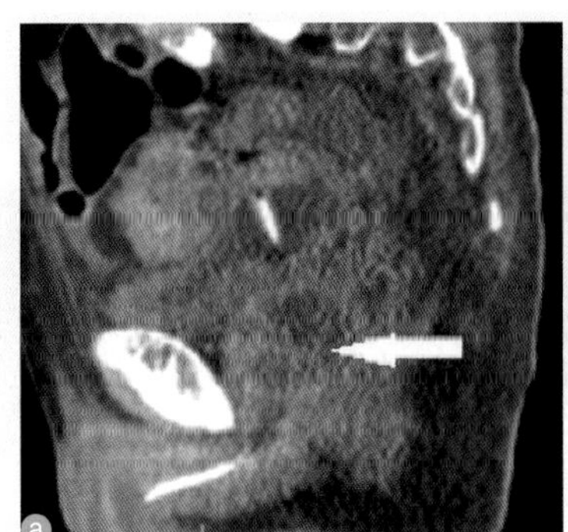

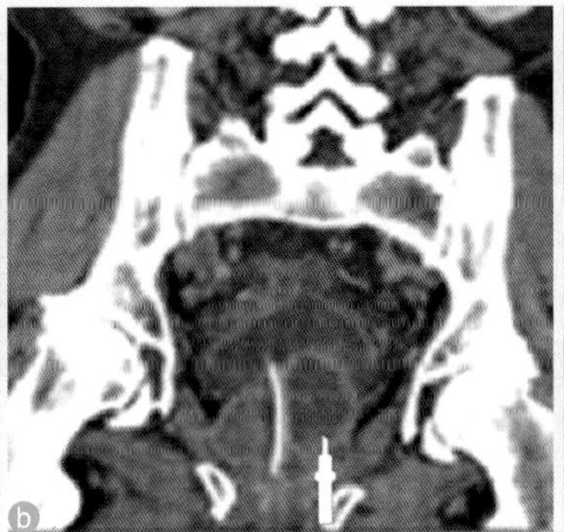

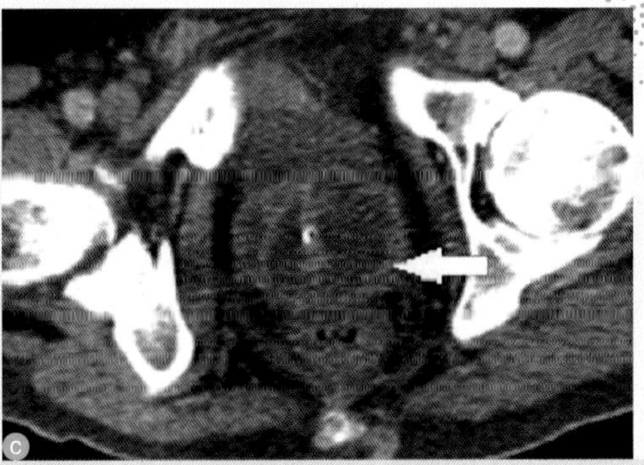

尽管冠状位（图 a）、矢状位（图 b），以及横断面（图 c）显示进行了经直肠引流，已知的前列腺脓肿（白箭头）仍然有所进展。

图 2–2 盆腔横断面成像

专家评论

前列腺脓肿的管理

该患者被诊断为前列腺脓肿，其很可能是行尿道操作时，未经治疗的尿路感染所致的急性细菌性前列腺炎的并发症。根据指南，最初将该患者诊断为患有复杂的尿路感染而进行保守治疗。由于未见病情改善，因此治疗干预措施不断升级。在前列腺脓肿病例中，保守治疗和引流干预都是可行策略。但如果脓腔直径<1 cm，那么保守治疗更易成功。较大的脓肿需要单次穿刺抽吸或持续引流才能取得成功。Abdelmoteleb等人改编的流程图[5]描述了前列腺脓肿患者的治疗管理，如图2–3所示。

此后，患者痊愈，直肠外科团队行CT检查，显示前列腺脓肿消退，如图2–4所示。

学习要点

前列腺炎分类

前列腺炎是男性，尤其是50岁以下的男性常见的泌尿系统问题之一，且是一组症状谱表现广泛的疾病，临床表现从简单的可确诊病情到难以治疗的复杂表现不等。该病传统上分为急性细菌性、慢性细菌性、慢性非细菌性和前列腺痛等类型[6]。然而，1995年美国国立卫生研究院（National Institutes of Health，NIH）的国家糖尿病、消化和肾脏疾病研究所（National Institute of Diabetes and Digestive and Kidney Diseases，NIDDK）采用了新的类型定义[7]，目前已应用于临床实践（表2–1）。

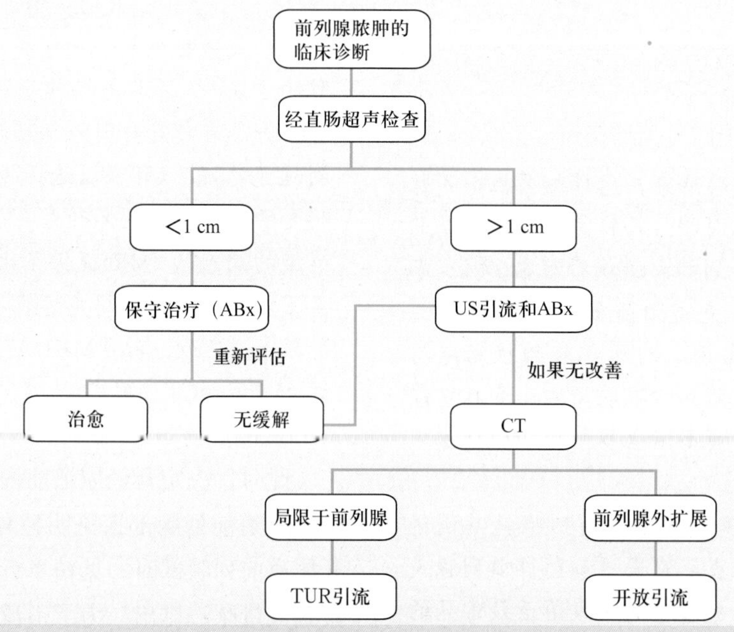

ABx：抗生素；TUR：经尿道；US：超声。

图 2–3 显示前列腺脓肿患者的诊疗流程图

［资料来源：Abdelmoteleb et al. Management of prostate abscess in absence of guidelines. Int Braz J Urol，2017，43：835-840 under the Attribution 4.0 International（CC by 4.0）[5].］

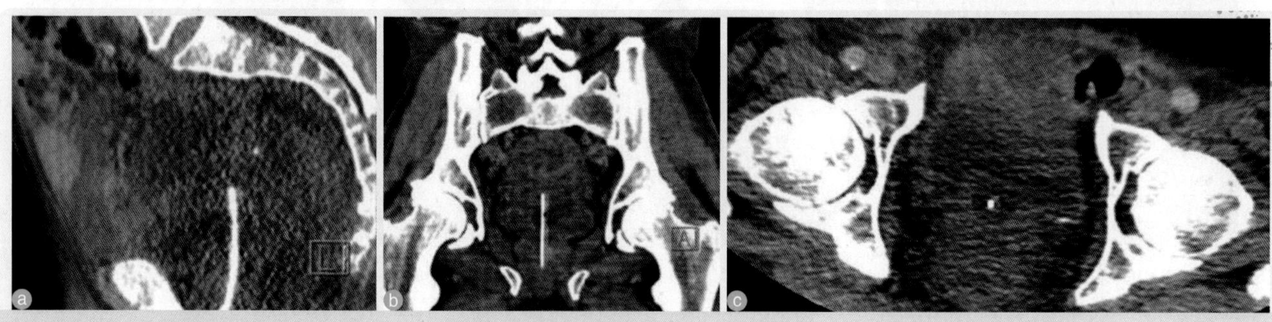

冠状位（图 a）、矢状位（图 b）和横断面（图 c）显示经尿道引流后，前列腺脓肿消退。

图 2–4 盆腔成像

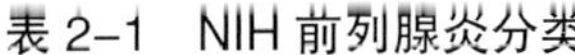

表 2-1 NIH前列腺炎分类

类别	名称	感染状态
Ⅰ	急性细菌性前列腺炎	前列腺炎急性感染
Ⅱ	慢性细菌性前列腺炎	复发性前列腺感染
Ⅲ	慢性非细菌性前列腺炎/慢性盆腔疼痛综合征	无可证明的感染
ⅢA	炎症	精液/EPS/前列腺按摩后尿可见WBC
ⅢB	非炎症	精液/EPS/前列腺按摩后尿中无WBC
Ⅳ	无症状性炎性前列腺炎	无症状

注：EPS：前列腺分泌物；WBC：白细胞。

临床提示

Meares-Stamey试验

1965年，Stamey等人描述了一项帮助定位尿路感染的试验[8]，其能够将排尿的尿流分为初始尿液（膀胱排尿的第1段，VB1）、中段尿液（膀胱排尿的第2段，VB2）和前列腺按摩后尿液（膀胱排尿的第3段，VB3），以便在无菌中段尿存在的情况下区分尿道和前列腺感染。1968年，Meares和Stamey介绍了当VB1和VB3结果不确定时直接培养前列腺分泌物的概念和价值。简单地说，VB1是最先排出的10 mL尿液，代表尿道标本。接下来的150～200 mL是VB2，代表膀胱标本。在进行剧烈前列腺按摩的同时收集前列腺分泌物，代表前列腺液。最后，VB3是前列腺按摩后的前10 mL尿液，代表截留在前列腺尿道中的前列腺分泌物。该信息仍与前列腺炎的新分类系统相关，如表2-2所示。

尽管四杯（标本）法是评估男性慢性盆腔疼痛综合征或慢性前列腺炎症状的标准方法，但其可能相当烦琐，因此，现在广泛使用简化的按摩前后的两杯法试验。两杯法试验的结果已被证明与四杯法的结果高度一致，因此，其提供了一种简单且具有成本效益的合理替代方法[9]。

精液培养也被提议作为比"金标准"四杯法更简单的试验，但是精液培养诊断慢性细菌性前列腺炎的敏感性变化很大，因此，其诊断价值仍有争议，需要进一步研究。

表 2-2 用于前列腺炎分类的诊断标准

类型	白细胞计数/高倍视野（400×）	VB1	VB2	前列腺分泌物	VB3
Ⅰ	>0	+	+	X	+
Ⅱ	>10	–	–	+	+
ⅢA	>10	–	–	–	–
ⅢB	<10	–	–	–	–
Ⅳ	>10	–	–	–	–

专家评论

细菌性前列腺炎（Ⅰ型和Ⅱ型）

Ⅰ型前列腺炎急性发作可在门诊或急诊出现。诊断主要依靠临床表现，抗生素治疗通常可以解决。最初的症状是与膀胱储尿或排尿有关的下尿路症状，并伴有耻骨上部、直肠或会阴部的疼痛。如果患者不治疗或治疗不充分，急性前列腺炎可进展为前列腺脓肿，患者若出现发热、寒战、恶心、呕吐及乏力等全身症状，则需要警惕前列腺脓肿，一些患者可能会因前列腺脓肿而发生尿潴留。

在被诊断为急性细菌性前列腺炎的患者中，10%可能会发展为慢性细菌性前列腺炎，如果患者的症状持续至少3个月或患有反复发作的前列腺炎，那就可以做出慢性细菌性前列腺炎的诊断。细菌性前列腺炎的病因已经在之前的描述中提到，为了成功治疗，使用适当的抗生素非常重要。

抗生素在前列腺中的渗透性取决于它们的脂溶性、解离常数（pKa）和蛋白质结合力。β-内酰胺类抗生素由于其低pKa和低脂溶性，在前列腺中的渗透性较差，但喹诺酮类、四环素类、大环内酯类、磺胺类、呋喃妥因和氨基糖苷类（如妥布霉素和奈替米星）的渗透性为良好至极佳[10]。

口服抗生素治疗可以在6个月内达到70%～90%的治愈率，但系统性综述未发现任何随机对照试验将其与安慰剂组或不治疗组进行比较[11]。一些研究显示了肛门黏膜下[12]或前列腺[13]抗生素注射的有效性，但证据有限，并且此种治疗不是标准的，主要是实验性的。类似经尿道前列腺切除术（transurethral resection of prostate，TURP）干预治疗慢性细菌性前列腺炎，在随机对照研究中尚未得到验证，但一些回顾性研究表明，在慢性细菌性前列腺炎伴有梗阻性症状的患者中，经尿道前列腺切除术可能有一定作用[14]。对于极端情况的慢性前列腺炎，也有一些经尿道前列腺切除术和根治性前列腺切除术的报道。

未来方向

最近，由于噬菌体株在细菌消除和局部免疫调节中的作用，人们探索出噬菌体疗法[15]。然而，仍需进一步的研究来确定其未来作为工具治疗细菌性前列腺炎的有效性。

学习要点

慢性前列腺炎/慢性盆腔疼痛综合征的病因和症状

慢性前列腺炎/慢性盆腔疼痛综合征是前列腺炎中最常见的一种类型，也是最不明确的类型。10%的慢性前列腺炎患者会进展为慢性前列腺炎/慢性盆腔疼痛综合征。然而，大多数病例的病因尚不清楚。与此相关的非感染性因素包括炎症、自身免疫力低下、激素失衡、盆底肌紧张性肌痛、尿道膀胱反流等[16]。Pontari等人进行的一项病例对照研究显示，慢性前列腺炎/慢性盆腔疼痛综合征患者中非特异性尿道炎、心血管疾病、神经系统疾病、精神疾病、造血、淋巴系统和传染病的终生患病率明显高于其他人群[17]。慢性前列腺炎/慢性盆腔疼痛综合征与慢性疼痛疾病（如纤维肌痛和慢性疲劳综合征）在人口统计学、临床和社会心理方面有很多相似性，因此，可能存在类似的主要病理生理机制[18]。

患者会出现慢性盆腔疼痛和下尿路症状，但也可能伴有性功能障碍。一些患者可能会主诉异常症状，如直肠异物感、排便期间和排便后的直肠疼痛、早泄（premature ejaculation，PE）、自发性性刺激或性高潮改变[19]。由于此类情况的异质性，诊断主要基于症状。诊断性生物标志物的缺乏使其诊断和治疗方法多变，因此，疗效相对较差。综上，该疾病负担较重，医患双方均不满意。

临床提示

慢性前列腺炎/慢性盆腔疼痛综合征的临床评估

可以使用13项经过验证的国家卫生研究院慢性前列腺炎症状指数（National Institute of Health Chronic Prostatitis Symptoms Index，NIH-CPSI，图2–5）来临床评估慢性前列腺炎/慢性盆腔疼痛综合

慢性前列腺炎症状指数（NIH-CPSI）

疼痛或不适

1. 近一周你经历了下列哪个部位的疼痛或不适？是 / 否
A. 在直肠和睾丸之间（会阴部）□ 1 □ 0　B. 睾丸□ 1 □ 0
C. 阴茎的头部（与排尿无关）□ 1 □ 0　D. 腰部以下，膀胱或耻骨区 □ 1 □ 0
2. 近一周你经历了？是 / 否
A. 排尿时疼痛或不适□ 1 □ 0　B. 性高潮时或之后射精疼□ 1 □ 0
3. 在过去一周里，你有多少次感到疼痛或不适？
□ 0 从不　□ 1 偶尔　□ 2 有时　□ 3 经常　□ 4 多数时候　□ 5 总是
4. 近一周，用下列哪个数字描述你这些日子平均疼痛或不适是最适合的？

□	□	□	□	□	□	□	□	□	□
1	2	3	4	5	6	7	8	9	10

没有疼痛　　你可以想象到的最剧烈的疼痛

排尿

5. 近一周，在完成排尿后有多少次排尿不尽？
□ 0 没有　□ 1 少于 1/5　□ 2 少于 1/2　□ 3 大约 1/2　□ 4 多于 1/2　□ 5 总是
6. 近一周，在完成排尿后有多少次在 2 小时内又排尿？
□ 0 没有　□ 1 少于 1/5　□ 2 少于 1/2　□ 3 大约 1/2　□ 4 多于 1/2　□ 5 总是

症状的影响

7. 近一周，有多少次你的症状影响你的正常工作？
□ 0 没有　□ 1 少于 1/5　□ 2 少于 1/2　□ 3 大约 1/2　□ 4 多于 1/2　□ 5 总是
8. 近一周，你对你的症状有多少看法？
□ 0 没有　□ 1 仅一点　□ 2 一些　□ 3 许多
9. 如果在你以后的日常生活中，过去一周出现的症状总是伴随着你，你感觉怎样？
□ 0 快乐　□ 1 高兴　□ 2 大多数时候满意　□ 3 满意和不高兴各一半　□ 4 不高兴　□ 5 难受

NIH-CPSI 的结果
疼痛：1A、1B、1C、1D、2A、2B、3 和 4 项合计 =
尿路症状：第 5 项和第 6 项合计 =

图 2–5　慢性前列腺炎症状指数评分表

征的严重程度[20]。另一个分类系统采用UPOINT系统将患者的严重程度按主要症状分组[21]。UPOINT系统最初涵盖了泌尿系统、心理社交、器官特异性、感染、神经和压痛作为不同的症状表型，后来又增加了性功能障碍方面的分类（表2-3）[22]。

表 2-3 慢性前列腺炎 / 慢性盆腔疼痛综合征中 UPOINT 的分类表型

U	泌尿系统	NIH-CPSI评分＞4，梗阻性和储存性下尿路症状，高残余尿
P	社会心理	临床抑郁、焦虑、压力、适应不良等
O	器官特异性	前列腺压痛、前列腺液中的白细胞、血精、前列腺钙化
I	感染性	对于前列腺液中的革兰阴性杆菌或肠球菌，经证实应用抗生素治疗有效
N	神经系统	中枢神经病变、盆腔外疼痛、肠易激综合征、纤维肌痛综合征、慢性疲劳综合征等的临床证据
T	压痛	腹部和（或）骨盆底压痛和（或）肌肉痉挛或触发点疼痛
S	性	性功能和射精功能障碍

注：治疗目标是通过针对主要症状表型的策略来缓解症状。干预措施包括识别和避免风险因素[23]，如生活方式（久坐、疲劳、高压力）、饮食（酒精、咖啡、胡椒、辛辣食物、过度节食）、性习惯（延迟射精、极端的性活动频率、性交中断）和会阴创伤（坐位、运动、穿紧身衣）。教育患者并与患者及其性伴侣进行明确沟通，提供关于疾病性质、慢性疼痛循环、治疗选择和临床结局的信息非常重要[24]。

专家评论

慢性前列腺炎/慢性盆腔疼痛综合征患者

慢性前列腺炎/慢性盆腔疼痛综合征是一种复杂且知之甚少的疾病，对受累患者的生活质量有巨大影响，治疗该疾病需要与患者进行有效的沟通，并从传统的治疗方法转向更实用的多模式疗法。沟通不仅在医师和患者之间进行，还在负责患者的多学科团队之间进行（包括他们的全科医师），这是关键。教育患者及其性伴侣，使他们理解当前的概念、慢性疼痛循环，以及关于此种疾病的挑战，可以调整期望并专注于可实现的目标。社会支持有助于获得在工作或其他方面可能需要进行的必要调整，以帮助患者管理病情。

学习要点

慢性前列腺炎/慢性盆腔疼痛综合征的治疗和证据支持

处理危险因素、促进健康生活方式与饮食，以及药物、心理和神经调节干预的联合方法可改善治疗效果。药物干预包括使用α-受体阻滞剂、抗生素、抗炎和其他止痛药、抗抑郁药和抗精神病药物。α-受体阻滞剂通过降低排尿压力和改善排尿流量来缓解不适。然而，一项随机安慰剂对照研究并未显示任何获益，因此，此类药物仅适用于出现排尿症状的患者。5α-还原酶抑制剂的作用尚不明确，但可降低NIH-CPSI评分，磷酸二酯酶-5抑制剂也是如此[25]。

只有中、低等质量的证据表明短期使用抗炎药（非甾体类抗炎药和类固醇）、抗生素和植物疗法［槲皮素、花粉提取物（Cernilton®）、蔓越莓等］有益。前列腺内注射A型肉毒毒素已被证明能够改善NIH-CPSI评分和疼痛评分，但获益是短期的，可能需要重复治疗。盆底注射A型肉毒毒素的疗效不明显。在最近的Cochrane综述中，别嘌呤醇、抗胆碱能药、抗抑郁药、硫酸戊聚糖、普瑞巴林和美帕曲星治疗无效[25]。

有中等质量的证据表明，非药物干预（如针灸、体外冲击波疗法、包皮环切术和胫神经刺激）可改善前列腺炎症状，但其他干预（如生活方式改变、体力活动、前列腺按摩、电磁椅、温热疗法、声电磁疗法、超声疗法、生物反馈、体外射频、激光治疗、肌筋膜触发点释放、骨疗法、经皮神经刺激、经尿道针刺消融术等）的证据质量较弱[26]。然而，调整生活方式和锻炼对健康总体有益，并且经常被推荐。

未来方向

迄今为止，大多数研究集中于尿液和疼痛症状，所以，需要进一步研究各种已被证实和未被证实的干预措施对该症候群各种不同参数的影响。目前正在研究大麻素类化合物如N-棕榈酰乙醇胺和黄酮类化合物，如虎杖苷[27]。

应由专职心理医师或精神卫生工作者进行心理压力评估，以识别高风险患者并引入综合治疗和多元治疗的干预措施[28]。此类评估将洞察患者的内在信念、慢性疼痛感知、社会支持和互动、人际关系等方面，不仅有助于了解身体表现可能的心理成因，还有助于制定和调整应对策略。

专家评论

无症状性炎性前列腺炎

无症状性炎性前列腺炎通常是一种组织学诊断，经常在进行前列腺癌检查或不育症调查的男性中偶然发现。患病率为11%～42%[29]。顾名思义，其是无症状的，只在涉及前列腺特异性抗原升高或MRI异常发现而进行不必要活检的情况下，才引起临床问题。有迹象表明其在良性前列腺增生和前列腺癌的发展中发挥作用[30]，但尚未得到证实。该诊断通常被忽略，但当伴有白细胞精子症时，可能与男性不育症（male factor infertility，MFI）有关。

专家的最后一句话

前列腺炎已经被公认是一种疾病约有两个世纪，但本质上仍然是一种临床诊断，并辅以其他检查，主要是提供炎症或前列腺局部感染的支持性证据。“前列腺炎”术语本身可以涵盖各种临床情况，因此，在可能的情况下，对其进行分类也很重要，1995年的NIDDK/NIH分类对此很有帮助。

急性前列腺炎（Ⅰ类）的治疗途径最明确，大多数患者有革兰阴性菌感染，通常对抗生素治疗反应良好，只有小部分患者会发展为可以在影像学上明确识别并经直肠或经尿道途径引流的脓肿。对于任何急性感染，高怀疑指数和早期诊断对于避免全身受累和改善预后至关重要。

不幸的是，慢性前列腺炎（Ⅱ类和Ⅲ类）是一种更难以确定和治疗的情况。Meares-Stamey试验和（或）精液培养的作用不容小觑，因为及早确定细菌是否参与症状的诱发非常重要。在此种情况下，即慢性前列腺炎（Ⅱ类），延服抗生素疗程可以使大部分患者得到像急性前列腺炎一样满意的疗效。然而，更常见的情况是未检测到细菌，因此，慢性非细菌性前列腺炎/盆腔疼痛综合征（Ⅲ类）是前列腺炎最常见的形式。

慢性前列腺炎/慢性盆腔疼痛综合征的治疗比较困难，对患者来说，疗效常不令人满意，但不应仅视为泌尿外科医师的职责。其有效的管理经常需要多种模式和多个临床学科，主要关注的应是对症处理。早期认识到需要采用多模式方法可能是现代治疗此种仍然知之甚少病症的最重要方面。

参考文献

扫码查看

第2章 尿路结石

病例3 肾结石

病例4 输尿管结石

病例5 膀胱结石处理

病例 3

肾结石

Jonathan Glass

评论专家Jonathan Glass

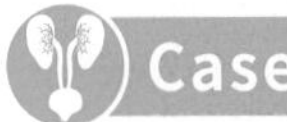

Case

患者，女，32岁，因反复尿路感染就诊。既往病史很少，但在过去的18个月中，开始出现尿路感染，初步接受了全科医师的抗生素治疗后，决定将其转诊至泌尿外科行进一步检查。该患者体重指数稍高，为27 kg/m^2。

中段尿液标本均培养出具有多种敏感性的克雷伯菌属。最初通过超声扫描成像，显示左肾正常，右肾多发结石，膀胱正常。初次就诊时血红蛋白（haemoglobin，Hb）水平为143 g/L，肌酐正常，为74 μmol/L。

行CT扫描（图3-1），显示像多发结石，实际上是完全占据整个右肾集合系统的单个“鹿角形”结石（Guy结石评分为4分，表3-1）[1]。与患者讨论后，患者同意行右侧经皮肾镜碎石术（percutaneous nephrolithotomy，PCNL）。

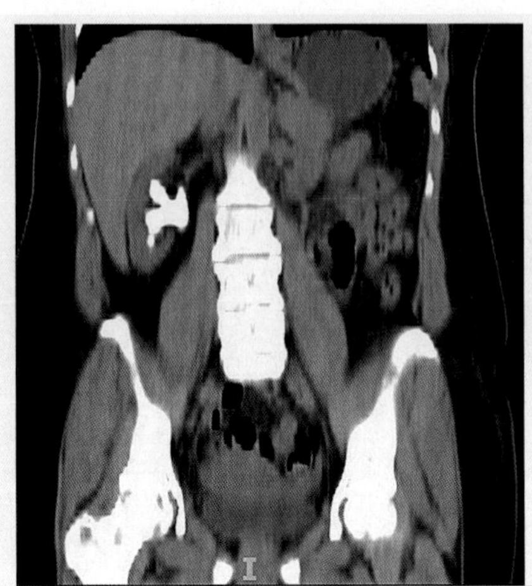

图 3-1　CT 显示右侧“鹿角形”结石

表 3-1　Guy 结石评分

等级	描述	图示
1	中/下极孤立性结石或 解剖结构简单的盆腔内孤立性结石	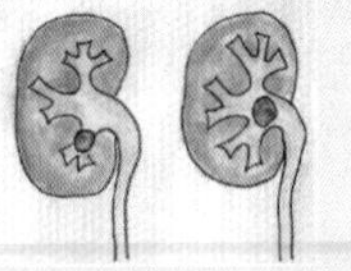
2	上极孤立性结石或 解剖结构简单的患者存在多发性结石或 解剖结构异常患者的任何孤立性结石	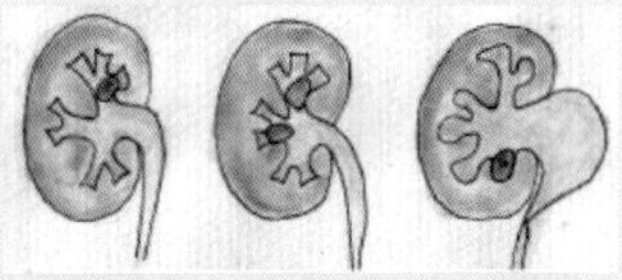
3	解剖结构异常患者的多发性结石或 肾盏憩室内结石或 部分性“鹿角形”结石	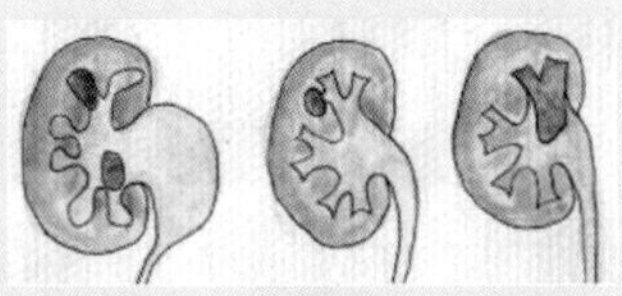
4	“鹿角形”结石或 脊柱裂或脊柱损伤患者的任何结石	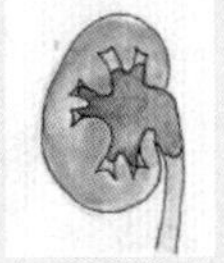

注：Guy 结石评分是通过专家意见、已发表的数据综述和迭代测试相结合制定的，其包括 4 个等级，用于评估 PCNL 的复杂性。

资料来源：Thomas K et al[1].

临床提示

PCNL同意书

患者被告知，单次手术可能无法完全清除所有结石，术后可能需要留置肾造口术引流管和导尿管，同意书还包括可能对其他器官造成损伤的风险。术后发热的可能性约为25%，并存在感染性休克的风险，同时讨论了可能需要栓塞止血的出血情况。患者被告知有1%的可能需要输血。英国泌尿外科医师协会（British Association of Urological Surgeons，BAUS）网站描述[2]，大出血的风险为1/10 000～1/50，大出血非常严重，需要肾切除术的风险可能为1/1000。根据外科医师的经验，出血风险较低，并与患者讨论了负责其手术的外科医师自身操作的风险。

专家评论

PCNL手术记录

患者接受了右侧PCNL。在麻醉诱导期间，给予患者预防性的庆大霉素和阿莫西林克拉维酸钾。整个手术全程由泌尿外科医师以PCNL的标准方法进行。首先行膀胱镜检查，在右肾肾盂输尿管连接处置入输尿管球囊阻断导管，并留置导尿管。然后，患者取俯卧位，使用Mitty-Pollack针穿刺进入下极后方肾盏，并在集合系统内置入两根导丝固定通道。将通道扩张至26 Fr（图3-2），置入肾镜后，观察到感染结石，并使用超声和气动组合器械清除。通过此通道迅速清除结石，直至达到肾盂。进一步清除上极结石只能使用软性膀胱镜进行，通过后方肾盏的良好入路便利了该操作的可能性，使用钬激光器进行碎石，成功清除上盏结石。

术中出血极少，手术全程术野良好；手术结束时，留置了10 Fr肾造瘘管。

术后48小时内肾造瘘管引流出一些带血尿液，但患者术后仍无发热，因此，在术后第2天拔除肾造瘘管出院。

由于术中和术后影像显示下极仍有单个结石残留，为此患者预约了输尿管软镜检查。

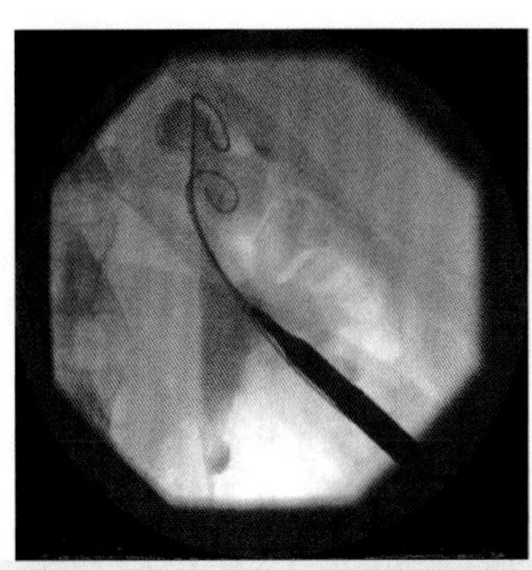

图 3-2　显示置入连续金属扩张器将通道扩张至 26 Fr 的术中图像

第10天，患者因大量血尿再次入院。入院时血红蛋白水平为12.7 g/L，但出血量大，并伴有血凝块，需要留置导尿管和膀胱冲洗。超声显示肾周无明显血肿。尽管患者的血流动力学稳定，但血红蛋白水平持续下降，达到10.0 g/L，并伴有持续出血。尽管无须输血，但认为进一步的影像学检查是必要的。

患者随后接受了CT血管造影，显示右肾下极存在明显的假性动脉瘤。经过适当沟通后，患者被带到介入放射科，并通过右侧股动脉穿刺，行右肾血管造影。右肾下极可见假性动脉瘤伴动静脉分流，使用2枚栓塞夹行高选择性栓塞（图3-3）。患者返回病房，其尿液颜色几乎立即改变，血红蛋白水平稳定，栓塞术后48小时即可出院。

残余结石需要治疗，待患者在栓塞术后恢复一段时间，再次入院行右侧输尿管肾镜检查术。

专家评论

输尿管肾镜手术记录

在全身麻醉下行膀胱镜检查，并将传感器导丝置入右肾。沿导丝用7.5 Fr短硬性输尿管镜行刚性输尿管镜检查（ureteroscopy，URS），输尿管全程未见结石。将输尿管软镜沿导丝置入右肾，在下极肾盏中发现了剩余的单个结石，并使用钬激光完全粉碎，最初设置为0.6 J和6 Hz，在完成初始粉碎后，设置为0.2 J和25 Hz，实现了完全粉碎。手术结束时置入一根长24 cm的6 Fr支架，术后10天拔除支架。

随访显示，患者已无感染，随后的肾脏、输尿管和膀胱X线成像和超声检查显示患者无结石。

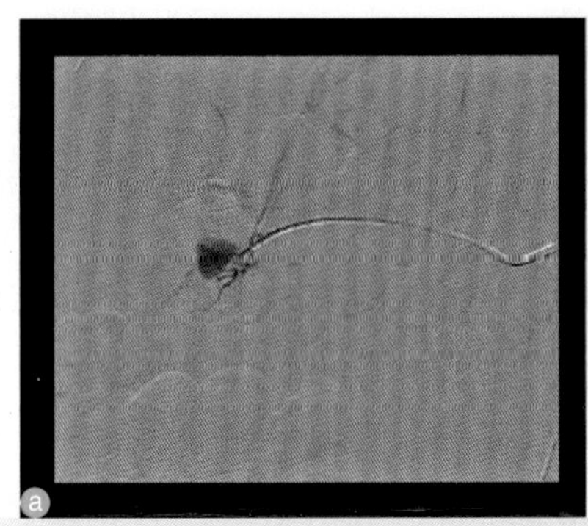

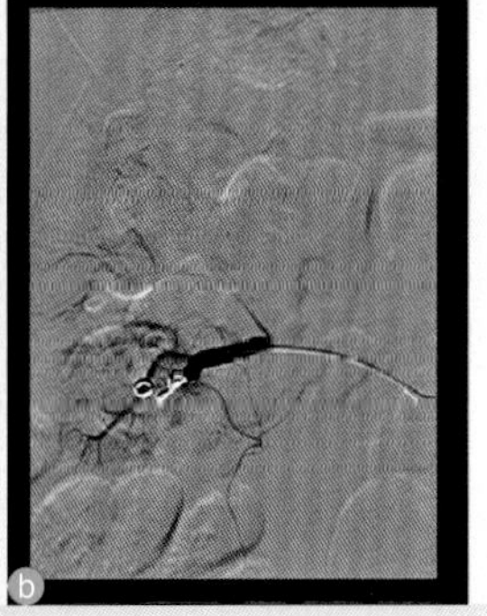

显示假动脉瘤（图 a）和栓塞夹（图 b）。

图 3-3　超选择性动脉造影

讨论

自1982年Alken等人首次描述并推广以来[3]，经皮手术仍然是治疗肾脏巨大“鹿角形”结石的首选干预措施。该案例强调了经皮肾镜手术治疗肾结石的一些问题。

“鹿角形”结石通常与产脲酶微生物（如变形杆菌或本病例中的克雷伯菌属）的定植相关。

使用26 Fr鞘管进入肾脏，并进行单通道操作。在过去10年中，使用更小规格的通道已经发展起来，主要用于拓展经皮手术在肾内结石治疗中的作用[5-6]。一些医师正在使用更小的通道，并设置高功率激光来治疗大型结石。一些证据表明，此类较小的通道尺寸与较低的并发症发生率相关，尤其是较低的输血率。在大多数情况下，使用26～30 Fr鞘来治疗“鹿角形”结石。本病例进行了单通道操作，再次放置第二个通道可能清除剩余结石。尽管使用更多的通道可以提高结石清除率，但与输血率和出血并发症的增加相关。正如本病例所述[7]，微创手术可以确保以最低风险对患者进行手术，随后行进一步手术以完成结石清除。

临床提示

术前中段尿标本

在考虑行PCNL之前，术前中段尿标本至关重要，应考虑给患者预防性使用恰当的抗生素。尽管如此，术后即刻出现发热仍很常见，根据BAUS的建议表，发生脓毒症的风险为2%～10%[2]。外科医师还应了解患者局部微生物的耐药情况，并确保手术时预防性应用抗生素。

专家评论

PCNL后肾造瘘管

由于患者存在术后败血症的风险，手术结束时留置了肾造瘘管。进行无管化PCNL是一种趋势，但作者所指的无管化实际上是留置了输尿管支架而非肾造瘘管的手术[8]。这可能有助于患者提前出院，但也意味着要留置需要拔除的输尿管支架。在作者看来，大多数情况下，放置输尿管支架相比留置肾造瘘管引流的好处不大，但对于“鹿角形”结石，首选肾造瘘管。Bernard Shaw在其剧本《医师的困境》的前言中写道：“手术也有时尚，正如袖子和裙子一样[9]。”我担心无管化PCNL是一种趋势，但在某些情况下可能被认为是不明智的。

另一种选择是在PCNL时考虑联合使用经尿道输尿管软镜——称为内镜联合肾内手术（endoscopic combined intrarenal surgery，ECIRS）[10]。此种方法在肾脏复杂结石的治疗中越来越常见，特别是多个肾盏中存在多个结石时，且有希望只开启单个经皮穿刺通道。该手术需要手术室配备具有相当专业知识的团队，包括第二位泌尿外科腔内医师和一个能够协调使用两个内镜成像系统的手术团队等。

学习要点

俯卧位和仰卧位PCNL

本病例所述手术在患者取俯卧位下进行。Valdivia在20世纪90年代首次普及患者取仰卧位行PCNL的方法[11]。毫无疑问，两种体位各有利弊。仰卧位更方便行ECIRS，并且越来越受欢迎，但有证据表明，对于“鹿角形”结石，患者取俯卧位时，结石清除率可能更高。在笔者看来，经皮手术患者的最佳体位是由患者的解剖结构和肾脏的位置决定的。目前，笔者行PCNL约10%采用仰卧位。

证据支持

PCNL穿刺

该患者的整个手术过程（包括穿刺和取石）均由一名泌尿外科医师进行。我们从BAUS登记的研究数据中了解到，目前在英国，40%的穿刺由泌尿外科医师进行，其余由放射科医师进行[4]。没有证据表明穿刺结果取决于由谁进行穿刺。

采用一种结合超声和机械碎石的设备实现结石清除。尽管经皮手术越来越多地用于较小的结石，且激光是一种极好的碎石工具，但在治疗“鹿角形”结石时，应至少使用超声设备进行。使用机械碎石机（如Swiss Lithoclast®）清除此类较软的结石通常效率较低。目前，有许多新器械可供选择，包括Swiss Lithoclast® Master、ShockPulse-SE®和Swiss Lithoclast® Trilogy器械，均可快速清除肾结石。

出血是公认的经皮手术的并发症[7]。经皮外科医师止在对一个接收10%心输出量的器官行通道扩张。尽管靶向肾盏穿刺可能与较低的出血并发症的发生率相关[12]，但是一些医师认为穿刺可以是非定位下的。

临床提示

识别术中/术后出血

在术中，外科医师必须对任何出血的严重性有清晰的判断。与血红蛋白水平降低相关的术后出血可能与动静脉畸形或假性动脉瘤的形成有关。如果怀疑存在此类情况，则应行CT血管造影或正式CT，理想情况下，任何血管异常均采用超选择性栓塞治疗，以将肾实质的损失降至最低。

在过去30年中，在结石手术中，微创方法得到了越来越广泛的应用，以至于开放性结石手术几乎已经成为过去的事情。微创手术的好处是患者通常对每个手术都能够很好地耐受，但代价是需要行多次手术。该患者在术后1个月使用了可重复使用的光纤内镜行柔性输尿管肾镜检查。近年来，逐渐开始使用一次性数字内镜，以替代最初可重复使用的内镜。与光纤内镜相比，一次性数字内镜具有更清晰的图像，而支持可重复使用内镜者则认为，其（可重复使用内镜）可以避免因无法进行有效灭菌而导致交叉污染的风险。此类失败案例已经有记录，但是很少见。与此相反，使用一次性内镜有环境成本。经猜测，在发达国家，未来几年会增加一次性内镜的利用。

本病例激光设置首先是用于碎石，其次是用于粉碎。钬激光是一种自20世纪90年代中期开始用于治疗结石的固态、波长为2100 nm（在光谱的红外部分，人眼不可见）的激光。作为一种设备，其非常容易维护，并能够粉碎任何尿路结石。在过去的5年中，一些操纵设置的方法已被开发出来，以实现更快的碎石和更有效的粉碎，但可能会降低术后支架植入的比率（参见术后支架植入术的“专家评论”框）。

钬激光通过光热能量实现结石粉碎，是由Chan等人在一系列实验中定义的[13]。使用激光可以改变的3个因素是激光功率（以焦耳为单位测量）、频率（以Hz为单位测量）和脉冲宽度。大多数激光器可以改变前两个因素，一些新型激光器还可以改变第三个因素。有一种新技术可以实现激光的双重发射，这被认为会产生一个空气泡，使第二个激光脉冲通过空气，其被认为可以将更多的能量传递给结石，从而实现更高的碎石率。钬激光器已经问世20余年，与许多在20世纪80年代开发的激光器不同，其经受住了时间的考验，进一步开发使用将提高其在未来几年中的利用率[14]。

专家评论

术后支架植入术

术后植入支架存在争议，最近发布的NICE关于尿路结石的指南建议，不应该在无并发症的输尿管镜检查后常规使用支架[15]。无并发症的输尿管镜检查的定义本身就很复杂。明确输尿管镜检查是否无并发症是困难的，但该患者有尿路感染病史，认为在输尿管镜检查后存在显著的感染风险，因此放置支架是明智的。

最近在英国发表的NICE题为《尿路结石疾病：评估和管理》的指南。与美国泌尿外科协会（American Urological Association，AUA）和EAU制定的指南不同，英国指南仅在认为有来自进行良好的研究证据时，才会提出建议，且不接受专家意见的证据，从而产生了一组相当不寻常的建议，其中一些建议在某些方面是有争议的。关于“鹿角形”结石，英国指南推荐将PCNL作为一线治疗，并指出在经皮手术不可行的患者中应考虑输尿管镜检查，这是无争议的。英国执业医师应了解英国指南。对此的评判已发表在*British Journal of Urology International*上[16]。

BAUS进行全国数据收集后，定义了经皮肾镜手术并发症的发生率，从而有利于真正的亚专科医师和偶尔行经皮手术的外科医师了解并发症发生率的现状[17-19]。每名从业者每年平均进行的案例数仅为10例。经皮手术的亚组分析已在老年人、神经系统病变患者等人群中进行。这使得公众可以了解个别外科医师的手术次数和输血率。基于此系列的数据已经发表了一些出版物，拓展了我们对经皮手术的认知，此类出版物列在“进一步阅读”中。英国是唯一拥有关于大量泌尿外科手术并发症发生率和其他数据的全国性数据的国家。

专家的最后一句话

Richard Tiptaft是伦敦盖伊医院结石科的前任外科主任，1999年加入其团队时，他向我表明，在进行前

1000例经皮手术时，我可能会犯错误，然后会逐渐掌握技巧。来自加拿大的经皮外科医师John Denstedt同样表示，与完成2000例手术时相比，他在进行了3000例手术后成为了一名更出色的经皮外科医师，从而描绘了经皮外科医师所面临的挑战。积累手术量是一个过程，即使在积累了许多经验后，他们仍从中继续学习并在技术上不断改进。在撰写本文时，我已经进行了825次PCNL，所以Tiptaft和Denstedt会认为我仍在学习的过程中！

此为一项具有挑战性的手术，在英国的输血率仅>2%。此种手术也与术后高感染率相关，因为PCNL是在患有尿路感染的患者中进行的，在结石清除前无法清除感染。在接受PCNL的患者中，术后第一天晚上发热的患者占比高达25%。

腔内泌尿外科是一个拥抱变革和新发展的专业领域。近5～10年，经皮手术最显著的变化是开发了越来越小的肾镜，从标准的28～30 Fr鞘管尺寸到16 Fr的微型经皮肾镜碎石术（mini-PCNL），以及8～11 Fr的超微型经皮肾镜碎石术（ultra-mini-PCNL）。较小的通道确实与较低的输血率相关，但也扩大了PCNL的适应证，尤其是在柔性器械液体灭菌不太可用的发展中国家市场中，PCNL被用于治疗较小的结石。正如随着使用钬激光时新设置的开发，可以更好地粉碎结石，输尿管软镜被用于治疗更大的结石，而经皮手术则被用于治疗更小的结石。对于结石外科医师来说，掌握更多的技术手段是更好的，上述发展为患者如何处理肾内结石提供了更多选择。

BAUS数据收集生成的数据库提供了关于经皮手术方法和并发症发生率的独特、最新的信息。该数据库目前包括超过10 000例病例，意味着患者现在可以获得在英国有关该手术风险和结果的信息，而且对患者来说是非常有力的数据。事实上，患者可以查询将要为其进行手术的外科医师的数据，无疑使患者有权了解其外科主治医师的信息。

参考文献

扫码查看

进一步阅读

扫码查看

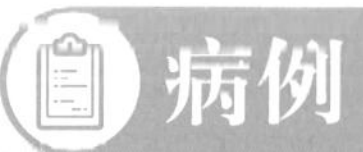

病例 4

输尿管结石

Lisa Bibby和Mostafa Sheba

评论专家Andrea Lavinio、Andrew Winterbottom和Oliver Wiseman

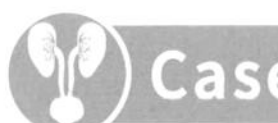

Case

患者，男，74岁，因右腰部疼痛2天就诊。疼痛在24小时内逐渐发作，在就诊时，疼痛从右腰部放射至右腹股沟，伴有恶心。其在急诊科接受了泌尿外科团队的评估。初步检查包括尿液分析，结果显示有血尿。

学习要点

表现、检查和处理

输尿管结石是患者急诊就诊的常见原因。泌尿系统结石影响2%～3%的人群，以男性为主。男性高峰就诊年龄为40～60岁，女性高峰就诊年龄为20多岁。结石患者有50%的复发率，其中10%在1年内复发[1-3]。

虽然患者可能无症状，但典型的病史表现为腰部至腹股沟阵发性绞痛。结石倾向于在输尿管的3个最狭窄部位阻塞：肾盂输尿管连接处、输尿管跨髂血管处，以及输尿管膀胱壁内段（输尿管膀胱交界处）。输尿管膀胱交界处的结石可引起尿频、尿急，以及排尿困难。此外，结石还可引起放射至阴茎尖端或外阴的疼痛。伴有发热或败血症征象的肾绞痛应引起对感染性尿路梗阻的警惕，以防出现肾盂积脓（泌尿外科急症）[4]。

92.9%的患者尿液分析显示血尿阳性（包括痕量血液），因此并非所有肾绞痛患者在就诊时都会出现可见或不可见的血尿[5]。同样，其他急腹症表现（如阑尾炎或憩室炎）也可引起血尿。

在急性期，对疑似肾绞痛的初步处理旨在控制疼痛。NICE的指南建议首选非甾体类抗炎药作为一线治疗（可以经任何途径给药）[6]。由于肾绞痛常伴有呕吐，口服给药途径不太有效，因此常用的是双氯芬酸钠栓剂。如果有非甾体类抗炎药的禁忌证（如哮喘史、口服用药引起胃溃疡或使用栓剂时出现直肠炎）或者非甾体类抗炎药不能控制疼痛，则可以首先考虑使用对乙酰氨基酚。肾功能不全患者应避免使用非甾体类抗炎药。如果疼痛仍然不能得到控制，或者对非甾体类抗炎药和对乙酰氨基酚都有禁忌，那么可以考虑使用阿片类药物[6-7]。尚不清楚非甾体类抗炎药在肾绞痛中发挥镇痛作用的确切作用机制，一般认为是通过抑制前列腺素的产生，从而减少利尿、尿管壁水肿和尿管平滑肌的刺激[8]。

证据支持

非甾体类抗炎药

有两项Cochrane综述研究了非甾体类抗炎药在急性肾绞痛管理中的应用。第一项研究于2005年进行，比较了非甾体类抗炎药和阿片类药物在镇痛方面的有效性。该综述包括了29项随机对照试验，共纳入了来自9个不同国家的1613名患者。结果显示，非甾体类抗炎药和阿片类药物都能够减轻患者的疼痛程度。13项研究中的10项报告显示，与阿片类药物相比，非甾体类抗炎药治疗时，疼痛评分更低。治疗后对急救药物的需求显著降低（$P<0.000\ 01$）。由于阿片类药物与呕吐的高发生率相关，因此其引起不良反应的风险更大[9]。

第二项Cochrane综述于2015年发表，比较了非甾体类抗炎药与解痉药。综述共纳入50项研究，其中37项纳入了荟萃分析。结果显示，与解痉药相比，非甾体类抗炎药可显著减轻疼痛。与吡罗昔康相比，接受双氯芬酸钠治疗的患者在24小时内疼痛复发的发生率更高[10]。

行肾脏、输尿管和膀胱（kidneys、ureter and bladder，KUB）的非增强CT以研究症状的原因。结果显示，右侧输尿管中段结石的直径为6 mm，伴其上肾盂输尿管扩张（图4–1）。血液检查结果显示白细胞计数为13×10^9/L，C反应蛋白（C-reactive protein，CRP）水平为6 mg/dL，肌酐水平为68 μmol/L。

使用双氯芬酸钠栓剂后疼痛控制良好。患者出院服用非甾体类抗炎药，试图自行排出结石，并预约了

2周后的结石门诊。行腹部X线检查，以观察结石是否可见，结果未见结石。

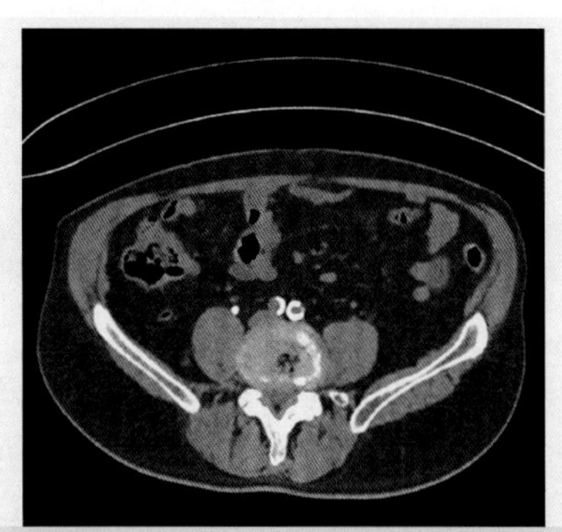

显示右侧 6 mm 输尿管中段结石。

图 4–1 泌尿系统 CT

证据支持

CT成像、超声扫描和MRI的应用

一项涉及4000例急性腰痛患者的研究发现，78%的患者CT显示尿路结石；10.5%的患者CT完全正常。急性腰痛患者的CT还有其他诊断，包括阑尾炎、胰腺炎、肾脓肿、憩室炎、子宫肌瘤和卵巢肿块等，甚至还包括腹主动脉瘤破裂[11]。10%的腹主动脉瘤表现为与肾绞痛相符的症状，在50岁以上的男性中更常见，但也适用于女性[12]。此类患者往往表现为左侧疼痛。由于继发输尿管扩张和肾周纤维化或膀胱中存在结石，CT也可以推断近期自发排出输尿管结石的诊断[13]。

腹部和盆腔非增强CT（10～12 mSv）是诊断肾和输尿管结石的“金标准”成像模式。NICE指南建议在就诊的前24小时内进行此项检查[6, 14]。CT成像特别有优势，因为其不仅可以识别大多数输尿管结石，还可以提供有关结石大小、位置、伴随的肾盂积水、脂肪纤维化（提示炎症或感染），以及提示结石硬度的亨氏单位的额外信息。

据引用，非增强CT的敏感度和特异度分别为96%和97%[14]。对辐射剂量暴露的意识提高，导致低剂量CT（1～3 mSv）的使用。研究发现，该方法具有较高的灵敏度和特异度，分别为97%和95%[15]。

在需要限制辐射剂量的情况下，例如儿童和年轻患者，推荐首选超声扫描作为一线影像学检查的方法[6]。超声扫描的好处是不使用电离辐射，并且相对便宜，可显示肾积水等肾绞痛的继发特征，以及在膀胱充盈的情况下，显示部分肾结石和输尿管膀胱壁内段结石，其敏感度低于CT，但具有相似的特异度（超声对于输尿管结石的敏感度和特异度分别为45%和94%，对于肾结石的敏感度和特异度分别为45%和88%）[16]。超声扫描对于体重指数高的患者或关注区域肠道积气情况下的有效性有限。

在妊娠期，NICE指南建议首选超声扫描作为一线成像技术[6]。肾绞痛是妊娠期腹痛最常见的非产科原因，然而，妊娠期的超声扫描无法区分生理性肾积水和继发于输尿管结石梗阻的肾积水。因此，据报告，妊娠期超声扫描的敏感度为34%，特异度为86%[17]。如果诊断不确定，欧洲泌尿科学会（European Assciation of Urology，EAU）指南建议将MRI作为二线成像技术，低剂量CT作为最后的选择。在3种成像方法中，CT具有较高的阳性预测值（95.8%），而MRI（80%）和超声扫描（77%）次之，但由于对妊娠期辐射剂量暴露的担忧，CT成像是最后的选择[18]。

证据支持

重要临床研究

在4个国家的71家医院进行了一项大型多中心研究［多中心队列研究，评价炎症标志物在急性输尿管绞痛患者中的作用（Multi-centre cohort study evaluating the role of Inflammatory Markers In patients presenting with acute ureteric Colic，MIMIC）］。回顾4170例急性输尿管绞痛患者的CT图像，证实为输尿管单发结石。MIMIC研究调查了生化标志物（包括肌酐、CRP和白细胞计数）预测哪些患者将从干预中获益及哪些患者不会获益。该研究未能证明单一的生化标志物能够使临床医师区分出能够自行排出结石和需要干预的患者。研究发现，直径＜5 mm的结石自行排出率为84%[19]。

过去曾使用药物排石疗法，因为认为其有助于输尿管结石的自行排出。2007年EAU/AUA联合指南推荐使用药物排石疗法治疗输尿管结石。然而，最近有随机对照试验旨在评估药物排石疗法的有效性[20]。

由药物启动的自发性尿路结石通道（spontaneous urinary stone passage enabled by drugs，SUSPEND）研究是迄今为止最大的双盲、多中心随机对照试验，比较了接受坦索罗辛、硝苯地平或安慰剂治疗患者的自发性输尿管结石排出率。该研究收集了来自24家医院的数据，纳入了1136例被CT证实为单发输尿管结石的患者。患者被随机分配，每日接受坦索罗辛、硝苯地平或安慰剂治疗4周。接受安慰剂的患者中有80%不需要进一步干预，而服用坦索罗辛的患者中有81%不需要进一步干预（P=0.73），服用硝苯地平的患者中有80%不需要进一步干预（P=0.88）。因此，研究证实3种干预措施在结石自行排出率方面无统计学或临床显著差异[21]。

该研究受到了一些批评。一个限制因素是大多数患者的结石直径＜5 mm，更有可能自行排出。约75%的患者结石直径＜5 mm，65%的患者结石位于输尿管下1/3。安慰剂组中无须进一步干预的比率为80%，可能掩盖了药物排石疗法的作用。此外，主要终点被定义为不需要进一步干预，而不是CT证实的结石清除，因此实际的自行排出率未知[22]。

2015年之前，药物排石疗法常规用于帮助输尿管结石自行排出。然而，在SUSPEND试验发表后，该情况发生了变化，因为该试验未能证明有显著差异。许多临床医师（尤其是在英国）已经停止开具药物排石疗法的处方。最近的NICE指南对包括SUSPEND试验在内的所有与药物排石疗法相关的证据进行了审查，得出的结论是，钙离子通道阻滞剂和α-受体阻滞剂均有助于小结石的排出，且是有用的疼痛管理辅助治疗。研究发现α-受体阻滞剂比钙离子通道阻滞剂更有效，NICE推荐其用于直径＜10 mm的下段输尿管结石。NICE指南指出，“药物排石疗法是低成本的，由于该治疗避免了其他干预措施，节省的费用很可能抵消该治疗的成本”。EAU指南建议，药物排石疗法所用药物还可以降低绞痛发作的频率，直至结石排出[6, 18]。

患者3天后因发热至38.5℃，心动过速达120次/分，血压为95/60 mmHg，再次送往急诊。其白细胞计数为23×10^9/L，CRP水平＞250 mg/dL。请泌尿外科值班医师会诊，并采用集束化治疗方案。复查泌尿系统CT显示结石位置与之前相同，伴其上方肾盂积水和输尿管积水（图4–2）。该团队联系了介入放射科团队，紧急行肾造瘘管置入术。

专家评论

脓毒症

尿脓毒症定义为“因尿道感染导致宿主免疫紊乱，从而导致威胁生命的器官功能障碍”。感染性休克包括循环和代谢功能障碍，根据定义，其与显

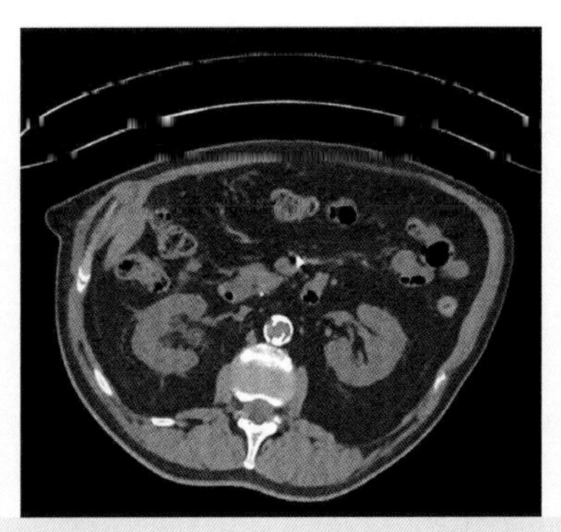

显示右侧肾盂积水和相关脂肪间隙增厚。

图4–2 泌尿系统CT平扫

著较高的病死率相关[23]。尿脓毒症每年估计影响全球超过600万人，导致全球超过100万人死亡[24]。

早期诊断和及时建立治疗方法至关重要。脓毒症的诊断基于疑似感染（体温异常、白细胞增多或减少）和器官功能障碍的存在，包括：①精神异常［激动、嗜睡、意识模糊或昏迷（格拉斯哥昏迷量表评分＜15分）］；②呼吸率增加（≥22次/分钟）；③收缩压降低（≤100 mmHg）。上述3个简单的临床特征存在与否被用于计算快速脓毒症相关器官功能衰竭评分，并进行风险分级。同时出现3种特征（快速脓毒症相关器官功能衰竭评分为3分）的患者的病死率约为20%。英国国家卫生服务体系（National Health Service，NHS）支持最新版本的国家早期预警评分（national early warning score，NEWS，最近更新于2017年），基于简单的生理参数以标准化方式识别病情恶化的患者。NEWS评分＞5分，应触发紧急临床评估。

尿液分析证明存在菌尿、脓尿和亚硝酸盐，可用于尿路感染的临床诊断。对菌尿和亚硝酸盐存在的特异性很高，但敏感性较差。脓尿的缺失几乎排除了尿路感染。最常分离出的病原体是大肠埃希菌，其次是其他肠杆菌科细菌。耐药的广谱β-内酰胺酶菌变得越来越多。炎症标志物，如CRP和降钙素原常用于确诊脓毒症和治疗反应。

应尽快开始治疗和监测。集束化治疗旨在促进早期干预，不考虑CRP或降钙素原值，在1小时内（“黄金时间”）为疑似脓毒症患者提供3个诊断和3个治疗步骤。6个步骤如下。

1.给予氧气，目标饱和度＞94%。

2.进行血培养和尿培养。

3.静脉给予抗生素。

4.静脉输液，剂量高达30 mL/kg。

5.连续监测乳酸水平，如果乳酸＞4 mmol/L，

则转至重症监护室。

6.监测尿量。

如果在进行了集束化治疗方案的治疗后，患者仍然出现低血压、嗜睡、呼吸急促或酸中毒，那么应紧急转至重症监护室，进行早期临床干预[25]。

证据支持

逆行输尿管支架与经皮肾造瘘术

肾感染性梗阻是泌尿外科急症，在紧急减压后存在感染性休克和死亡的风险。2018年，一项研究发现，紧急减压后感染性休克和死亡的风险分别为15%和5%[26]。初始治疗包括集束化治疗方案，含立即开始经验性抗生素治疗和液体复苏。EAU指南建议行紧急减压，以防止进一步的并发症。减压通过膀胱镜插入逆行输尿管支架或经皮肾造瘘术可实现。研究发现，这两种方法的疗效相当，且并发症的发生率相似。此类患者通常病情危重，可能需要在重症监护室进行管理，因此通常建议尽早让重症监护室团队参与治疗[18]。

1998年进行了一项关于输尿管支架和经皮肾造瘘术的早期随机对照研究。数据来自42例患者，两组随机化和干预的时间相似。但是，与经皮肾造瘘术组相比，输尿管支架组的手术时间（包括使用X线透视）更短。白细胞计数、体温恢复正常时间和住院时间无显著统计学差异。62.9%的经皮肾造瘘术患者的尿培养为阳性，而19.1%的输尿管支架患者的尿培养为阳性，具有差异显著性（P=0.001）。

减压后采集尿液进行显微镜检查和敏感性试验对于指导抗生素治疗非常重要。随着培养结果和敏感性的出现，需要重新评估经验性抗生素的应用。与输尿管支架植入术相比，接受经皮肾造瘘术的患者在术后背痛更严重（$P<0.05$）。此研究得出的结论为，在选择减压干预方式时，应基于外科医师的偏好、后勤因素和结石特征。需要考虑的后勤因素包括患者的稳定性、患者是否能够忍受平躺、凝血功能和抗凝药物的使用、急诊手术室有无透视设备、急诊手术室排队情况、介入放射学的使用，以及麻醉的适应情况[27]。

2015年的一项最新回顾性非随机研究观察了130例患者。其中，2例输尿管支架植入失败，1例肾造瘘管植入失败。接受经皮肾造瘘术的患者比选择输尿管支架植入的患者更可能存在较大的结石，并且病情更严重。研究发现，在感染事件发生后到进行最终治疗的时间上没有差异。经皮肾造瘘术组的住院时间更长（P=0.0001），重症监护室的住院率更高（P=0.006），并且比选择进行输尿管支架植入术的患者病情更重。研究发现，经皮肾造瘘术和输尿管支架植入同样有效[28]。

在感染消除并完成抗生素疗程之前，建议延迟进行阻塞结石的最终治疗[18]。

专家评论

经皮肾造瘘术

专家提示

泌尿系统CT通常在俯卧位时进行，以区分输尿管膀胱交界处结石和已通过并位于输尿管膀胱交界处膀胱内的结石。

肾造瘘管置入

肾造瘘管置入的适应证包括尿路梗阻（如结石、肿瘤、输尿管狭窄和妊娠）、尿流改道（瘘）和入路（经皮肾镜取石术、输尿管支架、取石术）。

禁忌证很少且是相对的，包括出血性疾病、不合作患者、导致心功能障碍的高钾血症，以及由于邻近器官（如脊柱裂）影响而无法经皮进入肾脏。

肾造瘘术通常在患者取俯卧位时进行，但根据肾脏与邻近器官的位置，也可以在侧卧位和改良仰卧位时进行，该过程是在局部麻醉下进行的无菌操作。超声用于引导针头进入肾脏，理想情况下，通过肾盏尖端进入，通过Brodel无血管平面避开主要血管。一旦进入集合系统，则使用X线监测Seldinger技术放置导丝、扩张通道并放置与导尿袋相连的猪尾型引流导管。

主要的并发症并不常见，包括出血（5%）、败血症（1%～3%）和邻近器官（如肠或胸膜）穿孔（0.2%）。

插入肾造瘘管，引流脓液，并将其送去培养。患者在接下来的72小时内康复并出院，继续口服抗生素。随后，患者被安排行急诊输尿管镜检查术和激光碎石术。

证据支持

体外冲击波碎石术和输尿管镜检查

NICE指南建议将体外冲击波碎石术作为直径<10 mm的输尿管结石的一线治疗。在技术上可行

体外冲击波碎石术的情况下，如果在4周内体外冲击波碎石术未清除结石，则表明既往体外冲击波碎石术疗程失败，若体外冲击波碎石术不能定位结石，或有该手术禁忌证，则可考虑输尿管镜检查。体外冲击波碎石术的有效性受碎石机效率、患者体形、结石本身（大小、位置、成分）和肾脏解剖结构（如输尿管肾盂角度、下极乳头管长度和宽度）的影响，影响因素可以通过放射学检查来确定。较宽的输尿管肾盂角度或较短的乳头管长度及较宽的乳头管宽度有利于体外冲击波碎石术术后结石的清除[29]。对于直径＞10 mm的结石，输尿管镜检查被认为是一线治疗，因为丧失肾功能的风险较高。对于较大的近端嵌顿结石，尤其是行输尿管镜检查失败的结石，可考虑行PCNL和经肾逆行输尿管镜检查[6, 18]。

在无肾积脓的情况下，指南建议在诊断后48小时内积极治疗肾绞痛，疼痛持续且不耐受或结石不太可能排出时再入院，依据是输尿管绞痛可能非常痛苦，并且可能导致肾功能损害[6]。

与体外冲击波碎石术相比，输尿管镜检查在结石排净率、所需重复治疗次数和生活质量方面具有小幅度的优势。然而，体外冲击波碎石术的住院时间更短，疼痛和主要不良反应更少。体外冲击波碎石术的经济效益明显优于输尿管镜检查，阐明了其为什么是直径＜10 mm结石的一线治疗。对于直径＞10 mm的结石，建议使用输尿管镜检查，因为拖延治疗可能导致肾脏梗阻和随后的永久性损伤。该风险在较小的结石中也存在，但对于直径＞10 mm的结石风险更大[6]。

患者在4周后接受了选择性输尿管镜检查。在输尿管镜检查过程中，结石被可视化，并且通过钬激光光纤进行了良好的碎石。所有碎片均被取石网篮取出并送去分析。手术后放置了双J管，并拔除了肾造瘘管。

专家评论

操作说明

患者签署知情同意书并妥善标记。取截石位，并做好准备和铺巾。根据当地抗生素指南静脉给予庆大霉素和阿莫西林克拉维酸。在X线引导下，将传感器导丝置入右肾。沿导丝通过7 Fr 硬性输尿管镜，观察到结石及周围的一些输尿管水肿。尽量减少冲洗，插入200 μm钬激光光纤，开始碎石。结石较软，使用0.4 J和20 Hz的设置进行碎石，碎石效果良好。在手术结束时，发现一小块结石残留，用1.9 Fr取石网篮抓取，并送检行结石分析。置入一根26 cm、6 Fr支架，在X线引导下，拔除肾造瘘管，见肾造瘘管拔除后支架位置良好。

术后计划

患者在能够排尿后出院。计划在2周后，使用软性膀胱镜取出支架。

专家评论

临床手术技巧

在老年男性中，由于前列腺的尺寸增大，进入输尿管口可能会很困难。如果存在前列腺中叶增生，则应选择在左侧的凹沟处进入膀胱，并轻轻按压膀胱镜的尖端以显示输尿管口。由于接触性出血的风险增加，使得输尿管口更难找到，因此应尽量减少膀胱镜经过膀胱颈的次数。如果通过膀胱镜传入的导丝没有从其尖端的6点钟位置出来，那么可以通过膀胱镜放置一根逆行导管，并通过该导管传入导丝。在输尿管口尝试插管时，外科医师不应过度充盈膀胱，因为可能导致出血，因此应尽量减少冲洗液的使用，并定时排空膀胱。

在处理输尿管结石时，防止结石逆行非常重要。虽然许多单位配备了柔性输尿管镜，可以取出逆行至肾脏的输尿管结石，但存在一些成本，并且技术和（或）设备可能并不总是容易获得，因此，减少通过刚性输尿管镜的冲洗很重要。选择激光设置也可以帮助减少逆行。低能量和尽可能长的脉冲宽度设置可以帮助实现，使用较小（200 μm）的激光纤维也可以帮助实现。有许多防逆行器械可用，除非结石较大且位于上段输尿管，否则很少使用，其中一些外科医师认为它们很有用。

输尿管结石的碎石应从结石的中部开始，以降低输尿管损伤的风险。对于较软的结石，粉碎大部分结石可以帮助减少逆行，并且意味着需要移除的碎片较少。如果之前没有送检过碎片，那么尽量保留一个碎片进行分析至关重要，且该碎片必须足够小，以便在提取时，不会损伤输尿管或使网篮被过大的结石碎片卡住。如果怀疑碎片太大而无法取出，那么应进一步采取激光处理。在网篮捕获结石时，由于输尿管过紧而难以提取网篮，如果使用的是1.9 Fr取石网篮，则可将200 μm激光光纤沿取石网篮穿过，进一步激光碎石，直至结石碎片足够小以允许取出取石网篮。偶尔在此种情况下，网篮本身可能需要被激光打碎，如果发生此种情况，结石将被释放，使情况变得安全，可以进一步利用激光粉碎结石，或者使用另一个网篮来移除结石碎片。

虽然行输尿管镜检查后不建议常规留置输尿管支架，但在此种情况下，由于患者有尿脓毒症和结石下方有明显的输尿管水肿，决定置入支架2周。

证据支持

输尿管镜检查后输尿管支架置入

在简单的完全取石后，不建议在输尿管镜检查后，常规行逆行输尿管支架置入[18]。一项回顾性研究纳入了9项随机对照试验。与未放置支架的患者相比，输尿管镜检查后放置支架的患者更容易出现下尿路症状，如排尿困难、尿频和尿急。在镇痛、尿路感染、结石排净率或输尿管狭窄方面未见获益。然而，输尿管支架确实降低了输尿管镜检查后急性入院的可能性，但此种差异没有统计学意义[30]。对于因输尿管创伤、残留结石碎片和出血等而存在并发症风险增加的患者，输尿管支架在输尿管镜检查后仍有一定的作用[18]。

2019年EAU的指南建议在以下情况下放置输尿管支架。

- 手术过程中发生输尿管损伤。
- 输尿管中残留结石碎片>2 mm。
- 出血（可能发生血凝块绞痛）。
- 妊娠。
- 如果治疗嵌顿结石（嵌顿部位通常输尿管水肿严重）。
- 输尿管内长时间操作，尤其是上1/3部位。
- 软性输尿管镜检查和使用穿刺鞘后。
- 所有疑似病例，避免应激性突发事件。

NICE指南同样不推荐在对直径<20 mm的结石行输尿管镜检查后，常规行逆行输尿管支架植入。该指南认识到输尿管支架会引发许多不良反应，如疼痛、血尿和储尿期泌尿系统症状，影响生活质量，并且未提供受益。在需要重复治疗、孤立肾病例或存在感染或梗阻证据的情况下，可以考虑植入支架。对于直径>20 mm的结石，没有提出具体建议，因为这是一个小患者群，其治疗方法各不相同，是否放置支架将根据临床判断决定。在此类患者中缺乏关于放置支架的证据[6]。

患者取出输尿管支架后，在门诊接受复查，其情况良好。结石被鉴定为尿酸结石（94%），因此接受了基础代谢筛查。

学习要点

结石的药物治疗

EAU指南建议对所有急性肾绞痛患者进行尿液和血液生化分析[18]。所有患者均应进行尿液分析试纸检查，并送检血清样本检查肌酐、尿酸、钙、钠、钾、白细胞计数和CRP（如果需要干预，则还须行凝血功能检查）。此外，初发结石患者应将结石送至红外光谱或X射线衍射进行分析。正在接受药物预防结石治疗的患者，或在完全清除结石后出现早期或晚期复发的患者，应进行结石分析。保守治疗的患者应筛查尿液以收集排出的结石，以便在随访时，将其送往诊所进行分析。

在急性阶段之后，根据结石史、基本血液检查结果和急性阶段的结石分析结果，将患者分为高危和低危两类，以评估结石复发的风险。具有复发风险因素的患者被归类为高危，并且在完全清除结石至少20天后，需要进行全面的代谢检查[18]。

许多因素会增加结石复发的风险。与风险增加相关的某些医学疾病包括甲状旁腺功能亢进症、多囊肾和胃肠道疾病，如克罗恩病（仅举几例）；尿路解剖结构变异，如输尿管狭窄、马蹄肾、输尿管囊肿也会增加风险。此外，儿童和青少年的结石形成、有结石形成家族史，以及结石本身的组成（包括含草酸的结石、尿酸结石和感染性结石）均会增加风险。有关上述风险因素的完整列表见EAU指南[18]。

完整的代谢检查应包括1~2次在随机饮食下，进行的24小时尿液收集，至少分析总体积、pH、钙、草酸盐、尿酸、柠檬酸盐、钠、钾和肌酐[31]。

由于复发风险较高（约50%），所有患者应接受有关降低风险因素的咨询。一般性建议包括每天饮用2.5~3.0 L水，均衡饮食，限制盐和动物蛋白的摄入量，保持健康的体重指数，并定期锻炼[18]。

尿酸结石是唯一可以通过口服碱化剂溶解的结石类型，碱化剂通过提高尿液pH发挥作用。10%的尿路结石由尿酸组成，与尿液pH低和有时尿酸过少有关。对于尿液pH低的患者，可口服碱性柠檬酸盐（如柠檬酸钾或碳酸氢钠）来提高尿液pH，并通过化学溶解以溶解结石，目标pH为7.0~7.2。尿酸结石患者的复发风险较高，可以教会他们使用尿液分析试纸监测尿液的pH，并根据尿液pH调整碱化剂的剂量进行预防[18]。目前没有高质量的证据支持此种治疗方法，但该方法已经使用了一段时间。Rodman等人[32]提供了此种治疗方法的原则和临床使用指南，Becker也予以支持[33]。在治疗过程中，通常通过超声波检查来监测X线阴性结石，但在某些情况下可能需要重复进行非增强CT[32-33]。

如果发现患者存在高尿酸尿症，那么应使用别嘌醇治疗，以降低复发风险[18]。

专家的最后一句话

输尿管绞痛是最常见的外科急症之一，从仅引起暂时疼痛的小结石患者，到需要紧急干预和在重症监护病房接受治疗的尿脓毒症患者，其临床表现多样。在管理上述患者时，需要制定一种合理的方案，其中许多患者会自行排出结石，同时，避免尿路感染和肾损伤的并发症很重要，现有的指南可以帮助我们做到。然而，并没有“一刀切”的方法，治疗选择将取决于当地的基础设施和技术水平，并根据患者的职业和社会情况进行指导。在该组患者中，关键是立即对病情危急的患者进行干预，行肾脏引流；对症状明显或不太可能排出结石的患者，进行早期干预；对其余患者进行预期管理。对于接受手术干预的患者，降低支架置入率并尽量缩短支架的留置时间将有助于减少并发症的发生。

参考文献

扫码查看

 病例 5

膀胱结石处理

Siân Allen和Daron Smith

评论专家Daron Smith

Case 1：急性尿潴留、导尿管和结石

患者，男，67岁，既往存在尿路绞痛病史，由于80 mL的良性前列腺增生导致疼痛性急性尿潴留。肾脏、输尿管和膀胱的CT显示导尿管插入并伴有一个15 mm × 13 mm × 11 mm的膀胱结石（图5–1）。在试行排尿和再次插管失败后，进行了经尿道前列腺电切术和膀胱结石碎石术。随访显示尿流率明显改善，下尿路症状消失。

学习要点

临床特征和风险因素

膀胱结石是已知最古老的诊断之一，尿路结石是泌尿外科最常见的病症之一，但目前，膀胱结石相对少见。事实上，膀胱结石仅占泌尿系统结石的5%，且男性多于女性（女性约占膀胱结石患者的5%）。

膀胱结石可表现为血尿、反复尿路感染和（或）排尿症状，可通过 KUB X 线、超声或腹部CT等影像学检查正式诊断或在诊断性膀胱镜检查时确诊。该病也可能无症状，在检查其他疾病时偶然发现。

膀胱结石形成的危险因素包括膀胱流出道梗阻、神经性排尿功能障碍、膀胱扩大/重建、复发性感染和异物。正因如此，成年男性的膀胱流出道梗阻是大多数膀胱结石的原因，引发了是否需要行膀胱出口手术及是否应在治疗结石时进行手术的问题。在女性群体中，发现膀胱结石可能意味着既往行尿失禁手术时存在异物（缝线、合成带或补片）。从另一个角度考虑，对于使用合成材料行盆

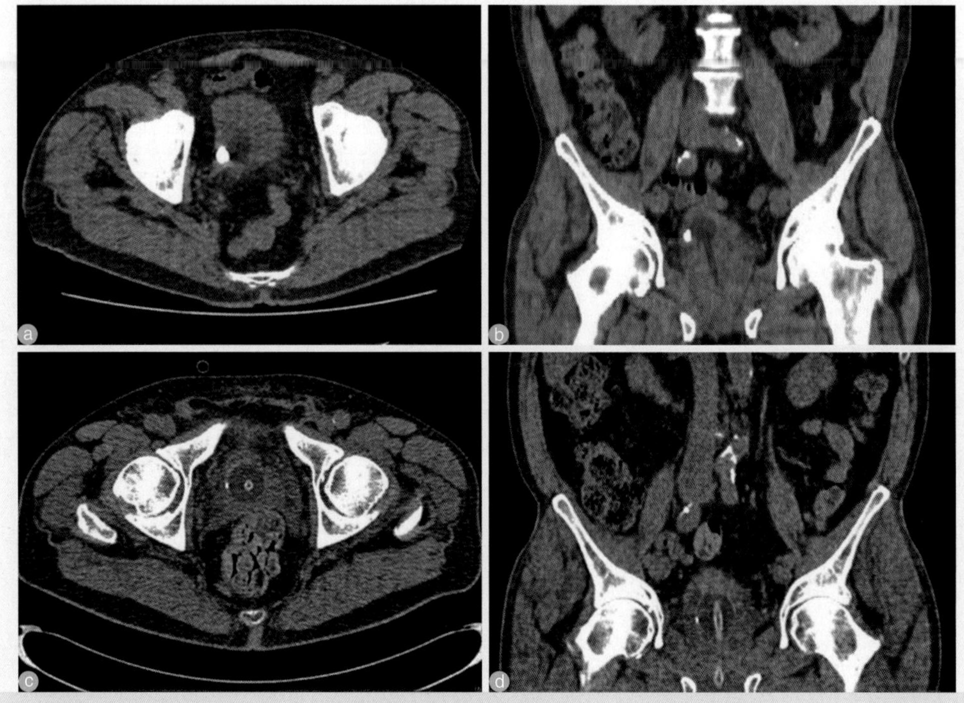

该泌尿系统 CT 平扫显示 15 mm × 13 mm × 11 mm 的膀胱结石伴原位导尿管和前列腺增大。在机械碎石术和经尿道前列腺电切术后进行的 CT 显示导尿管旁边有一个微小的残余碎片。

图 5–1　急性尿潴留、导尿管和结石

底重建手术后出现膀胱尿潴留或反复尿路感染的女性，应考虑进行检查，以确定或排除膀胱结石的存在。对于出现类似症状的男性，如果曾接受过前列腺根治术，那么可能发生膀胱结石。

学习要点

膀胱结石的治疗选择

膀胱结石的治疗已从经尿道开放取石发展到经尿道的腔内泌尿外科“自然腔道”手术或经皮途径的“微创手术”。早在1993年，John Wickham就指出：“几乎所有的膀胱结石都可以通过经尿道内镜治疗”（当时使用液电探头），“只有最大的尿路结石仍然需要开放手术”。

膀胱结石治疗的目标是达到膀胱完全无结石，同时缩短住院时间并使术后并发症的风险最低化。治疗方案包括体外冲击波碎石术、经尿道膀胱碎石术、经皮膀胱碎石术和膀胱切开取石术等。腔内泌尿外科治疗使用各种能量源来碎石，包括使用“膀胱碎石钳”进行机械性膀胱碎石术、超声、电液压碎石术、气压弹道/弹道LithoClast®碎石术和钬（HoYAG）激光碎石术。每种治疗方案都有各自的优缺点，因此，在确定最佳治疗选择之前，需要考虑结石的特征（大小、数量、一致性）、进入膀胱的难易程度和患者的一般健康状况。此外，还应考虑膀胱结石形成的潜在原因，如减轻膀胱流出道梗阻、消除感染和清除异物，这在膀胱结石管理中很重要，尤其是对于降低复发性结石形成的可能性。

临床提示

体外冲击波碎石术

体外冲击波碎石术是一种简便、耐受性好的膀胱结石治疗方法，但是其结石清除率是治疗方案中最低的。因此，通常将其保留并用于高危患者、具有小体积结石且无明显膀胱流出道梗阻的情况，以避免麻醉，并确保结石碎片可以顺利排出。

专家评论

良性前列腺增生和膀胱结石

长期以来，尽管人们已经认识到，膀胱结石与良性前列腺增生引起的膀胱流出道梗阻有关，但多年来，将膀胱结石碎石术和经尿道前列腺电切术合并在一次手术中，被认为是高风险的，从而导致了一种矛盾的治疗理念，即由于膀胱结石引起的下尿路症状与膀胱流出道梗阻有关，因此也需要行流出道手术，但同时建议不要同时进行膀胱结石治疗和解除流出道梗阻，这会增加术后并发症，包括术后感染。

然而，随着技术的发展，将上述手术安全有效地结合起来的可行性也得到了发展。在过去30年中，同期治疗已从在进行小至中等前列腺电切术的患者中，使用Dornier HM3碎石仪行体外冲击波碎石术治疗小结石，逐渐发展到使用气压碎石术和经尿道前列腺电切术治疗较大的结石和前列腺，再到使用钬激光行膀胱结石碎石术，并结合钬激光前列腺剜除术治疗结石负担和前列腺体积增大的患者。

成功治疗的关键在于在前列腺手术之前合理地完成结石治疗。无论是序贯手术还是同时手术，如果经尿道的结石治疗会过多增加整个手术的时间，则可以将经皮结石手术与经尿道前列腺电切术相结合。在序贯方法中，经皮膀胱碎石术后可原位留置耻骨上鞘，以便在经尿道前列腺电切术期间提供持续引流，然后使用耻骨上导尿管进行额外的术后引流及监测。同时进行的方法也被描述过，即经皮膀胱碎石术可在腹腔镜套管袋中完成，而经尿道前列腺电切术可由第二名外科医师同时进行。

Case 2：补片上有结石

患者，女，67岁，10年前曾行经阴道吊带术，4年来因膀胱结石反复发作在外院治疗3次。KUB CT检查发现了进一步的结石，其中一颗是较大的椭圆形结石，大小为30 mm × 28 mm × 18 mm，另一颗为较小的球形结石，直径为10 mm，似乎与右前外侧膀胱壁粘连（图5–2a ~ 图5–2d）。在膀胱镜检查时，两颗结石均通过激光碎石术进行处理，10 mm的结石与磨损的补片粘连，经激光处理至尿道上皮下。术后一年半的随访CT显示，原先附着结石的位置出现了弯曲的钙化物（图5–2e ~ 图5–2h）。膀胱镜检查显示部分磨损的补片表面有钙化。计划行经阴道/腹腔镜补片切除手术，但在该手术前4个月再次进行的膀胱镜检查未发现结石或磨损的补片，在经过膀胱结石碎石术和补片激光处理术2年后的进一步随访中，CT显示无结石。

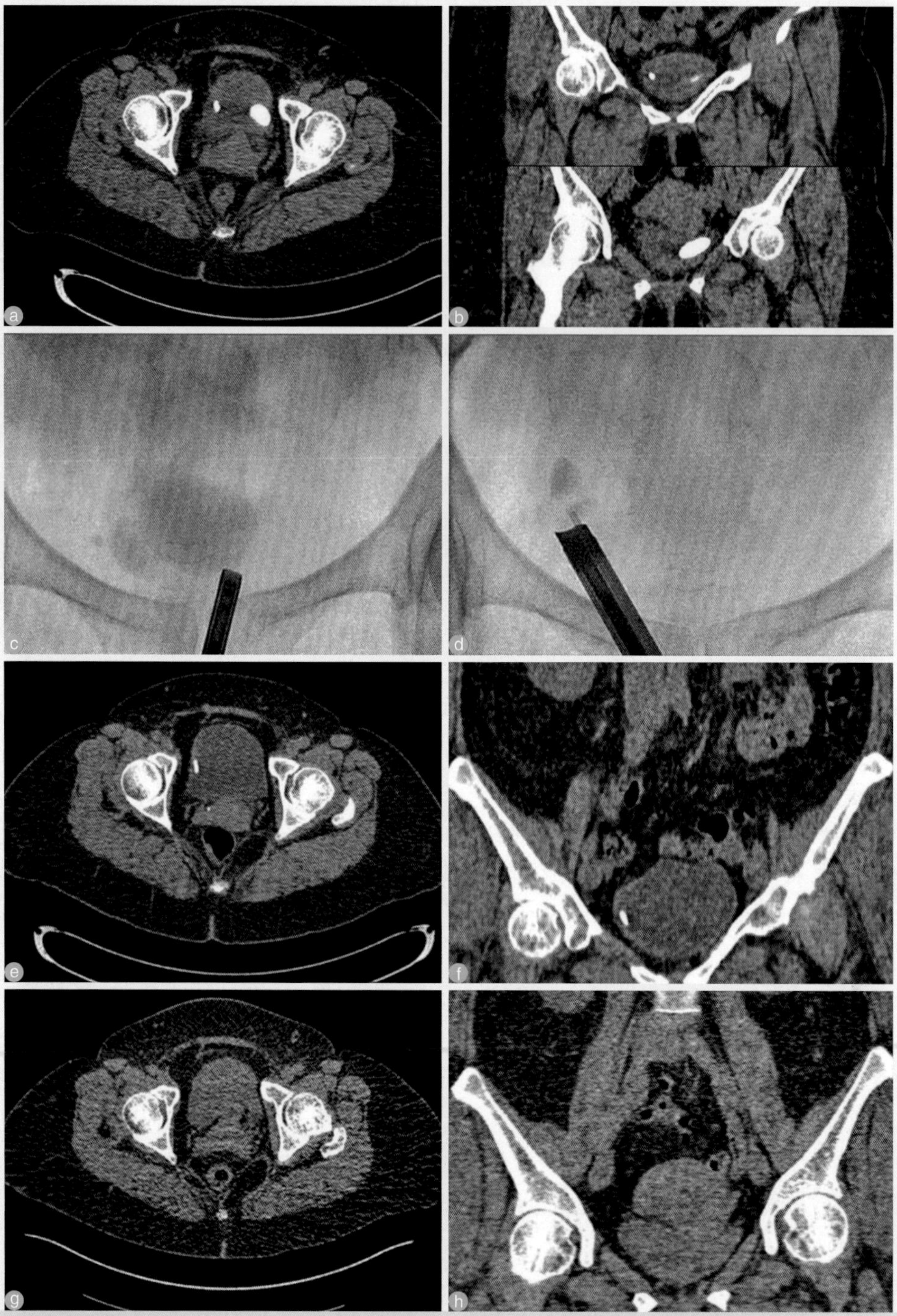

该 KUB CT 扫描显示一颗 30 mm×28 mm×18 mm 的游离结石和一颗附着在磨损的补片上的 10 mm 结石。首先进行了 22 Fr 的膀胱镜检查，随后行激光膀胱碎石术，并使用电切镜用激光处理膀胱内补片，以允许通过膀胱镜冲洗出更大的碎片（图 a ～图 d）；膀胱镜碎石术后 18 个月的随访 CT 显示，之前附着结石处出现曲线状钙化物，但在 2 年后的进一步随访中完全消失（图 e ～图 h）。

图 5–2　补片上的结石

学习要点

经尿道膀胱碎石术

膀胱镜治疗

标准22 Fr 膀胱镜可以初步评估尿道、前列腺/膀胱颈、膀胱尿路上皮，以及结石负荷本身。用能量源（最常见的是激光）治疗结石后，可以使用Ellik排空器冲洗碎片和灰尘。小碎片也可以使用活检/支架取出钳通过膀胱镜鞘直接取出。术后可能会短期插入导尿管，包括使用“三通”导尿管冲洗结石粉尘和微小碎片，并降低与突出的前列腺中叶相关的出血形成血凝块的可能性。

肾镜治疗

在进行初步诊断性膀胱镜检查后，刚性肾镜可以作为治疗结石的膀胱镜替代品。与膀胱镜相比，肾镜具有更宽的管腔，可提供更好的冲洗，因此视野更好，同时也可以使用更大口径的碎石器，如联合气动/超声碎石器。与激光碎石相比，此种方法的优点是可以通过探头主动抽吸石尘和小碎片，改善视野，并减少用冲洗或用镊子取出小碎片所需的时间。当结石得到充分治疗后，可重新插入膀胱镜，以识别并清除任何残留的小碎片，而较大的碎片可能需要重新插入肾镜，并使用能量源进一步粉碎。与膀胱镜治疗一样，术后通常需要留置导尿管。

专家评论

补片/合成材料

缝线或合成补片与膀胱结石形成有关，可激光消融至接近膀胱黏膜下方，以降低复发结石形成的风险。术前应检查横断面成像，以评估可能与膀胱相连的邻近结构的接近程度，从而避免激光处理后意外形成瘘管。如果该技术失败，应考虑手术切除补片。

Case 3：结石和尿道狭窄

患者，男，24岁，既往尿道狭窄病史2年，需要定期行尿道扩张，被转诊行尿道成形术。尿道造影显示一颗较大的膀胱结石，随后进行了KUB CT平扫检查，证实为38 mm × 37 mm × 21 mm的膀胱结石。为避免加重尿道狭窄，采用经皮手术治疗，术后KUB CT确认结石已清除。患者的下尿路症状得到改善，因此没有再行泌尿外科随访，也不需要行预期的尿道成形术（图5–3）。

Case 4：小容量新膀胱

患者，男，53岁，3年前接受了根治性膀胱切除术（radical cystectomy，RC），并进行了原位新膀胱术。最近，其报告称，在进行清洁间歇自我导尿时越来越困难，并出现反复的尿路感染。在进行肿瘤学随访时，患者接受了腹部和盆腔CT成像，发现两颗迅速增大的膀胱结石（17 mm × 14 mm × 13 mm和14 mm × 13 mm × 13 mm），见图5–4。安排了激光膀胱碎石术，包括经皮进入右肾，通过顺行导丝，以帮助确定新膀胱的Studer术式部位，以便使用软性膀胱镜进

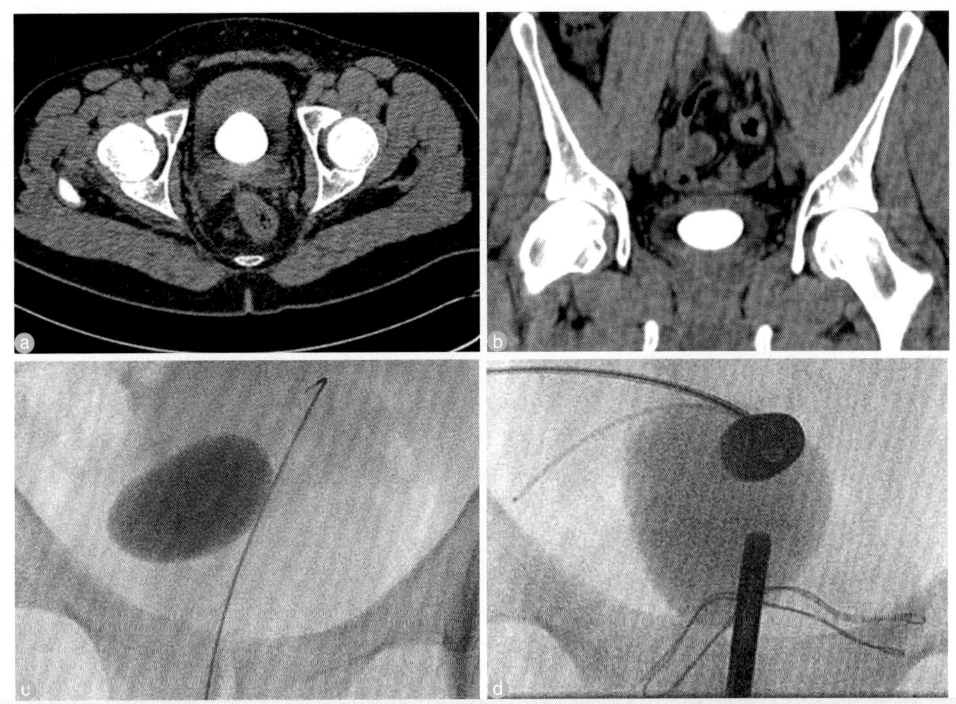

该 CT 显示了一个 38 mm × 37 mm × 21 mm 的膀胱结石，术中经皮膀胱碎石术图像显示在膀胱内放置了一根导丝，以安全通过狭窄尿道置入 22 Fr 膀胱镜。Amplatz 鞘端对端显示，通过该鞘管破碎并清除结石。

图 5–3　结石和尿道狭窄

入该部位。在尿道扩张后，成功找到并清除了两颗结石。结石的生化成分为纯的磷酸钙镁铵盐，且细菌培养结果显示，同时存在大肠埃希菌和奇异变形杆菌。因此，结石的快速生长可能是尿液淤积和复发性感染的结果，而非导致此类问题的原因，尿液pH升高会导致钙磷盐和镁铵磷酸盐析出增多，进而形成结石。

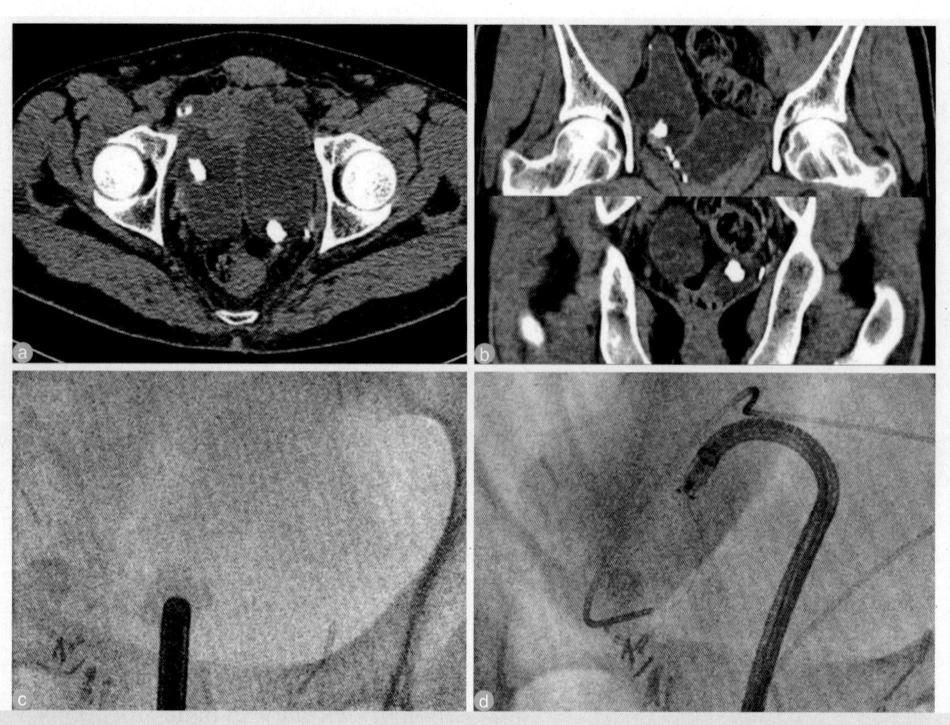

该 KUB CT 显示有两颗分别为 17 mm× 14 mm×13 mm 和 14 mm×13 mm×13 mm 的结石位于 Studer 术重建的新膀胱中。通过 22 Fr 膀胱镜直接用激光治疗第一颗结石。使用软性膀胱镜将导丝和输尿管导管引导至 Studer 术式新膀胱的延伸部位，并发现第二颗结石，且用镍钛合金网篮抓取，并取出至主膀胱腔，然后使用刚性膀胱镜进行治疗。

图 5–4　小容量新膀胱

Case 5：小容量新膀胱和人工尿道括约肌

患者，女，23岁，脊柱裂，需要使用轮椅活动，因神经源性逼尿肌过度活动和尿失禁接受了膀胱扩大成形术和Mitrofanoff通道治疗，其之前曾形成过膀胱结石，尽管仍然可以通过尿道进入膀胱，但有一个原位人工尿道括约肌，因此需要通过经皮途径治疗。两年后的随访影像显示了两颗新的“毛刺状”膀胱结石，大小分别为20 mm×16 mm×16 mm和10 mm×9 mm×9 mm，因此进行了进一步的经皮膀胱碎石术。结石生化成分为75%的磷酸镁铵和25%的尿酸铵，棒状杆菌培养结果为阳性，该菌为一种产生尿素酶的细菌，生成碱性尿液，与结石的生化成分一致（图5–5）。

学习要点

经皮膀胱碎石术

经皮耻骨上膀胱入路为较大膀胱结石或尿道入路具有挑战性或不可能的情况提供了微创选择。随着结石的增大，治疗所花费的时间和产生碎片的数量增加（见关于结石尺寸的“专家评论”）。经皮入路通过肾镜提供高速水流，通过Amplatz鞘管排出冲洗液和结石粉尘，在结石粉碎过程中提供极好的可视化效果。此外，其避免了长时间的尿道器械操作，从而降低了随后尿道狭窄的风险。

膀胱/新膀胱通过导尿管、内镜经尿道或Mitrofanoff可插管造口灌注生理盐水。当充分扩张时，可在膀胱镜下、超声或透视引导下经皮穿刺建立导丝通路，或经既存的耻骨上导尿管通路置入导丝。通常使用球囊扩张器沿导丝扩张通道，以允许插入Amplatz鞘管，并通过该导管放置肾镜，通过导管经皮碎石和取出结石。

也可以直接通过Mitrofanoff通道获得通路，但必须确保不会影响控尿机制或患者的术后导尿。因此，通常建议在远离Mitrofanoff的造口处建立单独的经皮通道。

术后患者可同时留置耻骨上和尿道导尿管，前者可用于冲洗，后者可用于引流。

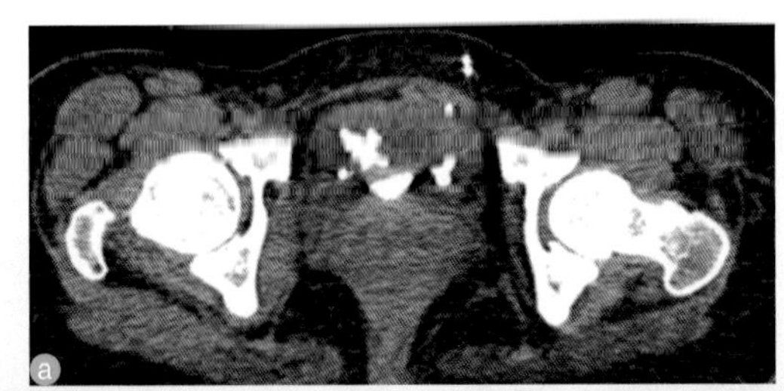

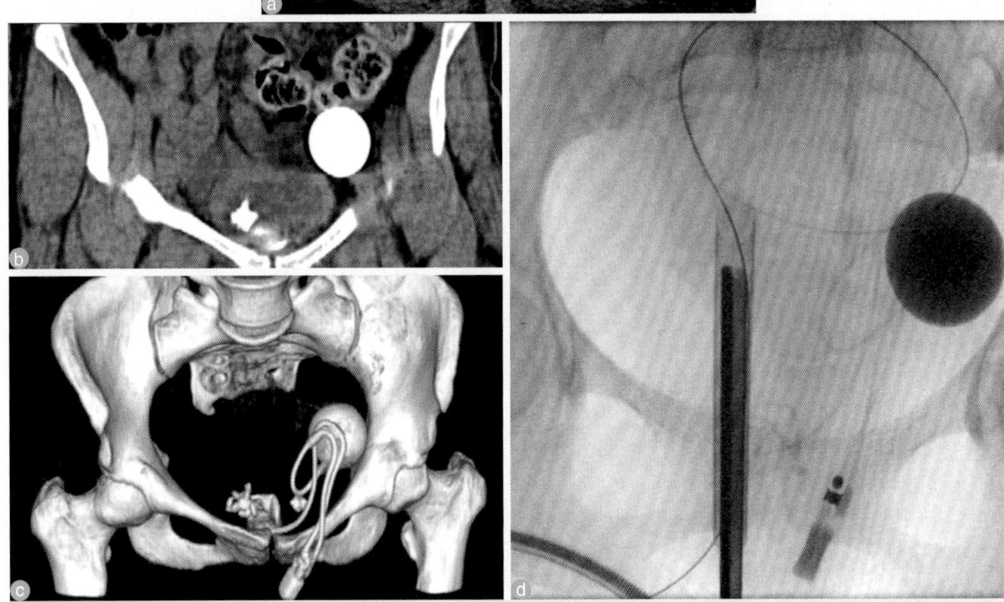

该 KUB CT 扫描和渲染的重建图像显示了两颗“毛刺状”膀胱结石，大小分别为 20 mm×16 mm×16 mm 和 10 mm×9 mm×9 mm，同时显示了一个植入的人工尿道括约肌（储液囊、泵、袖带和管路）。通过 30 Fr Amplatz 鞘管使用肾镜治疗结石。

图 5-5　小容量新膀胱和人工尿道括约肌

专家评论

经皮膀胱碎石术调整

- 可以将膀胱排空器连接至Amplatz鞘管，比通过肾镜探头抽吸或用镜下钳夹能更快地冲洗出大量结石碎片（图5-6），应在膀胱充盈不足的情况下进行，以避免膀胱内高压，尤其是在有膀胱破裂风险的重建膀胱中。
- 可使用12 mm自固定腹腔镜鞘卡，以便使用大口径肾镜进行快速碎石和取石。也可以使用腹腔镜套管袋来操作结石，以便后续碎石。取出初始的腹腔镜套管袋后，可将Amplatz鞘管插入袋中，然后用肾镜和碎石器械粉碎并清除结石，而不需要在膀胱内“追逐”碎片。
- 在女性患者中使用“双Amplatz鞘管”技术处理直径>5 cm的膀胱结石已被报告。通过耻骨上30 Fr Amplatz鞘进行碎石，同时通过尿道放置第二个28 Fr鞘。患者取20°“头高脚低”的体位，将鞘管的斜面端置于膀胱颈处，起到“水滑梯”的作用，以便通过尿道Amplatz鞘管被动冲洗出碎片。

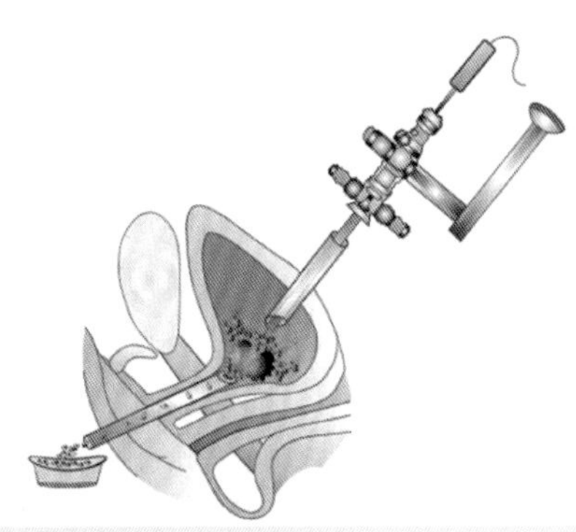

图 5-6　破碎的结石颗粒通过尿道 Amplatz 鞘管排出

［资料来源：Kumar et al. J Surg Tech Case Rep. 2013 Jul, 5（2）：109-111.］

专家评论

结石尺寸

结石尺寸对确定手术方法至关重要。

假设结石为球体，可根据公式$V=4/3\times\pi r^3$计算其体积。图5-7显示结石体积随直径以5 mm为增量增加时的指数增长情况，例如，40 mm结石的体积是20 mm结石的8倍，50 mm结石的体积几乎是20 mm结石的16倍。

假设结石纯粹是破碎的（而非粉碎和被冲出），图5-7还显示了需要通过不同直径的内镜（22 Fr膀胱镜、26 Fr电切镜）取出或通过30 Fr Amplatz鞘管用抓钳取出的碎片数量。上述数值有助于说明为什么对于35～40 mm的结石，经皮膀胱碎石术可能是比尿道入路更好的选择（特别是在尿道不能容纳更大口径的内镜时），以及为什么对于60 mm以上的单个结石（其体积是20 mm结石的27倍），开放性膀胱切开取石术可能是一种更快的手术方法，并且可以完全去除结石，而相比之下，对于此种大小的结石，经皮膀胱碎石术可能无法完全清除结石。

专家评论

新膀胱和神经通路

增容膀胱

- 由于引流不畅和黏液存在，形成膀胱扩大/新膀胱的患者发生尿路感染的风险增加。3种因素均易形成结石，而此类结石往往较大或较复杂，须经皮或开放性手术取石。
- 取石后，应优化膀胱引流，可能包括更频繁的自我导尿和（或）以生理盐水冲洗膀胱。

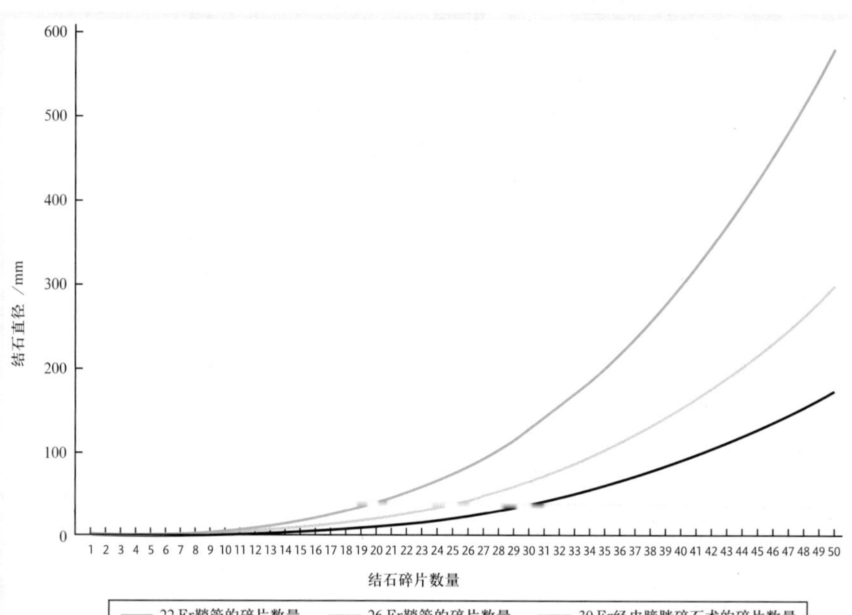

结石直径 mm	体积 /mL	22 Fr 鞘管的碎片数量	26 Fr 鞘管的碎片数量	30 Fr 经皮膀胱碎石术的碎片
5	63	1	1	1
10	500	5	2	1
15	1688	16	8	5
20	4000	37	19	11
25	7813	72	37	21
30	13 500	125	64	37
35	21 438	198	102	59
40	32 000	296	152	88
45	45 563	422	216	125
50	62 500	579	296	171

以直径5 mm递增的球形结石计算得出的结石体积，以及通过不同直径的镜管从22 Fr膀胱镜到26 Fr电切镜到30 Fr Amplatz鞘管去除此类碎片所需的数量。碎片数量曲线在30～40 mm处出现分歧（在该范围内，经皮膀胱碎石术可能比尿道入路更快、更有效），并且在50 mm处明显分离（开放性膀胱切开取石术取出整块结石可能是首选治疗方法）。

图5-7　结石直径、体积和碎片

进行代谢评估，包括结石的生化分析和尿液pH值，有助于提供预防性建议（例如，针对与碱性尿液相关的磷酸钙结石，可能会受益于尿液酸化）。

神经通路

- 已经证明，相比低位脊髓损伤或可以用单一方式治疗的结石患者，高位（颈段）损伤患者，以及需要多种治疗方式治疗的患者，发生术后并发症的风险更大，且住院时间更长。

临床提示

治疗技巧和窍门

- 结石治疗需寻求在保证良好视野的情况下进行碎石的充分冲洗，同时避免膀胱过度扩张的平衡，特别是在薄壁新膀胱中，应避免过度扩张。
- 盐水灌注应在视野允许的情况下，尽可能缓慢，甚至可暂停灌注，打开膀胱镜的排液口，让膀胱排空并排出碎屑，同时继续治疗结石。需要注意的是，不要完全排空膀胱，以免激光损伤尿路上皮，因为随着膀胱在内镜周围塌陷，视野将丧失。
- 在既往尿道扩张后的男性和女性患者中，均描述了经尿道使用Amplatz鞘管以方便入路、冲洗和引流，以及碎片取出，其允许小的结石碎片通过冲洗液引流，而较大的结石碎片可以使用类似于PCNL的抓钳取出。
- 对于经皮穿刺碎石术（经皮膀胱碎石术），其球囊扩张提供了一种快速的单步方法来创建通道，但如果存在明显的纤维化（例如，已存在的耻骨上通道），则可能无法使用。若如此，则可以尝试通过现有通道使用金属扩张器，或者通过单独的经皮穿刺来创建新的通道。
- 经皮膀胱碎石术后，耻骨上导管拔除的时机取决于实际情况——如果是新膀胱，则先拔除耻骨上导管，使伤口部位愈合，然后拔除导尿管。结石如果继发于膀胱流出道梗阻，并且在手术过程中，未对其进行治疗，则先拔除导尿管进行排尿试验，同时夹闭耻骨上导尿管作为“保险”。

Case 6：大容量新膀胱

患者，男，57岁，在4年前接受了根治性膀胱前列腺切除术和新膀胱重建手术，最近间歇经尿道自我导尿时出现血尿。CT显示膀胱内有7颗球形/四面体结石最大直径为20～30 mm（图5–8）。由于此类结石体积过大，内镜治疗可能需要多次手术或可能导致结石碎片损伤新膀胱壁，因此决定行开放性膀胱切开手术取石，以将7颗结石全部完整取出。术后膀胱造影显示，所有结石均已取出，并确认在拔除导尿管，恢复清洁间歇自我导尿之前，新膀胱没有漏气。

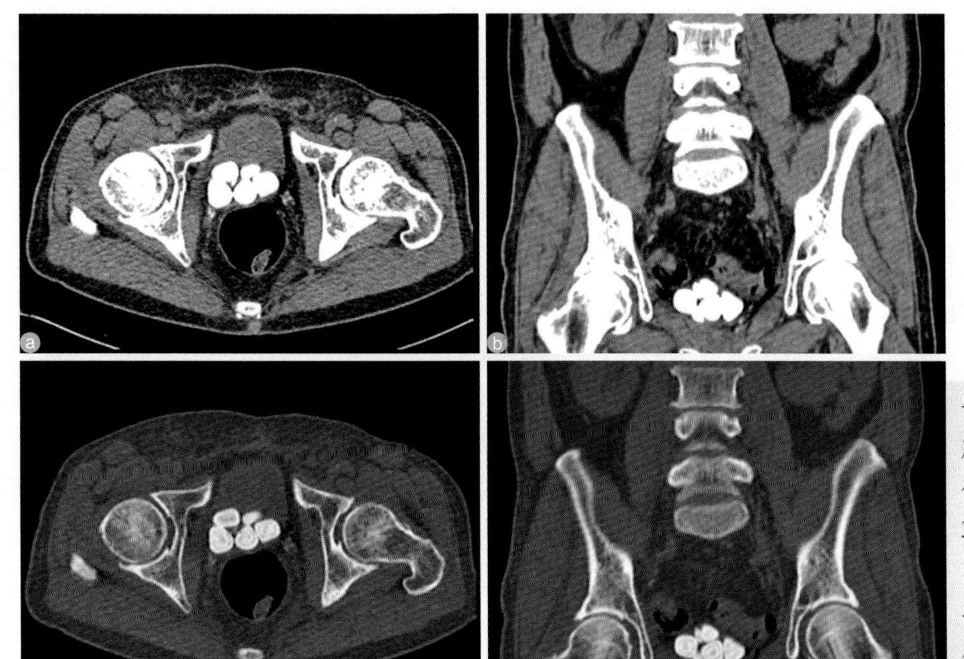

该KUB CT扫描显示新膀胱中有7颗球形/四面体结石直径最大为20～30 mm，下侧的“骨窗”图像显示了其层状结构。此类结石可通过开放性膀胱切开取石术整体取出。

图5–8 大容量新膀胱

临床提示

开放性取石

传统上，对于较大的膀胱结石（可能为5 cm或更大），通常采用开放性膀胱切开取石术进行治疗。对于此种大小的结石，内镜治疗（如膀胱碎石术或电击碎石术）可能更具挑战性，手术时间更长，视野更差，因为结石碎片和粉尘的体积更大，意味着出血和膀胱损伤的风险更大（尤其是对于薄壁新膀胱而言）。因此，内镜治疗大结石的结石清除率较低，通常更倾向于通过开放性膀胱切开取石术将结石完整取出，从而确保在单次手术中实现无膀胱结石。

学习要点

治疗的选择

- 如果选择了适当的治疗方式，应在单次手术中完全清除结石。
- 联合使用气压弹道/超声碎石术进行的肾镜下结石治疗（经尿道或经皮）允许通过治疗探头进行抽吸，可改善内镜视野，便于清除小结石/碎石。
- 对于较大的结石，经尿道肾镜治疗通常优于经膀胱镜激光治疗，但需要更多次的尿道插入（包括初始和最终膀胱镜检查，以评估结石负荷）。
- 经皮穿刺治疗对于较大的结石，尤其是在新膀胱中的结石，更有效，且与经尿道入路相比，尿道创伤/术后狭窄的风险更低。因此，如果经尿道入路困难或不可能（尿道狭窄、人工尿道括约肌、膀胱颈封闭），经皮穿刺是特别有用的。
- 与“自然腔道”尿道手术相比，经皮膀胱碎石术的缺点是耻骨上入路的风险增加，从而增加了手术并发症的发生率。因此，经皮膀胱碎石术患者通常需要更多的镇痛，其住院时间更长，并且存在耻骨上入路/术后导管部位伤口感染的风险。
- 经尿道和经皮治疗可在局部麻醉下对选定患者进行，如果体外冲击波碎石术不适用或无效，使用软性膀胱镜行钬激光碎石术是合乎逻辑的“下一步”。

证据支持

不同治疗方法的结石清除率

2019年，发表在*European Urology*上的一项对膀胱结石治疗的系统综述评估了包括2340例患者的25项研究，得出以下结论。

- 体外冲击波碎石术治疗成人膀胱结石的结石排净率低于经尿道膀胱碎石术。
- 对于经尿道膀胱碎石术，激光和气压弹道碎石术的结石排净率相当。
- 经尿道膀胱碎石术和经皮膀胱碎石术的结石排净率相当，但其手术持续时间（节省约10 min）和住院时间（0.8天）更短。
- 开放性膀胱切开取石术的结石排净率与经尿道膀胱碎石术和经皮膀胱碎石术相当，但内镜治疗方法的手术留置尿管时间和住院时间更短（但评审专家评论称其是基于低质量的证据）。
- 使用肾镜或膀胱镜行经尿道膀胱碎石术的结石排净率相当，但使用肾镜时，手术时间平均缩短了近23 min。

专家的最后一句话

随着结石体积的增加，治疗时产生的碎片数量也在增加。尽管对于直径<10 mm的小体积结石，体外冲击波碎石术可能是合适的（尤其是为了避免全身/局部麻醉），但结石的主要治疗手段是腔内泌尿外科手术，在大多数病例中，其是通过尿道完成的，对于体积较大的结石（30～40 mm或更大），尤其是对于解剖结构复杂的患者（缺乏尿道通路或膀胱重建），保留了采用经皮穿刺的方法。少数患者需要开放性手术，一般是因为结石巨大（直径50～60 mm或更大）。

如果结石大小适当，与开放性手术相比，内镜治疗的结石清除率极佳（接近100%），导尿管留置时间更短，康复更快。与经皮入路相比，经尿道膀胱碎石术的风险更小，住院时间更短，因此在可行的情况下，是膀胱结石的首选治疗，经尿道使用肾镜提供了一种快速、安全和有效的治疗膀胱结石的方法，长期尿道狭窄的发生率与膀胱镜技术相似。

“典型患者”，即继发于良性前列腺增生的膀胱结石患者，可以安全地同期治疗上述两个问题。同时行钬激光前列腺剜除术和钬激光膀胱碎石术会增加总手术时长，但不影响主要术后并发症的风险或治疗效果。任何大小和成分的结石及几乎任何大小的前列腺都可以使用钬激光进行内镜治疗。在膀胱结石较大和前列腺体积较大的患者中，经尿道前列腺电切术也可以与经皮穿刺治疗结石（经皮膀胱碎石术）结合使用，作为经尿道膀胱碎石术的更快替代方法经尿道前列腺电切术，减少前者的碎石时间，并使用耻骨上入路部位作为流出道，以改善后者的视野。

对于经皮膀胱碎石术的改进，包括使用膀胱排空器通过Amplatz鞘管冲洗碎片，或者使用腹腔镜套管袋将结石保持在肾镜附近进行治疗。此类改进措施有助于治疗较大的结石，包括尿流改道中的结石，以实现单次手术的结石完全清除。

总之，泌尿外科腔内技术的综合运用可以在大多数情况下处理膀胱结石，这无疑将继续提高开放性膀胱切开取石术的阈值，从而证实了John Wickham的观察结果，即“只有最大的肾道结石仍然需要开放性手术”。

进一步阅读

扫码查看

第3章 上尿路良性疾病

病例6 肾盂输尿管连接部梗阻

病例7 嗜酸细胞瘤

病例 6

肾盂输尿管连接部梗阻

Sanjeev Pathak

评论专家Neil Oakley

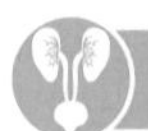

Case

患者，男，29岁，因腹痛至急诊就诊，突发右腰部、腹部疼痛。据描述，疼痛极其严重，从腰部放射至腹股沟，且无法缓解。感觉恶心，无呕吐，无伴随的下尿路症状及其他胃肠道症状。既往无肾结石及尿路感染病史。有趣的是，患者曾经间歇性地出现过右侧腰痛症状，并因饮酒而加重。关于一般健康状况，既往无重大疾病病史或手术史，无已知的药物过敏史，有明显的肾结石家族史（母系及父系）。他是一名全职厨师。

查体时看似很不舒服。体温轻度升高，为37.9℃，脉率为88次/分，血压为140/75 mmHg，脉搏血氧饱和度为96%，呼吸频率为18次/分。腹部检查显示右脐周区和腰部有压痛，但无肌紧张。腹部未触及肿块，生殖器检查无异常。

经直肠给予双氯芬酸钠（非甾体类抗炎药）止痛。血液检查显示血红蛋白水平为164 g/L（正常范围：131～166 g/L），白细胞计数为14×10^9/L［正常范围：（3.5～9.5）×10^9/L］；其血清钙和尿酸水平正常。尿液分析试纸显示红细胞和白细胞为阳性，但亚硝酸盐为阴性。临床上，鉴别诊断包括右输尿管结石或肾盂肾炎。患者接受了腹部和盆腔的低剂量、非增强CT。CT报告为马蹄肾伴双侧多发性肾结石，但无输尿管结石，右侧肾盂肾盏周围系统炎症和肾盂积水（图6–1），被转入泌尿外科。最初，接受静脉抗生素治疗，随后出院回家，口服阿莫西林克拉维酸钾。尿液和血培养均显示细菌生长呈阴性。

学习要点

肾结石的流行病学

发生结石的风险因素如下。

- 性别：男性发生结石的可能性是女性的3倍[1-2]。
- 肾结石家族史：若一级亲属患有肾结石，个人患病风险增加30%。
- 职业：厨师/厨师长风险增加。
- 肾盂输尿管连接部梗阻和马蹄肾患者的肾结石发生率为20%[3-4]。同时患有肾盂输尿管连接部梗阻和肾结石的患者与一般人群中其他结石患者具有相同的代谢风险[5]。

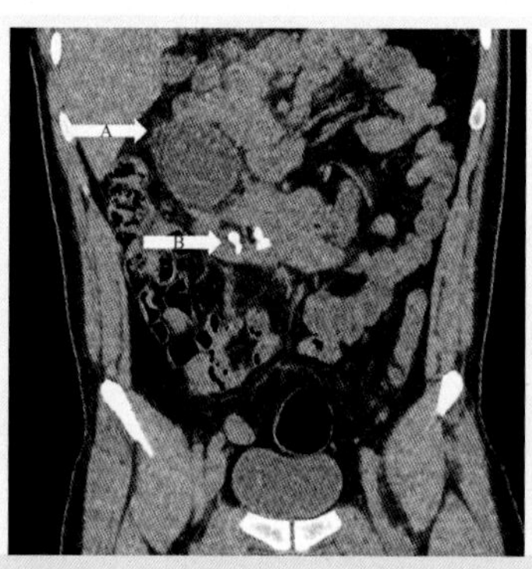

显示马蹄肾右侧盆腔周围炎症（箭头A）和右侧肾脏多发结石（箭头B）。

图 6–1 腹部和盆腔非增强 CT 的冠状位视图

学习要点

肾盂输尿管连接部梗阻的流行病学

- 先天性肾盂输尿管连接部梗阻：通过常规产前超声筛查，活产婴儿的发病率为1/2000[6]。
- 男性比女性更常受累（2∶1）。
- 病因如下。
  - ※ 功能性梗阻：由输尿管上段和肾盂平滑肌分化受损所致。
  - ※ 机械性阻塞：在高达50%的病例中，存在异常的下极交叉血管，确实提高了引起机械性阻塞的可能性，且得到了研究的支持。此类研究显示，当移动和“搭桥”异常的下极交叉血管时，阻塞得到缓解——Hallström 技术或结扎[7]。然而，此领域仍存在争议。

临床提示

显著病史

急性输尿管绞痛的典型症状如下。

- 突发严重绞痛。
- 腰部放射至腹股沟。
- 伴有发热和白细胞计数升高，可能提示感染、肾脏梗阻。

肾盂输尿管连接部梗阻的典型表现如下。

- 饮酒和饮用含咖啡因的饮料会诱发和加重疼痛。
- 利尿剂会诱发和加重疼痛。
- 无症状的肾盂输尿管连接部梗阻可能导致不可逆的“无症状性肾损害”。

学习要点

马蹄肾

- 马蹄肾在一般人群中的发病率为1/500，但结石的发病率为20%～30%[3-4]。
- 病因如下。
  - ※ 肾脏未上升，可能是由于尾部血供退化失败（例如持续的副髂血管）所致。
  - ※ 下极融合在一起，并形成峡部。
  - ※ 肠系膜下动脉——峡部的标志。
- 马蹄肾与肾盂输尿管连接部梗阻发生率的增加不成比例。
- 与18三体综合征、特纳综合征和唐氏综合征相关。

证据支持

NICE的2019年指南

- 诊断成像：为疑似肾绞痛的成人提供紧急（就诊后24小时内）低剂量非增强CT。如果女性怀孕，提供超声检查代替CT[8]。
- 缓解疼痛：对于怀疑存在肾结石的成年人、儿童和年轻人，首选非甾体类抗炎药作为一线治疗[8]。

专家评论

肾脏引流

对于肾积脓患者（由于阻塞导致集合系统中有脓液），古老的外科格言“如果有脓液，就要排出来”至今仍然是正确的。抗生素在感染的集合系统中渗透性不好，肾积脓患者会出现严重的败血症症状，需要引流治疗。然而，即使存在梗阻，许多患者也不会发展成肾积脓，因为上尿路感染可以通过保守治疗得到缓解。

该患者没有感染性积液的临床表现，因为其体温没有波动，无高热，血压正常，只有轻微的心动过速。因此，补液和抗生素是完全合理的。如果症状没有缓解，那么需要进行引流治疗，选择经皮肾造瘘或支架植入取决于当地的专业水平。

经皮肾造瘘术有轻微的大出血风险，但可以在局部麻醉下保证引流，而支架植入需要对潜在不稳定患者进行麻醉，且菌血症危象的风险较高。

患者接受了数次放射学扫描，^{99m}Tc巯基乙酰三甘氨酸肾脏显像图显示右侧肾功能为45%，并呈现出与肾盂输尿管连接部梗阻相符的阻塞性引流模式。不幸的是，在巯基乙酰三甘氨酸肾脏显像后，患者出现了持续数小时的右腰部疼痛，但最终症状缓解。CT尿路造影（动脉期和排泄期）证实多个动脉血管供应了阻塞的右侧肾脏（图6-2）。随后，在内镜多学科团队会议上讨论了他的病例。会议对结石负荷进行了评估，并通过三维重建图像对所有肾盏进行识别，探索潜在的治疗方案。

证据支持

用作肾盂输尿管连接部梗阻检查的放射学检查

解剖成像

- 尿路超声扫描：确定肾盂积水，并评估肾积水。
- 腹部和盆腔非增强CT：输尿管结石。
- 腹部和盆腔的增强CT：描绘血管解剖结构（如交叉血管）。
- CT尿路造影/MR尿路造影：检测梗阻的程度。

功能成像

- 巯基乙酰三甘氨酸肾脏显像图：确认梗阻和相关功能。静脉注射放射性同位素，给予利尿剂呋塞米后15分钟采集动态曲线。描述了4种类型的肾图曲线描述[9]。
  - ※ 1型：正常摄取并迅速排泄。
  - ※ 2型：摄取曲线升高，对利尿剂无反应，提示梗阻。
  - ※ 3a型：最初上升的曲线在利尿剂作用下迅速下降，表明非梗阻性扩张。

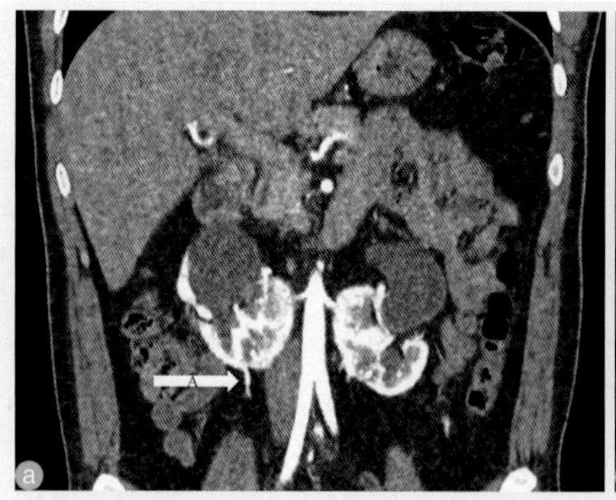

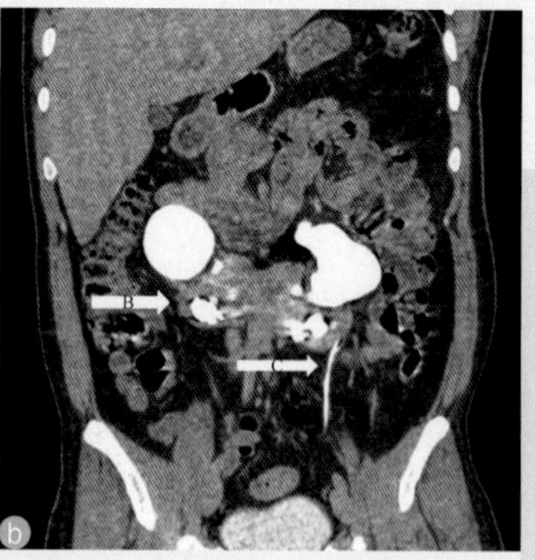

a. 动脉期显示一支副动脉从右髂总动脉进入马蹄肾右下部分（箭头A）；b. 排泄期CT尿路造影显示右侧输尿管无造影剂，与马蹄肾的右侧肾盂输尿管连接部梗阻相符（箭头B），在左侧输尿管中观察到造影剂（箭头C）。

图 6-2 CT尿路造影的冠状位

※ 3b型：最初上升的曲线既不迅速下降也不继续上升（模棱两可）。

- Whitaker试验：历史上曾经用过，在模棱两可的梗阻病例中有一定作用，且是一种侵入性动态试验，用于测量肾盂和膀胱之间的压力梯度。需要使用肾造瘘管和连接到压力传感器的尿管。患者俯卧，以每分钟10 mL的速度顺行注入稀释的造影剂[10]。

※ 压力梯度＜15 cmH_2O＝无梗阻。

※ 压力梯度在15～22 cmH_2O＝可疑。

※ 压力梯度＞22 cmH_2O＝有梗阻。

出院8周后，患者在门诊复查。作者向他解释了先天性右侧肾盂输尿管连接部梗阻伴双侧多发肾结石的诊断。讨论了所有可行的选择，特别是手术的理由，患者同意在治疗右侧肾盂输尿管连接部梗阻后再处理左侧的结石负荷。经右侧肋缘下切口行右侧肾盂成形术+肾盂切开取石术+逆行双J管置入术，手术顺利。在手术过程中，确定并保留了右侧肾的相关血管解剖结构，并切除了异常的肾盂输尿管连接部。使用软性膀胱镜进行识别，用无头镍钛合金取石网篮取出所有肾结石，行Anderson-Hynes肾盂成形术[11]。特意缩小肾盂容积，术后第2天拔除腹腔引流管，术后第3天拔除导尿管，患者于术后第4天出院回家，并在6周时进行了软性膀胱镜检查和双J管拔除，随后在3个月和12个月时，接受了巯基乙酰三甘氨酸肾脏显像图检查。病理报告为黏膜下纤维化和肌层轻度混乱。患者无症状，右侧肾盂引流良好。目前，更倾向于保守治疗左侧部分的结石负荷。

专家评论

为什么不保守治疗?

对于无症状的肾盂输尿管连接部梗阻患者，保守治疗是可行的，因为手术的目的是保护肾功能和缓解症状。如果偶然发现肾盂输尿管连接部梗阻，可能表明其为一种稳定的慢性病理状态，手术干预存在肾切除和吻合口狭窄的风险。

既往证据表明，通过序列性肾功能显像观察，保守治疗下，约10%的肾盂输尿管连接部梗阻患者会出现肾功能损失的进展，但无症状者较少见。一旦患者出现症状性发作，通常就认为此类症状可能反复发作。

因此，手术干预的指征如下。

- 反复疼痛。
- 既往败血症发作/肾盂积脓。
- 肾功能显像提示进行性肾功能损失，形态学特征提示并发症风险（严重肾盂积水或结石）。
- 若生活方式中存在可能导致并发症的因素，如年轻或高强度碰撞性运动，则必须行手术治疗。

有趣的是，在巯基乙酰三甘氨酸肾脏显像图检查后，患者出现持续数小时后自行缓解的右侧疼痛，这被称为Dietz危象，是典型的肾盂输尿管连接部梗阻表现[12]。

专家评论

干预选项

内镜切开术是治疗肾盂输尿管连接部梗阻的一种潜在方法，但其成功率差异很大，并且在长期去梗阻率方面不如肾盂成形术可靠。一些形态学因素可能预示肾盂内镜切开术的不良结局，如肾盂积水程度、下极交叉血管的存在，以及同侧分肾功能较差[13]。

在此种情况下，不仅存在需要行PCNL的肾结石，而且手术解剖结构（马蹄肾）会给内镜切开术增加额外的困难。在症状缓解和改善肾功能方面，肾盂成形术仍然是明确解除肾盂输尿管连接部梗阻的“金标准”，而且在此种情况下，可以同期清除结石。

在马蹄肾中行肾盂成形术的选择包括开放手术、腹腔镜手术和机器人辅助手术。腹腔镜或机器人手术的优点是切口小、呼吸影响少，以及较少的远期创口并发症，已经成为被接受的标准方法，然而，由于肾脏解剖结构更复杂，腹腔镜下探查每个肾盏的技术要求会极具挑战性。使用带有腕关节的DaVinci机器人可以进入所有肾盏，但需要术中机器人超声来检查结石的清除情况，也极具挑战性。

专家评论

为何插入输尿管支架？

使用输尿管支架是为了确保在手术切口愈合期间，尿液能够安全地从肾盂排出。肾盂成形术存在吻合口漏的风险（尽管机器人辅助手术可能减少了此种风险），通过输尿管支架引流尿液可以减少此种风险；如果发生吻合口漏，通常可以通过重新插入导尿管来处理。肾造瘘术也可减少渗漏，但可能不会起到支撑愈合吻合口的作用。在儿科患者中行肾盂成形术时，通常不插入输尿管支架，无长期后遗症[14]。在成人患者中，一项随机研究显示，在1周和4周内拔除输尿管支架没有不良后果。因此，患者可能会因为症状而诱发早期拔除支架的想法。然而，动物研究发现，输尿管损伤后黏膜愈合需要1周的时间，肌层组织学上的愈合需要长达4周的时间，因此，传统上输尿管支架需要保留6周。在合并结石的情况下，支架对远端输尿管结石迁移至膀胱必不可少。

专家评论

为什么会保留宽大的右肾盂？

积极的肾盂成形术可能会使排泄曲线更快恢复至更接近正常的状态，并可能长期减少排尿迟缓。然而，与较保守的肾盂减小相比，肾盂成形术并不能改善疼痛或功能结果，术后扩张和积水的消退并不常见[15]。此外，组织减少越多，手术难度越大。需要更多的解剖切除增加了对肾脏血供的风险；需要更多的缝合：肾盂与输尿管之间的间隙越大（因此两者难以对位），保闭肾盏的可能性越大。但合并结石时，过大冗余的肾盂可能会起到收集结石碎片和促进未来结石形成的作用，并且过大的肾盂可能会使未来的柔性输尿管肾镜检查技术更加困难。

专家的最后一句话

本病例凸显了一名相对年轻的马蹄肾合并双侧肾结石患者所患单侧肾盂输尿管连接处梗阻的复杂性。因此，我强烈建议在多学科团队会议上讨论此类病例。全面的计划对于确保向患者提供短期和长期管理目标的咨询是至关重要的。术前计划，特别是CT三维重建图像，可以识别出副血管，如来源于髂动脉的血管，从而避免意外损伤，此外，其将有助于识别肾盏内结石。尽管微创（腹腔镜和机器人辅助）肾盂成形术日益成为成人患者的“金标准”[16]，但在马蹄肾合并肾盂输尿管连接部梗阻的条件下，情况并非如此，且在小型病例系列报告中已得到证实[17-18]。在此种情况下，考虑到肾盏内存在大量结石，开放性手术被认为是清除结石和引流的最佳方法。然而，随着机器人手术经验的增加，未来的发展方向很可能是机器人辅助手术，尽管目前仅在专科中心进行。

在肾盂成形术后，若12个月后肾图显示肾脏引流正常，患者可以不再进行进一步的随访[19]。在该病例中，术后3个月和12个月复查的巯基乙酰三甘氨酸肾脏显像显示引流良好。鉴于以下原因，建议进行长期随访。

- 复发性尿路结石形成的风险。
- 未解决的左侧部分的结石负荷。
- 结石并发症的风险——疼痛、感染和结石移位。

尽管患者不愿意接受进一步治疗，但我会鼓励其治疗左侧部分的结石负荷。

参考文献

扫码查看

病例 7

嗜酸细胞瘤

Andrew Deytrikh

评论专家Georgina Reall、James Lenton和 Anthony Browning

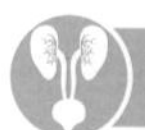

Case

一位30岁的女性因闭经被全科医师转诊至泌尿外科门诊部进行2周等待。随后，在初级保健中安排的腹部和盆腔超声检查显示，左肾有一个巨大的实质性血管性肿块（59 mm × 59 mm × 53 mm）。

除此之外，患者身体健康，无既往病史，无肾癌家族史，功能状态评分为0分，有10年吸烟史，每周饮酒约40个单位，并服用复方口服避孕药。

其肾功能在正常范围内，估计肾小球滤过率为117 mL/（min · 1.73 m^2），肌酐水平为60 μmol/L。进一步的影像学检查采用胸部和腹部CT扫描肾脏期，结果显示左肾有一个7.3 cm的增强病变，未累及肾静脉或相关淋巴结。值得注意的是，图像描述了左侧下腔静脉（图7–1）。随后在泌尿外科肿瘤多学科团队会议上讨论了此类图像，确认为双重下腔静脉，左侧占主导，位于肾静脉水平以下，鉴别诊断包括嗜酸细胞瘤或肾细胞癌。如果后者为真，则该病变影像学分期为$T_{2a}N_0M_0$。

学习要点

发病率

1942年，Zippel首次描述了嗜酸细胞瘤的临床状况和概念[1]，随后于1976年发表了第一批病例系列[2]。我们现在知道，肾嗜酸细胞瘤占所有肾肿瘤的3%～7%[3-4]，是最常见的良性肾肿瘤。男性的发病率高于女性，且高达女性的3倍[3-5]，发病高峰为40～60岁[6]。95%的嗜酸细胞瘤是单侧的[3]，由含有许多线粒体的嗜酸性胞浆上皮细胞组成，基本组成部分称为“嗜酸细胞”。目前认为，肾嗜酸细胞瘤起源于远端肾小管上皮，最有可能是集合管的闰细胞[7-8]。

学习要点

临床表现

嗜酸细胞瘤不仅存在于肾脏，在一些器官中也有描述，包括唾液腺、甲状腺、肾上腺和肝脏[9]。随着既往横断面成像的使用，大多数嗜酸细胞瘤患

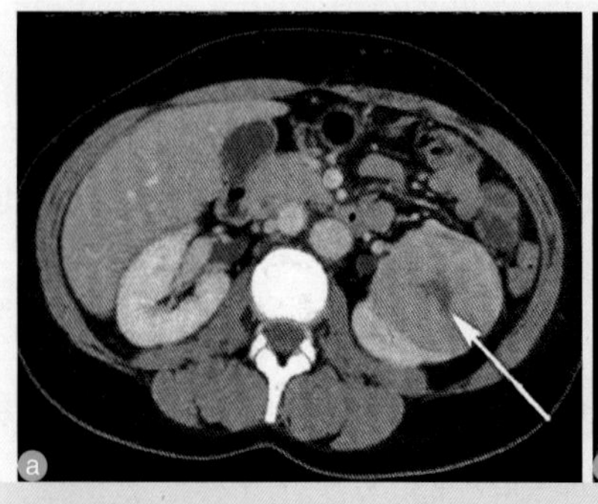

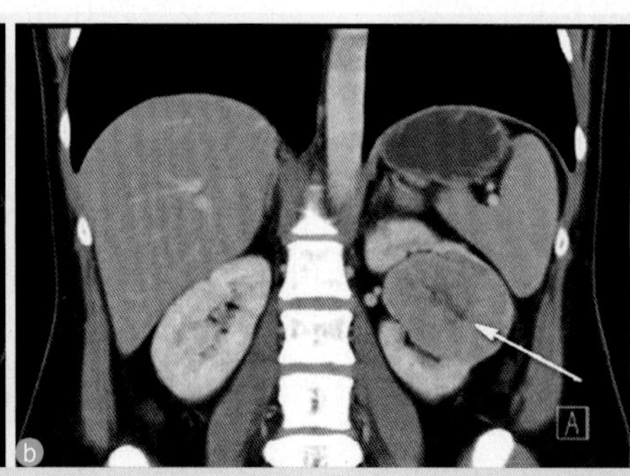

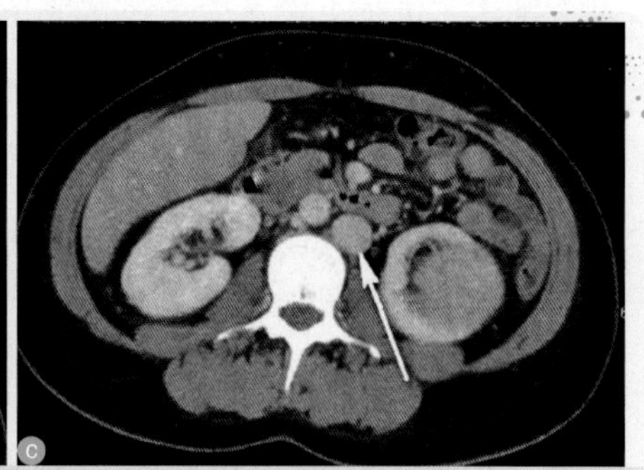

轴位（图 a）和冠状位（图 b）增强 CT 显示一个直径为 7.3 cm 的相对均匀强化的中央肾脏肿块，并有一个大的中央瘢痕（箭头），符合嗜酸细胞瘤。轴位 CT 成像（图 c）显示一个偶发的左侧下腔静脉（箭头），与嗜酸细胞瘤无关，但为重要发现，以避免手术时不慎损伤。

图 7–1　腹部和盆腔 CT

者在就诊时无症状，且是偶然发现的，但少数病例（17%～21%）会出现症状（血尿、腰痛、腹部肿块）[3-4]。临床上，肾嗜酸细胞瘤可能以散发形式出现，没有任何潜在疾病，或者与其他疾病（包括慢性肾衰竭、长期血液透析和伯特–霍格–迪贝综合征）相关[9]。

专家评论

左侧下腔静脉

对于患者左侧下腔静脉占优势的事实本身并不值得担心，即使患有左侧肾肿瘤，手术方法也不需要大规模改变。在行任何肾脏手术之前，应注意血管变异，并给予相应的考虑。与泌尿外科、放射科医师一同审查此类图像的好处无论怎么强调也不为过，而且可以证明是很有价值的。在此种特殊情况下，发现左侧性腺静脉直接引流至下腔静脉内，并在手术时得以保留。预先了解解剖结构可以减少任何不愉快的意外。

多学科团队讨论还探索了对肾脏病变进行经皮活检的作用，然而，由于患者更倾向于接受明确的手术干预，而非对肾脏病变进行监测，因此没有进行该研究。在此种情况下，放弃经皮活检是完全合理的，因为其不可能改变初步治疗方案。我们将进一步对其进行讨论。

在伦敦皇家自由医院讨论并提出意见后，患者拟行左侧腹腔镜根治性肾切除术。手术顺利，术后第二天出院，给予达比加群4周预防静脉血栓栓塞。病理确认嗜酸细胞瘤（图7–2），切缘清晰，无恶性证据。

术后2年，患者的肌酐水平稳定在73 μmol/L，肾小球滤过率为93 mL/（min · 1.73 m^2）。计划继续对右肾进行数年超声监测，具体持续时间未指定，以确保对侧无复发。

学习要点

组织病理学

肉眼观察，嗜酸细胞瘤的典型外观是一个直径为5～8 cm的实质性、边界清楚的病变，通常呈红褐色或棕褐色，中央有苍白瘢痕（通常见于较大的肿瘤）。显微镜下，其具有巢状结构（也可见其他模式，如小管囊型和小梁型），细胞被描述为嗜酸性细胞（具有丰富的颗粒样嗜酸性细胞质的多角形，中央有小圆形细胞核）。背景低细胞密度的基质“玻

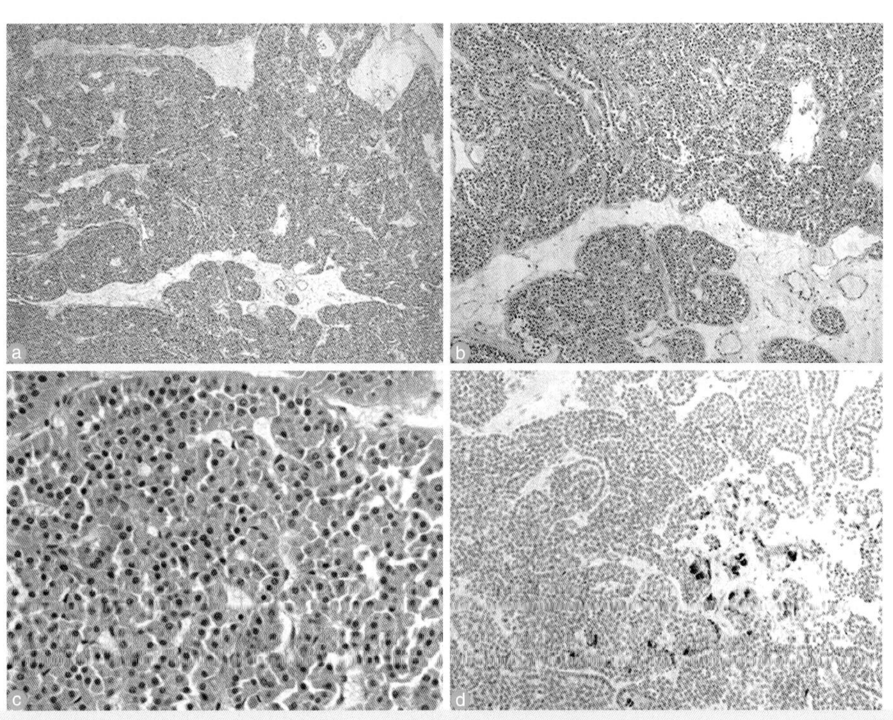

a. 含少肌样基质的巢式嗜酸细胞瘤低倍视图［×40，苏木精和伊红（HE）染色］；b. 显示肿瘤细胞均匀性的中倍视图（×100，HE 染色）；c. 具有均匀圆形细胞核和颗粒状嗜酸性细胞质的嗜酸性细胞的高倍视图（×400，HE 染色）；d. CK7 免疫组化显示嗜酸细胞瘤中典型的局灶性斑片状强阳性。

图 7–2　组织学切片

璃样”变性或黏液样。可出现局部退行性改变导致核形态异常。有时可见对脂肪周围组织的浸润或“侵犯”，但不会出现坏死，且极少见核分裂象。

专家评论

组织学和免疫组织化学特征

在具有典型组织学和免疫组化特征且取样良好的充分切除标本上，可以有信心诊断为嗜酸细胞瘤。在显示典型形态的小活检上，可从多学科团队会议上的放射学和临床信息中增加诊断的置信度。在缺乏此类支持性证据的情况下，建议谨慎地报告为“具有与嗜酸细胞瘤相符特征的嗜酸细胞肿瘤”。如果有任何组织学特征超出预期的典型范围，与泌尿外科医师进行良好沟通，对于确定此类患者的合适治疗至关重要。

讨论

手术切除是治疗肾嗜酸细胞瘤的常用方法，可以通过肾部分切除或根治性肾切除来实现治愈。在考虑任何手术治疗策略时，需要考虑患者、疾病和手术因素。因此，根据个体的特点，手术切除可能并非每个人的首选策略。与患者的讨论将以诊断结果为基础，对于肾嗜酸细胞瘤而言，CT和可能的经皮活检是主要的诊断手段。

影像学诊断

CT成像是诊断的首选方法，MRI适用于存在CT禁忌的情况。困境和挑战在于，肾嗜酸细胞瘤的放射学特征与肾细胞癌相似，使得阳性放射学诊断特别困难。肾嗜酸细胞瘤的典型CT表现为界限清晰、均匀强化的肿块，通常存在中央辐射状或星状瘢痕，但此种表现也可能是肾细胞癌中的坏死所致，并不具有特异性或病理学特征[10-11]。此外，肾细胞癌和嗜酸细胞瘤都是富血供病变，在肾源性期表现为强化和排泄期轻度强化，进一步增加了诊断的困难[12]。标准MRI也被用于区分嗜酸细胞瘤和肾细胞癌。然而，在这两种情况之间，放射学特征的重叠程度也存在类似困难[13]。具体而言，肾嗜酸细胞瘤通常在T_2加权成像上呈中等到高信号，与CT的造影后结果相似[14]。最近一项研究比较了肾嗜酸细胞瘤与肾嫌色细胞癌的MRI特征，得出的结论是，嗜酸细胞瘤造影后的信号强度较高，且造影剂的进入速度也较快，可以作为鉴别标志，但研究者指出在该领域还需要进一步研究[15]。

新的技术可能有助于区分嗜酸细胞瘤和肾细胞癌，但迄今为止尚未纳入实践标准。最近一项关于^{99m}Tc甲氧基异丁基异腈单光子发射CT/CT的荟萃分析得出结论，该技术对鉴别良性和低级别病变具有较高的敏感度和特异度，虽然其可能提高了在推荐主动监测时的可信度，但作者并未建议患者可以停止影像学随访[16]。最近还将开展有关质谱成像在区分肾嗜酸细胞瘤和肾细胞癌亚型方面作用的研究。质谱成像已被用于研究各种肾组织（包括肾嗜酸细胞腺瘤、肾细胞癌和正常肾组织）的代谢和脂质谱[17]。值得注意的是，作者报告了肾嗜酸细胞腺瘤和肾嫌色细胞癌，两种病变在形态上有较显著的重叠，研究中的预测模型在鉴别此类肿瘤亚型方面达到了100%的准确性[17]。然而，此种方法尚未纳入标准实践，迄今为止仍属于实验性研究，但显示了临床应用的潜力。

专家评论

肾肿块的CT特征

肾肿块的CT特征可能提示嗜酸细胞腺瘤的诊断，然而目前没有确诊的特征，与恶性病变存在相当大的重叠。未来可能会提供一些更确切的诊断方法。在此之前，对于肾嗜酸细胞瘤的处理必须考虑到潜在的恶性风险，包括切除、活检和监测。如果选择监测（无论是否进行活检），则应按照本地方案进行影像学随访，就如同对恶性肾病进行监测。如果可以使用超声准确测量肿块，则可以用于随访，否则患者将需要进行CT或MRI检查。

经皮活检

对放射学疑似嗜酸细胞腺瘤的病例进行经皮肾活检的作用一直存在很大的争议。准确鉴别嗜酸细胞瘤和更为严重的肾细胞癌可避免不必要的肾切除或肾功能损失，以治疗本质良性的病变，反之亦然。如果活检标本呈假阴性，基于活检结果进行监测，可能会延误肾细胞癌的治疗。最近的一项系统综述和荟萃分析对该问题进行了研究。结果发现，1/3的肾活检结果显示为嗜酸细胞瘤，但在最终的肾切除标本组织学检查中被证实是错误的，1/4的病例实际上是肾细胞癌[18]。对于疑似嗜酸细胞瘤的手术病理学检查显示，肾嫌色细胞癌是最常见的变异型。作者得出结论，肾肿块活检在确诊嗜酸细胞瘤方面的可靠性不高[18]。关于肾活检在确诊嗜酸细胞瘤中的作用，还有另一个问题，必须考虑术前肾活检是否提供了肿块病变的代表性样本。文献报道存在混合瘤的情况，即嗜酸细胞瘤和肾细胞癌共存，发生率为2%～32%[19]。鉴别诊断通常包括肾嫌色细胞癌（嗜酸性变异型）和肾细胞癌（具有颗粒样细胞质）。如果存在坏死、有丝分裂率增加，或识别出非典型核分裂象，或者看到梭形或透明细胞，应强烈重新考虑嗜酸细胞瘤的诊断。一项免疫组化检查的一系列标志物可能会提供帮助，包括CK7、波形蛋白、CD10、肾细胞癌标志物和CD117。其中最有用的是CK7，嗜酸细胞瘤的典型染色模式为局灶性强阳性。鉴别恶性嗜酸性肾肿瘤与良性嗜酸细胞腺瘤充满着挑战，通常需要依靠免疫组化检查及术中标本的形态学来进行最可靠的诊断[3, 20]。

学习要点

监测和随访

尽管嗜酸细胞瘤本质上是良性的，但也有报道称嗜酸细胞瘤侵犯脂肪组织[21]，甚至包括肾静脉相关的血管结构[22]。然而，肾嗜酸细胞瘤转移扩散的情况极为罕见[23]。对于选择非手术治疗的患者，进行某种形式的监测和随访是一个重要的考虑因素。文献中有报道称嗜酸细胞瘤恶性转化的情况很少见，而慢性肾脏疾病的进展风险更为常见[24]。

人们对嗜酸细胞瘤的自然病程仍知之甚少。目前有限的研究对此进行了评估，但一项小型系列研究的建议是，嗜酸细胞瘤的自然演变会增大[25]。该研究的作者确定了两个关键指标，用作决定是否进行手术的依据，两个指标分别是初始肿瘤体积和体积随时间增加的速度[25]。尽管如此，关于监测计划的具体内容及何时转为手术干预的触发点，目前还没有基于证据的共识。

专家评论

监测

对于少数选择进行肾嗜酸细胞瘤监测的患者，理应在一开始就对病灶进行活检，以明确标本中是否存在肾细胞癌亚型。虽然没有严格的证据支持，但在此类人群中，一个合理的监测方案可能包括每6个月进行一次超声检查，然后每年进行一次超声检查。症状、病灶的增大，以及患者的选择将作为干预的触发因素。

专家的最后一句话

在2022年，自1942年首次识别此类肾病以来，鉴别难点并未减少，甚至随着断层检查意外瘤的出现更为凸显。经皮活检、CT成像和免疫组化等辅助手段可以帮助医师和患者做出决策，指导治疗策略。当制订了手术治疗计划时，应尽可能考虑行肾部分切除术。怀疑为嗜酸细胞瘤的患者通常年龄较轻，应谨慎考虑全肾切除，并尽量避免，因为可能导致患者晚年发展为慢性肾脏疾病，这会带来显著的心血管风险及相关的发病率和病死率，仅因治疗被认为是可能的良性病变。患者能否权衡在CT中看到的肾脏病变与手术切除所带来的长期风险尚不清楚。对于那些因怀疑嗜酸细胞瘤而接受随访的个体，本地方案将决定随访的频率和方式。我们知道，超声成像在用户间的差异性，但反复进行CT会增加辐射暴露的累积风险，尤其是在较年轻的患者群体中。泌尿外科医师将继续面临正确判断肾脏病变是嗜酸细胞瘤还是更严重的肾细胞癌的诊断困境。此点是管理该类良性病变的基石。

参考文献

扫码查看

第4章

前列腺癌

病例8 局限性前列腺癌

病例9 寡转移性前列腺癌

病例10 新诊断的转移性前列腺癌

病例 8

局限性前列腺癌

Omer Altan和Alastair Lamb

评论专家Freddie C. Hamdy

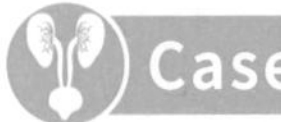

Case

一位60岁的科学家因前列腺特异性抗原持续升高（两次分别为5.35 ng/mL和7.98 ng/mL），由全科医师转诊至泌尿外科进行前列腺癌诊断途径的咨询。此前有血精症和前列腺炎症状，抗生素治疗后症状消失，但前列腺特异性抗原仍持续升高。

既往有1型糖尿病、关节炎、高血压病史，正在服用萘普生、缬沙坦、他汀类药物、奥美拉唑。既往无手术史。患者其他方面健康，勃起功能中等至良好。临床检查无明显异常，但直肠指检显示轻度前列腺增生，质地良性，左侧顶端可触及一坚硬结节，怀疑为前列腺癌。医师向患者解释了升高的前列腺特异性抗原值和可疑的直肠指检结果的重要性，并告知需要进一步进行前列腺多参数MRI（multiparametric MRI，mpMRI）扫描和前列腺活检。

临床提示

初步评估

- 应在诊断路径的早期告知患者临床疑似前列腺癌。
- 需要告知患者前列腺活检的最常见风险，无论是经直肠超声引导还是使用经会阴途径，风险包括血尿、急性尿潴留和脓毒症[1-3]。
- 如果可行，考虑提供局部麻醉下经会阴活检，以改善对影像可见病变的定位，尤其是前列腺前部区域，可改善系统采样，并可能减少脓毒症的发生[4-7]。
- 需要记录患者有无使用过喹诺酮类药物治疗尿路感染或其他疾病（如经直肠超声引导下活检），因为其肠道菌群可能对喹诺酮类药物产生耐药性，而喹诺酮类药物通常用于经直肠超声引导下活检前后的尿路感染的预防。
- 在进行前列腺活检之前，应进行排尿囊压测定，以获取基线排尿模式信息，其为确认前列腺癌诊断（阈值Q_{max}≥12 mL/s）后放射性种植治疗的基本条件之一。
- 应记录活检前的勃起功能，其对必要时制定治疗方案非常有用，理想情况下使用经验证的问卷（例如国际勃起功能指数问卷表）。
- 提供前列腺mpMRI或双参数MRI作为活检前的影像学评估，根据前列腺成像报告和数据系统（Prostate Imaging Reporting and Data System，PI-RADS）或Likert 1～5分级进行解读[8-10]。

患者接受了前列腺mpMRI扫描（图8–1）。前列腺体积为26 mL，左外周带后外侧中段见一21 mm的T_2信号减低区域，显示弥散受限和早期增强，归类为PI-RADS 5病变。此外，还观察到广泛的包膜紧贴。

为患者提供了经直肠超声引导的靶向和系统性活检（表8–1）。

表 8–1　活检结果

项目	左侧	右侧
核心和Gleason分级（GGG）	5/5个核心GGG3阳性（Gleason 4+3=7）	5/5个核心GGG2阳性（Gleason 3+4=7）
组织受累	90%	40%
最大芯丝长度	16 mm（100%芯）	11 mm（60%芯）
神经周围浸润	是	否
前列腺外扩展	否	否
淋巴管浸润	否	否

注：双侧腺癌，最高 Gleason 评分 7（4+3），3 级。

学习要点

PI-RADS

PI-RADS第2版分类是前列腺mpMRI的评分系统，表明病变代表显著前列腺癌的可能性。该评分基于T_2加权、弥散加权和动态对比增强成像的评估。基于此，每个病灶的评分为1～5分。PI-RADS 1～2分病灶属于低风险，不太可能是严重

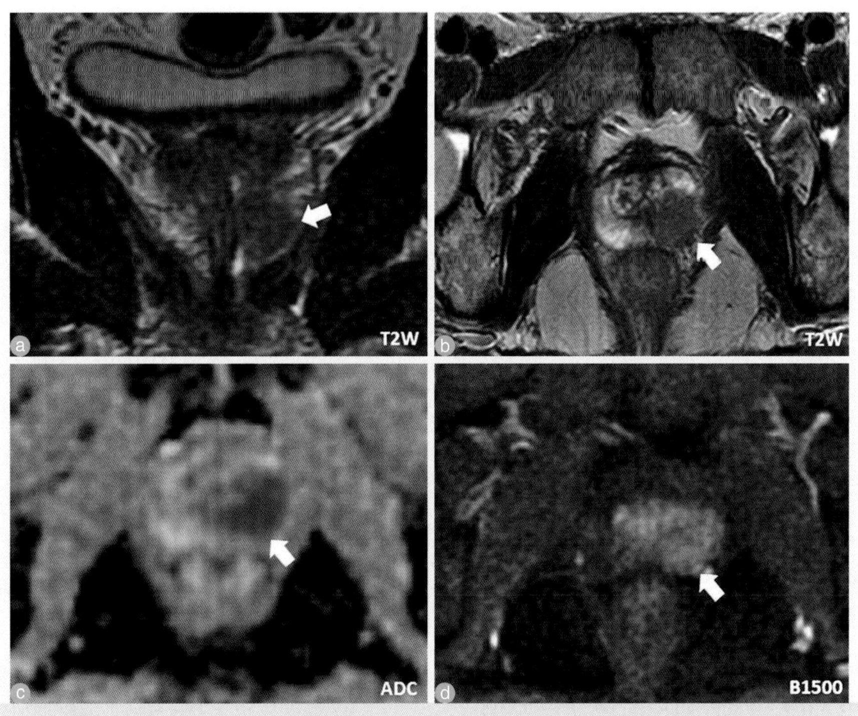

冠状位和轴位 T_2 加权（图 a，图 b）、轴位表观扩散系数（图 c）和高 B 值（图 d）参数。箭头：前列腺。

图 8-1　前列腺 mpMRI

疾病；PI-RADS 3分病灶被认为是不确定；而PI-RADS 4～5分病灶被认为是可疑的，更有可能在前列腺活检时发现癌症。Likert评分系统类似，表示1～5的连续风险分级。对mpMRI的解读在年轻男性中可能具有挑战性[9-10]。MRI是局部分期的有用工具，在患者需要根治性手术时，有助于制订术前计划，尤其是确定保留神经血管束的适当性和风险。

MRI描述中的“包膜邻近”有时可以指示更高的包膜受累和包外侵犯风险，以及局部晚期前列腺癌（T_{3a}疾病）[11]。如果MRI显示PI-RADS 1～2分异常，那么可以建议患者采用预期疗法，因为无论前列腺特异性抗原密度如何，发现具有临床意义的前列腺癌的可能性较低，为5%～15%[12]。根据前列腺MRI成像研究（Prostate MRI Imaging Study，PROMIS）试验，高达27%的患者可以避免前列腺活检[13]。如果临床高度怀疑病变超出MRI可见异常范围，则应向患者提供系统性经直肠超声或局部麻醉下经会阴活检。

专家评论

额外的系统性活检

在mpMRI可见病变存在的情况下，应进行靶向活检[14]，且我们建议进行额外的系统性活检，因为非靶向临床重要前列腺癌的检出率约为30%，并且有助于规划根治疗法[5, 15-18]。出于数据审核的目的，将此类活检样本单独发送进行组织病理学分析是明智的。

学习要点

活检方法

- 尽管经直肠活检在大多数单位被广泛使用，但其缺点是感染发生率高达5%[2]。
- 对于有临床意义的前列腺癌，进行MRI引导的认知或融合前列腺活检诊断率相似[19]。
- 根据PRECISION试验：是否使用图像引导取样？与MRI引导的靶向活检相比，经直肠超声活检对临床显著前列腺癌的检出率较低，对临床不显著前列腺癌的检出率较高[13-14]。
- 其他研究表明，当仅进行MRI靶向活检时，存在遗漏具有临床意义的前列腺癌的风险，结论是应进行系统性和靶向活检[12]。

专家评论

局部麻醉下经会阴活检

与经直肠超声活检相比，经会阴活检可能是较好的选择。其可能具有更高的诊断准确性、较低的尿路感染风险，且患者的耐受性相当[5]。一项随机试验（TRANSLATE试验；NIHR131233）于2022年年初在英国多个地点开始，以回答该问题。

鉴于Gleason 4分病灶占优势，患者接受了骨髓MRI检查，未发现骨转移灶。根据放射学和直肠指检结果，患者的前列腺癌被分类为高容积、中危险性疾病，属于$cT_{2c}N_0M_0$，左侧前列腺存在包膜外侵犯风险。

泌尿外科医师和临床肿瘤科医师（放射肿瘤科医师）对患者进行会诊，并提供了不同形式的根治性治疗选择，如机器人辅助腹腔镜根治性前列腺切除术（robotic-assisted radical prostatectomy，RARP）和扩大盆腔淋巴结清扫术（pelvic lymph node dissection，PLND），或新辅助雄激素剥夺治疗后外照射治疗。

患者选择接受RARP。尽管初诊时曾建议左侧广泛切除神经血管束而保留右侧，以及清扫双侧盆腔淋巴结，但患者明确希望保留双侧神经血管束。临床挑战在于左侧怀疑存在局部晚期疾病（左侧T_{3a}），如果考虑保留神经手术，则导致显著显微镜下阳性切缘（positive surgical margins，PSMs）的风险。

证据支持

ProtecT 和患者报告结果

告知患者常规治疗对局部前列腺癌的治疗有效性证据至关重要。前列腺癌筛查与治疗试验（Prostate Testing for Cancer and Treatment，ProtecT）显示，手术或外照射联合新辅助雄激素剥夺治疗在诊断后平均10年内对降低疾病进展和转移风险同样有效[20-21]。

然而，ProtecT试验的患者报告结果显示，不良反应的概况不同，患者需要在治疗医师的协助下，权衡治疗方案与潜在不良反应，以便做出知情决定[22-23]。

在RARP计划会议上对该病例进行了广泛讨论，共识是提供保留双侧神经的RARP，并进行手术中冰冻切片检查，分别对应左侧和右侧的前列腺边缘。膜性尿道长度（membranous urethral length，MUL）为18 mm，是一个重要的考虑因素，因为肿瘤接近前列腺顶部，并且有新的证据表明尿道长度与术后早期恢复尿控相关[24-25]。

临床提示

MRI 和术前计划

除了临床分期外，MRI扫描在前列腺根治性切除术的术前规划中也很有帮助，可以定义疾病的范围，怀疑包膜外侵犯的情况，并预测尿液泄漏的风险。

患者接受了RARP联合双侧盆腔淋巴结清扫和保留双侧神经血管束的手术。在侧缘水平（图8-2），邻近神经血管束对前列腺标本进行切片，并送去进行冷冻切片分析。在距离边缘0.8 mm处检测到腺癌病灶（Gleason 2分），边界清晰。因此，双侧神经血管束得以保留，并进行了双侧扩大盆腔淋巴结清扫。

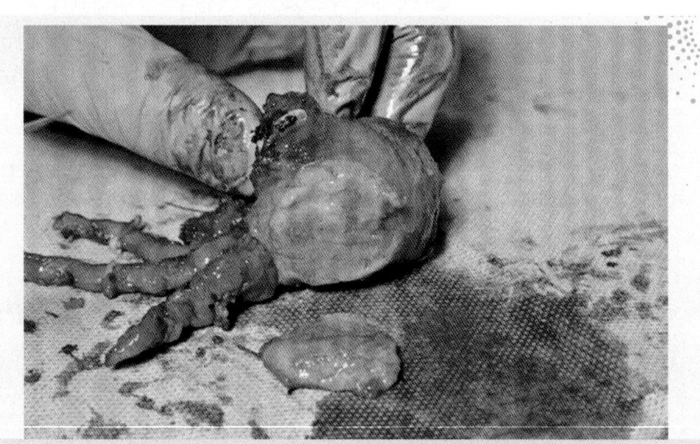

采用倾斜矢状位，以提供环周切缘的冰冻切片。

图 8-2 通过 Alexa™ 照相机端口切除后的前列腺标本

（改编自 NeuroSAFE 技术[26]）

专家评论

MUL

MUL术前<6 mm可能会导致男性永久性尿失禁。MUL<10 mm通常会导致术后尿失禁恢复延迟。而在冠状位T_2加权MRI切片上测量到的MUL>16 mm很可能会导致根治性前列腺切除术后尿失禁的恢复率较高[24]。

证据支持

NeuroSAFE

制定了根治性前列腺切除术的NeuroSAFE方案，目的如下。

- 在冰冻切片病理学检查中，在样本切缘未检测到癌细胞的情况下，通过保留神经血管束来改善功能结果。

◆ 如果边缘冰冻切片的切缘中存在癌细胞，则应通过广泛切除神经脊髓束降低术后尿失禁的发生率。对于该技术目前正在进行一项随机对照试验，以提供其有效性的证据[26-27]。

患者术后恢复顺利，次日带导尿管出院回家，7天后拔除导尿管。6周时，患者在未使用尿垫的情况下完全恢复了尿控，并实现了中等程度的自发性勃起，术后前列腺特异性抗原水平<0.01 ng/mL。

最终病理报告证实双侧Gleason评分为7（4+3），分级为3级，pT_{3b} pN_0前列腺癌。所有边缘均无前列腺癌细胞浸润。

初始分期cT_2和最终病理学pT_{3b}之间的差异证明了最初行RARP、双侧盆腔淋巴结清扫术，以及使用改良的NeuroSAFE方案规划的合理性。

专家的最后一句话

鉴于临床局限性（cT_2）前列腺癌术后病理升级为包膜外局部晚期（pT_3）的高发生率，在计划此类患者的根治性治疗时，除考虑其他临床参数外，还应考虑mpMRI的表现。需要进一步采用新颖和新兴的成像技术（如特异性前列腺膜抗原正电子发射CT）评估，以改善术前前列腺癌的分期，在行根治性手术前，检测前列腺癌细胞的包膜外和局部浸润。尽管在该特定案例中遵循了类似神经保护技术（NeuroSAFE）的方案，以最大限度地降低了切缘阳性的风险，并保护神经血管束，但由于资源限制和额外的冷冻切片活检所需的时间将极大影响手术过程，该技术仅在全球少数中心例行使用，需要病理专家的密切配合。该技术目前正在英国伦敦同行主导的随机对照试验中被评估[27-28]。

前列腺癌的精准手术正在进入新的阶段。正在开发前列腺特异性膜抗原荧光共轭示踪剂和放射性配体引导技术，以便在术中实时可视化癌细胞，改善淋巴结疾病和前列腺外癌细胞的检测，减少术中切缘阳性和不良的病理结果，在适当保留神经血管束的同时实现完整的肿瘤切除，以及改善功能结局。随着此类新技术的进一步发展和评估，在患者的整个治疗过程中，精心指导和管理患者及其伴侣的期望对于患者的体验和满意度，以及肿瘤学结果都至关重要。

参考文献

扫码查看

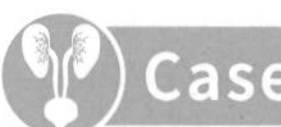

寡转移性前列腺癌

Francesco Claps、Fabio Traunero、Nicola Pavan和Prasanna Sooriakumaran

评论专家Prasanna Sooriakumaran

Case

患者，男，68岁，常规体检发现前列腺特异性抗原水平为41 ng/mL。直肠指检：前列腺增大、多结节。既往无特殊病史。

实验室数据：血红蛋白水平为13.4 g/dL，红细胞比容为42%，白细胞计数为8100/mm^3，差异正常，血小板为230 000/mm^3，肌酐为1.0 mg/dL，碱性磷酸酶和肝功能检查正常。胸部X线检查结果为阴性，但骨扫描和腹部CT发现左髂脊柱单发骨转移灶。患者被诊断为寡转移性前列腺癌。经多学科会诊后，患者获准入组已扩散至骨骼的寡转移前列腺癌男性的根治性前列腺切除术测试（TRoMbone）试验，并被随机分配至手术组。

根据临床方案，术前患者接受了9个月雄激素剥夺治疗（androgen deprivation therapy，ADT）和6个周期的多西他赛新辅助化学治疗（简称化疗），未报告严重毒副反应。术前前列腺特异性抗原水平<0.01 ng/mL。

该患者接受了机器人辅助根治性前列腺切除术和淋巴结清扫术。总手术时间为250分，控制台时间为210分。最终病理报告显示前列腺腺癌，Gleason评分为7（4+3）分，有确定的包膜侵犯，手术切缘阴性（R_0）。此外，切除的12个淋巴结中有1个为阳性。术中未报告并发症，术后无并发症。术后第14天拔除导尿管。在6个月的常规随访中，其前列腺特异性抗原水平保持稳定，患者在第3个月时恢复尿控（每天少于1个护垫）。

诊断：pT_{3b}、N_1、M_{1a}（单发髂骨转移）、R_0、Gleason评分为7（4+3）分的前列腺癌。

专家评论

表征新诊断的转移性前列腺癌

随着对50岁以上的男性进行前列腺特异性抗原测试的普及，被诊断为临床非转移性前列腺癌的男性数量有所增加。然而，所有新诊断的前列腺癌中，仍有10%～20%是转移性疾病[1]。对于晚期前列腺癌患者的最佳治疗仍存在争议。

此外，非侵入性局部和全身分期不断发展，使得对新诊断的转移性前列腺癌患者进行准确的特征化成为可能[2]。因此，普遍认为有必要量化疾病负担，并引入“低负荷”和“高负荷”疾病的概念。

学习要点

转移性疾病的定义

使用考虑病变数量和位置的标准，已提出几种转移负荷的定义[3-4]。特别是，寡转移性疾病的新状态定义为原发肿瘤外出现3个或更少的非去势病变。此种“寡转移”状态被认为代表高危局部或局部晚期疾病与广泛散发转移癌之间的过渡状态。

专家评论

局部治疗寡转移性疾病的原因

局部治疗寡转移性疾病有几个假定的原因。首先，治疗转移灶和原发肿瘤可能会在长期生存或治愈方面获益[6-7]。此外，治疗寡转移性癌症有助于控制疾病相关发病率和降低肿瘤扩散的风险[1]。

特别是在前列腺癌中，Parker等人[8]研究了对新诊断的转移性前列腺癌原发病灶进行放射治疗（简称放疗）的作用。该随机对照Ⅲ期试验的结果表明，前列腺放疗可改善寡转移性前列腺癌患者的总体生存率。

细胞减灭或根治性手术、放疗或联合治疗已被证明可改善其他转移性疾病的生存率。对于转移性胶质母细胞瘤[9]、结直肠癌[10]和肾细胞癌[11]，根治性手术已与改善的生存结果相关联。因此，局部治疗寡转移性前列腺癌的原发肿瘤可能是有价值的，这并不令人意外。

专家评论

治疗寡转移性前列腺癌的假定方法

从历史上看，高风险局部前列腺癌的男性最常采用放疗、内分泌治疗或两者联合的方式进行管理，而由于担心对不良反应和病灶控制不充分，手术在此类情况下不被推荐[12]。然而，回顾性研究报告了手术优于放疗，这一令人鼓舞的结果，其优势在于避免了许多患者接受内分泌治疗。然而，目前没有随机数据可以评估手术与放疗联合内分泌治疗在生存结局和（或）毒性（主要是手术的泌尿生殖毒性和性功能障碍，以及放疗的胃肠道毒性）方面的差异。但是，正在进行的随机斯堪的纳维亚前列腺癌研究组（Scandinavian prostate cancer group，SPCG）-15试验将为我们提供有关该问题的宝贵信息[13]。在此之前，提供两种治疗选择似乎是合理的。因此，如果放疗可以改善寡转移性前列腺癌的生存率，而手术可以改善其他肿瘤类型的转移性疾病的生存率，那么手术在寡转移性前列腺癌中的作用是值得探讨的。

治疗寡转移性前列腺癌的一种假定方法是多模式综合治疗：①原发病灶的局部治疗（放疗或手术）；②转移病灶靶向治疗；③全身系统性治疗。

必须指出的是，身体状况良好、合并症少或无合并症的患者更常被考虑行手术治疗，与接受放疗的患者相比，突显了选择偏倚。术前雄激素剥夺治疗也会影响手术结局，导致此类患者的功能结局更差，并发症风险增加[14]。

证据支持

高危或局部晚期前列腺癌的多模式治疗

虽然现在提出建议还为时过早，但目前正在对新辅助化疗联合手术作为高危或局部晚期前列腺癌多模式治疗的一部分进行测试[15]。针对此类试验的未来分析和更长时间的随访将提供有价值的信息。目前，EAU前列腺癌指南推荐采用多模式方法（术后可能进行放疗和雄激素剥夺治疗）行根治性前列腺切除术联合扩大盆腔淋巴结清扫术，或采用76～78 Gy剂量的外照射放疗，或在预期寿命＞10年的男性中，采用近距离放疗加量的体外放疗联合长期雄激素剥夺治疗[16]。STAMPEDE试验在非随机比较中证实了根治性治疗的价值（*HR*：0.48；95%*CI*：0.29～0.79）[17]。

临床提示

与根治性前列腺切除术相关的技术要点

鉴于寡转移性前列腺癌患者的局部病变体积大、肿瘤侵袭性强的特点，结合其生物学的侵袭性，可能使根治性前列腺切除术具有挑战性。以下是一些技术要点。

- 前列腺周围脂肪通常更粘连于前列腺包膜和周围组织。
- 并非总是能够行保留膀胱的手术。最好避免手术切缘阳性，并进行广泛剥离。
- 进行后分离比较困难，Denonvilliers筋膜与前列腺和直肠之间缺乏清晰的层面，需要极其小心以避免直肠损伤。
- 分离盆腔内筋膜和盆腔淋巴结清扫术可能具有挑战性，因为组织可能与周围结构粘连。
- 不建议保留神经，因为患者病变体积较大且平面粘连。

在我们描述的该病例中，标准治疗是雄激素剥夺治疗加多西他赛化疗。我们研究了在系统治疗开始后，机器人前列腺切除术加盆腔淋巴结切除术在技术上是否可行和安全。这将有助于回答在寡转移性前列腺癌出现时，手术是否可以被考虑为局部治疗的放疗替代方案。其他研究人员也在探讨类似的问题。

证据支持

转移性前列腺癌手术试验

此为一项多机构国际Ⅱ～Ⅲ期的研究，旨在评估在新诊断的转移性前列腺癌患者中行细胞减灭性根治性前列腺切除术（cytoreductive radical prostatectomy，CRP）的疗效。Yuh等人在一项Ⅰ期安全性试验中发表了该研究的初步结果[18]。经过活检证实符合条件的男性患有前列腺癌，并通过常规影像学或活检证实存在淋巴结或骨转移。初始研究队列包括32例患者，平均年龄为64岁。在37.5%的病例中报告了新辅助治疗（雄激素剥夺治疗联合或不联合化疗），作为主要终点，总体并发症的发生率为31.25%。值得注意的是，根据Clavien-Dindo分级，2例（6.25%）患者发生了定义为＞3分的严重并发症，平均失血量为267.7 mL（范围50～950 mL）。65.6%的患者手术切缘阳性，62.5%的患者pT_{3b}阳性。作为次要终点，中位随访214天时，

19例（67.9%）患者报告了在雄激素剥夺治疗下的前列腺特异性抗原最低值<0.2 ng/mL。

证据支持

转移性前列腺癌的局部治疗（local treatment of metastatic prostate cancer，LoMP）试验

此项多中心前瞻性研究评估了肿瘤细胞减灭术联合扩大盆腔淋巴结清扫术与标准治疗在新诊断转移性前列腺癌患者中的作用[19]。纳入标准包括多学科肿瘤学会诊、组织学确诊的前列腺癌，以及经腹盆部CT和骨扫描分期后，至少存在一个转移病灶（cM_1）。CHAARTED定义用于定义疾病负荷。共招募了46例患者：17例（37%）接受了手术，与对照组相比，年龄明显更小，初始前列腺特异性抗原水平更低，高肿瘤负荷较低。在该组患者中，未报告术中并发症。3个月后，70.6%接受手术治疗的患者和44.8%接受标准治疗的患者能够控尿，无局部症状。

学习要点

EAU局部晚期疾病根治性治疗指南

建议	强度等级
根治性前列腺切除术	
向高度选择的局部晚期前列腺癌患者提供根治性前列腺切除术，作为多模式治疗的一部分	强
扩大盆腔淋巴结清扫	
在局部晚期前列腺癌中进行扩大盆腔淋巴结清扫	强
放疗	
在局部晚期前列腺癌患者中，提供放疗联用长期雄激素剥夺治疗	强
提供至少2年的长期雄激素剥夺治疗	弱

专家评论

手术方法的安全性和可行性

在此种不寻常的临床病例情况下，我们对一名接受过最佳系统治疗（雄激素剥夺治疗和化疗）的寡转移性前列腺癌患者进行了手术治疗。虽然，在多种转移性肿瘤的治疗中，包括卵巢肿瘤、各种胃肠肿瘤和肾细胞癌，原发肿瘤的手术治疗是一个被广泛接受的概念，但越来越多的证据表明，在转移性前列腺癌中，局部病灶的控制也可能是有益的。此外，STAMPEDE H组评估了放疗对于M_1期疾病的原发肿瘤的疗效[8]，因此，细胞减灭性根治性前列腺切除术最近引起了研究兴趣。迄今为止，考虑到微创手术的改进，细胞减灭性根治性前列腺切除术的可行性越来越被广泛接受。从包括106例接受细胞减灭性根治性前列腺切除术治疗的M_{1a}和M_{1b}前列腺癌患者的多中心回顾性经验中，报道了总体并发症的发生率为20.8%。最常见的并发症包括须输血（14.2%）、症状性淋巴囊肿（8.5%）和吻合口瘘（6.6%），但在疾病负担（M_{1a} *vs.* M_{1b}）方面没有发现显著差异。此外，随访2年，癌症特异性生存率为88.7%[20]。

Poelaert等人进行了一项前瞻性研究[19]，比较了两组患者：A组是17例无症状的M_1期前列腺癌患者，接受雄激素剥夺治疗加细胞减灭性根治性前列腺切除术治疗；B组是29例M_1期前列腺癌患者，接受标准治疗。机器人手术方法在94.1%的病例中使用，术后90天仅报告了7例轻微并发症。

Steuber等人[21]使用前瞻性数据比较了43例接受细胞减灭性根治性前列腺切除术的低瘤负荷转移性前列腺癌患者与40例接受标准治疗的患者。值得注意的是，接受细胞减灭性根治性前列腺切除术的患者出现的局部并发症数量显著较少（7 *vs.* 35，$P<0.01$）。在总生存期和去势抵抗性生存率方面，并未报告显著的肿瘤学获益[21]。不减少局部区域并发症是细胞减灭性根治性前列腺切除术的一个重要目标。由于可用药物数量的增加及针对特异性体细胞突变的靶向治疗的进步，此类患者的总生存期有所延长。因此，治疗与局部进展相关的症状，如血尿、输尿管梗阻、急迫性尿失禁和阻塞性排尿，是一个需要面对的临床情况。

Yuh等人试图在一个国际多中心环境中证明对转移性前列腺癌患者进行手术的可行性，并评估其安全性。关于90天并发症的发生率，共报告了10例事件：根据Clavien-Dindo系统，包括8例轻微并发症和2例重大并发症，其中1例患者因病情迅速进展而死亡[18]。

Ⅱ期和Ⅲ期研究有必要确定疗效并确认此类结果，但此类初步数据表明，并发症的发生率与临床

局限期前列腺癌根治性前列腺切除术相似。

专家的最后一句话

未来对于患有寡转移性前列腺癌的男性来说将变得更加光明。越来越多的全身药物被证实可改善生存率，局部治疗已被证实对寡转移性疾病有效。该病例表明，对此类患者进行原发肿瘤切除术可能是放疗的一个可行的替代方案，以进一步增加其可用的治疗选择。TRoMbone研究[22]是第一项检查同期寡转移性前列腺癌患者随机接受全身治疗联合根治性前列腺切除术的安全性和可行性的随机对照试验。入组标准如下。

· 男性，年龄18～74岁。

· 诊断为同期寡转移性前列腺癌（骨特异性成像显示1～3个骨骼病变，无内脏转移）。

· 可局部切除的肿瘤（临床分期cT_1～T_3）。

· 东部肿瘤协作组（Eastern Cooperative Oncology Group，ECOG）病情评估为0～1。

最初方案将此类患者随机分配在开始标准治疗3个月内，进行根治性前列腺切除术及扩大盆腔淋巴结切除术或仅接受标准治疗组。在引入多西他赛作为激素敏感患者的一线治疗后，方案修改为在术前进行最多12个月的系统治疗。在176例接受筛查的患者中，有71例符合条件，将其中51例（71.8%）进行了随机分组，有25例接受了根治性前列腺切除术。值得注意的是，所有手术都是通过机器人辅助进行的，结果待定。

参考文献

扫码查看

 病例 10

新诊断的转移性前列腺癌

Adnan Ali和Noel W. Clarke

评论专家Noel W. Clarke

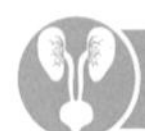 Case

一名既往健康的69岁男性出现非特异性肌肉骨骼疼痛，他的全科医师检查发现其前列腺特异性抗原水平升高至1200 ng/mL，随后转诊，以进一步检查。前列腺活检显示Gleason评分为7（4+3）分的腺癌，伴有Gleason模式5。骨扫描和CT扫描显示广泛的转移性疾病，无内脏受累。相关既往病史仅包括40年前的气胸。

经过讨论，多学科肿瘤团队建议治疗方案包括终身雄激素抑制治疗（雄激素剥夺治疗），抗雄激素“激增”保护和多西他赛。患者得到治疗咨询，并开始接受促性腺激素释放激素激动剂联合6个周期（每个周期3周）的多西他赛（75 mg/m^2）和泼尼松龙（10 mg/d）治疗。在每个治疗周期前，进行了全血细胞计数、胆红素、丙氨酸氨基转移酶、天冬氨酸氨基转移酶和碱性磷酸酶的检测。患者没有出现严重的化疗相关不良反应，并完成了6个周期的治疗。1级治疗相关毒性包括疲劳、皮肤/指甲变化和味觉障碍等。完成化疗后，泼尼松龙逐渐减量并停药。在第6个多西他赛周期结束后1个月，所有1级毒性反应（疲劳、味觉障碍、足冰冷）均消退，仍有指甲改变、潮热和阳痿，但无明显困扰。

学习要点

新诊断的转移性前列腺癌的一线治疗选择

雄激素剥夺治疗仍然是未经治疗的转移性前列腺癌的主要治疗，其持续生长依赖雄激素。通过手术或药物去势可实现雄激素抑制（睾酮水平＜50 ng/mL）。双侧睾丸切除术非常有效，但在很大程度上已被使用促黄体激素释放激素（促性腺激素释放激素）激动剂或拮抗剂的“药物去势”所取代。促性腺激素释放激素激动剂最常用，以每1个月、2个月、3个月、6个月或12个月的缓释注射剂形式给药。促性腺激素释放激素拮抗剂每月1次皮下注射给药。口服抗雄激素药物可作为替代方案，通常会减少与雄激素相关的不良反应，但对明显的转移性疾病疗效较差。在现代实践中，它们的使用主要是为了在治疗初期预防疾病反弹。

直至最近，雄激素剥夺治疗的单药治疗仍是新诊断M_1前列腺癌的一线治疗选择。然而，自2015年以来，大型Ⅲ期临床试验评估了雄激素剥夺治疗与其他治疗的联合应用[1-16]。目前，已知以下3种不同的雄激素剥夺治疗的联合治疗可改善生存率。

- 多西他赛。
- 新型抗雄激素药物（阿比特龙、恩扎卢胺、阿帕他胺）。
- 低转移负荷患者的前列腺放疗。

目前，此类治疗的选择在很大程度上取决于患者合并症和偏好、转移负荷和治疗的可行性。尽管目前报告的试验中，一些患者接受了三联疗法，但数据尚不成熟，无法推荐此类联合治疗。

证据支持

临床试验显示，多西他赛和阿比特龙在未接受过激素治疗的M_1前列腺癌患者中具有生存获益

在过去10年中，各种Ⅲ期随机试验评估了标准雄激素剥夺治疗联合不同治疗方案在M_1激素敏感性前列腺癌（M_1 hormone-naïve prostate cancer, mHNPC）中的应用。无论转移负荷如何，所有系统治疗（多西他赛、阿比特龙、恩扎卢胺、阿帕他胺）均为一线治疗选择。对于低转移负荷的患者（定义为标准成像中仅有M_{1a}疾病或少于4个骨转移灶且无内脏转移的患者），也推荐前列腺放疗。

多西他赛

3个试验（GETUG-15、CHAARTED和STAMPEDE C组）评价了雄激素剥夺治疗+多西他赛联合治疗优于雄激素剥夺治疗单药。此类试验的荟萃分析证实，在雄激素剥夺治疗中，加用

多西他赛可改善总生存期（*HR*：0.77；95%*CI*：0.68～0.87）[14]。CHAARTED研究的亚组分析显示，高转移负荷患者的获益更明显（*HR*：0.63；95%*CI*：0.50～0.79）[12]。然而，在STAMPEDE试验比较的M_1患者长期随访数据中，并未观察到此种基于转移负荷的生存期差异（*P*=0.827）[8]。对于所有适合的M_1患者（不考虑转移负荷），都建议雄激素剥夺治疗联合多西他赛。

阿比特龙

两个试验（LATITUDE和STAMPEDE G组）评估了雄激素剥夺治疗+1000 mg阿比特龙+5 mg泼尼松龙/泼尼松每日联合治疗。LATITUDE随机纳入了1199例高危M_1激素敏感性前列腺癌患者，高危定义为存在至少两种情况：Gleason评分≥8分、至少3处骨转移灶或存在内脏转移[10]。阿比特龙与雄激素剥夺治疗的联合应用显示明显改善了总生存期（*HR*：0.66；95%*CI*：0.56～0.78）。在STAMPEDE试验中观察到M_1患者的生存获益相似（*HR*：0.63；95%*CI*：0.52～0.76）[9]。事后分析表明，无论高或低转移负荷（*P*=0.77）和风险（*P*=0.39）如何，均存在生存获益[7]。

证据支持

显示M_1激素敏感性前列腺癌生存获益的临床试验：抗雄激素

恩扎卢胺

两项试验（ENZAMET和ARCHES）评估了雄激素剥夺治疗+恩扎卢胺联合治疗。ENZAMET试验将1125例M_1激素敏感性前列腺癌患者随机分配至雄激素剥夺治疗+非甾体类抗雄激素（比卡鲁胺、尼鲁米特或氟他胺）组与雄激素剥夺治疗+恩扎卢胺组。恩扎卢胺组的总生存期显著改善（*HR*：0.67；95%*CI*：0.52～0.86）[11]。ARCHES试验中期分析显示，放射学无进展生存时间（主要研究终点）在雄激素剥夺治疗+恩扎卢胺组显著延长（*HR*：0.39；95%*CI*：0.30～0.50）[16]。

阿帕他胺

阿帕他胺与雄激素剥夺治疗的联合应用在Ⅲ期TITAN试验中得到评估，其中525例患者接受雄激素剥夺治疗+阿帕他胺，527例患者接受雄激素剥夺治疗+安慰剂。阿帕他胺的加入改善了总生存期（*HR*：0.67；95%*CI*：0.51～0.89），并且在疾病负担方面没有显著差异[15]。

达罗他胺

第3个酰胺类抗雄激素药物达罗他胺目前正在与雄激素剥夺治疗联合应用中进行随机试验评估（ARASENS试验），结果尚待公布。

证据支持

雄激素剥夺治疗联合前列腺放疗治疗M_1激素敏感性前列腺癌

HORRAD和STAMPEDE试验评估了在此种情况下，雄激素剥夺治疗与前列腺放疗的联合应用。HORRAD试验将446例患者随机分为仅接受雄激素剥夺治疗或雄激素剥夺治疗+前列腺放疗两组。在160例存在1～5个骨转移的亚组分析提示，雄激素剥夺治疗+放疗组的总体生存期有改善趋势（*HR*：0.68；95%*CI*：0.42～1.10）[6]。STAMPEDE H臂试验随机将2061例患者分为雄激素剥夺治疗组和雄激素剥夺治疗+前列腺放疗组，按转移负荷的预先定义亚组分析显示，在低转移负荷患者中，雄激素剥夺治疗+放疗可以改善生存期（*HR*：0.68；95%*CI*：0.52～0.90）[5]。进一步的探索性分析细化了低转移负荷的定义，表明仅有非局部淋巴结转移（M_{1a}期）或骨转移少于4个且无内脏病变的患者可以从雄激素剥夺治疗+前列腺放疗中生存获益[4]。

专家评论

连续性与间歇性雄激素剥夺治疗

多项临床试验评估了间歇性与连续性雄激素剥夺治疗在转移性激素依赖性前列腺癌中的疗效。结果并未显示连续性雄激素剥夺治疗比间歇性雄激素剥夺治疗具有明显的生存获益，尽管间歇性雄激素剥夺治疗可能更有利于生活质量，但连续性雄激素剥夺治疗的总体生存期存在持续改善的趋势。

所有最近显示的将雄激素剥夺治疗与其他治疗方法联合应用能够改善生存期的试验，都采用了连续性雄激素剥夺治疗。

临床提示

闪烁现象

如果使用促性腺激素释放激素激动剂，首次注射后促黄体生成素会短暂升高，可导致睾酮激增。如果即将发生脊髓压迫或尿路梗阻，则可能会诱发疾病恶化。因此，在促性腺激素释放激素类似物给药前1周和给药后2周应加用抗雄激素药物，以降低任何此类不利临床效应的发生率，在有症状和（或）高肿瘤负荷的患者中尤其重要。睾丸切除术和促性腺激素释放激素拮抗剂不会引起闪烁现象。在即将发生脊髓压迫或尿路梗阻的患者中，应使用两种治疗中的一种代替促性腺激素释放激素激动剂。

专家评论

雄激素剥夺治疗的时机

在微转移性高风险非骨转移前列腺癌（M_1激素敏感性前列腺癌）中，除非存在特定的禁忌证，如严重合并症/虚弱并预计寿命短，否则所有患者都需要立即接受雄激素剥夺治疗。在大多数情况下，联合治疗包括以多西他赛为基础的化疗或新型抗雄激素药物，且应成为标准治疗，其将提高预期寿命，并延缓严重并发症的发生。

学习要点

雄激素剥夺治疗的常见不良反应

抗雄激素治疗（雄激素剥夺治疗）会产生影响生活质量的不良反应。此外，其还可增加脂肪量、降低瘦体重，升高空腹血浆胰岛素水平、降低胰岛素敏感性，以及升高血清胆固醇和甘油三酯水平。此种代谢紊乱会增加心血管疾病和代谢综合征的风险。在治疗前，应对患者进行适当的筛选并告知其上述不良反应。常见不良反应包括以下几方面。

- 心血管和代谢并发症：建议在开始长期雄激素剥夺治疗的患者中进行筛查和干预，以预防和治疗糖尿病、血脂异常和心血管疾病。
- 性功能障碍：在接受雄激素剥夺治疗的男性中很常见。对于大多数在雄激素剥夺治疗前具有生育能力的男性，治疗后性欲下降和勃起功能障碍。管理是非特异性的，主要是对患者和伴侣的治疗前辅导。
- 潮热：大多数接受雄激素剥夺治疗的男性报告血管舒缩症状，表现为潮热。此类症状常伴有出汗、睡眠障碍，有时还会伴有恶心，对其进行有效管理可能很困难。治疗方法包括使用5-羟色胺再摄取抑制剂（例如文拉法辛或舍曲林）和激素替代治疗（例如低剂量醋酸甲羟孕酮或低剂量醋酸环丙孕酮）。
- 疲劳/贫血：疲劳是一种常见的不良反应。建议定期运动，可能有帮助。继发于骨髓抑制的低度贫血也与雄激素剥夺治疗相关，且可能是促成因素。
- 骨质疏松症和骨量减少：详见骨骼健康管理的“学习要点”。
- 其他不良反应：包括体毛变薄，阴茎和睾丸体积缩小。

学习要点

雄激素剥夺治疗期间的骨骼健康管理

雄激素剥夺治疗可减少骨骼和肌肉量，从而增加了骨质疏松性骨折的风险。可以通过双能X线吸收测定法（dual-energy X-ray absorptiometry，DXA）或使用骨折风险评估工具（fracture risk assessment tool，FRAX®）进行骨密度测量来评估骨质流失。雄激素剥夺治疗会导致骨密度每年下降2%～3%，且长期使用后会持续下降，同时伴随肌肉量减少。此种治疗相关的肌肉减少症增加了跌倒的风险，与治疗相关的肌肉萎缩也会增加跌倒的风险。因此，在所有长期接受雄激素剥夺治疗的患者中建议进行骨质疏松的预防管理，具体如下。

- 使用双膦酸盐或RANK配体抑制剂（地诺单抗）进行全身骨保护。
- 改变生活方式，特别是进行负重和有氧运动，戒烟，减少饮酒。
- 每日从食物和补充剂中摄取1000～1200 mg钙。
- 每日摄取400～1000 IU的维生素D_3。

通过FRAX®算法评估的骨折风险估计值指导抗骨折治疗的使用。对于根据DXA测量的股骨颈、髋部或腰椎骨密度较低（T评分：−1.0～−2.5；骨量减少）且10年髋部骨折风险≥3%或严重骨质疏松性骨折风险≥20%的50岁及以上男性，建议如下。

- 使用地诺单抗或双膦酸盐增加骨密度。
- 在接受雄激素剥夺治疗1年后进行DXA扫描。

临床提示

骨保护剂的使用

骨保护剂，如地诺单抗和低剂量双膦酸盐仅有极小的引起显著并发症的风险。在患者开始接受此类药物治疗前，应定期测量和监测血清钙。如果发现低钙血症，则应及时纠正。在治疗期间，除非是高钙血症，否则建议所有患者每日补充钙（≥500 mg）和维生素D（≥400 IU当量）。重要的是认识到，此类药物的骨保护剂量远低于进展性去势抵抗性疾病晚期使用的剂量。

临床提示

监测进展

治疗期间每3～6个月连续监测血清前列腺特异性抗原是监测疾病进展的主要手段，但碱性磷酸酶也很重要，特别是在低前列腺特异性抗原分泌者中。是否需要进行影像学（骨扫描或 CT/MRI）评估取决于前列腺特异性抗原和（或）新症状的变化。不应仅根据前列腺特异性抗原进展停止治疗。应满足3个标准（前列腺特异性抗原进展、放射学进展和临床恶化）中的至少2项。

在上一次多西他赛治疗结束后的19个月，患者的前列腺特异性抗原水平开始上升，并报告了新的腰背疼痛。更新的骨扫描未显示明确的进展证据，但患者开始接受50 mg比卡鲁胺治疗，其前列腺特异性抗原稳定在6 ng/mL，腰背疼痛有所改善。然而，2个月后，前列腺特异性抗原上升至10 ng/mL。此时停用比卡鲁胺，并与患者讨论其他选择。经过6周洗脱期后，每日给予160 mg恩扎卢胺。定期随访发现，患者保持无症状，但前列腺特异性抗原水平在6个月内从12 ng/mL 缓慢升高至19 ng/mL。CT显示疾病稳定，但进一步骨扫描显示多灶性活动区域，尤其是在脊柱的T_{12}和L_2处广泛存在。前列腺特异性抗原水平持续升高，4个月内达到38 ng/mL。此时，患者出现了两次下腹部和腰背疼痛，放射至双腿，通过可待因类镇痛药物进行管理。更新的CT和骨扫描未显示进一步进展的证据，因此继续恩扎卢胺给药。2个月后，患者入院，主诉腰背部疼痛放射至腹股沟和睾丸。紧急成像显示无脊髓压迫证据，并对T_{12}～L_4区域进行了一次8 Gy的放射治疗。此时停用恩扎卢胺，患者开始每日使用0.5 mg地塞米松，继而导致前列腺特异性抗原水平短暂下降，并在每日75 mg阿司匹林的基础上每日加用一次1 mg己烯雌酚，以降低血栓形成的风险。

考虑到患者骨转移广泛但总体状态良好，进一步讨论了治疗方案。患者同意接受连续6个周期（每个周期4周）的^{223}Ra治疗。每次治疗前检查血液学指标，确认稳定后进行6个周期的治疗。治疗完成后，患者继续服用地塞米松和己烯雌酚，3个月后出现右侧骨盆疼痛，需要进行一次8 Gy的局部放疗，继续使用两种药物，患者报告总体状况良好，但主诉疲倦。检查其电解质和血红蛋白水平，以评估上尿路梗阻和输血需求，血红蛋白维持在9.4 g/dL。在接下来的几周内，患者的总体状况恶化，主诉身体各处出现疼痛，需要依靠阿片类药物镇痛，此后，其疾病不断进展，需要姑息治疗支持，并最终接受临终关怀。患者在初次诊断近7年后去世。

临床提示

影像在评估转移负荷中的作用

目前推荐基于常规成像进行转移负荷的分期和评价，即^{99m}Tc-亚甲基二膦酸盐骨扫描和基于CT/MRI的横断面影像。转移负荷对于全身治疗的预后有预测作用，并可预测前列腺放疗的生存获益。

学习要点

转移性去势抵抗性前列腺癌的治疗选择

大多数转移性前列腺癌男性患者在经历初级以雄激素剥夺治疗为基础的治疗后，最终会显示疾病进展的证据，通常表现为血清前列腺特异性抗原升高、出现新的转移灶或原有转移灶进展或出现症状，并且还包括下尿路和骨髓相关问题。此类睾酮水平低于50 ng/dL的男性被认为是转移性去势抵抗性前列腺癌（metastatic castration-resistant prostate cancer，mCRPC）。进展时可改善生存期的治疗选择包括化疗、新型雄激素剥夺治疗、全身放射性核素治疗，以及最近的DNA修复抑制[17-26]。

- 化疗：多西他赛、卡巴他赛。
- 新型雄激素剥夺治疗：阿比特龙、恩扎卢胺。
- 全身放射性核素：^{223}Ra
- DNA修复抑制：奥拉帕尼。

治疗选择取决于先前的全身治疗、病变部位/严重程度、有无症状，以及同源重组修复（homologous recombination repair，HRR）基因的体细胞/生殖细胞突变的证据。只要有可能，此类患者都应纳入临床试验。

学习要点

骨转移并发症的处理

骨是前列腺癌最常见的转移部位，通常会导致骨骼并发症。此类被称为骨骼相关事件，包括病理性骨折、骨放疗或手术需求，以及脊髓压迫。首要的治疗目标是提高生存率、缓解疼痛、改善活动能力，并预防或延缓此类并发症的发生。

- 以多西他赛、阿比特龙、恩扎卢胺、^{223}Ra或唑来膦酸为基础的全身治疗，可减少骨骼相关事件，其仍是预防和处理此类并发症的核心。
- 即使采用现有的最佳治疗，疼痛也是一种常见症状，可按需使用既定镇痛药进行处理。
- 孤立的疼痛性骨转移可通过单次8 Gy放疗有效治疗。疼痛缓解的起效时间从数天至4周不等。
- 手术包括椎体成形术和椎体后凸成形术，通常仅适用于病理性骨折或脊髓压迫的患者。

临床提示

脊髓压迫

应教育患者认识到脊髓压迫的预警体征。一旦怀疑，就应立即给予大剂量皮质类固醇，并紧急行脊柱MRI检查。应立即联系神经外科或骨科会诊，讨论减压术后是否需要行外照射治疗。如果手术不合适，则首选体外放疗联合二线全身治疗。

证据支持

多西他赛和阿比特龙/恩扎卢胺治疗mCRPC后的三线治疗选择

CARD 试验评估了在既往接受多西他赛治疗并在12个月内进展的mCRPC患者中，与阿比特龙或恩扎卢胺相比，卡巴他赛化疗的安全性和疗效尚不明确[23]。在中位随访9.2个月时，三线卡巴他赛与新型雄激素剥夺治疗相比改善了生存期（*HR*：0.64；95%*CI*：0.46～0.89；*P*=0.008）。卡巴他赛组的中位总生存期为13.6个月，标准治疗组为11个月。卡巴他塞组有56.3%的患者出现了3级或更高级别的不良事件，新型雄激素组为52%。

证据支持

^{223}Ra在mCRPC中的应用

Ⅲ期随机、双盲、安慰剂对照的ALSYMPCA试验评估了^{223}Ra（一种选择性靶向骨转移的α射线发射体）。接受过多西他赛治疗，但不再适合继续或拒绝多西他赛治疗的男性受试者按2∶1随机分配接受6次^{223}Ra 50 kBq/kg注射给药，间隔4周。^{223}Ra显著改善了总生存期（中位数为14.9个月 *vs*. 11.3个月；*HR*：0.70；95%*CI*：0.58～0.83；*P*<0.001）[22]。

另一项试验ERA-223表明，在伴有骨转移的mCRPC患者中，^{223}Ra与阿比特龙的联合应用与安慰剂相比，并没有改善症状性骨事件无进展生存期，且与增加的骨质疏松性骨折风险相关。在未使用双膦酸盐进行骨保护的情况下，不建议使用该药物组合。ERA-223试验之后，欧洲药品管理局将其适应证限制为仅在使用多西他赛和至少一种AR靶向药物失败后才可使用[19]。

证据支持

奥拉帕尼治疗mCRPC

与*HRR*相关基因的缺陷直接或间接地使多聚腺苷二磷酸核糖聚合酶抑制剂，如奥拉帕尼对其敏感。PROfound试验将接受抗雄激素治疗，但疾病仍进展的mCRPC男性患者被随机分配到奥拉帕尼组或替代ADT组（这些患者在15个预先指定的*DDR*基因中有任一种基因发生了改变）。使用原发或转移部位的存档或近期活检组织集中进行肿瘤检测。在245例*BRCA1*、*BRCA2*或*ATM*至少有一个改变的患者中，奥拉帕尼改善了影像学无进展生存期（*HR*：0.34；95%*CI*：0.25～0.47）和总生存期（*HR*：0.64；95%*CI*：0.43～0.97）[24]。对于*BRCA1*或*BRCA2*基因突变的mCRPC患者，可以考虑在使用新的激素药物后使用奥拉帕尼。

未来方向

正在进行的试验、分子生物标志物和新一代影像

目前有许多正在进行的试验评估局部治疗（手术和放疗）、全身治疗和针对转移瘤的单一或联合治疗。有关此类试验的结果可能会在未来数年发表报告。此外，正在评估分子生物标志物，以确定预测指标，从而给患者选择特定的治疗方案。新一代影像技术，如全身MRI和前列腺特异性膜抗原放射性核素扫描也在评估中：这些可能通过检测隐匿性、转移改善分期和新型治疗的分层。

专家评论

DNA损伤和修复基因

DNA损伤修复基因缺陷（称为*DDR*或*HRR*缺陷）可以属于家族性（生殖细胞系）或肿瘤源性（体细胞系）。大部分转移性前列腺癌男性携带此类遗传畸变。此类基因（包括参与*HRR*的*BRCA2*）是多聚腺苷二磷酸核糖聚合酶抑制剂反应的潜在预测因子。有前列腺癌家族史和由*HRR*突变引起的其他癌症综合征的男性应考虑进行基因检测和咨询。一项大型Ⅲ期试验（PROpel）目前正在评估奥拉帕尼与安慰剂相比，在一线雄激素剥夺治疗失败的mCRPC患者中与阿比特龙联合给药的疗效、安全性和耐受性。

讨论

根据多个不同的试验报告显示的生存益处，目前一线治疗的选择取决于患者的偏好和适合度、药物可用性、不良反应和转移负荷。一个关键决策需要基于常规影像学（骨扫描和CT/MRI）评估转移负荷。当转移负荷较低时，即标准影像显示存在非区域淋巴结转移或少于4个骨转移且无远处转移时，可以考虑对M_1患者进行前列腺放射治疗[1-6]。无论转移负荷如何，多西他赛、阿比特龙、阿帕他胺和恩扎卢胺的全身治疗联合雄激素剥夺治疗均可改善生存期[7-16]。

该患者出现了广泛的骨转移。对于此种转移负荷较重的患者，来自STAMPEDE试验多西他赛比较的长期随访数据显示，中位生存期约为3年，其中1/3的男性生存期超过5年（5年生存率为34%）。因此，认识到延长生命不是治疗的唯一目标非常重要。考虑到整体生活质量和避免与癌症相关的严重并发症是至关重要的，因此，需要多学科的护理，包括泌尿肿瘤学家和姑息治疗团队的共同参与。

在诊断后的7年时间里，该患者接受了多西他赛、恩扎卢胺和^{223}Ra治疗。所有治疗都有不良反应（表10-1），患者在开始治疗之前，需要接受有关此类不良反应的咨询，并在治疗期间尽可能地减轻不良反应[17-26]。骨是最常见的转移部位，患者通常需要处理由此产生的疼痛和并发症。对于没有内脏病变的广泛症状性骨转移患者，^{223}Ra可以改善生存率，减少症状性骨骼相关事件和减轻骨痛。唑来膦酸也可减少骨骼相关事件，包括长骨骨折和脊髓压迫，但不应使用超过24个月，因为会增加颌骨坏死的风险。疼痛性骨转移需要姑息治疗，包括单次8 Gy分次放疗、阿片类镇痛药，必要时进行骨固定和紧急脊髓减压术。输血和解除上尿路梗阻也是常规要求。

表 10-1 转移性前列腺癌中使用的全身性药物的主要不良事件

代表药物	主要不良反应
阿比特龙	低钾血症、高血压、高血糖、水肿
卡巴他赛	腹泻、血尿、周围神经病变、脱发、骨髓抑制
多西他赛	脱发、神经病变、体液潴留、骨髓抑制、发热性中性粒细胞减少症
恩扎卢胺	肌肉骨骼疼痛、疲乏、潮热、高血压
^{223}Ra	恶心、呕吐、腹泻、骨髓抑制
奥拉帕尼	贫血、恶心、疲乏（包括乏力）、食欲下降、腹泻、呕吐、血小板减少症、咳嗽

专家的最后一句话

16%的前列腺癌患者在首次就诊时就存在转移，占该病死亡人数的40%。联合应用雄激素阻断治疗（雄激素剥夺治疗）、化疗或新型抗雄激素药物是标准的治疗方法，当疾病负荷较低时，还可对原发部位进行放疗。此种基于大规模试验数据的新方法近年来改善了患者的治疗选择，分层治疗方案增加了许多患者的预期寿命，并改善了生活质量。然而，在大多数患者中，疾病最终会进展，需要协调和专科化的治疗方法、治疗顺序，以及处理与治疗相关的不良反应。在管理此类患者时，临床医师必须熟悉现代治疗选择，以及利用不断产生的最新数据指导治疗的最佳顺序。临床医师还必须记住，转移性前列腺癌的最佳管理是多学科的，涉及不同的临床团队，但始终以患者为核心。

参考文献

扫码查看

第5章

膀胱癌

病例11 非肌层浸润性膀胱癌

病例12 肌层浸润性膀胱癌

病例13 高级别非肌层浸润性膀胱癌的进展

病例 11

非肌层浸润性膀胱癌

Samantha Conroy

评论专家Aidan P. Noon

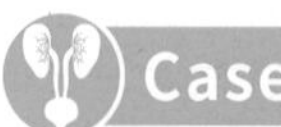

Case

一位82岁的男性患者因出现一次性肉眼血尿和排尿困难被转诊至泌尿外科进行进一步检查和治疗，未发现明显的尿路感染证据。

患者的既往病史包括主动脉瓣狭窄伴轻度左心室收缩功能障碍、高血压、房颤（为此接受抗凝治疗）和2型糖尿病，其是一名戒烟者（有50包/年吸烟史），但无膀胱癌的职业风险因素。由于心力衰竭导致活动受限，独居且每天有护工上门照料。

患者的评估包括临床病史和检查、上尿路CT、尿路造影和软性膀胱镜检查。血流动力学稳定，尿液清亮，既往血液检查显示血红蛋白水平为106 g/L，血清肌酐水平为128 μmol/L。

软性膀胱镜检查发现膀胱后壁有一个直径为2.5 cm的乳头状肿瘤，疑似高级别疾病。由于该患者正在接受抗凝治疗，因此在软性膀胱镜检查时没有进行活检。CT尿路造影未显示有上尿路同步病变或输尿管梗阻的证据。

由于该名男性的身体状态（ECOG体能状态评分为3分）、虚弱和存在的合并症，在手术切除之前进行了全面的麻醉评估，并被认为手术风险较高。多学科团队决定在处理抗凝后，首先进行软性膀胱镜活检以明确病理结果。

软性膀胱镜检查的组织学检查显示高级别G_3pT_a尿路上皮癌，确诊为高危尿路上皮细胞癌。然而，需要正式的经尿道膀胱肿瘤切除术（transurethral resection of the bladder tumour，TURBT）来评估浸润深度。经过共同决定，认为在脊髓麻醉下紧急行TURBT，以指导未来的治疗选择。

TURBT证实了直径为3.5 cm的G_3pT_1孤立性病变，未见肌层浸润或原位癌证据。图11-1描述了多学科团队在患者的后续治疗阶段采用的联合临床医师-患者的决策方法。

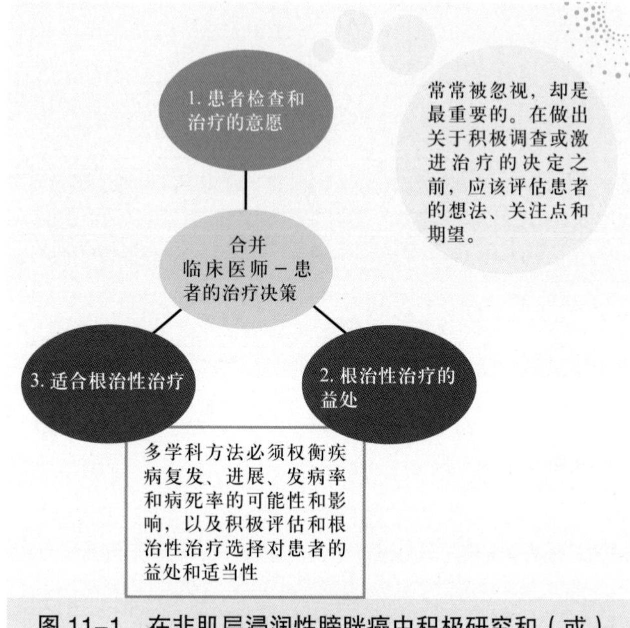

图 11-1　在非肌层浸润性膀胱癌中积极研究和（或）根治性治疗前的注意事项

学习要点

背景和管理

在英国，膀胱癌是第10位最常见的癌症[1]，每年约有10 000例新诊断病例[2]。大多数患者表现为非肌层浸润性肿瘤[3]，也称为非肌层浸润性膀胱癌，其在组织学上表现为局限于尿路上皮或上皮下结缔组织，但不侵犯逼尿肌[4]。

非肌层浸润性膀胱癌的主要治疗方式是经尿道切除术。然而，由于复发和进展率的异质性，通常需要辅助膀胱灌注治疗或手术[5]。

许多泌尿外科医师面临的困难是一线治疗失败时，特别是对于不适合手术的患者群体，制定以患者为中心的治疗方案极具挑战性。

证据支持

老年人的治疗模式、发病率和病死率

一项大规模的以人群为基础的研究评估了所有新诊断的膀胱癌病例。5年内的癌症特异性病死率

和其他原因病死率相等（均为19%）。这表明，被诊断为膀胱癌的老年患者死于其他原因的可能性与死于癌症的可能性一样大[6]。

✪学习要点

非肌层浸润性膀胱癌分类

非肌层浸润性膀胱癌的复发率和进展率具有异质性，诊断后5年内的复发率和进展率分别为15%～78%和0.2%～45.0%[7]。因此，非肌层浸润性膀胱癌被分为3个不同的组：低危、中危和高危疾病。在对患者进行风险分层时，泌尿外科医师必须考虑肿瘤的大小、分级、多发性、复发、浸润深度、伴发原位癌及组织病理变异等[8]。此种风险分层对于预测复发和进展，以及帮助患者中心化的治疗决策至关重要（表11–1）。

表 11–1　基于患者的软性膀胱镜检查和 TURBT 结果，预测 1 年、5 年复发和进展风险

EORTC 风险计算器	软性膀胱镜检查分期（2.5 cm，G_3pT_a）	TURBT 分期（3.5 cm，G_3pT_1）
1年复发	24%	38%
1年进展	1%	5%
5年复发	46%	62%
5年进展	6%	17%

注：使用欧洲癌症研究和治疗组织（European Organisation for Research and Treatment of Cancer，EORTC）非肌层浸润性膀胱癌风险分层计算器，表 11–1 显示了在非肌层浸润性膀胱癌中，当患者的组织学分期从 pT_a 升级为 pT_1 时，复发和进展风险的变化。因此，强调了准确、及时分期的必要性。

该患者在膀胱癌专科门诊进行随访。考虑到其虚弱和存在合并症，共同决定不尝试再次切除肿瘤。由于患者不适合根治性膀胱切除术，因此为其提供膀胱内灌注卡介苗（bacillus Calmette-Guérin，BCG）治疗。

✪学习要点

高危非肌层浸润性膀胱癌的推荐治疗方法

高风险非肌层浸润性膀胱癌可进一步细分为高危和极高危疾病。极高危非肌层浸润性膀胱癌表现出以下临床和（或）组织学特征[9]。

- 有淋巴血管侵犯证据的pT_1肿瘤。
- 多发性、大的或复发性高级别G_2/G_3pT_1肿瘤。
- 所有伴有原位癌的高级别G_2/G_3pT_1肿瘤。
- 前列腺尿道原位癌。
- 某些尿路上皮癌的组织学变异。

对于极高危患者，根治性膀胱切除术是首选的一线治疗。但是，随着人口老龄化，合并症和多药治疗日益增多，对根治性切除术的替代治疗方案也越来越被广泛接受。在此种情况下，膀胱内BCG是一种可接受的替代方案，但鉴于BCG生产短缺[10]和高失败率，寻找更多替代和成功的辅助治疗方法是非常重要的。

✪学习要点

BCG方案和疗效

BCG是减毒活疫苗，多年来用作膀胱内治疗膀胱癌的药物。膀胱内BCG对膀胱癌细胞的作用机制目前尚不完全清楚，但其被认为能激活获得性免疫和先天性免疫反应，有利于膀胱癌细胞的识别和破坏。BCG的最佳膀胱灌注方案应包括诱导，然后进行1～3年的维持治疗。以下是一个3年治疗方案的示例[9]。

- 诱导治疗：连续6周给予BCG膀胱内灌注。
- 维持治疗：在3个月、6个月、12个月、18个月、24个月、30个月和36个月时，每周给予3次BCG膀胱内灌注。
- 在整个治疗期间需要定期行膀胱镜检查。

膀胱内BCG作为辅助免疫治疗药物是有效的，荟萃分析数据证实，与对照组相比，非肌层浸润性膀胱癌的复发和进展风险降低[11]。对于高风险非肌层浸润性膀胱癌和原位癌，其作用优于其他化疗药物，如丝裂霉素 C（mitomycin C，MMC），然而，真正的获益通常仅见于完成诱导和维持治疗的患者[11]。不幸的是，因不良反应、毒性和治疗失败，估计仅1/3的患者能够完成完整的3年诱导和维持治疗计划[12]。

✪学习要点

BCG治疗失败分类

BCG治疗失败可细分为以下几种[9]。

- 随访期间检测到肌层浸润性肿瘤。
- BCG难治性肿瘤，如下。
  - ※ 在 3 个月的内镜检查时发现的高级别非肌层浸润性肿瘤，进一步的 BCG 治疗与进展风险增

加有关。

※ 3个月和6个月检查时存在原位癌——额外的BCG治疗可使＞50%的患者达到完全缓解。

※ BCG治疗期间发现新的高级别肿瘤（注：低级别肿瘤不视为BCG治疗失败）。

学习要点

BCG不良反应、并发症和禁忌证

由于BCG的作用机制，患者通常会出现炎性不良反应，表现为下尿路症状（排尿困难、尿频、尿急和血尿）和尿路感染。此类症状偶尔会非常严重、顽固且令患者难以忍受。

需要注意的临床最严重的并发症是局部或全身肉芽肿性感染。患者通常存在高热、意识模糊和败血症的临床体征。BCG脓毒症是一种罕见且可能危及生命的疾病，需要及时识别、救治，并由传染科团队参与，该团队通常在急性期启动长期抗结核治疗，有时辅以激素支持治疗[13]。

膀胱内BCG治疗的绝对禁忌证如下。

- 免疫功能低下或正在接受免疫抑制药物治疗的患者。
- 有症状的尿路感染或有尿道黏膜破损的患者，如近期（过去14天内）接受过TURBT。
- 近期导尿管相关创伤或可见血尿。

注：BCG治疗的相对禁忌证是完全尿失禁，可减少膀胱内留置时间，从而降低治疗的效果。

完成BCG诱导后，为了避免与刚性膀胱镜检查相关的麻醉风险，进行了软性膀胱镜检查。检查发现一个新的局部发红斑块，考虑到患者已经事先停用抗凝药物，进行了活检。

组织学证实为高级别G_3pT_a尿路上皮癌，重新分期的CT显示无肌层浸润或转移性疾病的证据。因此，该患者属于BCG抵抗。由于无症状，且不适合行根治性切除，因此为其提供了以下治疗策略。

· 膀胱内高温MMC治疗。

· 主动监测（active surveillance，AS）。

未来方向

AS在非肌层浸润性膀胱癌中的作用

目前不建议在高危非肌层浸润性膀胱癌患者中使用AS，但日本正在进行一项非劣效性Ⅲ期随机对照试验[14]，将其作为TURBT完全切除后膀胱内BCG的替代策略（重新切除时为pT_0）。对于低危非肌层浸润性膀胱癌，在定义明确、依从性好的低危低体积pT_a患者人群中，建议AS作为一种潜在的治疗策略[15]。AS旨在减少反复手术和（或）辅助治疗的发生率。

专家评论

对于不适合行根治性膀胱切除术的高危非肌层浸润性膀胱癌患者的观察等待

观察等待是非肌层浸润性膀胱癌中另一个相对新颖的概念。在管理不适合手术或虚弱的患者时，应该进行多学科团队决策（图11-1），并积极让患者参与讨论是否需要及重复进行检查和治疗的益处。

对于病情轻微、无症状的患者，如果其预期寿命短或有显著的合并症，临床医师必须权衡TURBT的益处和风险，以确定是否进展为肌层浸润性疾病。对于不适合或不愿接受根治性治疗（手术或放、化疗）的患者，若未能从一线保膀胱治疗中获益，积极监测似乎是一个合理的管理策略。

学习要点

替代化疗药物1：标准的MMC治疗

作用机制

- 细胞毒性。
- 烷基化DNA。

建议

中危患者的辅助治疗。

与BCG的比较

一项大型荟萃分析显示[16]如下。

- MMC的复发风险较高（但与仅接受BCG诱导患者相比，复发率较低）。
- 未观察到进展或生存期的显著差异。

给药方案

诱导期和维持期（无明确推荐方案）。

- 诱导期：每周灌注6～8次（持续60～120 min）。
- 维持期：每周3次灌注。
- 是否需要持续维持治疗取决于耐受性和反应（可重复至最长1年）。

不良反应

- 排尿困难、尿频、血尿、尿路感染、过敏性皮疹、尿道狭窄（2%～50%）。
- 严重过敏反应、膀胱纤维化（<1%）。

学习要点

替代化疗药物2：表柔比星（和其他蒽环类药物，如多柔比星）

作用机制
- 蒽环类药物。
- 抑制DNA复制、转录和修复。

建议

目前不推荐单独使用MMC或BCG。

与BCG的比较
- 单独使用时，疾病特异性生存期较低，进展风险较高。
- 与BCG联用时，对减少疾病复发和进展显示出良好的效果（毒性没有显著增加）[17]。

给药方案

与膀胱内MMC给药方案类似。

不良反应

与MMC相似。

学习要点

替代化疗药物3：吉西他滨

作用机制
- 细胞毒性。
- 抗代谢物（抑制DNA 合成）。

建议
- 传统上用于局部晚期或转移性膀胱癌的全身治疗（与顺铂或卡铂联合使用）。
- 尽管早期数据很有前景，但关于吉西他滨膀胱内用药的研究还在进行。

与BCG的比较

最近的一项荟萃分析比较了5项随访1～4年的随机对照试验，结果显示膀胱内BCG和吉西他滨在复发和进展风险上没有显著差异[18]。

给药方案
- 没有明确的方案，与MMC相似。
- 每周1次灌注，持续6～8周。
- 维持治疗拟定为每月一次给药，最长持续1年。

不良反应
- 与MMC相似。
- 血尿和排尿困难的发生率显著低于BCG[18]。

学习要点

替代化疗药物4：MMC器械辅助热化疗

作用机制

热化疗被认为可增加尿路上皮通透性，以允许更深入的药物输送。可通过以下方式进行输送。
- SYNERGIO设备：通过导管传输电磁辐射，使膀胱组织均匀加热，同时灌注MMC。
- COMBAT BRS设备：外部干式铝导热系统，以特定温度循环注入MMC溶液。

与BCG的比较

早期研究表明：①与仅接受1年BCG治疗的患者相比，高级别疾病的无复发生存率更佳，而对于原位癌的缓解率则相当[19]；②需要更多的数据来与维持BCG的结局比较。

给药方案

与标准MMC相似。

不良反应
- 与标准MMC相似。
- 尿频、血尿和膀胱痉挛的发生率显著更高[20]。

临床提示

BCG治疗失败的患者如果不适合根治性切除时的其他治疗策略

由于一些患者不适合根治性切除术，因此泌尿外科医师越来越积极地寻找新的治疗方法和（或）设备，以替代BCG治疗。目前的替代治疗方法包括使用膀胱内化疗、设备辅助治疗、替代免疫疗法，以及保守治疗，包括AS或观察等待。

学习要点

联合免疫治疗：度伐利尤单抗和BCG治疗（POTOMAC研究）

作用机制
- 度伐利尤单抗是一种免疫球蛋白G1单克隆抗体，靶向并结合程序性死亡配体1（PD-L1）和程序性细胞死亡受体-1（PD-1）。
- 此类受体的结合被认为可启动激活抗肿瘤免疫反应的通路。
- BCG的机制在前面的案例中已经被解释。

注：在既往接受过一线治疗后仍发生进展的转移性尿路上皮癌患者中，全身性度伐利尤单抗显示出良好的总生存期结果[21]。

给药方案

将在POTOMAC试验结果后确认[22]。

不良反应（BCG）

不良反应在前面的病例中已有描述。

全身性度伐利尤单抗可能引起以下一般和免疫介导的不良反应。

- 一般：疲乏、肌肉骨骼疼痛、恶心、便秘和急性肾损伤。
- 免疫介导：肺炎、肝炎、结肠炎、内分泌疾病、皮炎和免疫功能低下。

证据支持

POTOMAC试验

POTOMAC试验是一项Ⅲ期随机、开放标签、多中心、全球性的研究，旨在比较度伐利尤单抗与BCG联合治疗与单独应用BCG治疗的高危、未接受过BCG治疗的非肌层浸润性膀胱癌患者[22]。

该试验正在招募患者，将比较联合免疫治疗与标准免疫治疗：①BCG诱导和维持+度伐利尤单抗；②BCG诱导+度伐利尤单抗；③BCG诱导和维持治疗。

该试验计划在全球范围内招募近1000例患者，主要研究终点是无病生存率。次要研究终点包括不良反应、耐受性、与健康相关的生活质量、疾病进展和总生存率的评估。

学习要点

替代性免疫治疗

例如干扰素（interferon alpha，IFNα）治疗[23]。

作用机制

已证明IFNα可通过控制/操纵抗原呈递和树突状细胞成熟来增加T淋巴细胞和自然杀伤细胞对肿瘤细胞的识别。

建议

在广泛使用前，需要Ⅲ期试验数据支持。

与BCG的比较

最近的一项Ⅱ期随机对照试验评估了使用表面活性剂增强的重组腺病毒载体rAd-IFNα/Syn3的IFNα疗法，在BCG难治性疾病中显示出良好的疗效，35%的患者在12个月内无复发[23]。

给药方案

- 尚未确认剂量。
- 建议方案：首次给药60分钟灌注，如果膀胱镜检查确认疾病消失，再于4个月、7个月和10个月时重复给药。

不良反应

- 可用数据有限，但通常耐受性良好。
- 尿急、排尿困难、血尿、夜尿和尿频（通常为一过性和自限性）。

在AS和高温MMC之间，患者选择积极治疗，其完成了诱导期的设备辅助热化疗，且耐受性良好，但膀胱镜检查显示斑状红斑区域变化极小（分级为G_3pT_a）。患者开始接受设备辅助热化疗维持治疗，然而，在第二次灌注期间，出现手掌皮疹，并选择停止进一步治疗。

随后，患者和临床医师联合决定对患者进行临床观察，但是，除非患者出现症状，否则将不进行监测性膀胱镜检查。

专家的最后一句话

非肌层浸润性膀胱癌是一种具有挑战性的疾病。此种疾病的特点意味着治疗费用高昂，对患者来说负担较重。对于身体健康、预期寿命正常的患者，重点显然是预防疾病进展。然而，对于身体不健康、预期寿命缩短的患者，必须采取个性化的方法，在诊断和（或）治疗风险与潜在症状之间取得平衡。越来越多的新治疗方法正在被使用或在临床试验中进行评估，有望为身体最健康和最虚弱的患者提供更多的治疗选择。

参考文献

扫码查看

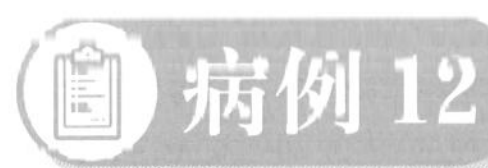

病例12

肌层浸润性膀胱癌

Samantha Conroy

评论专家James W.F. Catto

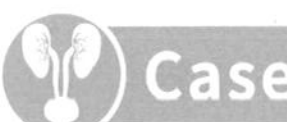

Case

患者，男，71岁，右侧孤立肾，因持续性、无症状、非肉眼可见血尿被全科医师转诊至血尿诊所进行评估，既往病史包括控制良好的高血压和高胆固醇血症，为此患者分别服用氨氯地平和辛伐他汀治疗。无吸烟史，日常生活独立自主。

在临床评估时，患者无症状，血流动力学稳定，并接受了4项检查：①尿液试纸分析，证实存在非肉眼血尿；②基础血液检查，显示血红蛋白水平为121 g/L，肌酐浓度为79 μmol/L，估计肾小球滤过率为89 mL/（min・1.73 m^2），肌酐清除率为100 mL/min；③软性膀胱镜检查发现膀胱后壁的巨大肿瘤，靠近右侧输尿管口；④CT静脉尿路造影证实了膀胱后壁肿块，但未显示输尿管梗阻或同时性上尿路恶性肿瘤的证据。向患者解释了诊断结果，并计划行紧急TURBT。

刚性膀胱镜检查证实膀胱右后壁有一个孤立的、直径为4 cm的实性肿瘤。靠近右侧输尿管口，但未侵犯。向下切除肿瘤（包括逼尿肌），注意避开输尿管口。

在泌尿肿瘤学多学科团队会议上，讨论了组织学和放射学结果，证实了单发的G_3pT_2浸润性膀胱肿瘤伴随原位癌。胸部、腹部和盆腔CT成像发现了一个直径为7.8 mm的右侧髂内淋巴结，认为存在中等转移风险。未发现其他局部淋巴结肿大或远处转移。

多学科团队会议的结果是行根治性膀胱切除术、扩大淋巴结清扫术，并安排肿瘤学评估进行新辅助化疗。

学习要点

流行病学

2018年，全球新诊断的膀胱癌病例为549 393例。其中超过75%的患者为男性，使其成为全球男性中第六位常见的癌症[1]。大多数膀胱癌为非肌层浸润性膀胱癌，肿瘤局限于尿路上皮或上皮下组织。出现肌层浸润性膀胱癌（约25%的新发病例）或既往非肌层浸润性膀胱癌后发生浸润性癌症的患者，需要进行根治性治疗才能达到治愈。尽管采用了根治性治疗，但仍有大约一半的肌层浸润性膀胱癌患者死于此种癌症[2]。

学习要点

病因学

为了确定膀胱癌显著的个人、环境和社会经济风险因素，临床医师应获取详细的病史。已知的膀胱癌风险因素[3]：①吸烟，当前吸烟者的相对风险高于既往吸烟者[4]；②职业致癌物，包括铝业、染料业、橡胶业、煤焦油业、干洗业、美发业、印刷业和纺织品业等行业[5]；③饮食因素与肥胖，随着体重指数的增加而增加；④年龄增长，诊断时的中位年龄为73岁；⑤男性；⑥既往病史，放疗、糖尿病、血吸虫病、吡格列酮和环磷酰胺的使用（相反，非甾体类抗炎药和苯巴比妥可降低风险）；⑦膀胱癌家族史；⑧社会经济地位，工业化地区的风险增加。

专家评论

膀胱癌的诊断和分期

通常，因为有非肉眼血尿和肉眼血尿及相关风险因素，疑似膀胱癌的患者会被转诊至泌尿外科进行检查。他们将接受一系列的检查，包括尿细胞学检查、软性膀胱镜检查和尿路成像（超声检查或CT），以此识别上尿路是否同时存在肿瘤。如果发现膀胱肿瘤，患者将需要正式的经膀胱肿瘤切除术来确定组织学诊断，并区分非肌层浸润性和肌层浸润性疾病。肌层浸润性膀胱癌的特征是膀胱肿瘤显示出对膀胱肌层侵犯的证据，组织学定义为侵入固有肌层（pT_2）。除组织学诊断外，还必须评估患者是否存在局部区域或远处转移的情况。

肿瘤、淋巴结、转移（tumour, node and metastasis, TNM）系统被推荐用于膀胱癌的分期[6]。

- 肿瘤：T_x：无法评估肿瘤；T_0：无肿瘤证据；T_a：非侵袭性乳头状癌；T_1：黏膜层浸润；T_2：肌层浸润（T_{2a}：内层50%；T_{2b}：外层50%）；T_3：膀胱周围组织浸润（T_{3a}：显微镜下浸润；T_{3b}：肉眼可见浸润）；T_4：周围器官/结构浸润（T_{4a}：前列腺、精囊、子宫或阴道浸润；T_{4b}：盆腔或腹壁浸润）。
- 淋巴结：N_x：无法评估淋巴结状态；N_0：无区域淋巴结转移；N_1：盆腔内单个淋巴结转移；N_2：盆腔内多个淋巴结转移；N_3：髂总淋巴结转移。
- 转移：M_0：无远处转移；M_1：存在转移（M_{1a}：盆腔外淋巴结转移；M_{1b}：其他器官或身体部位存在转移）。

在初次经尿道透视手术时发现33%～55%的非肌层浸润性膀胱癌患者，再次切除时疾病持续存在，并且有高达25%患者的分期升级到肌层浸润性膀胱癌[7]。数据强调了准确和及时分期的必要性。

临床提示

病理学亚型

膀胱癌的组织学分类在决定未来治疗方案中起着重要作用。约90%的膀胱癌为尿路上皮细胞癌，因此，仅小部分膀胱癌为非尿路上皮的组织学亚型，包括鳞状细胞癌、腺癌、小细胞癌、肉瘤和黑色素瘤。非尿路上皮膀胱癌的预后和全身治疗方案与尿路上皮膀胱癌不同，因此应进行相应的调整治疗。

几乎所有肌层浸润性膀胱癌均为高级别的尿路上皮细胞癌。因此，组织学和（或）放射学分期比分级具有更大的预后价值。然而，有些尿路上皮细胞癌的形态学亚型在治疗反应和预后方面与纯粹的尿路上皮细胞癌表现有所不同，此类变体包括微乳头、小细胞（神经内分泌）、淋巴上皮瘤、巢状、浆细胞样和具有鳞状成分的变体，在决定患者治疗方案时应予以考虑。

未来方向

基因亚型分类

我们对膀胱癌分子机制理解的进步也使得肿瘤可以分为不同的基因亚分类，包括管腔型、管腔乳头状型、管腔不稳定型、富含基质型、基底型/鳞状型和神经内分泌样细胞型[8]。未来，此类分子特征可能有助于临床决策，并在靶向治疗中发挥作用。

专家评论

膀胱癌病理分期的当前挑战

肌层浸润性膀胱癌的分期不足是临床治疗特别关注的问题。这最常见于经尿道切除手术时，癌症分期为非肌层浸润性膀胱癌（浸润性成分不明显）。为了明确诊断，建议对有高分期风险的患者（例如，高级别非肌层浸润性膀胱癌、T_1期、切除标本中缺乏膀胱肌层、原位癌），提倡在初次切除后6周内进行再次TURBT[9]。从非肌层浸润性膀胱癌进展为肌层浸润性膀胱癌的疾病比最初表现为原发性肌层浸润性膀胱癌的肿瘤，其癌症特异性生存率更低[10]。

从而提出了以下两个重要问题。

1.我们是否应对高危非肌层浸润性膀胱癌进行适当分期，还是应对pT_1疾病进行亚分类？

2.我们是否需要在第一时间更积极地治疗高危非肌层浸润性膀胱癌？

证据支持

BRAVO随机对照试验

根治性膀胱切除术与膀胱内BCG免疫疗法治疗高危非肌层浸润性膀胱癌（BRAVO）是一项多中心、平行组、Ⅲ期随机对照试验，旨在评估比较BCG维持治疗与根治性膀胱切除术治疗高危非肌层浸润性膀胱癌的可接受性和可行性[11-12]。该研究入组具有挑战性，可归因于多种因素，包括患者偏好、临床医师的不公正行为，以及后勤困难。该研究突出了治疗这部分患者的挑战，约10%的新发高危非肌层浸润性膀胱癌存在致死性疾病，因此可能从根治性膀胱切除术中获益，但相当部分的患者在保持诊断前的生活质量的同时，成功进行了保膀胱治疗。因此，临床医师必须采用适应风险和以患者为中心的策略[11]。

未来方向

pT_1肿瘤的亚分类

预测pT_1肿瘤（目前归类为高危非肌层浸润性

膀胱癌）的进展和反应具有挑战性，因此，建议在初次切除后6周内进行第二次TURBT[13]。

最近，美国癌症联合委员会建议将pT_1疾病细分为轻微和广泛侵犯固有层的疾病，但目前还没有经过验证的方法[14]。未来pT_1疾病的亚分类可能会为那些具有轻微侵袭性疾病的“边缘”肌浸润性疾病患者提供更有效的风险分层系统。

在多学科团队会议后不久，为了不延误膀胱切除术，泌尿肿瘤学家审查了患者的情况，计划尽快开始新辅助化疗。作为评估的一部分，要求重复进行基线血液检查。其复查的尿素和电解质结果显示肌酐浓度显著升高（从79 μmol/L升高至104 μmol/L），并伴有估计的肾小球滤过率降低［从89 mL/（min·1.73 m^2）降至65 mL/（min·1.73 m^2）］和肌酐清除率降低（从100 mL/min降至73 mL/min）。

考虑该患者的孤立肾和切除的浸润性肿瘤接近右侧输尿管口的情况，临床医师担心潜在的恶性输尿管梗阻。已对患者的急性肾损伤进行了全面评估，排除了肾前性和肾性因素，未发现问题。因此，可能的原因是肾后性阻塞。

从临床上看，患者血容量正常，全身状况良好，无并发尿路感染的体征或症状。进行了紧急的非增强CT，显示右侧输尿管轻度至中度积水，可追踪至右侧膀胱输尿管交界处。

确认输尿管梗阻后，联合决定进行经皮肾造瘘术，目的是促进暂时性尿液转流并保留肾功能，以便进行新辅助化疗。

临床提示

膀胱癌的准确组织学分期

准确的组织学分期至关重要，临床医师必须了解手术技术如何影响组织分析。

- 可能干扰分析的手术因素包括对组织的烧灼或热损伤，以及切面组织的分段，使其难以定向[14]。
- 因此，建议对小肿瘤进行“整块”切除，对较大的肿瘤进行分块切除。
- 应始终获得逼尿肌进行分析，并在可能的情况下，将其作为单独标本送检。

专家评论

急性尿流改道的选择

急性尿流改道常用的两种方法是输尿管支架植入术和经皮肾造瘘术。改道方式取决于病因、紧急性、改道所需的技术专长和膀胱功能/容量，以及患者的选择。尽管在膀胱癌患者中支架植入术和经皮肾造瘘术之间尚未达成共识，但经皮肾造瘘术在新辅助治疗中是首选，因为其提供了更明确的尿引流，并降低了对上尿道的肿瘤种植率[15]。

临时经皮肾造瘘术为在新辅助治疗背景下保留肾功能提供了一种选择，以在新辅助治疗和根治性膀胱切除术前改善患者的状况。化疗期间，经皮肾造瘘术可能会被视为潜在的感染病灶，但这可通过帮助解决尿潴留和相关尿路感染问题，以及有助于改善肾功能和减少延迟确定的手术时间来抵消。

在经皮肾造瘘管插入后的72小时内，患者的估计肾小球滤过率增加至基线水平。肿瘤学团队重新评估了他的情况，并同意他进行新辅助化疗。他完成了4个周期的全身顺铂和吉西他滨治疗，无明显不良反应或并发症。

患者的确定性治疗是开放式根治性膀胱切除术联合回肠造口和广泛淋巴结清扫术。手术顺利完成，无即刻麻醉或手术并发症。术中共失血465 mL。由于患者通过回肠导管的术后尿量非常好，且现在植入了输尿管回肠吻合支架（术中植入），因此在手术结束时，右侧的肾造瘘管被拔除。

学习要点

新辅助化疗

接受根治性膀胱切除术治疗的肌层浸润性膀胱癌患者预后仍然较差[2]。新辅助化疗已被证明可使5年生存率提高约5%[13, 16]，因此对于符合铂类药物条件的$T_2 \sim T_{4a}\ cN_0M_0$患者使用新辅助化疗。表12-1描述了新辅助化疗在肌层浸润性膀胱癌中的潜在益处和风险。

以顺铂为基础的联合化疗是肌层浸润性膀胱癌的最佳新辅助化疗方案。顺铂可与吉西他滨或甲氨蝶呤、长春碱和多柔比星（阿霉素®，MVAC）中的任何一个联用。吉西他滨更常用，因为对照试验表明吉西他滨的毒性更小，疗效与MVAC相似[17]。有顺铂禁忌证的患者可使用卡铂作为替代药物。

- 顺铂的作用机制
  - ※ 烷化剂。
  - ※ 干扰 DNA 复制和修复。
- 行动建议
  - ※ 应向无局部或远处转移证据的肌层浸润性膀胱癌患者提供基于顺铂的新辅助化疗。
- 禁忌证
  - ※ 美国 ECOG 评分≥ 2。
  - ※ 肾功能不全（肌酐清除率＜ 60 mL/min）。
  - ※ 心力衰竭证据(≥Ⅲ级纽约心脏协会心力衰竭)。
  - ※ 神经病变的证据（≥ 2 级）。
  - ※ 听力受损（≥ 2 级）。
- 不良反应[18]
  - ※ 常见：肾毒性、耳毒性、骨髓抑制、恶心/呕吐、腹泻、疲乏。
  - ※ 不常见：神经毒性、过敏反应、心律失常。

表 12–1　新辅助化疗在肌层浸润性膀胱癌患者中的优缺点

新辅助化疗的优点	新辅助化疗的缺点
与膀胱切除术后相比，膀胱切除术前的依从性和耐受性更好	可能延迟对化疗不敏感的肿瘤患者的确定性治疗
低体积转移性疾病的治疗。转移是大多数肌层浸润性膀胱癌患者的死亡原因	可能会过度治疗未进行传统TURBT和影像学分期的患者
可确定肿瘤对新辅助化疗的体内敏感性	不良反应特征
明确的证据表明其不会增加手术并发症	

临床提示

肌层浸润性膀胱癌的治疗

根治性治疗（根治性膀胱切除术或放疗）是肌层浸润性膀胱癌的主要治疗方法。选择手术或放疗取决于疾病因素（分期、肾积水、是否存在原位癌）、患者因素（身体状况、合并症）、膀胱功能（容量和顺应性）和患者偏好。保留膀胱放疗的最佳因素尚不清楚，但可能包括病变体积小或单发（且在TURBT时清除）、膀胱容量良好、无原位癌，以及对新辅助化疗的反应良好。大多数根治性膀胱切除术以治愈为目的进行。然而，在某些情况下，可进行姑息性膀胱切除术以缓解症状。

根治性膀胱切除术的时间很重要。研究表明，延迟超过90天可能会显著影响生存期，特别是对于pT_2期患者[19]。因此，理想情况下，应在该时间范围内进行手术以优化治疗效果，避免可能影响预后和生存期的不必要的疾病进展（图12–1）。

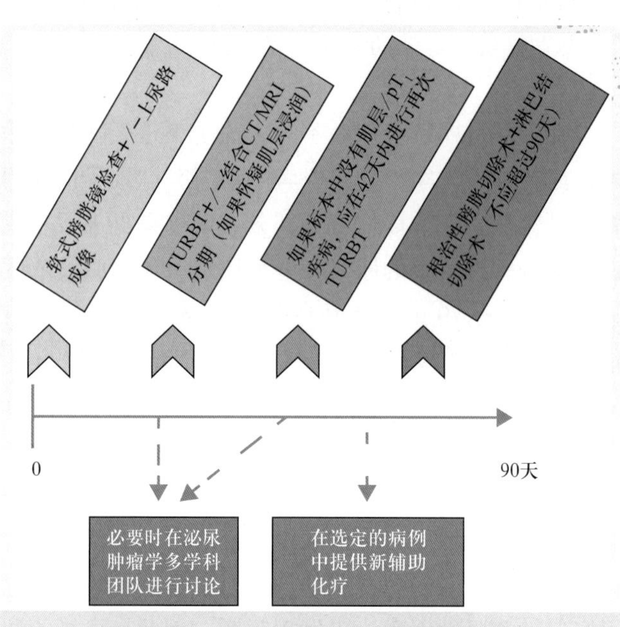

图 12–1　根治性膀胱切除术的时间线

专家评论

根治性膀胱切除术中的淋巴结清扫术

许多权威机构主张在行根治性膀胱切除术时行盆腔淋巴结清扫术。淋巴结清扫术在癌症分期中起到一定作用，可使治疗获益。但是，该术式会延长手术时间，减缓患者的恢复时间（淋巴液可能延长肠梗阻，并可能需要引流）。通常，盆腔淋巴结清扫术包括清扫直至输尿管跨越髂总血管（髂内、骶前、闭孔和髂外淋巴结）的淋巴结。还有更广泛的淋巴结清扫方法，包括至主动脉分叉的肿大淋巴结清扫术和包括至肠系膜下动脉的超广泛淋巴结清扫术。对于肌层浸润性膀胱癌患者，需要进行淋巴结清扫的最佳范围仍有争议。

淋巴结分期

术前影像学检查（CT或MRI）应识别出盆腔直径>8 mm和腹部直径>10 mm 的肿大淋巴结，在已知盆腔恶性肿瘤的背景下，应当被视为可疑的恶性沉积物。然而，并非所有的恶性淋巴结均会增大，相反，一些肿大的淋巴结可能是炎症引起的[13]。因此，淋巴结清扫术可以确定分期，并用于评估是否需要辅助治疗和预测复发情况。

淋巴结清扫术治疗

淋巴结清扫术的治疗益处尚不清楚。支持者报告了有淋巴结转移的肌层浸润性膀胱癌患者可以被治愈，并且非随机数据表明淋巴结清扫术的结局更好[20-21]。然而，没有随机数据比较淋巴结清扫术与无淋巴结清扫术，并且最近有限淋巴结清扫术和扩大淋巴结清扫术的比较研究结果显示生存期没有差异[21-22]。

因此，在决定是否需要淋巴结清扫术及清扫的范围时，应考虑患者的病情负担、身体状况及对手术过程的技术影响。

证据支持

肌层浸润性膀胱癌的扩大与有限淋巴结清扫术

一项前瞻性、Ⅲ期、多中心试验在接受根治性膀胱切除术治疗的高危非肌层浸润性膀胱癌和肌层浸润性膀胱癌患者中评估了扩大淋巴结清扫术与有限淋巴结清扫术[22]。共有401例患者被随机分组，主要终点为无复发生存期，次要终点包括癌症特异性生存期和总生存期。该试验显示，在主要或次要终点方面，扩大淋巴结清扫术与有限淋巴结清扫术相比，在统计学上并未显示出显著优势。然而，其确实表明，如果进行有限而不是扩大的淋巴结清扫术，11%的患者会留下转移淋巴结残留。因此，在具有更侵袭性和放射学阴性病变（$pT_{2\sim4}N_0$）的特定人群中，扩大淋巴结清扫术可能会发挥作用。

学习要点

根治性膀胱切除术中尿流改道

尿流改道的主要途径：①失禁：回肠导管或输尿管皮肤造口术；②控尿：原位新膀胱（回肠或回肠/盲肠）或可控性皮肤改道术；③直肠乙状结肠，如Mainz或Mansoura膀胱。

选择尿路引流方式须考虑患者因素、肿瘤因素和手术/机构因素。

患者因素

※ 患者适合度（回肠导管更快，并发症更少）。

※ 合并症（各种新膀胱成形术的禁忌证，如肾损害、克罗恩病等）。

※ 预期寿命（新膀胱的恢复时间越长越好）。

※ 患者观念和参与程度、既往良性尿道疾病或尿失禁。

肿瘤因素

※ 手术切缘存在膀胱癌细胞。

※ 合并尿道肿瘤或$N_{2\sim3}$疾病（均排除原位重建）。

手术/机构因素

中心数量、外科医师的经验和外科医师的偏好。

专家评论

局部晚期膀胱癌的姑息性膀胱切除术

尽管膀胱切除术的主要目的是治愈，但这不是其唯一目的。在特定的情况下（例如，症状性肿瘤、上尿路梗阻、低转移负荷、高体能状态），可为症状性疾病且无其他选择的患者提供姑息性膀胱切除术和尿流改道术。

术后，患者开始接受加速康复外科（参见术后护理的“学习要点”）方案，并在疼痛控制、行动能力、口服摄入，以及造口护理等方面取得了良好进展。患者术后血液检查无异常，在术后5天出院，并继续在社区中良好康复，同时接受28天的低分子肝素治疗。

学习要点

术后护理

术后护理的目的是使患者尽快完全恢复到术前状态。应该根据每个病例的情况，采用多学科的方法来确定术后恢复的最适合场所，在某些情况下，初始阶段可能需要更高水平的护理。

近年来，人们一直在努力改善膀胱切除术的围手术期和术后结局。加速康复外科方案已在许多非泌尿外科大手术专业实施，效果良好。加速康复外科的原则如下[23]。

1.适当的术前评估、优化、避免肠道准备的热量负荷和长期禁食。

2.围手术期标准化麻醉方案。

3.术后早期经口进食、活动和在适当时拔除引流管/导管。

加速康复外科方案对根治性膀胱切除术的具体调整如表12-2所示[24]。在最近的一项单中心随机对照试验中，先接受根治性膀胱切除术再接受加速康复外科的患者（与对照组相比）有以下获益[23]。

◆ 术后第3天和第7天之间及出院后，身体和情绪功能评分显著改善。
- 伤口愈合问题、深静脉血栓形成和术后发热显著减少。
- 对术后镇痛的需求显著降低。
- 术后经口摄入量增加（最早可在第3天）。

表 12-2 单个高级别中心使用的膀胱切除术加速康复外科® 组成部分

阶段	项目	要素
诊所	术前咨询和教育	关于保持活动水平的建议、饮食和酒精建议、入院和恢复的详细信息、详细描述术后恢复计划的书面材料
	康复前运动	每天步行1小时
	术前用药优化	优化合并症、戒烟建议、计划出院的社会方面
	纠正贫血	口服补铁或静脉补铁
入院前	肠道准备	术前禁食前正常饮食
	自行给药预防血栓	术前12小时家中注射低分子肝素
	术前补充碳水化合物	术前碳水化合物负荷（慎用于糖尿病患者）
入院	术前经口进食	术前2小时内禁饮清液，术前6小时内禁食固体食物
	麻醉前用药	避免使用长效镇静剂
麻醉	标准麻醉剂方案	
	抗菌药物预防	24小时静脉注射奥格曼停®
	皮肤准备	两阶段准备：喷洒含有2%酒精的氯己定葡萄糖酸盐和涂抹含有10%的聚维酮碘溶液
	血栓栓塞预防治疗	血栓栓塞加压袜，术前1天开始使用低分子肝素药物进行28天的药物预防、术中充气加压袜
	局部镇痛	省略硬膜外麻醉，前48小时使用腹直肌鞘导管（0.125%的布比卡因）
	围手术期液体管理	避免过度补液（在膀胱切除前不超过1 L晶体液），应用血管活性药物维持动脉低血压
	鼻胃插管	手术过程不使用鼻胃管或在手术结束时取出
	预防术中体温过低	使用加温毯
手术	微创手术方法	小切口膀胱切除术或机器人辅助手术方法
	切除部位引流	考虑省略盆腔引流

续表

阶段	项目	要素
手术	尿引流	应使用输尿管支架或经尿道新膀胱导管。支架可以在门诊拆除，或对于新膀胱患者，通过膀胱造影拆除导尿管
	伤口闭合	使用2/0聚二氧环己酮缝线（Ethicon®）缝合至腹直肌鞘。使用3/0单层吸收缝线®（聚卡普隆）缝合（Ethicon）至皮肤层
术后	术后饮食	手术后4小时开始咀嚼口香糖，手术当晚开始口服液体——每小时30 mL清澈无气泡的液体。当排气、移动，以及疼痛得到控制时，可以恢复饮食
	术后预防恶心和呕吐	根据需要使用止吐药，早期恢复口服液体
	术后镇痛	腹直肌鞘导管，患者自控阿片类药物，静脉注射对乙酰氨基酚，每日4次，每次1 g，直至恢复饮食
	早期活动	术后第1天下床活动6小时，第1天行走10 m，第2天行走50 m，第3天及以后行走超过100 m
	审核	稽查合规性，了解问题，保持团队内的资源

专家的最后一句话

膀胱切除术联合淋巴结切除术仍然是肌层浸润性疾病患者治愈的最佳机会。治愈性治疗的准备是双重的，治疗的准备工作包括两个方面。首先，尽早为患者提供准确的诊断。一旦确诊为浸润性膀胱癌，就可以对患者进行适当的咨询，以确定最佳的治疗方案——无论是根治性治疗还是姑息性治疗，几乎可以肯定需要多学科的合作，对大多数患者，应考虑行膀胱切除术。

其次，如果患者选择膀胱切除术，则必须为手术做充分的准备，其不仅包括提供新辅助化疗，以改善符合条件患者的肿瘤学效果，还应通过全面的术前评估进行手术优化。膀胱切除术联合淋巴结切除术是一项巨大的生理负担，因此考虑疾病范围、年龄、合并症、药物治疗、术前功能和营养状况将有助于决定根治性治疗是否可行和适当。

有时，确保患者术前状态良好可能需要延迟膀胱切除术，因为术前状态不佳的患者进行大手术可能导致结局较差。在所描述的病例中，保护和优化肾功能是必要的。预先放置输尿管支架既确保了孤立右肾免受恶性输尿管梗阻的影响，也促进了新辅助化疗方案的实施，否则可能会由于肾功能恶化而不适用。

因此，在行膀胱切除术之前对患者进行彻底优化和细致准备，不仅有助于提供多模式治疗以改善肿瘤学结局，还有助于减少与膀胱切除术相关的并发症。

参考文献

扫码查看

 病例 13

高级别非肌层浸润性膀胱癌的进展

Naomi L. Neal

评论专家Richard J. Bryant和Andrew Protheroe

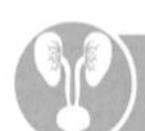 Case

一名73岁的男性在无痛性可见血尿发作后被紧急转诊至泌尿外科，除了下尿路症状外，还存在高血压、心肌病、2型糖尿病，以及既往心室颤动、心脏停搏，随后植入起搏器的背景病史。临床检查无异常，膀胱软镜检查：输尿管口外侧膀胱左侧有2～3 cm的乳头状膀胱肿瘤，CT尿路造影显示左侧膀胱肿瘤，但其他方面无明显异常，上尿路正常（图13–1）。

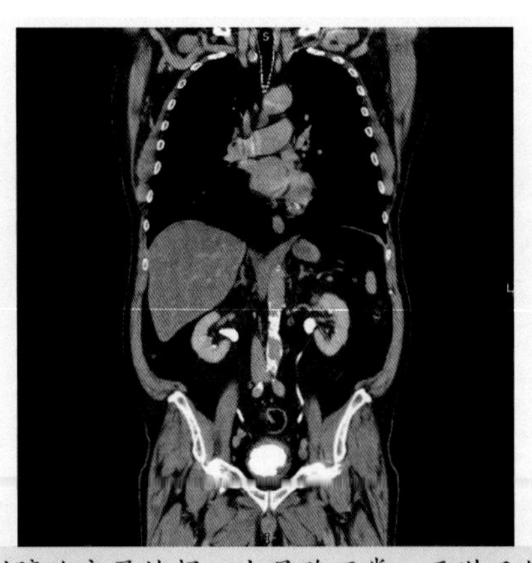

显示左侧膀胱充盈缺损，上尿路正常，无淋巴结肿大。

图 13–1 初始 CT 尿路造影

一位患者进行了TURBT，证实了在左侧输尿管口外侧存在2～3 cm的乳头状病变，无肉眼可见的实性成分。膀胱镜检查显示膀胱其余部分外观正常。完整切除病变，然后进行了一次膀胱内注射MMC。手术标本的组织学检查证实存在G_3pT_1移行细胞癌，然而，标本中没有固有肌层，因此在6周后进行了再次TURBT。于再次切除之前的膀胱肿瘤部位，在膀胱镜检查时没有发现明显的肿瘤，在标本的组织学检查中，再次显示膀胱G_3pT_1移行细胞癌，然而，固有肌层没有肿瘤。在门诊随访时，与患者讨论治疗方案，有两种选择，包括使用膀胱内BCG灌注治疗的膀胱保留治疗方法，或根治性膀胱切除术和回肠造瘘尿路重建术。患者选择使用BCG膀胱保留的方法。

临床提示

再次切除（TURBT）

如果原发性肿瘤切除不完全，或手术标本中没有固有肌层（除非有T_a低度恶性肿瘤或原发性原位癌），或为T_1期肿瘤，建议在2～6周内再次进行TURBT。再切除标本中可能包含约1/3的原发性T_a癌和1/2的T_1病例中的残留癌[1]。25%～45%的初始高级别非肌层浸润性膀胱癌病例在早期再切除时分期上调为肌层浸润性膀胱癌。早期再次切除后，进行BCG治疗与增加无复发生存期延长和结局改善（无复发生存期、无进展生存期和总生存期）相关[2]。

专家评论

治疗讨论

治疗讨论应综合考虑从非肌层浸润性膀胱癌进展为浸润性膀胱癌和死亡的风险（在BCG治疗后15年内分别为50%和30%）与全膀胱切除术的不良反应之间的平衡。

学习要点

早期根治性膀胱切除术 *vs.* BCG膀胱保留治疗

高级别非浸润性膀胱癌的患者可接受BCG膀胱保留治疗，或者全膀胱切除术。由于T_1G_3和伴随原位癌的高级别非肌层浸润性膀胱癌有30%的疾病进展风险，而高级别非肌层浸润性膀胱癌的疾病进展风险更高达80%，因此需要进行积极的治疗。

在膀胱保留治疗后出现高级别非肌层浸润性膀胱癌疾病进展为肌层浸润性膀胱癌患者的预后比，最初出现肌层浸润性膀胱癌的患者差[3]。对于最高风险类别的患者，包括并发原位癌的高级别非肌层浸润性膀胱癌T_1肿瘤、多发或大的或复发性T_1高级别肿瘤，以及某些变异组织学类型的尿路上皮癌，建议行全膀胱切除术而不是BCG。

患者开始接受BCG诱导治疗，然而，在此阶段，全球范围内的BCG短缺变得明显，导致患者接受了不完整的诱导疗程。随后在全身麻醉下进行膀胱镜检查，发现膀胱左侧壁有明显的实质性病变，导致膀胱镜检查期间左侧输尿管口不可见，而包括右侧输尿管口在内的膀胱其余部分无明显异常。再次切除复发性膀胱肿瘤，随后的组织学证实复发的G_3pT_1尿路上皮癌伴混合性非浸润性原位癌，未累及固有肌层。该阶段重复CT尿路造影显示左肾积水和输尿管积水至膀胱输尿管交界处（图13–2），对侧右肾正常，而肾功能保持正常。在此阶段，曾考虑选择进行根治性膀胱切除术和回肠膀胱造口术。然而，鉴于患者因心脏合并症而属于高风险，不适合接受根治性手术，因此再次进行了经尿道膀胱肿瘤切除术TURBT。在这次手术中，切除了膀胱左侧壁上相对较少的残余病灶，且在肉眼清晰直视下，切除了包括左侧输尿管口周围的瘢痕组织，改善了左侧输尿管的引流。随后组织学检查显示为膀胱T_1期移行细胞癌伴慢性炎症。由于全球供应短缺问题已经解决，患者选择接受一整疗程的诱导性BCG治疗。

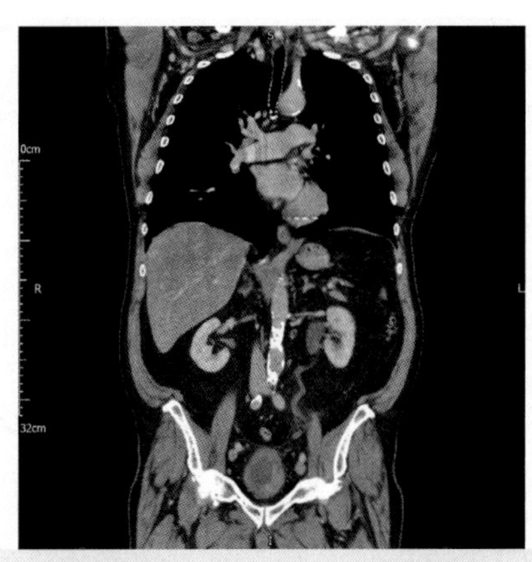

显示左侧肾盂积水和输尿管积水至膀胱输尿管交界处。

图 13–2　随访 CT 尿路造影

患者进行了进一步的再次TURBT，此次手术中在膀胱左侧壁上发现了相对较小的残留病灶，经过宏观切除（包括左侧输尿管口周围的瘢痕组织），在手术中成功引流了左侧输尿管。随后的组织学显示膀胱T_1期尿路上皮癌伴慢性炎症，考虑到目前在解决全球短缺后可获得BCG，患者选择接受完整疗程的BCG诱导。

专家评论

根治性膀胱切除术方法

比较开放和微创方法［机器人辅助腹腔内根治性膀胱切除术（intracorporeal robot assisted radical cystectomy，iROC）试验中的应用］的临床试验正在进行，但目前似乎没有显示出除了可能略微降低输血率和住院时间外的显著差异[6]。即使在现代，随着手术技术的进步，根治性膀胱切除术仍然是一种有不良反应的手术。

学习要点

根治性膀胱切除术（尿路切除手术）的发病率和BCG治疗失败后根治性膀胱切除术（尿路切除术）的结果

根治性膀胱切除术（尿路切除手术）包括切除膀胱、远端输尿管和淋巴结，同时切除男性的前列腺和精囊，女性则切除相邻的阴道和子宫。该手术的发病率为30%～60%，其中许多风险与尿流改道有关，包括造口并发症、输尿管回肠吻合口狭窄、代谢紊乱和随后的尿结石形成[4]，其他风险包括麻痹性肠梗阻、吻合口瘘、静脉血栓栓塞、心肌梗死、肺部并发症、脑血管事件和伤口裂开或疝形成。根治性膀胱切除术后的病死率约为5%。

诊断时存在原位癌、肿瘤大小＞3 cm和多发性肿瘤是BCG治疗失败后，根治性膀胱切除术后病理分期上调至$T_{3/4}$和（或）N_+疾病的预测因素[5]。根治性膀胱切除术组织学分期上调的患者与在根治性膀胱切除术之前识别到进展的患者相比，癌症死亡的时间更短。年轻患者有可能从直接行尿路切除手术而不是保留膀胱的BCG治疗中获益。

在接下来的一年中进行的3次后续膀胱镜检查显示膀胱中存在各种红斑区域，在活检标本的组织学检查中，证实此类区域均为良性伴慢性炎症，患者继续接受维持性BCG灌注疗法。监测CT显示术前肾盂积水和输尿管积水改善，患者的肾功能保持正常。随后在全身麻醉下进一步接受膀胱镜检查，结果显示无明显异常。

根据随后的组织学检查结果，确定左侧输尿管口再次狭窄，但只存在炎症，没有膀胱上皮转移癌。活动性膀胱内疾病已被排除。

学习要点

BCG膀胱灌注治疗的结果

对接受BCG治疗非浸润性膀胱肿瘤（非肌层浸润性膀胱癌）的患者进行15年的随访研究显示，约50%的患者病情出现进展，约30%的患者因疾病进展而死，仅27%的患者能够保留完整的膀胱，约25%的患者会发展为上尿路癌。

西班牙肿瘤协作组（Spanish Oncology Group，CUETO）已经确定了疾病复发的风险因素，包括女性、既往复发史、肿瘤多发性和存在尿路上皮内原位癌[7]。疾病进展的预测因素包括年龄、既往复发、高级别病变、T_1期和3个月的首次膀胱镜检查中复发的疾病。

患者接受了进一步的CT监测，显示左侧膀胱输尿管交界处区域存在16 mm明显的肿瘤结节，相对于膀胱镜来说，在膀胱内无法看到此结节，且出现盆腔淋巴结肿大（图13-3）和肾静脉旁淋巴结肿大，根据放射学标准怀疑为转移性膀胱癌复发。患者在肿瘤内科门诊接受检查，并被告知可能存在转移性移行细胞癌复发的问题。讨论了前期化疗的选择，包括使用吉西他滨和卡铂，以及进行监测。患者选择先进行一段时间的监测，因为其没有出现任何症状，在下一次CT监测时，放射学成像保持稳定。然而，几个月后，在局部麻醉下的软性膀胱镜检查显示膀胱底部肿瘤复发，并在膀胱左侧壁上出现红斑区域。

专家评论

膀胱转移性移行细胞癌

目前对患者的担忧是患者现有转移性疾病，尽管淋巴结负荷有限，但组织学仍显示高级别不典型的非肌层浸润性膀胱癌（高级别非肌层浸润性膀胱癌）。在此种情况下，如果多学科团队一致认为，这符合影像学上转移性疾病的进展情况，那么提供全身化疗是适当的，因为已知高级别非肌层浸润性膀胱癌可能发生此种情况。

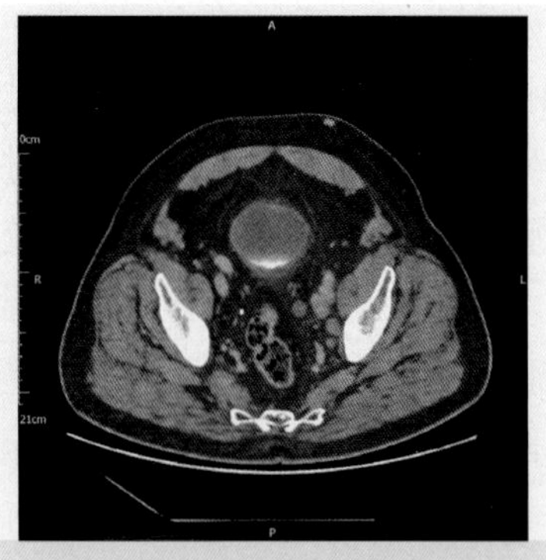

显示存在盆腔淋巴结肿大。

图 13-3 CT 监测

学习要点

膀胱转移性移行细胞癌的化疗和免疫治疗

转移性膀胱癌的标准一线化疗组合是吉西他滨和顺铂的联合应用[8]，整体响应率约为50%，中位生存期约为14个月。甲氨蝶呤、长春碱、阿霉素®（多柔比星）和顺铂（MVAC）是可接受的替代一线化疗方案[9-10]。据报告，以顺铂为基础的联合治疗的缓解率为36%～71%[11]。治疗膀胱癌患者的首选始终是给予以顺铂为基础的化疗药物联合治疗，因为已经证明此类联合治疗的结局更好[11-13]。已经制定并发表了排除接受顺铂治疗资格的标准[14]。如果担心顺铂的毒性，则可以提供吉西他滨和卡铂联合治疗，但此种方案的响应率较低（28%～56%）[11]，且总生存期较差。

如果患者不适合接受顺铂治疗，那么目前可以提供检查点抑制剂形式的免疫治疗，其是基于研究阿特珠单抗（来自IMvigor 210研究组）或帕博利珠单抗（来自KEYNOTE-052研究组）的两项Ⅱ期研究[15-16]。研究帕博利珠单抗“前期”单药的KEYNOTE-052研究表明，使用该药物后的总体缓解率为24%[16]。然而，欧洲药品管理局限制了帕博利珠单抗用于未经治疗的尿路上皮癌，因此，其目前仅应用于肿瘤中具有PD-L1表达水平较高的成人。该建议是基于KEYNOTE-361和IMvigor-130研究中未发表的结果，在此类研究中，与接受顺铂或含卡铂化疗的患者相比，接受帕博利珠单抗治疗的PD-L1低表达肿瘤患者的生存期缩短。

为进一步检查，再次进行了TURBT，切除膀胱颈前部的肿瘤，并对该标本进行了组织学检查，结果显示复发性G_3pT_1膀胱移行细胞癌。瘢痕形成的左侧输尿管口再次被切除，目的是解除左侧输尿管阻塞，并行逆行输尿管造影，结果显示无输尿管肿瘤，然后插入左侧输尿管支架，以维持左侧上尿路引流并维持正常肾功能，为进一步的治疗做准备。但患者随后出现了难以忍受的支架症状，因此在4个月后的软性膀胱镜检查时，取出了支架。

由于担心心脏合并症和存在有限的淋巴结转移疾病，此时患者仍不适合行膀胱切除术，进一步重复的CT横断面成像显示存在盆腔和腹膜后淋巴结增大（图13–4），提示进展性转移性移行细胞癌。此时的治疗选择包括化疗或膀胱、盆腔放疗，可选择后续化疗。进一步分期CT证实了腹主动脉旁和左髂淋巴结病的进展，因此，首选的治疗是化疗，如果患者适合，可能随后进行巩固放疗。

该患者开始接受吉西他滨和卡铂的一线化疗，耐受性良好，随后的CT显示化疗反应良好，其病情继续接受定期的影像学检查。如果影像学检查显示淋巴结转移有进一步进展，未来的选择包括可能的免疫治疗或二线化疗。

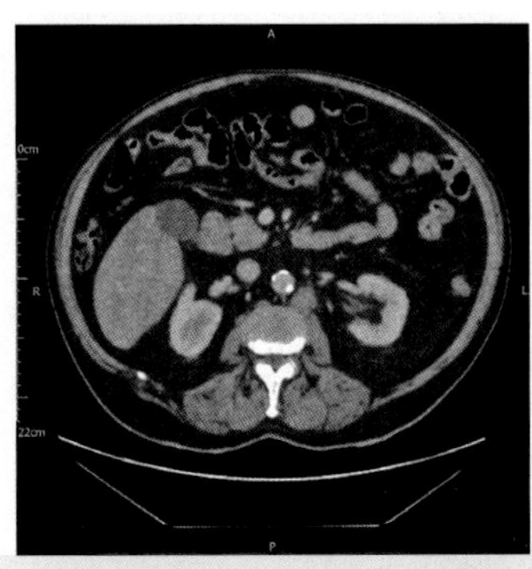

显示存在盆腔和腹膜后淋巴结肿大，提示进展性转移性尿路上皮癌。

图 13–4　重复 CT

学习要点

二线化疗方案

到目前为止，转移性移行细胞癌患者的治疗选择有限，化疗是唯一可用的全身治疗。当患者接受转移性疾病一线化疗后出现复发时，疾病便具有了侵袭性，且进展迅速，进一步治疗的选择有限。

通常只有身体状况足够好的患者才能够接受二线化疗。虽然一些化疗药物具有单药活性，但美国食品药品监督管理局（Food and Drug Administration，FDA）尚未批准此类药物用于二线治疗。在欧洲，一项单药研究表明，在适合接受化疗的患者中，长春氟宁与最佳支持治疗相比具有2.6个月的生存优势，由此获得批准[17]。然而，紫杉烷类有可能成为最常用的二线化疗单药。紫杉醇和多西他赛可使总体风险降低10%～30%，并使总生存期延长6～9个月[18-20]。

证据支持

免疫治疗

检查点抑制剂药物的免疫治疗已可用，目前已获批用于转移性尿路上皮癌，从而增加了患者的治疗选择。检查点抑制剂可阻断PD-1或PD-L1，目前已获得许可，可作为转移性膀胱癌患者的治疗选择。此类药物使用的初步报告表明其活性和安全性令人安心[21]，这导致Ⅲ期数据的获得，特别是KEYNOTE-45研究的数据[22]，该研究比较了帕博利珠单抗（PD-1抑制剂）与标准剂量化疗（研究者选择的紫杉醇、多西他赛或长春氟宁），证明帕博利珠单抗组的生存期显著更长（3个月），缓解率更高（21.1% *vs.* 全组11.4%）。因此，免疫疗法现已获得许可，并作为化疗后疾病复发的二线治疗选择。目前几种免疫检查点抑制剂已获批用于晚期尿路上皮癌，包括帕博利珠单抗、纳武利尤单抗（PD-1抑制剂）、阿特珠单抗，以及阿维单抗和度伐利尤单抗（PD-L1抑制剂）。

未来方向

免疫治疗的新组合

在漫长的时间里，转移性膀胱癌患者可用的选择有限，如今新的和改进的治疗方法的大门正在被打开，这令人兴奋。在临床研究中，多种新的免疫疗法和其他靶向药物的潜在组合正在被研究，并有可能在未来改善患者的治疗结果。

专家的最后一句话

膀胱癌是一种对化疗方案中度敏感的恶性肿瘤，直至最近，化疗一直是全身治疗的主要手段。历史上使用的化疗方案包括MVAC；顺铂、甲氨喋呤和长春新碱；吉西他滨和顺铂的联合应用。在过去的20年里，吉西他滨和顺铂的联合应用已成为全球首选的一线化疗组合，因为与MVAC相比，其毒性更好，缓解率和总生存率相当。吉西他滨和顺铂的缓解率约为50%，该患者人群的中位生存期约为14个月。转移性膀胱癌是一种极具有侵袭性的恶性肿瘤，有相当一部分患者由于合并症和体能状态差，特别是伴随肾功能损害，而不适合接受顺铂治疗。据估计，其中约50%的患者不适合顺铂治疗。必要时，传统上将用卡铂替代顺铂治疗该类患者群体，然而，与顺铂相比，卡铂在缓解率和总生存率方面略有下降。

对于在初始化疗后出现疾病复发的患者，治疗选择非常有限，一部分是因为此类疾病的侵袭性，另一部分是因为许多患者的健康状况较差。在此种疾病复发情况下，继续进行化疗是否有益的证据也相对缺乏。长春氟宁作为二线化疗选择已获得批准，然而，对使用该药物进行临床试验的设计存在一些担忧。紫杉烷类药物，特别是单药紫杉醇，在全球范围内也被用作二线化疗药物。

随着免疫检查点抑制剂药物的开发，膀胱癌患者的治疗前景最近发生了显著变化。事实上，PD-1和PD-L1抑制剂已经获得许可。尽管它们可以“预先”用于肿瘤表达PD-1的不符合顺铂条件的患者，但是此类药物现在主要作为转移性疾病情况下的二线治疗药物，已获得资金支持和使用。

参考文献

扫码查看

第6章 上尿路癌

病例14 局限性肾癌伴下腔静脉癌栓

病例15 转移性肾癌

病例16 上尿路尿路上皮癌

病例 14

局限性肾癌伴下腔静脉癌栓

Tobias Klatte、Antony C.P. Riddick和Grant D. Stewart

评论专家Jose A. Karam

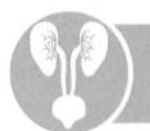

Case

患者，男，61岁，因间歇性右腰部疼痛4周由全科医师转诊，没有出现血尿或全身症状，其目前的世界卫生组织体能状态为0。除20年前行右腹股沟疝修补术外，既往未行任何手术。患者未接受任何常规药物治疗，但在出现疼痛时会服用对乙酰氨基酚。临床检查无异常，血常规和尿试纸检查正常。患者接受超声检查，结果显示右肾巨大肿瘤。随后的胸部、腹部和盆腔CT证实了存在一个大的异质性强化右肾肿块，并伴有肿瘤栓延伸到肝下腔静脉（inferior vena cava，IVC，Mayo Ⅱ级，图14–1）[1]。胸部、腹部或盆腔未见转移性疾病，临床分期为$T_{3b}N_0M_0$。

学习要点

诊断成像

通常，首先进行胸部、腹部和骨盆的CT，在许多中心要补充进行MRI扫描（图14–2）。几十年前的数据表明，MRI扫描可能优于CT，能够清晰显示静脉肿瘤血栓向头侧延伸，并能够区分无形态血栓（无增强、良性）和肿瘤血栓（增强、恶性）[2]。然而，最近的研究表明，MRI和当代CT技术之间不存在临床意义的差异[3-5]，并且仅进行CT可能就已足够[6]。强调一点，为了进行最佳的手术计划，必须在手术计划日期的7～10天内获取最新的影像，该成像策略排除了快速肿瘤进展可能改变治疗方案的情况。

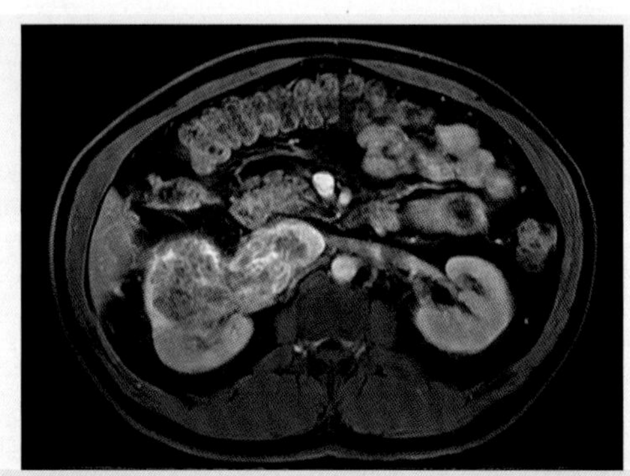

显示右肾肿瘤延伸并扩张肾静脉和下腔静脉。

图 14–2　轴位水 LAVA-Flex（GE Medical）梯度回波 MRI

（经许可复制[1]）

学习要点

血管解剖学成像

在手术候选者中，在回顾扫描时需要注意几个额外的血管特征。动脉解剖结构是至关重要的，因为需要早期动脉控制，从而可以降低失血量，并通过降低静脉回流压力导致血栓的“收缩”。在右

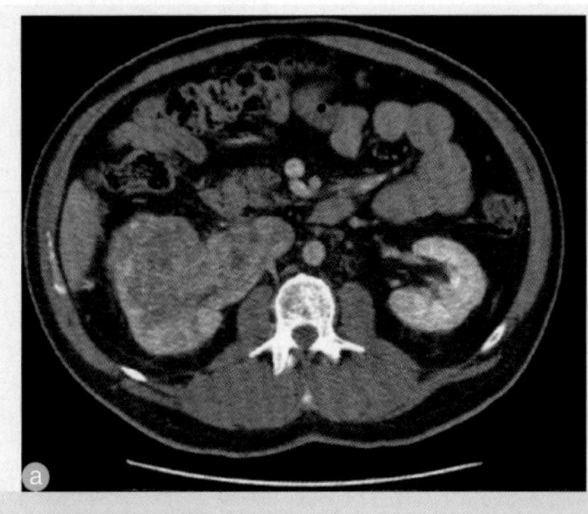

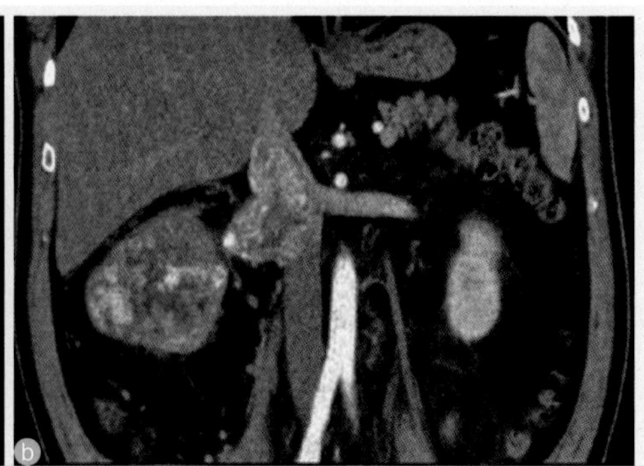

显示异质性右肾肿瘤，并延伸至肝下下腔静脉。轴位（图 a）；冠状位（图 b）。

图 14–1　对比增强 CT

（经许可复制[1]）

侧病例中，如果没有肿大的淋巴结，那么可以通过识别主动脉-腔静脉间隙中的肾动脉来实现动脉控制。应研究腰静脉的解剖结构，因为在腔静脉切开术期间对其进行结扎，对于实现无血视野至关重要。性腺静脉和肾上腺静脉通常突出，因为其可能为肾静脉阻塞的肾脏提供侧支循环。

学习要点

下腔静脉前后径

一个重要特征是肾静脉口水平的下腔静脉前后径。直径增加与下腔静脉壁侵犯风险增加相关[7]，通常需要下腔静脉切除和可能的重建以获得阴性切缘。前后径≥24 mm［比值比（*OR*）：4.4］、右侧肿瘤位置（*OR*：3.3）和肾静脉口下腔静脉的影像学完全闭塞（*OR*：4.9）均是切除下腔静脉的重要预测因素，应进行评估[8]。

专家评论

腔静脉切开术和止血

除腰静脉外，结扎右侧性腺静脉和右侧肾上腺静脉，对于腔静脉切开术期间的止血至关重要。

学习要点

腔静脉造影

有创腔静脉造影适用于以下手术候选者：增强CT、MR均禁忌，或检查结果不明确的情况。在特定病例中，经腹超声可用作辅助手段，但需要训练有素的人员，并且结果通常不确定[9]。最后，初始（术前）经食管超声心动图对静脉肿瘤血栓分期高度准确，但与CT/MRI相比没有提供额外的信息[10]。相反，其被作为基线检查用于心脏解剖和功能。术中连续超声心动图可在手术过程中为外科医师和麻醉师提供帮助，因为其可在手术过程中提供实时成像，同时监测心血管和体液状态[11]。

学习要点

临床、手术和病理分期

局限性肾细胞癌的临床分期基于影像学和体格检查。最常用的临床分类系统是TNM系统，辅以手术静脉肿瘤血栓分类补充（表14-1）。

基于影像学，根据TNM对肿瘤进行临床分类。从2018年1月1日起，对所有新的癌症诊断实施第8版TNM分类。对于下腔静脉-静脉肿瘤血栓肿瘤，主要临床肿瘤（cT）分期始终为T_{3b}、T_{3c}或T_4。病理性肿瘤（pT）分期需要由手术外科医师指导，因为病理学家将无法根据肿瘤血栓的外观区分pT_{3b}和pT_{3c}。

临床N分期是指局部腹膜后淋巴结，基于横断面成像上的短轴直径。短轴直径是与最长（长轴）淋巴结直径垂直的最长直径[12]。腹膜后淋巴结的历史截止值≥10 mm [12]，但仍存在争议。阳性淋巴结的风险在≥7 mm的淋巴结中为20%，在≥10 mm的淋巴结中为29%，在≥15 mm的淋巴结中为47%，在≥20 mm的淋巴结中为66%[13]。在多变量模型中添加额外的成像参数并不能改善单独测量短轴直径的净获益[13]。最后，M分期是指远处或非区域淋巴结转移，并且是临床评估的。在极少数情况下，可以确定pM_1，例如通过病理学确诊转移灶，这通常发生在手术切除（最常见的是同侧肾上腺转移）或转移物的活检后[14]。

已发表的多种手术静脉肿瘤血栓分类，均与手术治疗直接相关。作者根据Neves和Zincke[15]使用Mayo分类，如表14-1所示。

表 14-1　静脉肿瘤血栓的临床和手术分类

分类	分类	描述
TNM[14]	T_{3b}	肿瘤大体延伸至隔膜下的下腔静脉
	T_{3c}	肿瘤大体延伸至隔膜上方的下腔静脉或侵入腔静脉壁
	T_4	肿瘤侵犯Gerota筋膜外（包括邻近扩展至同侧肾上腺）
Mayo分类[15]	Ⅰ期	肿瘤从肾静脉口延伸至下腔静脉<2 cm
	Ⅱ期	肿瘤从肾静脉口延伸至下腔静脉>2 cm，但主要肝静脉下
	Ⅲ期	肿瘤延伸至肝大静脉或肝大静脉以上的下腔静脉
	Ⅳ期	肿瘤延伸至隔膜上方的下腔静脉

资料来源：Brierley JD，Gospodarowicz MK，Wittekind C. Union for International Cancer Control（UICC）TNM Classification of Malignant Tumours. 8th ed. Chichester，West Sussex，UK：Wiley Blackwell；2017 and Neves RJ，Zincke H. Surgical treatment of renal cancer with vena cava extension. Br J Urol. 1987 May；59（5）：390-395.

专家评论

正确分期

促进正确分期的一种方法是让泌尿外科医师将肿瘤血栓水平和标本细节发送给病理学部门。

在多学科团队会议中，对扫描影像进行评审，证实很可能存在右肾癌，并延伸至远低于肝大静脉的下腔静脉内，根据Mayo分类，相当于静脉肿瘤血栓水平为Ⅱ期。没有显示下腔静脉壁受累的征象。存在单支右肾动脉，无腹腔内淋巴结肿大征象。多学科团队小组讨论了术前全身治疗（作为临床试验的一部分）与立即手术的治疗方案，并建议立即行手术切除。患者回到诊所，并被告知多学科团队会议的结果，其同意接受手术，并完全了解适应证、并发症，以及疾病和手术的所有可能结果。

专家评论

静脉肿瘤血栓手术计划

旨在尽快安排手术，理想情况是在2周内，以避免肿瘤进展或栓塞。我们通常在就诊和手术之间使用预防性剂量的抗凝治疗。然而，在没有混合性肿瘤血栓、深静脉血栓形成或肺栓塞的情况下，目前没有前瞻性数据支持使用治疗性抗凝剂用于下腔静脉血栓患者。不应在下腔静脉肿瘤血栓的上方安置术前下腔静脉滤器。同样，通常不需要进行术前肾动脉栓塞。唯一需要进行肾动脉栓塞的临床情况是出现Budd-Chiari综合征的患者。对于此类患者，我们在肾动脉栓塞后约2个月重新评估手术适应性，以检查Budd-Chiari综合征是否已经缓解。对于Ⅱ级或更高级别的肿瘤血栓，手术最好在胸外科/心脏手术室内进行，并配备心脏麻醉师、胸外科/心脏外科医师（除了泌尿外科医师）、食管超声心动图机和备用心脏泵。

学习要点

术前全身治疗

术前全身应用酪氨酸激酶抑制剂旨在将局部晚期或最初不可切除的肾细胞癌进行降期处理，且作为一种潜在选项在多学科团队会议上常被讨论。目前，尚未发表任何单独使用免疫检查点抑制剂或与酪氨酸激酶抑制剂联合治疗的病例系列。数项回顾性病例系列研究评估了靶向治疗对静脉肿瘤血栓患者的影响。在本病例中，我们对8个回顾性病例系列进行了定量数据综合分析，共涉及109例患者，使用了标准随机效应模型（出版截止日期：2019年1月4日，图14–3），其中4项研究关注混合靶向治疗组[16-19]，2项关注舒尼替尼组[20-21]，1项关注阿昔替尼组[22]，1项关注帕唑帕尼[23]，平均治疗周期数为2。总体而言，65.1%的患者（95%*CI*：47.9～79.1）显示可测量的静脉肿瘤血栓高度降低，平均降低2.0 cm（95%*CI*：1.8～2.5），而19.4%（95%*CI*：12.5～28.8）显示出静脉肿瘤血栓高度增加。静脉肿瘤血栓水平下降占22.6%（95%*CI*：14.9～32.9），保持稳定占73.6%（95%*CI*：64.1～81.4），升高占7.2%（95%*CI*：3.4～14.3，注：比例来自不同的随机效应模型，因此相加不会为100%）。舒尼替尼和阿昔替尼的结果最有利[16, 18, 22]。

在此种情况下，仅有一项正在进行的前瞻性试验。NAXIVA（阿西替尼用于减少肾透明细胞癌伴有静脉侵犯的淋巴瘤血栓程度的新辅助研究；NCT0349481）是一项单臂Ⅱ期可行性试验，共有20例患有透明细胞肾细胞癌和静脉肿瘤血栓的患者接受新辅助阿西替尼治疗。主要终点是静脉肿瘤血栓水平的变化。

总之，靶向治疗对肿瘤血栓的影响各不相同，尽管其可能改变选定患者的手术治疗。目前的指南不建议在临床试验之外进行术前系统治疗。

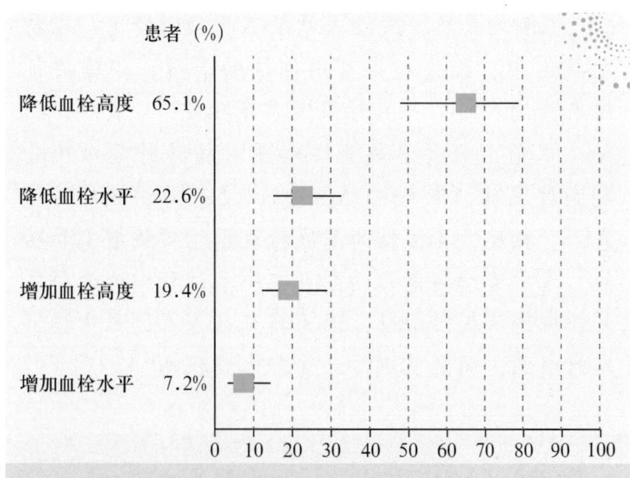

未观察到显著异质性（各异质性 $P > 0.35$）。

图 14–3 总结下腔静脉–静脉肿瘤血栓患者术前接受酪氨酸激酶抑制剂治疗研究定量分析的图形摘要

嘱患者取仰卧位，给予其160 mg庆大霉素进行抗生素预防。采用顶部切口行剖腹手术。植入

Thompson牵开器。从Gerota筋膜上游离右半结肠和肝曲。游离小肠，并对十二指肠进行Kocher化处理。然后，离断肝韧带及肝下缘与Gerota筋膜的粘连，充分暴露肾上、下腔静脉和左肾静脉，并在此类结构周围穿过吊带（图14-4a）。在主动脉腔静脉间沟内识别出了肾动脉，并用1号聚乙醇酸缝线结扎切断。用4-0号聚乙醇酸缝线结扎离断腰静脉，然后充分游离肾脏。应用术中超声，确认肝下肿瘤血栓。在近端和远端腔静脉，以及左肾静脉周围应用止血带。在右肾静脉口周围做一个椭圆形切口，并使用Potts剪刀向头侧延伸4 cm。然后整块切除右肾、右肾静脉和下腔静脉血栓（图14-4b，图14-4c）。使用肝素化生理盐水冲洗腔静脉腔，随后用连续Prolene®4-0缝线闭合。释放止血带，未发生出血。使用1号聚对二氧环己酮进行两层连续缝合伤口。术中出血量为400 mL，手术时间为210分钟。

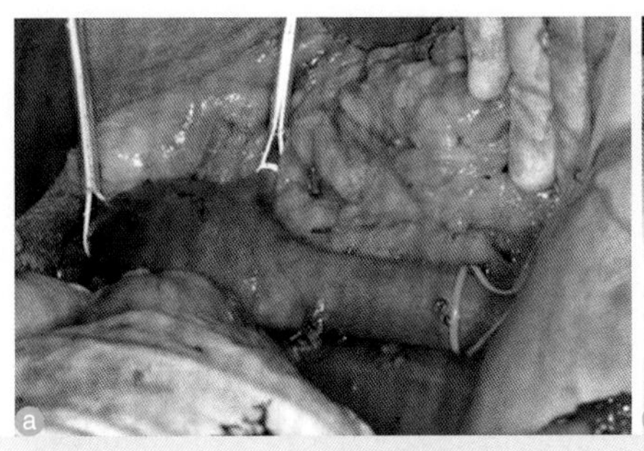

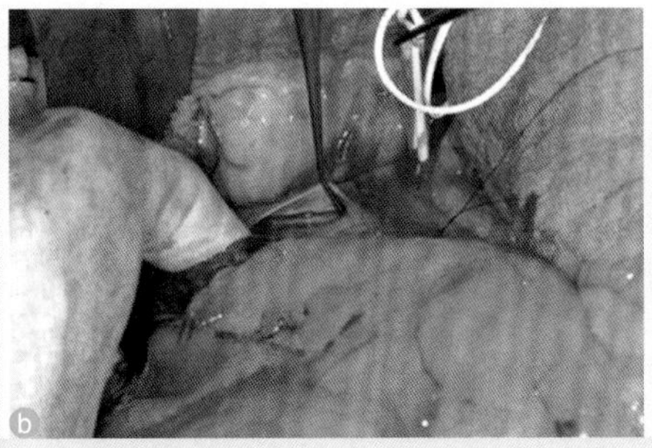

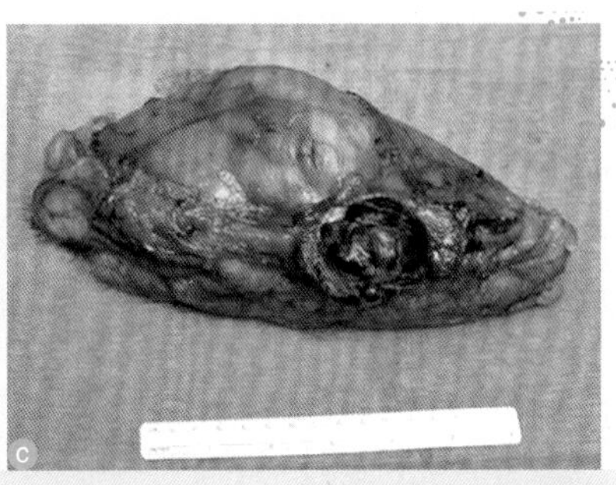

使用被用作止血带的吊带控制肾下和肾上腔静脉，以及左肾静脉。在此阶段所有腰静脉均已离断（图 a）。之后腔静脉切开术，清除肿瘤血栓（图 b），切除与血栓连续的肾肿瘤（图 c）。

图 14-4 术中影像

（经许可复制[1]）

专家评论

静脉肿瘤血栓手术方法

- 我们通常在术前使用肝素预防静脉血栓栓塞。
- 正中切口是本人的首选入路，其提供快速进入和闭合，以及极好的腹膜后入路，尤其是与Thompson牵开器结合时。在极少数需要更高位延伸的情况下，可再打开皮肤5 cm，切除剑突，从而允许更多的牵引和暴露。
- 对于Ⅱ级血栓，控制和分离所有短肝静脉非常重要，以便使下腔静脉充分活动，尽可能在主肝静脉的头侧和尾侧。
- 在控制右肾动脉后，充分游离了下腔静脉。这可以在手术早期实现，具体步骤为：识别左肾静脉，清扫腹主动脉前淋巴结，用静脉牵开器将左肾静脉向前牵开，然后在左肾静脉后方找到右肾动脉，这是在进行下腔静脉血栓切除术时控制血管的最安全位置。在控制并离断右肾动脉后，下腔静脉和左肾静脉分别在头端和尾端被隔离，同时用血管环或脐带宽松地环绕在这些结构上。
- 通常将肾脏留在原位而不移动，以尽量降低处理肾脏期间可能发生肿瘤血栓栓塞的风险。
- 对于头侧下腔静脉的控制，通常使用夹钳而不是止血带，因为有时我们需要按照计划/预期在头侧切除更多的下腔静脉壁，且与止血带相比，如果下腔静脉打开得太近，可能会变得更松动，这将更稳定，其也可用于尾侧下腔静脉对照。
- 通常使用15号刀片行腔静脉切开术，因为考虑到刀片的凸面形状（例如，与11号刀片相反），在打开下腔静脉壁时，不太可能侵犯肿瘤血栓。
- 除常规Potts剪刀外，在手术器械中使用反向Potts剪刀也是有帮助的，以实现下腔静脉壁切除的更多功能。切除肾静脉口非常重要。在此类型的手术中，如果下腔静脉壁的切除超过术前预期，则应提供备用的牛心包补片。
- 为该手术提供1号Penfield剥离器是有帮助的，因为其是一种分离下腔静脉壁粘连血栓非常有用的工具。
- 本人对腔静脉闭合的偏好是使用两根单独的Prolene®缝线，每一根都从腔静脉切开术的每个角开始，然后系在一起。可以采取一些额外操作，将手术台置于头低脚高位，并在打结

Prolene®缝线之前暂时打开夹子，将栓塞风险降至最低。如果已经在使用，则可以使用经食管超声心动图检查心脏有无空气。

病理显示透明细胞肾细胞癌，侵犯肾周脂肪、肾窦脂肪及集合系统。当血栓延伸至膈下腔静脉而不是腔静脉壁时，最终分期为T_{3b}。原发肿瘤的最大直径为9 cm。存在凝固性肿瘤坏死区域。肿瘤细胞核仁呈嗜酸性，100倍放大清晰可见。无肉瘤样或横纹肌样去分化。最终国际泌尿病理学会（International Society of Urological Pathology，ISUP）分级为3级。肿瘤未达到肾周切缘，阴性淋巴结共10个。最后阶段为$T_{3b}N_0M_0$，Leibovich评分为6分，即“高风险”。

✪学习要点

风险分层

基于多变量预后模型准确预测个体复发概率为患者提供咨询、个体化监测和选择患者进行辅助临床试验至关重要。Leibovich预后评分[24]和加州大学综合分期系统（University of California integrated staging system，UISS）[25]是最常用的术后预后模型，可根据常规临床病理学数据进行分配（表14−2）[26]。Leibovich评分确实包括N_+疾病患者，而加州大学综合分期系统将其视为转移性疾病。虽然Leibovich评分是为透明细胞肾细胞癌制定的，但加州大学综合分期系统包括所有肾细胞癌亚型。

表 14−2　Leibovich 评分和加州大学综合分期系统在临床局限性肾癌术后危险分层中的应用

名称	特征		得分
Leibovich 评分（T_{1-4}N任何M_0）	T分类	T_{1a}	0
		T_{1b}	2
		T_2	3
		T_3或T_4	4
	N分类	pN_x或pN_0	0
		pN_+	2
	肿瘤大小	＜10 cm	0
		≥10 cm	1
	核级	G_1或G_2	0
		G_3	1
		G_4	3
	肿瘤坏死	未检出	0
		存在	1
Leibovich评分（T_{1-4}N任何M_0）	基于总评分的分层	0～2	低风险
		3～5	中等风险
		6～11	高危
加州大学综合分期系统（$T_{1-4}N_0M_0$）	T_1，1～2级，ECOG PS 0		低风险
	T_1，1～2级，ECOG PS≥1		中等风险
	T_1，3～4级，任何ECOG PS		中等风险
	T_2，任何级别，任何ECOG PS		中等风险
	T_3，1级，任何ECOG PS		中等风险
	T_3，2～4级，ECOG PS 0		高风险
	T_3、2～4级、ECOG PS≥1		高风险
	T_4、任何级别、任何ECOG PS		高风险

注：ECOG：东部肿瘤协作组；PS：体能状态。
资料来源：改编自参考文献[26]。

术后恢复顺利，患者于术后第5天出院回家，并完成了28天的低分子肝素皮下注射。发布病理学报告后，在多学科团队会议上重新讨论了该病例。该小组建议进行“高风险随访”，并提供参与辅助临床试验的机会。告知患者疾病复发的风险约为50%。

✪学习要点

监测和辅助治疗

目前，术后监测仍然是完全切除的非转移性肾细胞癌患者的标准治疗。该领域的证据很低，因此专业机构之间关于最佳监测方案的一致性很低。该病例的作者遵循EAU时间表（表14−3）[27]。

辅助试验通常是优效性安慰剂对照临床Ⅲ期试验，这些试验通常在转移性疾病中的药物测试成功后启动。在过去的数十年里，人们对一系列干预措施进行了大量的研究，包括放疗、激素治疗、细胞因子和疫苗。其中许多试验效力不足，除一项疫苗试验[28]外，均未产生令人信服的获益数据。数项研究酪氨酸激酶抑制剂和哺乳动物雷帕霉素靶蛋白抑制剂使用的试验现已发表或正在随访（表14−4）[29-32]。只有一项试验（S-TRAC[29]）显示无病生存期改善

表 14-3　EAU 提出的监测时间

风险特征	监督计划				
	6 个月	1 年	2 年	3 年	> 3 年
低	超声	CT	超声	CT	CT每2年1次；关于约10%复发风险的建议
中/高	CT	CT	CT	CT	CT每2年1次

表 14-4　酪氨酸激酶抑制剂和哺乳动物雷帕霉素靶蛋白抑制剂的辅助试验概述

试验和识别号	臂	N	亚型	结果
ASSURE NCT00326898	舒尼替尼 *vs.* 索拉非尼 *vs.* 安慰剂治疗1年	1943	透明细胞或非透明细胞	无病生存期或总生存期未改善[29]
ATLAS NCT01599754	阿昔替尼 *vs.* 安慰剂治疗3年	724	透明细胞	未改善无病生存期[30]
PROTECT NCT01235962	帕唑帕尼 *vs.* 安慰剂治疗1年	1500	透明细胞	未改善无病生存期[31]
S-TRAC NCT00375674	舒尼替尼 *vs.* 安慰剂治疗1年	615	透明细胞	无病生存期改善，未改善总生存期[32]
EVEREST NCT01120249	依维莫司 *vs.* 安慰剂治疗1年	1545	透明细胞或非透明细胞	随访中，结果尚未获得
SORCE NCT00492258	索拉非尼 *vs.* 安慰剂治疗1～3年	1656	透明细胞或非透明细胞	随访中，尚未获得结果

注：mTOR：哺乳动物雷帕霉素靶蛋白。

（舒尼替尼疗法使疾病进展延迟1.2年）。因此，欧洲泌尿外科学会指南小组不推荐使用酪氨酸激酶抑制剂辅助治疗[27]。最近，研究发现每3周1次200 mg剂量的辅助应用帕博利珠单抗（一种免疫治疗药物），与安慰剂组相比，在改善了高危肾透明细胞癌患者的无病生存期[33]，但尚未获得最终总生存期数据。欧洲泌尿外科学会肾细胞癌指南小组对帕博利珠单抗的辅助治疗提出了力度较弱的推荐建议[34]。值得注意的是，其他数项辅助免疫肿瘤学临床试验目前正在招募患者。正在进行的试验涉及纳武利尤单抗（PROSPER RCC）、阿替利珠单抗（IMMotion010）、尼鲁单抗联合伊匹单抗（CheckMate 914）和度伐利尤单抗/度伐利尤单抗联合曲美木单抗（RAMPART）。其中许多药物和组合在转移性肾细胞癌中表现出令人印象深刻的临床活性。

专家的最后一句话

下腔静脉肿瘤血栓切除术仍然是一种风险极高的手术，具有潜在的病死率和发病率。泌尿外科医师的经验对该手术的成功至关重要。适当的术前评估（临床、影像学、麻醉和心脏）和多学科团队方法是达到最佳结果的关键。虽然此种手术更频繁地在机器人的辅助下完成，但护理标准仍然同开放性手术一样，允许以快速的方式处理血管和心脏急症。理想情况是将下腔静脉肿瘤血栓切除术集中至每个科室的少数泌尿外科医师手中，以优化其经验，并尽可能减少术中和术后并发症，实现所有肿瘤的完全切除。由于此类患者中的大多数（如果其没有转移性疾病）是复发的高风险人群，其应按照批准的方案接受辅助治疗，并参加辅助治疗的临床试验（如果有），或者应该进行仔细的监测。

参考文献

扫码查看

病例 15

转移性肾癌

Joana B. Neves和Maxine G. B. Tran

评论专家Axel Bex

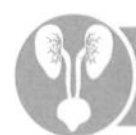

Case

一名43岁的男性在过去2年内间歇性出现腹部不适，在过去数月内症状恶化。既往无肾癌、结节性硬化症、癫痫家族史。查体显示，扪及腹部包块。在其胸部、腹部和盆腔横断面成像中，于右肾发现一个大肿瘤，最大轴测量为24 cm（图15–1）。临床上无侵犯肾静脉或邻近结构及肉眼可见转移性疾病的证据。拟行右侧开放性肾癌根治术。

临床提示

肾肿瘤的体征和症状

与肾脏肿瘤相关的典型三联征——肉眼血尿、腰痛和可触及腹部肿块，最常见于大肿瘤，上述体征也可以独立存在。体格检查，男性精索静脉曲张提示肾静脉侵犯，可出现全身症状。较少见的是，在副癌综合征，如继发性红细胞增多症或高肾素血症的研究中发现肾肿瘤。另外，大多数肾脏肿瘤较小、局限，且在临床上无明显症状[1]。

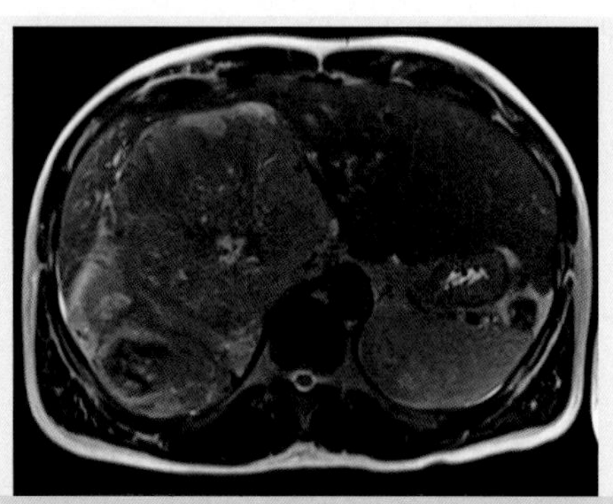

显示紧贴肝脏的较大肾肿块（T_2加权序列）。

图 15–1　诊断时的 MR 轴位图像

学习要点

手术在大肾肿块中的作用

对于诊断为疑似肾细胞癌且似乎具有局限性（cM_0）的大肾肿瘤患者，标准的治疗方法为根治性肾切除术。只要可能，微创（腹腔镜和机器人辅助手术）手术方法就倾向于首选，因为观察证据表明住院时间缩短、失血量减少、镇痛药使用减少和术后恢复更快[2]。

专家评论

微创和开放手术方法

尽管没有根据肿瘤大小的阈值来决定采用微创还是开放方法，但由于空间限制，大肿瘤（>10 cm）的微创手术，在技术上可能更具挑战性，需要大切口进行肿瘤切除，因此传统的开放方法可能更合适。

手术过程中，对于所示病例还决定行同侧肾上腺切除术和淋巴结清扫术。术中肝段Ⅴ和Ⅷ出现了损伤，此类损伤较为表浅，且经保守治疗处理。术中没有发现包膜破裂或肿瘤溢出（图15–2）。

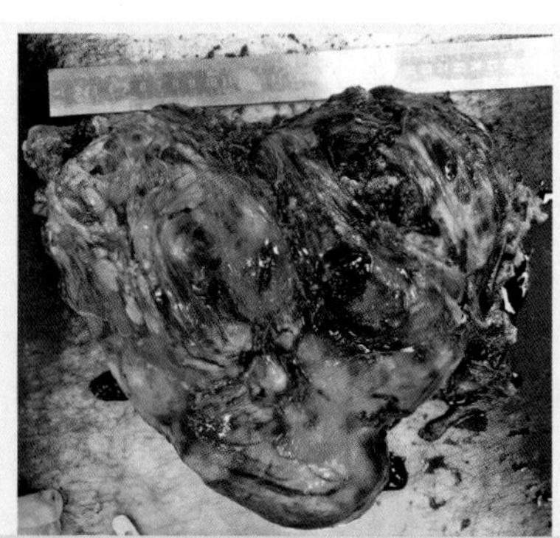

图 15–2　手术标本

证据支持

非尿路上皮肾肿瘤的淋巴结清扫术

一项随机对照试验和系统综述质疑肾切除术时进行淋巴结清扫术对肿瘤学结果的影响[3-4]。因此，对于临床未发现可疑淋巴结的病例，行淋巴结清扫术可能会引起潜在的手术并发症，而对于肿瘤学获益，并没有充分证据支持。

然而，当在横断面成像或术中出现临床疑似淋巴结阳性疾病时，应考虑行额外的手术，因为有观察性数据表明，当切除超过10个淋巴结并确诊淋巴结阳性疾病时，可能会提高癌症特异性的生存率[5]。

证据支持

肾上腺切除术治疗非尿路上皮肾肿瘤

传统上，同侧肾上腺切除是根治性肾切除的一个重要组成部分。疾病涉及肾上腺的情况十分罕见，目前尚未有文献证明行肾上腺切除术有任何肿瘤学上的益处[6]。因此，除非临床怀疑肾上腺受累（无论是术前分期影像还是术中），否则肾上腺应予以保留。

证据支持

非尿路上皮肾肿瘤的辅助治疗

ASSURE[7]、PROTECT[8]、SORCE[9]，以及S-TRAC[10]随机对照试验已经针对肾细胞癌的辅助治疗问题进行了研究，结果显示对于中风险或高风险病例，在术后进行额外的酪氨酸激酶抑制剂的全身治疗并没有生存益处。

迄今为止，欧洲尚无辅助治疗获批用于肾癌或其他肾脏肿瘤。基于接受S-TRAC的高危患者的无病生存期数据，舒尼替尼（一种具有抗血管内皮生长因子活性的酪氨酸激酶抑制剂）已被美国食品药品监督管理局批准用作辅助治疗。

分析手术标本后，组织学确诊为上皮样血管平滑肌脂肪瘤。肿瘤几乎取代了所有的肾脏；肉眼可见多结节褐色肿块，有广泛的坏死区和模糊不清的边界。肿瘤的最大直径为240 mm，重量为2980 g。显微镜下，其表现出由平滑肌、脂肪组织和血管组成的经典三相结构，与具有轻度异型性的多边形上皮样细胞和畸形的多核上皮样巨细胞相间混合。存在有丝分裂象，包括非典型形式，以及凝固性坏死。肿瘤几乎没有明显的脂肪。免疫组化分析显示：肿瘤Melan A、HMB45、平滑肌肌动蛋白SMA、波形蛋白均呈阳性。CD117、E-钙黏蛋白、AMRC呈弱阳性。PAX8、CAIX、肾细胞癌标志物、CK7均为阴性。切除被认为是完全的，但肿瘤被发现浸润到肾门和肾周围脂肪组织及肾静脉中。共检索到14个淋巴结（1个肾门淋巴结、12个腹主动脉旁淋巴结和1个肠系膜淋巴结），全部显示无病变。未发现肾上腺转移。

专家评论

组织学考虑

大多数成人肾脏肿瘤为上皮源性，最常见的亚型是透明细胞（clear cell，cc）肾细胞癌。根据2016年世界卫生组织最新病理学分类[11]，其他14种亚型的肾细胞癌被统称为非透明细胞肾细胞癌。此外，还有其他类型的肾脏肿瘤，但通常较少见，其具有间质起源或上皮和间质混合起源。

目前，大多数关于肾肿瘤患者疾病管理的有效证据主要来自肾细胞癌或更常见的肾透明细胞癌的数据，其在决定如何管理起源于间质的肾肿瘤时增加了额外的复杂性，应考虑转诊至三级专科中心。

学习要点

上皮样血管平滑肌脂肪瘤的特征

肾血管平滑肌脂肪瘤是由不同比例的经典平滑肌细胞、成熟脂肪细胞、周细胞（又称血管周围上皮样细胞），以及厚壁、不规则的血管组成的病变，其代表了最常见的良性肾脏肿块，也是最常见的间叶组织来源的肾脏良性病变。非典型血管平滑肌脂肪瘤已被描述，包括嗜酸细胞瘤样血管平滑肌脂肪瘤和上皮样血管平滑肌脂肪瘤。

上皮样血管平滑肌脂肪瘤是罕见的，自2004年世界卫生组织病理分类[12]以来，被描述为与血管平滑肌脂肪瘤完全不同的实体，其形态类似于高级别肾细胞癌或伴肉瘤样分化的肾细胞癌。显微镜下，上皮样细胞（神经嵴起源的细胞，也被认为是经典血管平滑肌脂肪瘤的前体细胞）的优势、低脂细胞含量和细胞学异型性是区分上皮样血管平滑肌脂肪瘤和经典血管平滑肌脂肪瘤的主要特征。

肿瘤被认为起源于血管周围上皮样细胞（perivascular epithelioid cells，PECs），如经典血管平滑肌脂肪瘤和上皮样血管平滑肌脂肪瘤属于血管周围上皮样细胞肿瘤（perivascular epithelioid cells tumor，PEComa）家族[13-16]。

显微镜特征

- 主要为上皮样细胞，细胞形态为梭形，胞质透明或呈嗜酸性，细胞核大，嗜酸性核仁明显（根据2016年世界卫生组织病理学分类，上皮样血管平滑肌脂肪瘤的诊断标准是肿瘤中超过80%的细胞具备上述特征[11]）[13-16]。

- 上皮样细胞与淋巴细胞混合，靠近厚壁血管（血管周围）。
- 多核、多形性增大的神经节样细胞。
- 脂肪细胞含量低。

典型免疫反应性

- 黑色素细胞标志物，如HMB-45、HMB-50、MelanA、小眼畸形转录因子，呈阳性；间质细胞标志物，如平滑肌肌动蛋白，呈不同程度的阳性[13-15]。
- 上皮标志物，如细胞角蛋白和上皮膜抗原，呈阴性。

专家评论

血管平滑肌脂肪瘤的影像学表现

放射学上，当含脂瘤样病变具有较大的实性成分时，可怀疑存在上皮样血管平滑肌脂肪瘤。然而，该特征并非病理学特异性。通常，上皮样血管平滑肌脂肪瘤中的脂肪含量可能足够低，在横断面成像中无法区分。同样地，在放射学上也无法与经典血管平滑肌脂肪瘤进行区分[14, 17-18]。

鉴于对上皮样血管平滑肌脂肪瘤潜在恶性行为的了解，以及存在不良预后的特征，对患者进行术后监测，在术后6个月和12个月时进行检查，并计划在术后5年内继续每年监测。

术后1年，发现右肾切除部位出现一个边界不清的异质性病变，紧贴右门静脉，并包绕了下腔静脉、左肾静脉和肝总动脉。还发现有大的淋巴结转移在腰肌上方，直径至少为6 cm，并且在尾状叶和Ⅳ、Ⅴ、Ⅵ、Ⅶ段出现多个肝实质区低密度，并显示外周动脉强化，与转移相一致（图15-3）。胸部未发现异常。

学习要点

上皮样血管平滑肌脂肪瘤的恶性行为

高达1/3的上皮样血管平滑肌脂肪瘤病例可表现出恶性行为和转移，预期寿命缩短[13, 19-23]。转移最常发生于肝、肺和局部淋巴结。在病例报告中记录了原发性和转移性病变之间相同的克隆基因特征[24]。

证据支持

与上皮样血管平滑肌脂肪瘤潜在恶性行为相关的特征

- 肿瘤大部分由上皮样细胞组成（已发表的阈值范围为>70%~95%）[20-22]。
- 存在凝固性坏死[20-23]。
- 肾周脂肪浸润[20, 23]。
- 侵犯肾静脉[20, 22]。
- 每10个高倍视野中，有丝分裂象超过2个[21]。
- 非典型有丝分裂活性[21]。
- 尺寸较大（已发表的阈值范围为>7 cm或>9 cm）[20, 22-23]。
- 经证实的结节性硬化症或伴随经典型血管平滑肌脂肪瘤[20]。

证据支持

上皮样血管平滑肌脂肪瘤的遗传标志

经典血管平滑肌脂肪瘤可能与结节性硬化症相关，这是一种常染色体显性遗传病，与*TSC1*和*TSC2*基因突变，以及随后的哺乳动物雷帕霉素靶

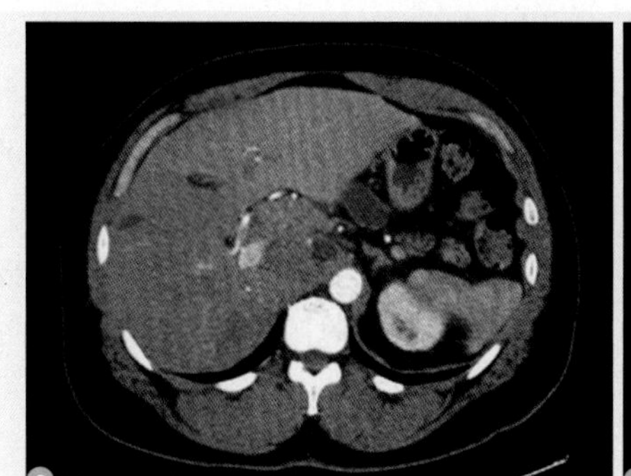

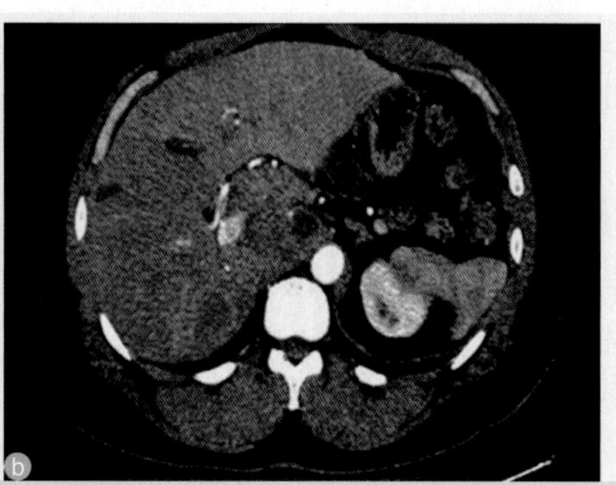

动脉期：腹部窗（图a）；肝脏窗（图b）。

图 15-3　局部和转移性（肝脏）疾病复发时的 CT 轴位图像

蛋白信号通路干扰相关。同样，上皮样血管平滑肌脂肪瘤在3/4的病例中是散发性的[13, 15, 20]。与散发性经典血管平滑肌脂肪瘤相似，散发性上皮样血管平滑肌脂肪瘤也通常与*TSC*基因突变相关[25-26]，并且可以使用免疫组化记录哺乳动物雷帕霉素靶蛋白C1通路的激活[26-27]。

在遗传学上，*TP53*沉默是经典血管平滑肌脂肪瘤和上皮样血管平滑肌脂肪瘤的区别特征，证明了在此类非典型病例中存在潜在的恶变[13, 28-29]。

根据活检结果诊断出肿瘤已转移至肝脏。由于转移负荷较高，使用手术或放疗进行局部治疗是不恰当的。将患者的治疗转交给肿瘤科团队，计划开始全身治疗。

专家评论

预后特征

根治性肾切除术治疗大肾脏肿瘤可能是一种具有挑战性的手术，在本病例中，存在术中肝损伤（Ⅴ段和Ⅷ段）。尽管报告称肿瘤切缘清晰，且在术后前12个月内未发生术中肿瘤溢出、肾床复发、肝转移（尾状叶和Ⅳ段、Ⅴ段、Ⅵ段和Ⅶ段），以及淋巴结转移。

组织学的不良预后特征（包括非典型的有丝分裂图像、凝固性坏死，以及肾周脂肪组织和肾静脉浸润）提示侵袭性疾病，转移性上皮细胞血管平滑肌脂肪瘤常进展至肝脏和淋巴结[20]。

专家评论

转移性病变活检

对于疑似肾癌相关转移性病变的活检，尤其是在患低转移潜能疾病的情况下，有助于指导疾病治疗和确定是否需要进一步治疗。

证据支持

肾癌的全身治疗

直至最近，晚期肾癌的处理一直令人失望。原发性肾脏恶性肿瘤被认为是放疗和化疗耐药的。40年前出现了一项突破性进展，因为人们认识到静脉注射白细胞介素-2，尽管其不良反应很高，但其免疫调节在该领域是有用的[30]。对von Hippel-Lindau综合征生物学的深入了解使人们认识到缺氧诱导因子通路在透明细胞肾细胞癌中的驱动作用，并于2006年批准了抗血管生成药物，其中第一个药物是舒尼替尼[31]。不久之后，哺乳动物雷帕霉素靶蛋白通路抑制剂替西罗莫司和依维莫司也进入大众视野[32]。

目前，一种通过检查点抑制免疫调节新形式的发展再次改变了转移性肾细胞癌的治疗，此类药物现在是中危和高危病例的一线选择[33]。

目前，对于非透明细胞肾细胞癌引起的转移性肾肿瘤的Ⅲ期临床试验还没有报道[34]，再次暴露了在处理更罕见的转移性肾肿瘤方面的困难。

证据支持

恶性上皮样血管平滑肌脂肪瘤的全身治疗

最近，一项多中心观察性回顾性研究，在53例局部晚期或转移性血管周围上皮样细胞肿瘤患者中，评估了4种全身治疗方案（以蒽环类药物为基础的治疗方案、以吉西他滨为基础的治疗方案、血管内皮生长因子抑制剂和哺乳动物雷帕霉素靶蛋白抑制剂）的肿瘤学结果，其中11例患者为上皮样血管平滑肌脂肪瘤[35]。最佳的治疗反应率和无进展生存时间是使用哺乳动物雷帕霉素靶蛋白抑制剂的（分别为76.9%和9个月）。肉瘤化疗方案的疗效最弱。之前也报告过转移性上皮样血管平滑肌脂肪瘤对哺乳动物雷帕霉素靶蛋白抑制剂[25-26, 36-37]的显著肿瘤反应。

证据支持

肾脏原发病变的复发和转移病变的局部处理

有观察性证据表明，切除孤立的局部肾细胞癌复发病灶具有肿瘤学益处[38]。同样，对于低转移负荷的肾细胞癌病例，对所有转移病变进行切除，观察性数据表明肿瘤学结果改善，并延迟开始全身治疗的时间。

讨论

临床局限性大肾肿瘤的初始治疗主要是手术。对于恶性病例，须进行术后影像学随访以发现早期或晚期的转移扩散。然而，对于上皮样血管平滑肌脂肪瘤等未被明确定义为恶性的病例，随访指南中其定义较少。在本病例中，按照以前的知识，此类病变具有潜在的恶性行为，原发病变的大小和存在不良预后特征表明需要术后监测。事实上，患者出现了局部和远处复发，而无法接受手术治疗，因此必须考虑全身治疗。

因缺乏专门针对透明细胞肾细胞癌以外的组织学亚型的研究，从而缺乏高水平的证据，给罕见的肾肿瘤亚型患者的治疗带来了许多不确定因素。手术治疗应是非转移性疾病的标准治疗选择，并且对于局部复发或可进行完全清除病灶的转移性疾病也可以考虑手术治疗。获批用于透明细胞肾细胞癌的全身治疗往往未在罕见亚型中测试。在上皮样血管平滑肌脂肪瘤的病例中，有一个合理的生物学依据和现实世界的证据表明，哺乳动物雷帕霉素靶蛋白抑制剂治疗可能会改善转移性疾病患者的肿瘤学结果。

专家的最后一句话

近年来，在肾肿瘤形态重新分类和对肾肿瘤基因组学的理解方面取得了巨大进展。肿瘤亚型的数量似乎在增加，但研究仍然非常关注透明细胞肾细胞癌。正因如此，在治疗罕见癌症亚型时仍使用“一刀切”的方法，而此类亚型可能具有独特的自然历史和分子驱动因素。关于肾肿瘤的讨论和研究需要扩大范围。临床和科学界需要建立国际合作，以推动发现分子驱动因素和开发针对罕见肾肿瘤亚型的个体化方法。

参考文献

扫码查看

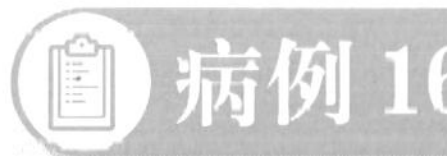

上尿路尿路上皮癌

Richard Nobrega

评论专家Mark Sullivan

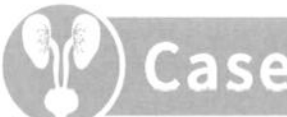

Case

一名74岁的男士因肉眼血尿而前往地区综合医院，等待2周，其膀胱镜检查结果正常，肾功能显示肾小球滤过率约为49 mL/min，血清肌酐为126 μmol/L。CT尿路造影显示双侧输尿管充盈缺损：右侧L_4/L_5输尿管病变和左侧L_3/L_4输尿管病变，远端长狭窄伴右肾积水（图16–1）。

随后在全身麻醉下进行膀胱镜检查，显示膀胱正常。对右侧的逆行检查，显示有密集的输尿管充盈缺损，刚性和柔性输尿管镜都无法通过右侧的输尿管。对左侧的逆行检查，证实了CT发现的远端输尿管狭窄，并有较近端的充盈缺损。进行细胞学抽吸，尝试进行刚性输尿管镜检查时，意外穿孔了左侧输尿管，活检未成功，但放置了双J支架，细胞学仅见异型细胞。高度怀疑为双侧上尿路尿路上皮癌（upper tract urothelial carcinoma，UTUC），患者被转诊至我们的三级中心上尿路多学科团队进行进一步治疗。右侧被认为可能是高级别浸润性肿瘤，而左侧可能是位于长良性远端输尿管狭窄之上的浅表病变。

学习要点

上尿路尿路上皮癌的干预前危险分层和管理

EAU关于上尿路尿路上皮癌的指南根据多种干预前特征将上尿路尿路上皮癌分为低危和高危，包括肿瘤大小、细胞学、输尿管活检、CT尿路造影和既往的膀胱癌根治性膀胱切除术（图16–2）。对于上尿路尿路上皮癌的后续管理，是基于在该风险分层中，高危疾病的治疗包括进行根治性肾输尿管切除术（radical nephroureterectomy，RNU）可选择是否进行模板淋巴结清扫术（图16–3）。

学习要点

上尿路尿路上皮癌的发病率、临床表现和诊断

上尿路尿路上皮癌是恶性病变，起源于肾盂至输尿管远端的尿路上皮。非尿路上皮癌罕见，发病率不到5%。上尿路尿路上皮癌的发病率在缓慢上升，但与较为常见的膀胱癌相比，仍然是一种罕见肿瘤，膀胱癌的发病率是其10倍[1-2]。

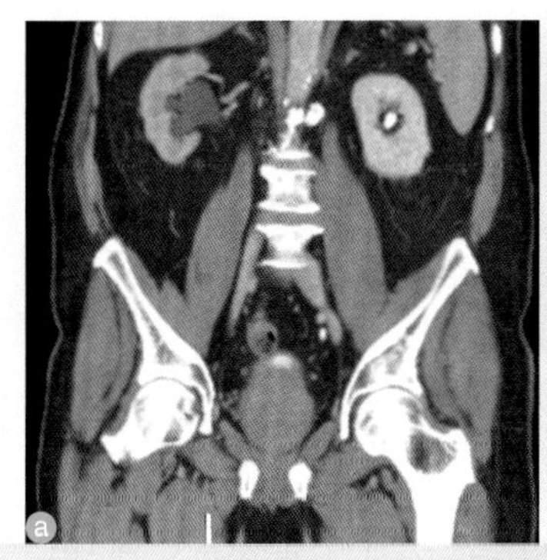

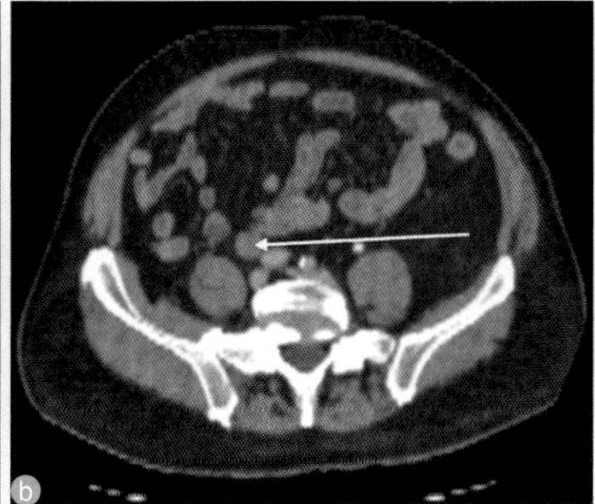

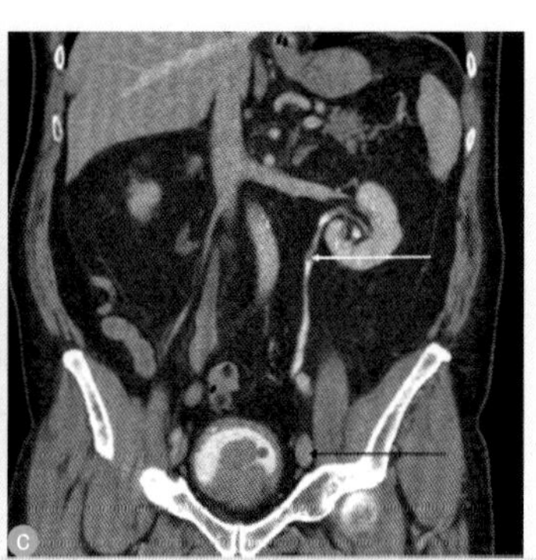

a. 双侧上尿路尿路上皮癌病例研究患者的CT尿路造影显示右肾扩张；b. 白箭头显示放射学疑似高级别疾病的不规则、增厚的远端右输尿管；c. 狭窄正上方扩张的远端左输尿管（白箭头），左近端和中间输尿管内的充盈缺损（黑箭头），也怀疑移行细胞癌。

图 16–1

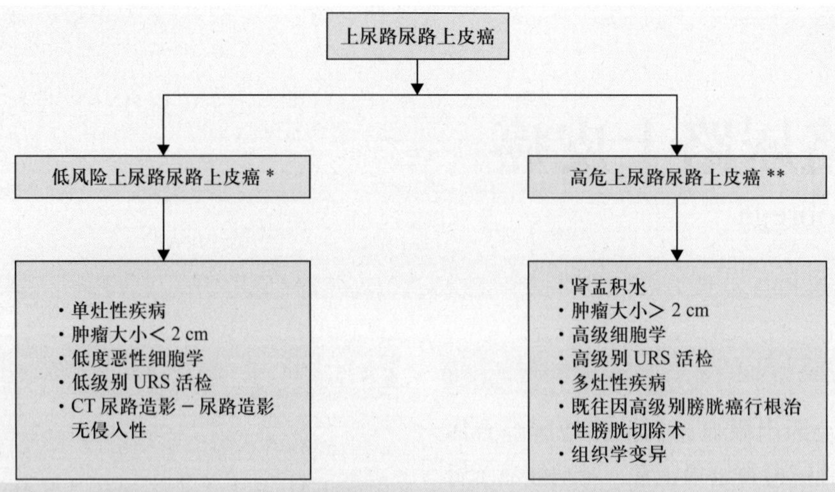

URS：输尿管镜检查。* 上述因素都必须存在；** 需要存在上述任何因素。

图 16-2 上尿路尿路上皮癌的干预前风险分层

（经许可改编自 EAU 2020 年上尿路尿路上皮癌指南）

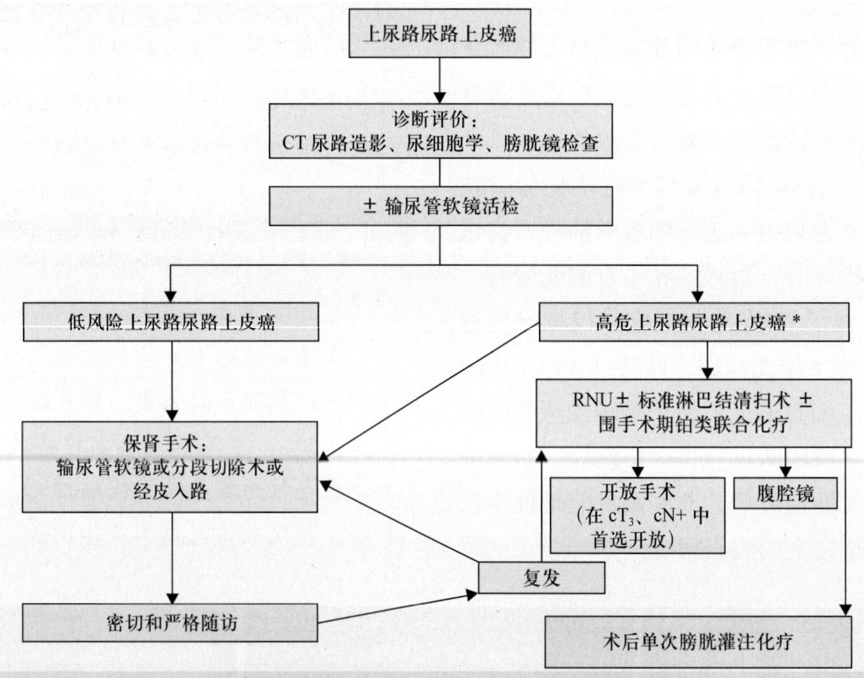

* 对于单发性肾患者，考虑采用更保守的方法。

图 16-3 上尿路尿路上皮癌管理的拟定流程图

（经许可改编自 EAU 2020 年上尿路尿路上皮癌指南）

EAU指南表明，60%的上尿路肿瘤在诊断时为浸润性，而膀胱肿瘤为15%～25%[3-4]。膀胱癌在诊断时，约有30%是浸润性的[5]。上尿路尿路上皮癌在男性中的发病率是女性的2倍，且在70～90岁的患者中发病率达到峰值[6]。

上尿路尿路上皮癌最常见的表现是无痛性肉眼或非肉眼血尿。在17%的病例中，其与膀胱肿瘤同步存在[7]。与膀胱癌相比，上尿路尿路上皮癌患者中的膀胱复发率为24%～47%[8-10]，而对侧上尿路的复发率为2%～6%[11-13]。CT尿路造影是上尿路尿路上皮癌检查的“金标准”，如当前EAU指南中的图16-2和图16-3所示，其构成了干预前风险分层和管理算法的一部分[14]。欧洲泌尿生殖系统放射学会（European Society of Urogenital Radiology，ESUR）也提倡使用CT尿路造影[15]。在膀胱镜检查正常的情况下，尿细胞学阳性高度提示上尿路尿路上皮癌，尽管其在低级别肿瘤中具有高特异性和低敏感性及高假阴性率[16]。

专家评论

是否需要硬性/软性输尿管镜检查？

如果有令人信服的浸润性移行细胞癌的CT尿路造影结果，如本病例，且逆行研究证实了该情况，那么其阳性细胞学结果比进行困难的输尿管镜检查更有价值，因为输尿管镜检查可能会导致穿孔，并不采取任何活检。支架容易引起输尿管周围炎症，会使肾输尿管切除术更加困难。理论上穿孔时也存在肿瘤种植的风险。

证据支持

RNU和传播前的输尿管镜检查

RNU前输尿管镜检查是否引起播散？一项对8个研究（n=3975）进行荟萃分析的结果显示，癌症特异性生存HR为0.76（95%CI：0.59～0.99；P=0.04，支持输尿管镜检查）。总体生存率、无复发生存率和无转移生存率均相当[17]。

患者有高血压和良性前列腺增大病史。常规服用药物为可待因、非那雄胺、乳果糖和氨氯地平。不幸的是，术前患者出现呼吸短促，CT肺血管造影显示肺栓塞，需要使用治疗剂量的低分子量肝素（达肝素）进行抗凝治疗。在进一步的术前评估和超声心动图检查后，认为其适合手术，并根据当地血液学建议在围手术期进行术前备血。

在我们的三级多学科团队会议上讨论了该疑似双侧上尿路尿路上皮癌患者，并决定在双肾冷缺血下，通过中线剖腹手术和离体台架手术，行开放性双侧肾输尿管切除术，以将较为有利的肾脏自体移植至肾盂没有移行细胞癌且输尿管可行的位置进行膀胱再植术。

专家评论

双侧高级别上尿路尿路上皮癌的治疗

上尿路尿路上皮癌本身罕见，双侧高级别疾病更是如此。鉴于对此类病例的管理方案鲜有发表，大多数证据为低水平且尚无确定的治疗方案。对于累及肾盂和近端输尿管的高级别、侵袭性双侧疾病患者，中线剖腹手术和双侧肾输尿管切除术是可行的。其他选择是考虑在高级别/浸润性疾病侧进行肾输尿管切除术，然后根据对侧肾盂是否有浸润性肿瘤进行肾自体移植、回肠间置术，以及如果可行则行Boari瓣修复术。对于远端浸润性输尿管肿瘤，可以考虑远端输尿管切除术和再植术。

专家评论

双侧上尿路尿路上皮癌肾单位保留手术

在此种情况下，患者要认识到，通过肾单位保留手术可能会增加剩余肾单位的复发风险。但如果其是维持足够肾功能并避免透析的唯一选择，患者们可能会接受此种风险。此外，在该阶段，还应考虑对剩余肾单位进行内镜检查和内镜消融治疗的易用性。如果一侧存在高级别疾病，而另一侧输尿管仅有低级别疾病，则可以先进行低级别疾病的内镜治疗，并在对侧进行肾单位切除。每3个月进行内镜检查，可选配激光消融治疗，是治疗低级别疾病的主要方法。

通过中线剖腹手术，首先行右侧RNU。取下膀胱袖口后，采取与活体亲属供肾切除术一致的手术方式处理肾蒂，以保留足够的血管长度，并尽量减少热缺血时间。冷缺血条件下的离体台架手术显示，右输尿管狭窄和增厚，肉眼可见存在高级别移行细胞癌（直至肾盂）。该肾脏被当作最不可能适合自体移植的肾脏而被放在一边。然后，以类似的方式行左侧肾单位切除，并在冷缺血下对切除标本进行肉眼检查。远端输尿管似乎仅被良性狭窄累及，中段输尿管有浅表的移行细胞癌。软性肾镜显示，最近端输尿管和肾盂无病变，因此在冷缺血条件下与输尿管移行细胞癌分离。血管准备与肾移植相同。在右髂窝以常规腹膜外方式行自体肾移植，将单个肾动脉和静脉与髂外血管吻合，并行直接输尿管膀胱再植术。

临床提示

自体移植的技术要素

只有在游离肾脏和整个输尿管后，才应断流肾脏（无论膀胱端采用何种切除方法），以将热缺血保持在最低限度。取出后，向肾脏灌注移植介质（如Soltran）并置于冰上。在台上手术开始时，先用手术刀将肾脂肪剥离，暴露出肾蒂和集合系统。肉眼检查输尿管，并使用软性输尿管镜来确定肿瘤负担。对于双侧疾病，其可以帮助确定最适合自体移植的肾脏。将输尿管切除到需要的最远位置，并进行最后一次灵活的输尿管镜检查，以确保所有肉眼可见的疾病都已清除。台上手术通常需要30～45分钟，与准备供者肾脏切除标准台上手术的时间相差不大。

证据支持

自体移植

自体肾移植是治疗复杂泌尿外科疾病的一种罕见、安全、有效的外科手术。由J.D. Hardy于1963年首次报道，通过将修复的肾脏重新植入同侧髂窝来修复主动脉手术后的高位输尿管损伤[18]。

Holmäng和Johansson于2005年报告了自体肾移植患者的最长随访时间[19]。他们的研究在23例上尿路尿路上皮癌患者中进行，手术进行切除和自体移植，然后随访7～20年。其中9例患者为双侧上尿路尿路上皮癌或单肾疾病。在9例患者中，2例患者存活时间分别超过127个月和238个月，且患者无须透析或未出现复发。另外3例患者需要每周0～3次的血液透析，持续时间分别为27个月、85个月和108个月。3例患有低级疾病的患者分别在移植后的16个月、27个月和90个月后发展为侵袭性复发，随后死于该疾病。其中1例患者在移植后的14个月内因事故死亡。

专家评论

自体移植

肾盂切除术、输尿管切除术和肾单位自体移植，以及直接行肾盂输尿管吻合术，可提高对上尿路移行细胞癌保守治疗患者的彻底治愈和安全性。该技术还简化了后续随访。如果发现复发，通常可以经尿道途径进行治疗。此种手术方式可以作为治疗双侧输尿管和（或）肾盂肿瘤，以及在单个肾脏中出现输尿管和（或）盆腔肿瘤的患者的一种选择[20]。应注意的是，Pettersson和Holmäng小组仅提倡在孤立肾或双侧疾病的上尿路尿路上皮癌背景下进行自体移植[21]，这是因为与对侧肾脏正常的患者的RNU相比，自体移植的手术发病率和病死率显著，并且保留的肾单位存在复发风险。

临床提示

RNU后MMC

所有患者RNU后均应接受单疗程膀胱内灌注40 mg MMC。从逻辑上讲，最好的方法是让患者在术后膀胱造影（第10～14天）当天返回专科门诊或泌尿外科分诊，如果没有泄漏，此时可给予MMC。ODMIT-C试验提供了这方面的证据[22]。

本病例研究中的患者在14天时，进行膀胱造影后拔除导管（图16–4）。8周时刚性膀胱镜检查允许从肾膀胱吻合口取出双J支架。此时对膀胱进行检查、在移植输尿管口部进行活检，以及对肾单位进行可弯性肾镜检查均正常。最终病理学结果显示如下：

- 右侧：G_3T_1 TCC+原位癌，边缘阴性。
- 左侧：低级别输尿管中段TCC，无原位癌，边缘阴性。

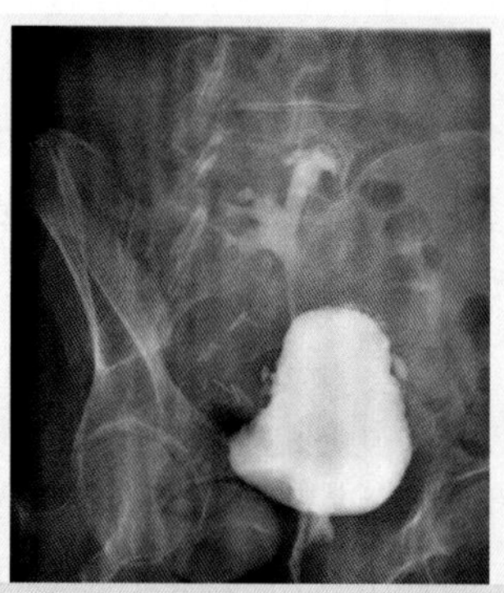

双侧 RNU 和自体移植后 2 周检查膀胱造影片，显示自体移植肾无渗漏和肾盂肾盏系统未扩张，且显影良好。金属夹位于与外髂血管的血管吻合口处。

图 16–4　双侧 RNU 和自体肾移植后的膀胱造影

证据支持

RNU后的良性疾病

在2014年的一项韩国系列研究中，244例患者在6年内接受了RNU而未进行活检，7例患者患有（2.9%）良性疾病（5例在输尿管，2例在肾盂）[23]。

学习要点

上尿路尿路上皮癌患者按肿瘤分期总结的5年疾病特异性生存率

按肿瘤分期分层的上尿路尿路上皮癌5年疾病特异性生存率范围从100%（pT_a/原位癌）至＜5%（pT_4疾病，表16–1）[24]。

EAU指南与英国实践的上尿路尿路上皮癌管理存在细微差异。Moon等人[25]总结了我们在英国的实践，并与EAU指南进行了比较（表16–2）。

表 16–1　上尿路尿路上皮癌患者中按肿瘤分期列出的疾病特异性 5 年生存率

阶段	不同肿瘤分期的疾病特异性 5 年生存率（%）
pT_a/原位癌	100
pT_1	91.7
pT_2	72.6
pT_3	40.5
pT_4	<5.0

资料来源：Craig et al. Prognostic factors, recurrence, and survival in transitional cell carcinoma of the upper urinary tract：a 30-year experience in 252 patients. Urology，Volume 52，Issue 4，594-601.

表 16–2　EAU 指南与英国实践之间的主要差异比较

EAU	英国实践
应提供低风险UUT-TCC保肾手术	在对侧肾脏正常的情况下，NU仍然是大多数UUT-UC病例的现行标准治疗
侵袭性或大肿瘤是腹腔镜NU的禁忌证	腹腔镜NU是UUT-UC最常见的手术选择，患者将患有侵袭性疾病
淋巴结切除术推荐用于侵袭性UUT-UC	淋巴结清扫术并非常规进行
可选择新辅助化疗	不提供新辅助化疗
所有疾病分期的年度CT-IVU	仅针对高风险肿瘤的每年CT（pT_1及以上）
随访中常规使用尿细胞学检查	尿液细胞学检查不作为常规随访提供

注：CT-IVU：计算机断层扫描静脉尿路造影；NU：肾输尿管切除术；UUT-TCC：上尿路移行细胞癌。

专家的最后一句话

双侧同时行肾输尿管切除术和单侧肾输尿管切除术作为上尿路高级别尿路上皮癌的根治性治疗的情况相对少见。但是，应考虑在避免造成患者无肾的情况下，处理肿瘤负担的手术技术。随着人口老龄化的加剧，患者越来越重视生活质量，考虑透析对患者的潜在负担是很重要的。

需要注意的是，想要在英国列入肾移植候选名单，患者必须5年内没有患癌。鉴于50%的上尿路尿路上皮癌患者会出现膀胱癌复发，患者一旦无肾，就可能永远无法接受移植，因为在监测期间的某个时间点会新发膀胱癌，从而从移植等待名单中被删除或永远无法进入移植等待名单。该病例证明，我们可以通过细致的多学科团队规划及与肾脏病学和移植专科同事的合作，为本来可能会丧失肾功能并需要肾替代治疗的上尿路尿路上皮癌患者，在冷缺血条件下，行保留肾单位手术。在2004—2019年，我们机构已经对上尿路移行细胞癌的自体移植术进行了5例病例的随访，平均随访3年。结果显示100%的癌症特异性生存率，100%的患者无复发，100%的患者不需要透析。患者是高度选定的，需要进行详细的复发风险知情讨论，并且需要使用细胞学、CT尿路造影和输尿管镜进行细致的密集随访。

参考文献

扫码查看

第7章

阴茎癌

病例17 局限性阴茎癌

病例18 晚期和转移性阴茎癌

病例 17

局限性阴茎癌

Ian Eardley

评论专家Ian Eardley

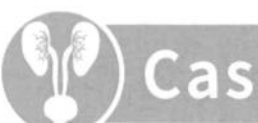

Case

患者，男，58岁，已婚，因龟头疼痛性溃疡皮损3个月就诊，患者最初咨询全科医师，全科医师曾嘱其局部外用抗真菌乳膏治疗，当乳膏未能提供任何获益时，患者寻求泌尿外科意见。该患者其他方面的状况良好，没有定期使用任何药物。查体：行包皮环切术，龟头尿道口周围溃疡，龟头内可触及直径约1 cm的质硬包块（图17–1），未触及腹股沟淋巴结肿大。对阴茎进行分期的MRI扫描，确认了一个侵犯尿道海绵体而未侵犯阴茎海绵体的小肿瘤（图17–2）。MRI扫描中未发现腹股沟淋巴结肿大的证据。一次局部麻醉下进行的阴茎切片活检确认为G_3鳞状细胞癌。

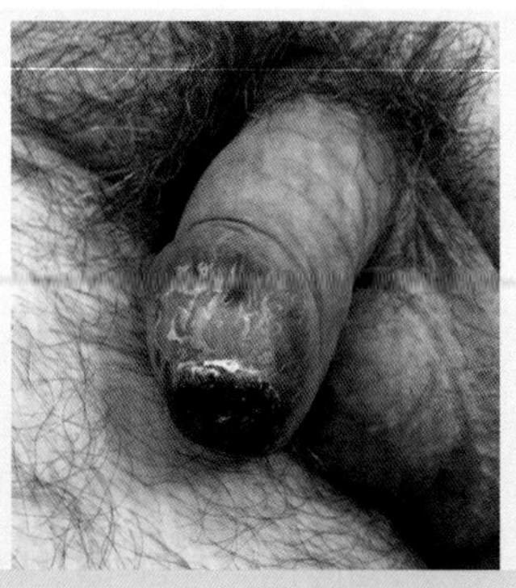

尿道口周围有溃疡性病变，龟头内可触及一小质硬包块。

图 17–1　阴茎鳞状细胞癌

学习要点

阴茎癌的流行病学和病因学

阴茎癌在西方国家并不常见，占男性癌症的比例<1%。然而，国际上的发病率存在很大差异，在非洲、南亚和南美洲部分地区，阴茎癌可占男性癌症的10%[1]。

阴茎癌的发病率随年龄的增加而增加，风险因素包括人乳头瘤病毒感染、苔藓硬化、包茎和吸烟[2-3]。

早期包皮环切可以起到一定的保护作用。因此，在存在新生儿期或儿童时期进行割礼的文化中很少见到阴茎癌[2]。

人乳头瘤病毒相关肿瘤约占英国临床病例的一半，尤其与疣状癌和基底样癌相关。最常见的人乳头瘤病毒亚型是16型和18型[3-5]。

存在一些癌前阴茎病变。阴茎上皮内瘤变通常表现为龟头或包皮表面的红色斑块，其中1/3的病例会发展成癌症。相比之下，虽然苔藓硬化和Bowen病可以发展为侵袭性癌症，但此种情况并不常见。其他可能发展为侵袭性癌症的情况包括巨大尖锐湿疣（布施克–洛文斯坦肿瘤）、Bowen病和帕奇特病。

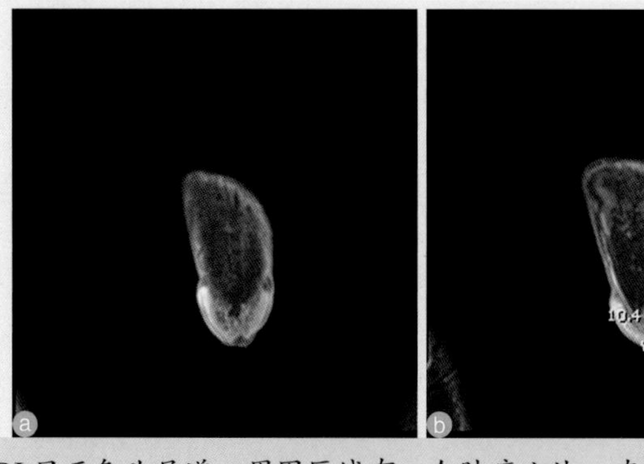

MRI 显示龟头尿道口周围区域有一个肿瘤斑块，直径约为 10.4 mm。

图 17–2　阴茎 MRI 扫描

临床提示

阴茎癌分期

原发性阴茎癌的临床分期主要基于临床检查。最重要的临床特征是有无包茎及肿瘤，在临床上累及尿道海绵体和（或）阴茎海绵体。最常用的成像方法是超声[6]和MRI，后者在区分侵入尿道海绵体和阴茎海绵体方面具有良好的灵敏性和特异性[7]。MRI通常在人工诱导勃起后进行。

识别淋巴结受累的程序取决于腹股沟临床检查有无淋巴结肿大的证据。如果两侧腹股沟均未触及淋巴结，则首选的分期技术是动态前哨淋巴结活检（见后文前哨淋巴结活检的“学习要点”）。如果有可触及的淋巴结，腹盆腔CT将确定淋巴结在腹股沟和骨盆的受累程度，而^{18}F-脱氧葡萄糖（fluorodeoxyglucose，FDG）–正电子发射断层扫描（positron emission tomography，PET）/CT可以证明转移性疾病[8]。

2016年更新了阴茎癌的TNM 分期（表17–1，于2017年发表）[9-10]。虽然有许多变化，但最值得注意的是重新定义了T_2和T_3肿瘤，前者反映尿道海绵体被侵犯，后者反映阴茎海绵体被侵犯。

表 17–1　阴茎癌 TNM 分期，2016

原发性肿瘤	
T_x	无法评估原发性肿瘤
T_0	无原发性肿瘤的证据
T_{is}	原位癌
T_a	非浸润性疣状癌
T_{1a}	肿瘤侵犯上皮下结缔组织，无淋巴血管浸润，无低分化
T_{1b}	肿瘤侵入上皮下结缔组织，淋巴血管浸润或低分化
T_2	肿瘤侵犯尿道海绵体伴或不伴尿道侵犯
T_3	肿瘤侵犯阴茎海绵体伴或不伴尿道侵犯
T_4	肿瘤侵犯其他邻近结构
局部淋巴结	
pN_x	无法评估局部淋巴结
pN_0	无局部淋巴结转移
pN_1	1个或2个单侧腹股沟淋巴结转移
pN_2	超过2个单侧淋巴结转移或双侧腹股沟淋巴结转移
pN_3	盆腔淋巴结转移或任何淋巴结转移的包膜外扩散
远处转移	
M_0	无远处转移
M_1	远处转移

续表

组织病理学分级	
G_x	无法评估分化等级
G_1	分化良好
G_2	中度分化
G_3	低分化
G_4	未分化

经过多学科团队评审，向患者提供了治疗选择的咨询，患者希望尽量保持阴茎长度，并且尽可能保持性功能。因此，患者选择行龟头切除术，并进行海绵体的切口皮肤移植，而不是部分阴茎切除。手术顺利进行，没有发生重大并发症。从大腿取断层皮片，用捆扎敷料固定在体尖（图17–3）。敷料与留置导管一起保留1周。

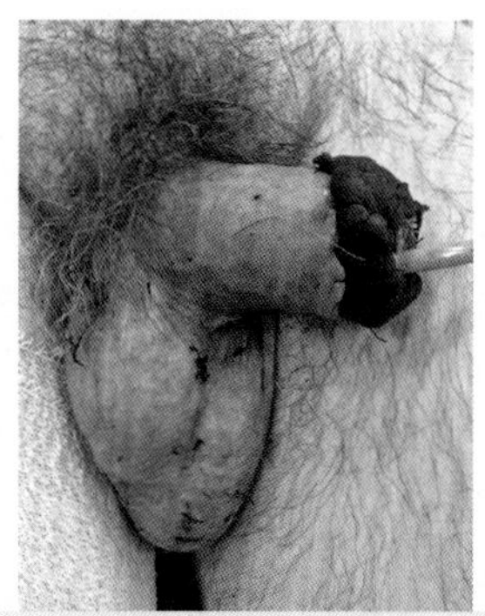

在龟头切除术和皮瓣移植术后，用浸泡在碘伏中的系扣覆盖敷料并固定，同时插入尿道导管。敷料和导管通常会保留约 7 天。

图 17–3　龟头切除术后图像

专家评论

局限性阴茎癌保守手术的依据

21世纪初，传统观点认为，为了治愈阴茎癌，需要确保切除部位至少有2 cm的清楚边缘。近年来，越来越明确，保守手术在治疗局限性阴茎癌方面既有效又安全，许多最新研究证实，仅须切除部位边缘几毫米即可取得安全的治疗效果。保守手术的局部复发率通常为5%～10%[11-13]。

因此，包皮环切术可有效治疗影响包皮的肿瘤，而局限于龟头的肿瘤（T_a、T_1和T_2肿瘤）可通过龟头切除和海绵体尖植皮进行治疗。对于患有小型浅表T_a级肿瘤的患者，可能伴有阴茎上皮内病变，龟头再覆盖术是一个选择。

对于更近端的肿瘤，需要更根治性的手术。对于侵犯阴茎海绵体的肿瘤，通常阴茎部分切除术就已足够；对于更近端的肿瘤，可能需要行阴茎全切术，以实现肿瘤完全切除，并可结合会阴尿道造口术。

在某些情况下，阴茎海绵体内肿瘤的范围尚不清楚，围手术期冰冻切片可能是一种有用的辅助手段。

临床提示

龟头切除术和龟头换肤技术及结局

龟头切除术利用阴茎海绵体与龟头之间的平面，通过包皮环切切口，可以进入该平面，并将龟头从阴茎海绵体的顶端切除，向腹侧分离尿道。术后瓣化尿道，可以使用大腿的皮瓣来覆盖海绵体。将皮瓣缝合固定在原位，并用系扣覆盖敷料固定，通常保留7天左右。

使用留置导管进行尿液引流，保持原位，直至去除龟头敷料。此类手术可以作为日间病例进行，也可以在住院期间进行。

即使是侵袭更深的肿瘤，仍然可以进行重建，前提是肿瘤局限于阴茎海绵体的顶端。将阴茎海绵体和龟头联合切除，随后可以进行海绵体的原位修复，并用皮瓣覆盖。

龟头换肤涉及去除龟头皮肤，通常与包皮环切术联合进行。可使用断层皮片覆盖海绵体组织。有必要对尿道口进行打孔，术后护理，如龟头切除术所述。

专家评论

保守性手术

保守性手术的主要目的是维持阴茎长度和阴茎功能。尽管保守性手术的功能结局记录相对较少，但现有文献表明结局良好。美容外观合理，相当数量的男性能够保留性功能，虽然不可避免地存在感觉丧失。能够保持完整的排尿功能，尽管喷尿很常见，以至于有些男性需要坐下排尿，而在站立排尿时会使用一次性导管来固定阴茎，从而引导尿流。

病理显示T_2G_3鳞状细胞癌，基底细胞型，手术切缘阴性。肿瘤与切除缘相距7 mm。

随后，患者接受了腹部和盆腔CT，未发现腹股沟淋巴结疾病的证据。然后行前哨淋巴结活检评估腹股沟淋巴结。作为日间病例，手术在全身麻醉下进行，每侧取一个淋巴结。

学习要点

阴茎癌的组织学类型

阴茎癌几乎都是鳞状细胞癌。阴茎癌有多种组织学亚型，最常见的是鳞状细胞癌，约占病例的50%。较少见的类型包括疣状癌（约10%）、茧状癌（约5%）和乳头状癌（约10%），这些类型的肿瘤，通常预后良好。

基底样型（约5%）和肉瘤样型（约2%）预后均较差。

有多种罕见的变异，包括假增生性癌、楔状癌、假腺癌、腺鳞癌和透明细胞癌。

学习要点

淋巴结评估依据

阴茎癌主要通过淋巴系统以逐步和连续的方式扩散。从中线开始，阴茎肿瘤将扩散至腹股沟淋巴结（双侧腹股沟），然后进一步扩散（通过股管）至盆腔淋巴结，继而扩散至腹主动脉旁淋巴结。肿瘤“跳过”一组淋巴结到达另一组较高的淋巴结是极其罕见的。血源性转移也极为罕见，通常仅发生在晚期疾病中。

对于腹股沟淋巴结无法触及的患者，可考虑多种入路。淋巴结扩散的可能性在很大程度上取决于原发性肿瘤的分期和分级。总体而言，20%～25%的患者在临床上检查显示无腹股沟淋巴结疾病，但有微转移病变，其中低分化（G_3）或侵袭性（T_2或以上）疾病的风险最大。大多数指南已经确定此类标准代表高风险疾病患者。

对于低风险患者（T_1或更低级别，G_1级肿瘤），大多数指南建议通过临床检查和放射学监测进行随访。

对于高风险患者［T_2或更高级别和（或）G_3级肿瘤］，有很多方法被提倡。一些人主张对所有高危病例行双侧腹股沟淋巴结清扫术（所谓预防性腹股沟淋巴结清扫术），而另一些人支持临床和放射学监测。监测的困难在于目前的成像技术不能一致地识别直径＜1 cm的淋巴结中的疾病。预防性淋巴结清扫术的困难是与该手术相关的并发症发生率。

由于此类原因，使用前哨淋巴结活检的“中间方法”已被普遍接受为对不可触及腹股沟淋巴结疾病进行分期的最合适方法，尽管没有前瞻性随机对照试验证实安全性或疗效。

学习要点

前哨淋巴结活检

前哨淋巴结活检基于淋巴扩散以连续、逐步发生的这一概念。利用这一假说，阴茎肿瘤从中线通过淋巴通道扩散到每个腹股沟的“前哨”淋巴结。对该节点的隔离和检查可预测该腹股沟（或盆地）中的其余节点是否存在风险。

为了定位前哨淋巴结，在阴茎皮内注射标记有^{99m}Tc的胶体颗粒，以便在淋巴闪烁图上对前哨淋巴结进行成像。数小时后，在全身麻醉下，将专利蓝色染料进一步注射到阴茎内，补充放射性胶体注射。使用Geiger计数器，可以探索两个腹股沟来识别放射性蓝色前哨淋巴结。通常，在每侧腹股沟中可找到一个或两个淋巴结。

如果前哨淋巴结未显示肿瘤的证据，则假定该腹股沟无肿瘤扩散，无须进一步治疗。如果前哨淋巴结确实显示肿瘤的证据，那么须在单独的手术中行完整的腹股沟淋巴结清扫术。

前哨淋巴结活检的结果表明，假阴性率为5%～10%[14]。前哨淋巴结活检的并发症发生率较低，偶见伤口感染和小淋巴管囊肿。

在右侧，淋巴结组织学显示淋巴结内鳞癌（无包膜外扩散），而左侧未显示肿瘤。因此，患者随后接受了右侧腹股沟淋巴结清扫术，术后恢复，并发伤口感染和持续性淋巴引流伴暂时性淋巴囊肿形成。切除的淋巴结中没有额外的肿瘤。无须进一步进行辅助治疗。

学习要点

腹股沟淋巴结清扫术

腹股沟淋巴结清扫术是一种有不良反应的外科手术，涉及切除位于股三角内的所有腹股沟浅淋巴结和腹股沟深淋巴结。手术切口范围为腹股沟韧带（近侧）、内收肌（内侧）、阔筋膜肌（外侧）和阔筋膜肌与长内收肌的交叉部位（远侧）。对于大多数病例，可以采用改良手术方法保留大隐静脉[15]。

尽管保留了隐静脉，但伤口感染、淋巴水肿和淋巴囊肿形成的发病率相当高。较少情况下，可能发生伤口完全破裂。约30%或更多的患者会出现严重并发症[15]。

虽然淋巴水肿通常是暂时性的，但在5%～10%的男性中，淋巴水肿可能是持续性的。接受辅助放疗的男性通常会出现持久且严重的淋巴水肿，对于需要接受双侧淋巴结清扫术的患者，淋巴水肿还可能会影响到阴囊和阴茎。

事实上，在阴茎部分切除术后，接受双侧淋巴结清扫术的患者中，阴茎残端有时会被淋巴水肿的阴囊所覆盖。

淋巴水肿最好通过按摩和加压袜进行治疗，如果累及阴囊，则使用支撑性的紧身内裤进行治疗，手术治疗很少有效。淋巴水肿患者可能容易发生皮下链球菌感染。

持续性淋巴引流和淋巴囊肿是一种常见的并发症，最好在围手术期手术引流进行治疗。引流管拔除后，间歇性抽吸淋巴囊肿（可能每周2次）最终将导致其好转，尽管这可能需要数周。

对于有广泛淋巴结病变（pN_2）或存在包膜外扩散的患者[16]，尽管没有随机试验数据能够证实其疗效[17]，依然可以使用辅助放疗。在此种情况下虽然有些人主张进行预防性盆腔淋巴结清扫，但同样也没有试验数据能够证实其益处。

治疗结束后，患者在接下来的5年里，接受了定期体格检查和CT的随访。在那段时间里，患者没有临床或放射学上的复发证据，随后出院，在功能上，能够站立排尿，偶尔出现尿液喷射。尽管进行了龟头切除术导致其失去感觉，但勃起功能仍得到保持，虽然能够进行性交，但达到性高潮有困难。

专家评论

淋巴结切除术的微创方法

降低淋巴结切除术发病率的一种方法是在内镜下使用腹腔镜手术，甚至使用机器人辅助技术[18]。通过最小化皮肤切口，并发症的发生率似乎要低得多[19]。

专家评论

随访和预后

阴茎癌的治疗结果通常是良好的。大多数现代系列研究显示，阴茎癌特异性5年生存率为70%～80%。不良预后因素包括肿瘤组织学类型、肿瘤分期和肿瘤分级，但总体上，最重要的不良预后因素是初诊时有淋巴结病变的存在。

局部或区域淋巴结复发通常发生在初次治疗后2年内。因此，大多数中心在前2年采用强化（3~4个月）随访方案，定期进行临床检查和成像。随访至少再持续3年，尽管采用了强度较低的方案（6~12个月）[14]。

在保留器官的手术后，可能出现局部复发，当发生时，可以通过更积极的手术切除复发肿瘤进行治疗。区域复发通常难以治疗，但如果早期发现，可以通过根治性手术联合或不联合辅助放疗或化疗进行治疗。

专家的最后一句话

阴茎癌在西方国家很少见，随着人群免疫接种人乳头瘤病毒的出现，未来可能变得更加罕见。现代治疗方法首先涉及原发肿瘤的初始局部外科治疗，然后根据需要进行淋巴结分期和治疗。

目前很明显，初次手术可以保守，手术切缘只有数毫米是可以接受的，其提供了更好的功能结局。在腹股沟未触及淋巴结病变的患者中，前哨淋巴结活检已成为淋巴结分期的主要手段，且假阴性率相对较低，从而降低了行激进淋巴结清扫术及其相关并发症的概率。目前，局限性阴茎癌患者的辅助治疗还没有用武之地。

大多数阴茎癌男性的前景良好，长期生存是常态。就诊时患有腹股沟疾病的男性预后较差，目前的研究主要集中在确定辅助治疗的作用。

参考文献

扫码查看

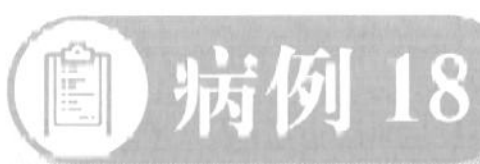

病例 18

晚期和转移性阴茎癌

Hussain Alnajjar

评论专家Asif Muneer

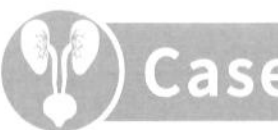

Case

一名69岁的男性，因为持续性包茎、出血和阴茎远端疼痛6个月而到医院就诊。包茎已存在数年。患者既往无其他合并症，为非吸烟者。临床检查发现阴茎肿块可触及，影响阴茎远端，并向近端延伸至阴茎干近端，双侧腹股沟淋巴结不可触及。其影像学检查包括腹股沟超声扫描和胸部、腹部和盆腔CT，检查结果显示无明显异常。患者还接受了前列地尔和（Caverject®）阴茎MRI，显示肿瘤侵入阴茎海绵体远端尖端，更近端有多个跳跃性病变。

患者被转至癌症专科，并进行了病变的活检。随后，在阴茎癌多学科会议上评估了阴茎活检和影像学检查，证实病变是具有基底样亚型的鳞状细胞癌。影像学检查显示无转移性疾病证据。腹股沟超声未检测到任何形态异常的淋巴结。

该患者接受了根治性阴茎切除术和会阴尿道造口术，以及双侧动态前哨淋巴结活检。

学习要点

风险因素

- 阴茎癌的风险因素包括：
  包茎、慢性炎症、硬化性苔藓、吸烟、补骨脂素和紫外线光疗、人乳头瘤病毒感染[1]、社会经济地位低和多个性伴侣。
- 任何可疑的阴茎病变均应进行活检。即使在临床上明显的病例，也必须在初次手术治疗前进行组织学确认[2]。

学习要点

阴茎保留手术

- 之前通过进行部分阴茎切除来处理涉及阴茎龟头或远端海绵体顶端的下端阴茎肿瘤。现在尽可能使用保留阴茎手术，以保持更好的整体形态和功能，并且不存在部分或根治性阴茎切除术的有害去势效应。
- Austoni 等人描述了阴茎海绵体和尿道海绵体之间的解剖学区别，并提出将龟头切除术作为局限于龟头的侵袭性阴茎癌患者的保留阴茎的手术选择[3]。
- 大约80%的浸润性阴茎癌病例可能适合保留阴茎的手术。
- 使用术前MRI和用于诱导勃起的海绵体内前列腺素注射确定肿瘤进展的程度[4]。

组织病理学报告证实为外生性3级鳞状细胞癌，pT_3期基底样亚型，起源于龟头、冠状沟和内包皮，广泛浸润至固有层、海绵状肌、外膜和远端海绵状勃起组织，伴远端尿道局灶性阻塞。海绵体中存在数个跳跃性病变。有广泛的淋巴管侵犯和局部神经侵犯。肿瘤侵犯左侧海绵体边缘。尿道、右侧海绵体和周边皮肤的局限阴茎、皮肤边缘都没有肿瘤，距离均超过5 mm。在对右侧前哨淋巴结进行活检时，检测到切除的两个淋巴结中有一个存在转移性疾病，存在包膜外扩散。左侧前哨淋巴结无转移性疾病。患者随后接受了右侧根治性腹股沟淋巴结清扫术。另外，切除了8个右腹股沟淋巴结，其中3个存在转移性病灶。

术后，患者进一步接受了胸部、腹部和盆腔的再分期CT，显示多个新的转移性肺部病变。

讨论

阴茎保留手术

阴茎癌的手术治疗主要取决于原发肿瘤的分级和分期、龟头、海绵体和阴茎皮肤的受累程度。对于涉及大部分海绵体的晚期疾病，仍然最好采用传统的根治手术。然而，在病变仅限于龟头或仅延伸至远端海绵体的病例中，不再需要行根治手术，从而导致了手

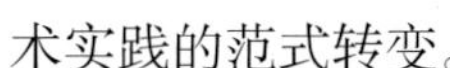

术实践的范式转变。

证据支持

阴茎保留手术和手术切缘

以往手术切除后的清除切缘要求至少2 cm的肿瘤无残留。然而，一些研究对该假设提出了质疑。Agrawal等人研究了64例部分或全阴茎切除标本，以确定原发肿瘤在肉眼肿瘤切缘以外的微观范围[5]。他们报告，81%的肿瘤没有扩散到超出肉眼可见的肿瘤边缘，只有25%的肿瘤从边缘扩散超过5 mm。10 mm的切除范围足以满足1级和2级肿瘤的需求，15 mm的切除范围适用于3级肿瘤[5]。另一项研究报道了51例行阴茎保留手术的患者，并得出结论：尽管90%患者的切缘＜20 mm（其中48%＜10 mm），在平均随访26个月后仅有3例（6%）患者切缘阳性和仅有2例（4%）出现局部复发[6]。一项随访研究回顾了179例接受保留器官手术治疗的浸润性阴茎癌患者。16例（8.9%）、19例（10.6%）和9例（5.0%）发生局部、区域和远处转移复发。总体5年无局部复发率为86.3%（95%*CI*：82.6～90.4）。他们证实，阴茎保留手术在肿瘤学上是安全的，手术切除边缘＜5 mm是足够的[7]。通过确定减少手术切缘范围对局部肿瘤复发率的影响，此类研究促使使用阴茎保留手术治疗浸润性阴茎癌的增加。

专家评论

阴茎保留手术

- 保留阴茎的手术在肿瘤学上是安全的，手术切除边缘＜5 mm是足够的。
- 较高的局部复发率与淋巴血管浸润病变相关，并且是较高的肿瘤分期和分级。
- 值得注意的是，阴茎保留手术后的大多数复发是可手术挽救的，局部复发不影响长期癌症的特异性病死率。
- 动态前哨淋巴结活检目前提供了一种较低病态的技术来切除临床上无法触及腹股沟淋巴结患者的腹股沟淋巴结。

局部晚期阴茎肿瘤

阴茎病变位于龟头且可触及白膜远端和阴茎海绵体内翻的患者，可接受阴茎部分切除术。使用MRI评估肿瘤范围的术前评价有助于治疗此类患者，因为其可以证明肿瘤累及龟头并延伸至远端阴茎体，在此种情况下，龟头切除术和远端阴茎切除术仍将保留阴茎长度。然而，如果肿瘤近端延伸得更明显，则行传统部分阴茎切除术。

根治性或全阴茎切除术通常适用于肿瘤广泛累及阴茎干，且需要完全切除阴茎和阴茎脚的病例。再次强调，术前MRI有助于显示肿瘤的近端延伸，因为可能会存在向近端延伸的跳跃性病灶。因此，只有通过行全切除术才能够获得足够的肿瘤切缘。手术切除不必延伸至与耻骨的附着，除非近端阴茎脚部广泛受侵犯，才需要行根治性切除术。在可能的情况下，保留阴茎脚有助于将来使用球囊成形术进行再造，因为其为再造手术期间使用的阴茎假体的近端提供支持。然而，在一些晚期阴茎癌病例中，肿瘤向近端延伸，并累及阴茎脚和耻骨。在此类患者中，需要行传统的根治性阴茎切除术，包括将阴茎脚与耻骨分离。阴茎广泛肉瘤或阴茎残端疾病复发的患者也可能需要根治性阴茎切除术。罕见情况下，泌尿生殖系统的转移性疾病可表现为阴茎海绵体内多发性结节性病变，MRI同样可用于此类情况下的诊断评价。

临床提示

术中冰冻切片

初次手术时的术中冰冻切片可能有助于确认手术切缘的清晰切除，并避免进一步修正手术。然而，Danakas等人在2018年研究表明，在阴茎切除术期间，进行冰冻切片似乎对最终手术切缘状态或长期肿瘤学结果没有明显影响。尽管如此，他们报告称，在某些选择性病例中行常规冰冻切片可能有益[8]。

学习要点

部分和根治性阴茎切除的结果

- 阴茎部分切除术和根治性阴茎切除术自公元一世纪以来就被采用，因为发现使用此类技术切除阴茎肿瘤可充分控制疾病。
- 接受此类手术的患者复发率较低。阴茎部分切除术后的局部复发率为0～8%[9-10]。
- 在功能结局方面，此类手术被认为是剧烈的，与去男性化有显著的心理影响相关。

局部晚期阴茎癌伴局部转移

在首次临床表现时，有研究表明28%～64%的阴茎癌患者会有临床可触及的腹股沟淋巴结，引用的此类个体疾病转移的风险为47%～85%（其余是由于炎症或感染）。如果累及腹股沟淋巴结，则盆腔淋巴结转移的概率为22%～56%[11-13]。腹股沟淋巴结转移的存在是阴茎癌最重要的预后指标。其他重要进展-预后因素包括阳性淋巴结的数量、是否存在包膜外扩散和是否累及盆腔淋巴结[14]。就诊时，约25%的病例会出现微转移性疾病，其中腹股沟淋巴结在临床上是无法触及的（cN_0），预测预后因素包括肿瘤分期、分级和淋巴血管浸润。

晚期转移性腹股沟淋巴结疾病

正如Cabanas的最初描述，阴茎癌患者的淋巴结从腹股沟淋巴结开始逐渐进行转移[15]。在晚期疾病中，淋巴结可能发展为大的可触及病变，可能侵犯上方皮肤，或与下方筋膜或肌肉固定在一起。不出所料，此类大肿块与肿瘤的包膜外扩相关，因此需要切除上方皮肤和皮下组织以实现局部控制。对于皮肤下深处有转移淋巴结的患者，仍然可以通过上、下皮瓣的移动实现缺损的原位闭合。然而，对于切除伴有皮肤溃疡的大块腹股沟转移淋巴结后的较大缺损，通常需要使用带蒂皮瓣（例如垂直腹直肌或阔筋膜张肌皮瓣）以覆盖由此产生的较大缺损。巨大的溃疡性腹股沟N_3疾病可以通过姑息性切除肿瘤和覆盖的皮肤，然后使用带蒂皮瓣覆盖缺损来治疗[16]，从而使症状缓解并更好地控制症状，如疼痛、活动度和脓毒症，并降低恶性浸润引起的致死性血管侵袭风险。当情况需要牺牲大面积的腹股沟软组织时，可使用阴囊皮肤进行一期闭合[17]或腹壁推进皮瓣[18]。

新辅助和辅助化疗 / 放疗在晚期和转移性疾病中的作用

目前，关于晚期阴茎癌在术前进行放化疗方案的数据较少。因此，还没有明确的指南，而是根据个案情况进行管理。很明显，由于局部复发率和并发症发生率较高，不推荐通过单纯放疗治疗原发病灶。目前有限的数据显示，新辅助放疗似乎不能改善总体生存率，并且可能会延迟手术时间，对于有限的时间窗口来说，其可能会导致血管或皮肤浸润。然而，在其他鳞状细胞癌病灶，如头颈癌中，放疗常被使用，从而也促进了一个名为国际阴茎晚期癌症试验（International Penile Advanced Cancer Trial，InPACT）的多国试验的开展，以研究新辅助放疗在阴茎癌中的作用。

专家评论

固定淋巴结肿块的处理

存在阴茎肿瘤及固定淋巴结肿块患者的选择有限。目前的化疗方案在新辅助治疗中，显示出有限但有希望的疗效。此类患者通常表现出较差的身体状况，并且不太可能耐受化疗的不良反应。在没有远处转移的情况下，手术切除并进行重建可能提供症状控制和治愈的机会。

学习要点

淋巴结转移和放疗

对于广泛浸润皮肤、表现为溃疡性病变的淋巴结转移病灶，可以使用外放疗治疗腹股沟区域。Ravi等人[19]研究了因为腹股沟固定淋巴结而接受腹股沟区姑息性放疗的41例患者（66个腹股沟）。他们报告56%的患者的症状得到缓解，而5年无病生存率仅为1%。此外，还有33例患者接受了新辅助放疗（40 Gy，为期4周）。术后仅8%的患者出现淋巴结外病变，另有3%的患者在腹股沟复发，从而表明，术前放疗可以改善广泛病变的局部病情控制。尽管放疗可以缓解疼痛性骨转移，但对盆腔淋巴结转移无效。

小型回顾性病例系列研究，显示了术前化疗的一些优势。Shammas等人[20]报告顺铂和5-氟尿嘧啶（5-fluorouracil，5-FU）联合治疗的缓解率为28%。Ahmed等人[21]研究了甲氨蝶呤、顺铂和博来霉素的单药使用。他们报告了39例患者的总缓解率，甲氨蝶呤、顺铂和博来霉素分别为1.5%、25%和21%。博来霉素和甲氨蝶呤的治疗相关病死率分别为7%和12%。

在西南肿瘤协作组（Southwest Oncology Group，SWOG）的研究中，26例患者接受顺铂单药治疗，剂量为50 mg/m^2（28天周期的第1天和第8天）[22]。SWOG研究中获得的总缓解率为15%，无治疗相关死亡。上述两项研究影响了在晚期阴茎癌中使用联合化疗药物的前景。1999年，报道了一项使用博来霉素、甲氨蝶呤和顺铂的Ⅱ期前瞻性研究[23]。该研究招募了45例患者，其中40例可评估。总缓解率为32.5%，有5例发生治疗相关死亡（12.5%）。本组中位总生存期为28周。然而，由于毒性率较高，导致研究中止。

在使用紫杉醇、异环磷酰胺和顺铂（TIP）联合治疗的另一项研究中，对20例患者进行了评估，总缓解率为55%，中位总生存期为11个月[24]。因此，以顺铂或紫杉醇为基础的联合治疗似乎提供了良好的总缓解率，且毒性小得多。TPF研究是英国首批国家、多中心、Ⅱ期化疗试验之一，使用多西他赛、顺铂和5-FU治疗。本研究的主要终点是招募的所有转移性或局部晚期疾病患者的缓解率。多西他赛、顺铂和5-FU未达到进一步研究的预定阈值，并引起显著毒性，导致研究提前中止[25]。

荷兰癌症研究所报告了一系列（19例）回顾性病例，此类无法切除的阴茎癌患者接受了不同的治疗方案，包括单药博来霉素和顺铂、5-FU，但不包括紫杉醇为基础的方案[26]。总体而言，12例患者缓解（63%），2例完全缓解，10例部分缓解。在12例缓解者中，9例接受了进一步的手术，其中8例在中位随访20.4个月时，未显示疾病证据，3例化疗无效者均在8个月内死亡。化疗相关死亡主要发生在接受博来霉素的患者中。Pizzocaro等人使用紫杉醇、顺铂和5-FU进行了一项前瞻性研究。在接受治疗的6例患者中，4例患者达到完全缓解，其中3例接受了巩固手术，且结果良好[27]。来自安德森癌症中心的Pagliaro等人[24]研究了30例N_2或N_3期疾病的患者，其接受了紫杉醇、异环磷酰胺和顺铂的新辅助治疗。50%的患者达到客观缓解，共有22例患者（73%）在化疗后接受手术。中位随访34个月后，9例（30%）患者无复发。迄今为止，基于顺铂的化疗已经在治疗晚期阴茎癌患者中显示出了一定的成效，并且其可以将有皮肤和肌肉浸润的晚期疾病转变为可切除的状态。然而，目前尚无公认的最佳方案，新型靶向治疗还需要进一步的多中心试验。

证据支持

淋巴结阳性的术后放疗

- 关于预防性放疗对阳性淋巴结阴茎癌的疗效，虽然可以根据具体情况进行考虑，但目前只有有限的证据支持，其使用存在争议。
- 尽管一些病例研究提出了在特别是pN_3期疾病中存在生存益处，但相应数据来自极小的病例系列。在使用其能够获得基于证据的建议之前，需要进行更大规模的系列研究和（或）前瞻性的多中心研究。

专家的最后一句话

阴茎癌是一种罕见的生殖系统恶性肿瘤，手术技术和与该疾病相关研究的进展主要得益于欧洲各地的中心化服务。在英国，其是由改善结局指南驱动的，该指南提出12个国家中心将管理阴茎癌，不仅使一些泌尿外科医师成为使用保留阴茎的手术技术来治疗原发肿瘤的专家，还确保动态哨兵淋巴结活检现已成为对临床无腹股沟淋巴结肿大患者进行治疗的标准，从而可以减少开放性腹股沟淋巴结清扫术带来的不良反应。

流行病学研究还表明，在30年的时间段内，5年特异性癌症病死率基本保持不变[1]，主要是因为晚期或转移性疾病患者对目前可用的化疗方案反应不佳，尽管有许多研究使用了多种药物，但晚期疾病相对具有化疗耐药性。

与罕见疾病相关的研究往往受到缺乏资助机会、可招募的患者数量较少及有限的资源（如组织库）的限制。随着服务的中心化不断增加，目前已取得了进展，主要与全基因组测序和甲基化研究有关，这将有助于确定关键的治疗靶点。

建立国际团体，如国际罕见癌症倡议和欧洲参考网络的eUROGEN工作组，也有助于开展合作试验，以帮助招募患有晚期疾病的患者。

未来的研究将旨在开发靶向治疗方案，并研究以PD-1/PD-L1免疫检查点抑制剂为重点的免疫治疗的作用。

参考文献

扫码查看

第8章

睾丸癌

病例19 睾丸癌中生长性畸胎瘤综合征

病例20 转移性睾丸癌

病例 19

睾丸癌中生长性畸胎瘤综合征

Jennifer Clark、Thomas A. Lee和Vijay A.C. Ramani

评论专家Vijay A.C. Ramani

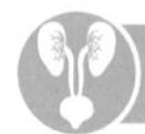

Case

一名身体健壮的24岁男性出现了右侧睾丸肿块和大约持续6个月的背痛。患者是一名泥水匠，未婚，没有孩子，和母亲一起生活，每天抽烟15～20支，否认饮酒。就诊时，其腹部和锁骨上有可触及的淋巴结肿块。肿瘤标志物明显升高，甲胎蛋白水平为996 ng/mL，β-人绒毛膜促性腺激素水平为6620 ng/mL，其右侧睾丸触感异常，并且睾丸超声证实存在可疑的异质性肿块。

患者被告知可能患有睾丸癌，并在充分咨询和确认精子库储存后，接受了右侧根治性腹股沟睾丸切除术。根治性睾丸切除术是经腹股沟入路的，从内环处切断精索。术前与患者讨论了植入睾丸假体的问题，但其选择不植入。

学习要点

流行病学和病因学

流行病学

原发睾丸癌约占所有男性癌症的1%，占所有泌尿系统癌症的5%，是20～45岁男性最常见的实质性器官癌症。睾丸非精原细胞瘤（nonseminomatous germ cell tumour，NSGCT）在20～35岁男性中更常见，而精原细胞瘤在35～45岁男性中更常见。在西方国家，发病率正在上升，目前为每年（3～10）/10万。病死率较低（0.3/10万），自1975年铂类化疗药物引入以来，死亡率已显著下降。

病因学

- 年龄：15岁以下和60岁以上罕见（卵黄囊肿瘤和淋巴瘤在此类年龄组更常见）。
- 人种：高加索人风险最高（美国白种人男性发生睾丸癌的可能性是黑种人男性的3倍）。
- 隐睾：5%～10%的睾丸癌患者有隐睾病史；13岁之前或之后接受睾丸固定术的男性发生睾丸癌的风险分别增加3倍和6倍。
- 生殖细胞原位瘤：50%的患者将在5年内发展为侵袭性生殖细胞睾丸癌。
- 遗传因素：如果父亲被诊断为睾丸癌，患病风险增加4倍，如果兄弟被诊断，风险增加8倍。
- 人类免疫缺陷病病毒：精原细胞瘤风险增加。
- 既往睾丸癌：1%～2%的睾丸癌为双侧。异时性睾丸癌风险增加12倍。

资料来源：EAU guidelines on testis cancer 2019[1].

临床提示

治疗前生育力评估

所有生育年龄的患者都应接受术前生育能力评估，包括睾酮、黄体生成素和促卵泡激素水平检测，以及精液分析和冻存[2]。所有诊疗中心都应设有快速处理精液冻存的安排，以避免治疗延误。对于有转移性疾病的患者出现威胁生命并发症的情况，在开始紧急化疗之前可能没有时间进行该项操作。

组织学检查证实存在一个35 mm的青春期后类型的囊性畸胎瘤伴生殖细胞原位瘤（图19-1）。无淋巴血管浸润，睾丸网、附睾和精索未见肿瘤。其分期为$pT_1N_xM_x$（见TNM分期的“学习要点”）——青春期后型畸胎瘤。

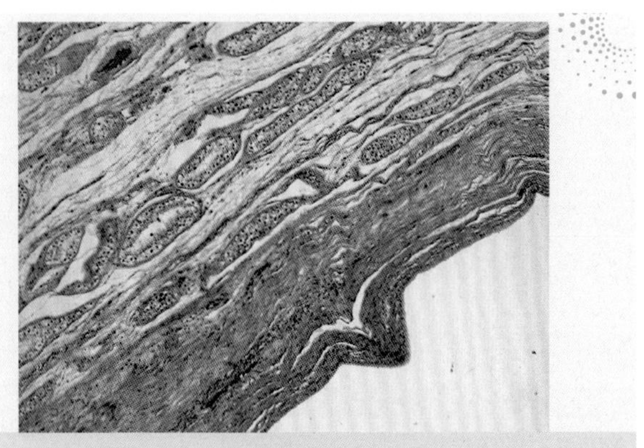

组织学显示畸胎瘤的小管和囊性衬里内有生殖细胞原位瘤。

图 19-1　睾丸切除标本

专家评论

术前要点

血清肿瘤标志物

允许在睾丸切除术后和整个全身治疗期间进行基线读数和监测。在无转移或对侧疾病的情况下，甲胎蛋白和β-人绒毛膜促性腺激素必须根据其半衰期（分别为5～7天和2～3天）降低。血清肿瘤标志物持续存在或升高可能提示睾丸切除术后，存在微转移或大转移性疾病。乳酸脱氢酶不是特异性标志物，但可指示转移性疾病的肿瘤负荷程度。

精子库

所有中心都应该有一个精子库的快速通道服务，尽量在睾丸切除术前完成。一小部分（4%）患者在睾丸切除术后可能无精子[3]，但一些报告表明比例可能更高，为无精子症患者的生育计划及在适当中心进行肿瘤睾丸精子提取的安排提供了可能。

睾丸假体

应向患者提供植入睾丸假体的选择，并且可以在睾丸切除术时，进行植入而不增加感染并发症的风险[4]。一些临床因素，如原发肿瘤的极大体积和阴囊状况、需要紧急化疗的重度转移性疾病，以及尚未有效控制的糖尿病，可能是初次植入假体的禁忌。

对侧睾丸活检

对侧生殖细胞原位瘤的风险为5%。应向高风险组提供对侧睾丸活检，中心应与肿瘤学家就生殖细胞原位瘤的管理达成多学科专家团队共识。年龄<40岁和睾丸萎缩（<12 mL）使生殖细胞原位瘤风险增加至18%[5]，此类患者应该作为对侧睾丸活检的重点对象。

患者接受了分期CT，胸部、腹部和骨盆造影剂显示巨大团状——腹膜后淋巴结肿块，压迫了下腔静脉，完全包绕了主动脉，大小为14.7 cm × 8.3 cm。无可疑肺结节和骨病变，但左颈内静脉及锁骨下静脉有血栓（图19–2）。

学习要点

睾丸癌TNM分期

如表19–1所示。

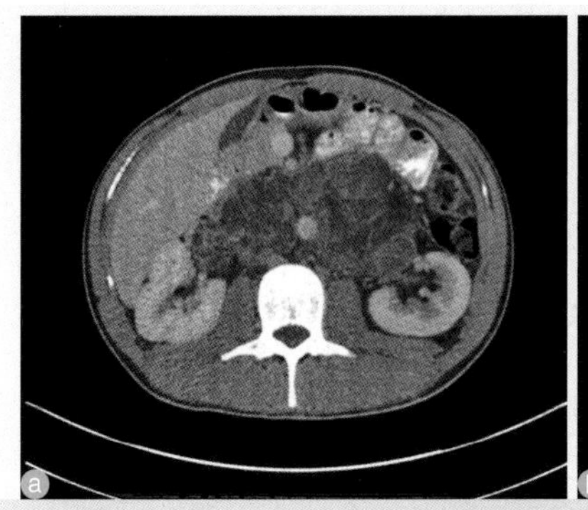

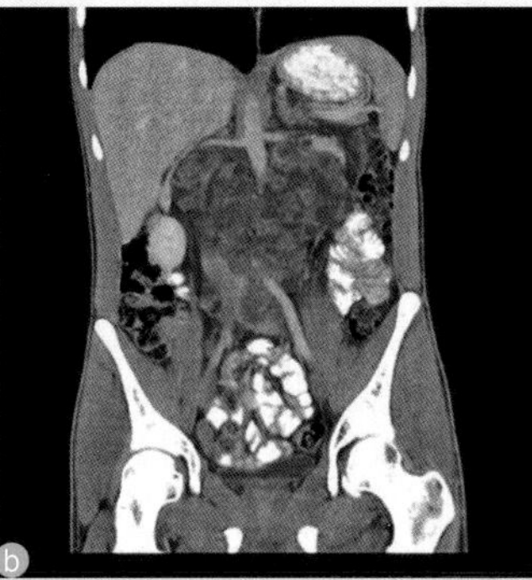

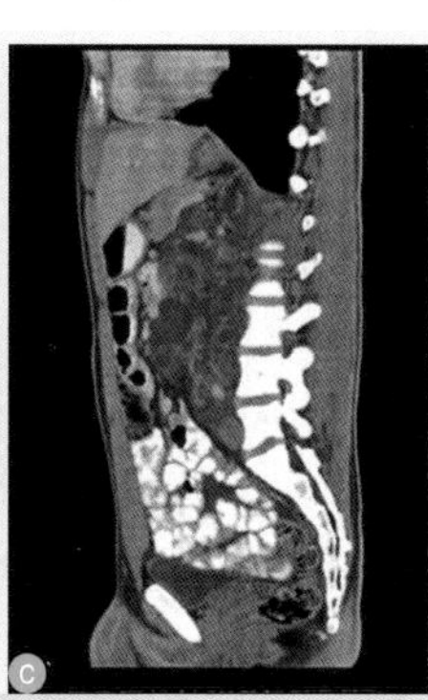

图 19–2　腹膜后淋巴结肿块包绕大血管的初始 CT 表现

表 19–1　TNM 分期系统

T- 原发性肿瘤		N- 区域淋巴结		M- 远处转移	
T_x	未评估原发性肿瘤	N_x	未评估局部淋巴结	M_x	未评估远处转移
T_0	无原发性证据肿瘤	N_0	无区域性淋巴结转移的证据	M_0	没有证据表明远处转移
T_{is}	小管内生殖细胞瘤	N_1	≤5个淋巴结转移（无最大>2 cm直径）	M_{1a}	非区域性淋巴结或肺转移
T_1	仅限于睾丸/附睾无淋巴血管浸润（lymphovascular invasion，LVI），未累及鞘膜	N_2	淋巴结转移，最大直径为2～5 cm或>5个淋巴结转移（无淋巴结最大直径>5 cm）	M_{1b}	非局部淋巴结或肺以外的远处转移
T_2	仅限于睾丸/附睾伴LVI或外膜受累	N_3	淋巴结转移最大直径>5 cm		
T_3	精索侵犯脐带有/无LVI				
T_4	阴囊侵犯存在/不存在LVI				

注：根据 EAU 指南调整 TNM 分期（2020）[1]。

学习要点

世界卫生组织2016年生殖细胞肿瘤的组织病理学分类

如表19-2所示。

表 19-2 世界卫生组织 2016 年生殖细胞肿瘤的组织病理学分类

生殖细胞原位瘤衍生	非生殖细胞原位瘤衍生
精原细胞瘤	精母细胞瘤
胚胎癌	卵黄囊瘤（青春期前）
卵黄囊瘤：肉瘤样卵黄囊瘤	畸胎瘤（青春期前）
滋养细胞：绒毛膜癌、其他滋养细胞肿瘤	
畸胎瘤（青春期后）	

资料来源：Williamson SR et al[6].

学习要点

畸胎瘤分类（2016）

值得注意的是，畸胎瘤根据其是否来源于胚胎生殖细胞肿瘤进行分类[7]。

生殖细胞原位瘤来源的生殖细胞肿瘤如下。

- 青春期后型畸胎瘤。
- 畸胎瘤伴体细胞型恶性肿瘤。

与生殖细胞原位瘤无关的生殖细胞肿瘤如下。

- 青春期前型畸胎瘤：
  - ※ 皮样囊肿。
  - ※ 表皮样囊肿。
  - ※ 高分化神经内分泌肿瘤（单胚层畸胎瘤）。
- 混合性畸胎瘤和青春期前型卵黄囊瘤。

专家评论

青春期后型和青春期前型畸胎瘤

2016年世界卫生组织睾丸肿瘤分类的主要修订之一，就是阐明生殖细胞原位瘤中青春期后型和青春期前型畸胎瘤的起源[6]。

值得注意的是，青春期后型畸胎瘤与生殖细胞原位瘤相关，并具有同时发生含有畸胎瘤性和非畸胎瘤性生殖细胞成分转移的显著潜力。本病例说明了该情况，绝大多数成人畸胎瘤应作为恶性生殖细胞肿瘤处理。基于是否存在成熟或不成熟成分的青春期后型畸胎瘤的治疗没有预后价值，因为即使是青春期后环境中的“成熟畸胎瘤”，也有其生殖细胞原位瘤的起源。

另外，青春期前型畸胎瘤的特点是结构更加有组织化，缺乏细胞学异常、生殖细胞原位瘤或精子生成受损，并且未报道转移。在罕见情况下，根据已记录的组织病理学特征，可以在已经进入青春期的睾丸中诊断出一种青春期前型畸胎瘤[8]。

睾丸切除术后，患者的甲胎蛋白水平在3077 ng/mL时达到峰值，β-人绒毛膜促性腺激素浓度略高于18 000 mIU/mL，乳酸脱氢酶水平为440 U/L。对该病例在区域生殖细胞多学科诊疗团队会议上进行了讨论，最终分期确认为$pT_1N_3M_0S_2$。出于预后和治疗的目的，将其归入中危组（S_2）。

学习要点

血清肿瘤标志物

如表19-3所示。

表 19-3 血清肿瘤标志物分期系统

S- 血清肿瘤标志物					
S_x	未评估血清标志物				
S_0	血清标志物正常				
	乳酸脱氢酶（U/l）		β-人绒毛膜促性腺激素（mIU/mL）		甲胎蛋白（ng/mL）
S_1	<1.5×正常值	和	<5000	和	<1000
S_2	1.5~10×正常值	或	5000~50 000	或	1000~10 000
S_3	>10×正常值	或	>50 000	或	>10 000

注：根据 EAU 指南调整 TNM 分期（2020）[1]。

证据支持

肿转移性生殖细胞癌预后系统

如表19-4所示。

表 19-4 基于预后的转移性生殖细胞癌分期系统

预后良好组	
睾丸非精原细胞瘤（56%的病例）	精原细胞瘤（90%的病例）
· 5年无进展生存期（progression-free survival，PFS）为89%	· 5年无进展生存期为82%
· 5年总生存率为92%	· 5年总生存率为86%
以下任何一项：	以下任何一项：
· 原发性睾丸/腹膜后	· 任何原发部位
· 无非肺内脏转移	· 无非肺内脏转移
· 甲胎蛋白<1000 ng/mL	· 甲胎蛋白正常
· 人绒毛膜促性腺激素<5000 mIU/mL	· 任何水平的人绒毛膜促性腺激素

续表

・乳酸脱氢酶<1.5×正常值	・任何水平的乳酸脱氢酶
预后中等组	
睾丸非精原细胞瘤（28%的病例）	**精原细胞瘤（10%的病例）**
・5年无进展生存期为75%	・5年无进展生存期为67%
・5年总生存率为80%	・5年总生存率为72%
以下任何一项：	以下任何一项：
・原发性睾丸/腹膜后	・任何原发部位
・无非肺内脏转移	・非肺内脏转移
・甲胎蛋白为1000～10 000 ng/mL	・甲胎蛋白正常
・人绒毛膜促性腺激素为5000～50 000 mIU/mL	・任何人绒毛膜促性腺激素
・乳酸脱氢酶为1.5～10×正常值	・任何乳酸脱氢酶
预后不良组	
NSCGT（16%的病例）	**精原细胞瘤**
・5年无进展生存期为41%	未归类为预后不良的患者
・5年总生存率为48%	
以下任何一项：	
・原发性纵隔肿瘤	
・非肺内脏转移	
・甲胎蛋白>10 000 ng/mL	
・人绒毛膜促性腺激素>50 000 mIU/mL	
・乳酸脱氢酶>10×正常值	

资料来源：International Germ Cell Cancer Collaborative Group，IGCCCG[9].

经过多学科团队讨论，在肿瘤内科团队的护理下，计划使用4个周期的5天博来霉素、依托泊苷和顺铂（bleomycin、etoposideand and cisplatin，BEP）进行治疗。治疗前，患者接受了听力学和肺功能检查，并进行了全面的血液检查，患者被收治到专门为年轻人提供肿瘤治疗的病房，插入外周静脉置管中心静脉导管。除恶心和疲乏外，患者对化疗的耐受性良好。

证据支持

BEP在转移性睾丸非精原细胞瘤中的证据

对于转移性睾丸非精原细胞瘤的标准治疗是根据原发肿瘤的组织学和国际生殖细胞癌合作组的预后亚组定义，进行3～4个周期的BEP化疗。

De Wit等人作为EORTC泌尿生殖系统癌症协作组的一部分，报告了一项随机研究，在预后中等的睾丸非精原细胞瘤患者中，比较了4个周期的依托泊苷、异环磷酰胺、顺铂（etoposide、ifosfamide、cisplatin，VIP）与4个周期的BEP[10]在复发率、无病生存率和总生存率方面无差异。VIP方案在骨髓功能方面的毒性更大，有效性未改善。

临床提示

化疗前检查

- 听力学研究：顺铂耳毒性可导致高频听力丧失。
- 肺功能检查：博来霉素可导致高达10%的患者发生可能危及生命的肺间质纤维化。
- 肾功能检查：顺铂可导致肾毒性，因此在化疗前后需要进行肾功能检查，并在治疗期间进行水合处理是必要的。
- 肝功能检查：依托泊苷可引起丙氨酸氨基转移酶水平升高，尤其是与顺铂等烷化剂联合使用时，应监测肝功能。
- 心脏功能：顺铂有导致心律失常和心肌炎的风险。对于年龄较大或高危患者，可推荐进行心脏超声检查。

不幸的是，化疗完成后不久，尽管肿瘤标志物恢复正常，但患者因持续背痛、恶心、呕吐和疑似小肠梗阻入院，其营养状况较差。患者描述了体重的显著减轻，接受鼻胃管、静脉输液和全肠外营养治疗。

进一步行腹部和盆腔CT增强扫描（图19-3），显示混合密度的盆腔后淋巴结病灶增大至16.6 cm×8.3 cm，阻塞了十二指肠的第3部分和第4部分。左肱-脐静脉内也有进行性血栓。

患者的病例在生殖细胞多学科团队会诊中再次被讨论，并计划行腹腔镜手术和双侧模板后腹膜淋巴结清扫术（retroperitoneal lymph node dissection，RPLND）。

临床提示

化疗后RPLND的适应证

NSCGT

- 任何残留直径>1 cm且血清肿瘤标志物正常的肿块。
- 任何残留直径<1 cm且血清肿瘤标志物趋于平稳的肿块。
- 初次睾丸切除标本中残留肿块直径<1 cm和成熟畸胎瘤。
- 挽救性化疗后标志物阴性或达到平台期的残留肿块。

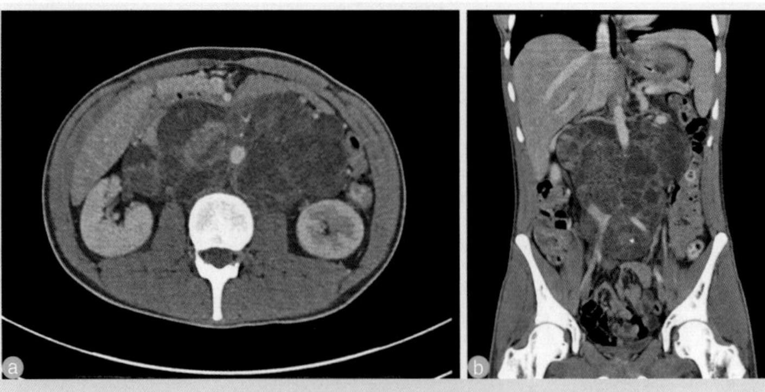

图 19–3　CT 显示肿瘤肿块和囊性成分大小进展

- 完全可切除的化疗耐药肿块，可以考虑追切行RPLND。

精原细胞瘤

- 残留肿块＞3 cm的患者应接受FDG-PET（残留癌细胞存活的风险为12%～30%）：
  - ※ PET 阴性→监测。
  - ※ PET 阳性→关于放疗 / 进一步化疗 / 手术的多学科专家团队讨论。

资料来源：ESMO Consensus Conference 2018[11].

专家评论

多学科团队中的手术决策1

睾丸多学科团队中关于手术的决定应基于：①适应证；②时机；③手术（TIP）。

适应证

- 睾丸非精原细胞瘤：化疗后（通常为BEP）残留肿块＞1 cm且肿瘤标志物正常或达到平台期的患者应接受RPLND。指征总结在前文的“临床提示”中。RPLND后的最终组织学显示，约10%的患者存在活跃癌细胞或成熟畸胎瘤，约40%的患者存在纤维化或坏死组织，目前没有检测手段可以识别上述患者。应特别注意睾丸切除标本中，存在青春期后型成熟畸胎瘤的患者，因为如前所述其具有独特的生物学行为，因此应切除＜1 cm的残留肿块。
- 精原细胞瘤：一般而言，手术很少适用于化疗后的转移性精原细胞瘤。FDG-PET扫描在有残留肿块的患者中具有较高的阴性预测值。化疗后＜3 cm的精原细胞瘤肿块坏死的可能性非常高，手术不是此类患者的标准治疗。对于＞3 cm的肿块，建议在化疗完成后至少6周进行FDG-PET扫描。β-人绒毛膜促性腺激素进展或持续存在是二线化疗的指征。

RPLND应作为最后的选择，在进行多学科专家团队讨论和评估包括放疗在内的治疗选择后才进行。由于此类患者中常见密集纤维化和严重硬化，因此可以在非常专业和少数医疗中心进行此手术。

专家评论

多学科团队中的手术决策2

时间安排

RPLND应在化疗完成后6～8周内进行。手术延迟导致生存率降低，并且可能需要再诱导化疗[12-13]。

患者可能出现多个部位的转移，特别是腹膜后和肺部。治疗是个体化的，且不同的睾丸中心在政策上存在差异，但一般需要考虑以下因素。

- 存在组织病理学不一致：两侧肺转移的发生率为20%，但如果在首次肺切除中发现坏死，并且肿瘤标志物正常，则该比例可能降至5%[14-15]；当坏死仅存在于腹膜后腔时，腹膜后和肺部切除之间的不一致性约为10%[16]。
- 如果首先行RPLND，则可以根据组织病理学结果来决定是否需胸腔镜手术。反向策略很可能预测得不够准确。

专家评论

多学科团队中的手术决策3

程序

行乳房肿块切除术是不合理的，必须决定行双侧RPLND（本病例）、右侧或左侧模板RPLND或保留双侧神经的RPLND。手术方式由多学科专家团队确定，并基于残余病变的位置和范围。必须保证进行彻底切除，但在适当的情况下，应考虑保留神经的模板切除，以降低射精功能障碍的风险。

通常化疗后RPLND具有挑战性，残留肿块的手术方法取决于其位置，特别是腹膜后区域的受累及在肾脏肾门以上存在重要病变。根据是否需要肾切除术或主动脉/下腔静脉切除和移植物置换或肝切除术或腰大肌切除，可以确定切除范围。手术团队应配备，并准备好在能够行多学科手术的专科中心进行[17]。

术前患者的体重已减轻8 kg，体重指数降为17.2 kg/m^2，其在营养师处就诊，开始接受全胃肠外营养，以尝试预防进一步体重减轻并维持其身体状况。患者与疼痛作斗争，并出现了阿片类药物依赖，该情况在病房管理中非常具有挑战性。疼痛小组早期参与，针对疼痛用普瑞巴林和缓释吗啡治疗。

术后，患者在高依赖病房接受治疗，然后在“年轻肿瘤病房”接受病房护理。处理术后疼痛存在重大挑战，尽管有疼痛团队的参与，但患者在出院后的很多个月里仍须使用高剂量的阿片类药物。

专家评论

手术记录：行双侧RPLND以实现根治性切除

硬膜外、全身麻醉并插入中心静脉和动脉导管后，通过正中切口打开腹部。完全游离结肠，从腹腔干开始分离，肠系膜上动脉与邻近囊性结构游离。十二指肠第3部分被固定在肿块上，部分松解。然后确定脾静脉，沿其长度仔细解剖左肾静脉，并将大部分肿块与左肾门分离。必须仔细解剖将肿块的上部与主动脉近端、左右肾动脉分离。主动脉和下腔静脉被完全解剖出来，并以此进行环绕以便控制。同样的解剖在髂动脉血管远段进行，以备需要控制。

下腔静脉黏附在肿块的左侧，并进行仔细解剖以保留右肾静脉。必须仔细结扎多个左、右侧腰静脉，才能够完全松解下腔静脉。

从主动脉逐渐松解环周肿块，结扎3组腰动脉。由于肿块体积过大，无法整块切除，因此沿肠系膜下动脉分离，从而更受控地将肿块右侧与主动脉、脊柱和腰大肌分离，并切除右侧肿块。

主动脉下1/3致密地贴在肿块上，须小心地开辟一个平面，固定肠系膜下动脉，并在其起始处离断，以允许游离。肿块与左、右髂静脉致密粘连，并将其压迫。为了防止出血，进行了长时间的剥离以控制上述血管。在该双侧模板中，肿块在两侧均被切除。

将肿块的主动脉腔游离，保留右肺门。然后可以完成左侧肿块的后路活动，并将其切除，没有进一步可见的疾病。仔细检查止血情况，并使用Prolene®缝线处理轻微出血点。使用Monocryl®修补淋巴液渗漏，替换了结肠并重建了腹膜后间隙。插入引流管，关腹。

临床提示

涉及年轻人的服务

对于年轻人，癌症的诊断及随后治疗的影响（尤其是可能影响性功能和生育能力的重大手术）在心理上可能非常具有挑战性，其生活、期望和理解可能与年长者不同。因此，在面向年轻人的肿瘤科单位中，涉及其心理服务和专家知识，提供超出外科医师职责范围的支持是必不可少的。

最终的病理学报告描述了一个重达10 kg以上的肿块，团块中包含了5个部分（图19-4）。显微镜检查结果与畸胎瘤一致，除纤维肌性基质外，畸胎瘤还含有内衬腺体和（或）鳞状上皮的囊肿形式的成熟成分，但无肿瘤形成作为证据，此为生长性畸胎瘤综合征的典型表现。

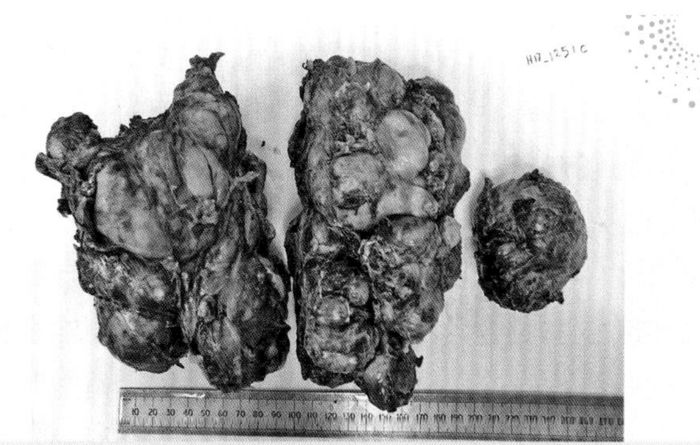

图 19-4 切除的腹膜后肿块重量> 10 kg

专家评论

模板剥离的手术计划

在每个病例中，仔细剥离、隔离和保护形成模板切除边界的结构［主动脉分叉和沿髂总血管（右侧或左侧）向下、输尿管外侧、肾门向上、肠系膜下动脉，以及主动脉中点或下腔静脉（分别为右侧和左侧模板）]是最安全的方法。

当定义此类边界并建立下腔静脉和主动脉的近端和远端控制时，行该手术具有极好的结局，且是可行的。在被认为适合机器人辅助腹腔镜RPLND的患者中，基本的手术原则不能被违背。双侧模板包括右侧和左侧模板，且范围更广。

专家评论

睾丸癌患者的整体需求

当然，所有患者都必须作为个体接受治疗，对转移性睾丸癌患者需要特别仔细地管理。在整个旅程中，患者们通常与其专科泌尿外科医师、临床肿瘤科医师和专科护士建立融洽的关系，且是典型的年轻、健康的个体。生活出乎意料地发生了不可挽回的变化，他们经历了诊断的创伤、潜在的让人感到丧失阳刚之气的睾丸切除术、生育问题，以及化疗的影响，然后又面临着RPLND的可怕前景。患者们需要就其手术范围和相关风险进行仔细考虑和个体化咨询。多学科团队方法至关重要，额外服务的作用可能是非常有价值的（参见涉及年轻人服务的"临床提示"）。

讨论

生长性畸胎瘤综合征是一种罕见疾病，在转移性睾丸非精原细胞瘤患者中的患病率仅为2%～8%[18]。生长性畸胎瘤综合征定义为在肿瘤标志物减少或恢复正常的情况下，在睾丸非精原细胞瘤适当化疗期间或之后转移肿块增大[19]。最常见于腹膜后，但也可见于纵隔、肺、锁骨上和腹股沟淋巴结，或此类淋巴结的组合中[20]。CT显示扩大的肿块，其中可见有钙化、脂肪或囊性变化[21]。已切除的生长性畸胎瘤综合征肿块的组织学检查显示为无残留活性恶性生殖细胞肿瘤的良性成熟畸胎瘤[22]。生长性畸胎瘤综合征肿块有可能快速生长，并且会破坏局部解剖结构或阻塞其他器官和血管，因此发病率和病死率较高。

完全手术切除至关重要，因为不完全切除患者的复发率可高达83%，而完全切除患者的复发率为4%[18]，可能需要多次手术以确保完全切除[23]。手术切除也用于确诊并降低恶变风险。如果在化疗期间诊断为生长性畸胎瘤综合征，应按计划完成拟定的诱导疗程，除非毒性反应阻止此种情况，或者如果出现肿瘤局部生长的紧急情况（引起血管或黏液压迫）。

专家评论

FDG-PET/CT在睾丸非精原细胞瘤化疗后残余腹膜后淋巴结肿块中的作用

FDG-PET/CT在评价转移性精原细胞瘤化疗后残留腹膜后淋巴结肿块中的作用已被充分证实，可用于诊断残留存活肿瘤。在睾丸非精原细胞瘤中，FDG-PET/CT的作用并不明确，研究显示，与标准CT或血清肿瘤标志物相比，检测残留肿块中存活肿瘤的准确性没有显著改善。此外，其不能明确区分畸胎瘤、存活的恶性肿瘤或坏死。在任何情况下，显著残留或生长的腹膜后肿块均应完全切除，这进一步限制了FDG-PET/CT在此类患者中的作用。

专家的最后一句话

所有被诊断为睾丸癌的患者都应经历一个逐步的治疗过程，术前强制性地对肿瘤标志物进行评估和关于保留生育能力、对侧睾丸活检和假体插入的展开讨论。胸部、腹部和盆腔CT对于疾病分期非常重要。

根治性睾丸切除术后，重要的是评估血清甲胎蛋白、β-人绒毛膜促性腺激素和乳酸脱氢酶的最低值，以确定S类别（S_1、S_2或S_3）。利用原发部位（睾丸或腹膜后原发部位或纵隔原发部位）、最终组织学（精原细胞瘤或睾丸非精原细胞瘤）、S类别和分期CT的综合信息，确定转移性疾病的程度/位置，允许将患者分为良好、中等或不良预后组，根据国际生殖细胞肿瘤合作组的标准[9]。睾丸非精原细胞瘤患者被归类为预后不良组。

化疗完成后有残留肿块的患者应在高容量专科手术中心接受RPLND。在指定的专业部门行RPLND的益处显著，包括较低的发病率和病死率、较高的完全切除机会和较低的局部复发率。辅助手术，如肾切除术、主动脉/下腔静脉切除和移植物置换、腰大肌切除术、小腿后肿块切除术、肠切除术和肝切除术应作为此类特殊部位医疗的一部分。

这里介绍的生长性畸胎瘤综合征病例证实了睾丸多学科专家团队会议上决策过程的重要性。如果及时诊断并采用根治性手术方法治疗，完全切除所有残留病灶，生长性畸胎瘤综合征的预后极佳。为了完全切除，23%～33%的病例有必要进行辅助手术，包括肾切除术、肠切除术和血管手术。在计划对生长性畸胎瘤综合征患者进行手术治疗时，必须考虑到这一方面，患者应在高容量专科中心接受治疗。

参考文献

扫码查看

病例 20

转移性睾丸癌

Findlay MacAskill

评论专家Archie Fernando

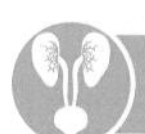

Case

一名34岁的男性进行“两周等待”疑似癌症途径被转诊至泌尿外科诊所评估阴囊肿块。大约在1个月前，他在淋浴时注意到了该肿块，并担心其可能正在增大。患者无相关疼痛、外伤史或提示感染的症状，其他方面状况良好。既往病史包括阑尾切除术（年龄14岁）和儿童哮喘，无睾丸疾病家族史。查体：右侧睾丸肿物易触及，不伴有鞘膜积液，无淋巴结肿大，左侧睾丸未触及异常。

超声扫描证实了5.2 cm × 3.4 cm × 2.7 cm的异质性右侧睾丸肿块，血管增多，与恶性肿瘤一致。左侧睾丸正常。血液检查显示肿瘤标志物升高：甲胎蛋白为101.6 ng/mL、β-人绒毛膜促性腺激素为308 IU/mL、乳酸脱氢酶为275 U/L。睾酮水平正常。胸部、腹部和盆腔CT扫描显示主动脉腔静脉区腹膜后7 cm的肿块，可能是转移性睾丸癌（图20–1）。未检测到其他异常。

临床提示

检查

阴囊的检查必须始终与一般检查一同进行才能够发现可能的远处转移，如锁骨上淋巴结、可触及的腹部肿块或乳房增生，此类病灶在10%的病例中可能存在[1]。

学习要点

肿瘤标志物

血清肿瘤标志物有助于睾丸癌的诊断和分期，也可作为诊断时和治疗期间的预后因素[1]。

大约10%的睾丸癌在初次就诊时已经发展到晚期（＞Ⅲ期），其中大多数肿瘤标志物升高[2]。甲胎蛋白浓度升高提示睾丸非精原细胞瘤或混合性生殖细胞肿瘤的诊断。

多学科团队决定紧急行右侧腹股沟睾丸切除术。睾丸切除术前进行了精液分析，显示轻度少精症，精液量和pH正常，但精子质量足够用于建库。患者处于恋爱状态，俩人尚未有孩子。患者与女友经过咨询后，考虑到治疗可能对未来生育能力产生影响，选择在睾丸切除术前进行精液冷冻保存。

患者接受了右侧腹股沟睾丸切除术和假体植入，无并发症，并迅速恢复。睾丸切除术后1周的肿瘤标志物为甲胎蛋白54.2 ng/mL，β-人绒毛膜促性腺激素1 IU/mL，乳酸脱氢酶217 U/L。组织学检查睾丸切除标本，显示睾丸非精原细胞瘤，包括40%的卵黄囊肿样癌、40%的胚胎型肿瘤和20%的绒癌，分期为pT_2。存在淋巴血管侵犯，肿瘤边缘无癌细胞。根据组织学分析和肿瘤标志物结果，将患者归入良好预后组（表20–1）。多学科团队决定在其完全康复后，进行

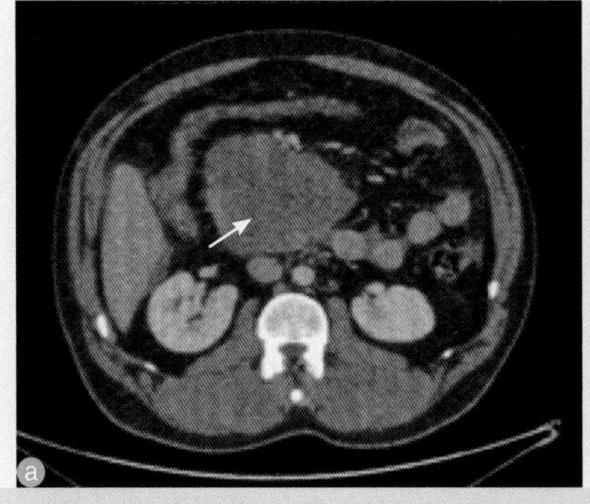

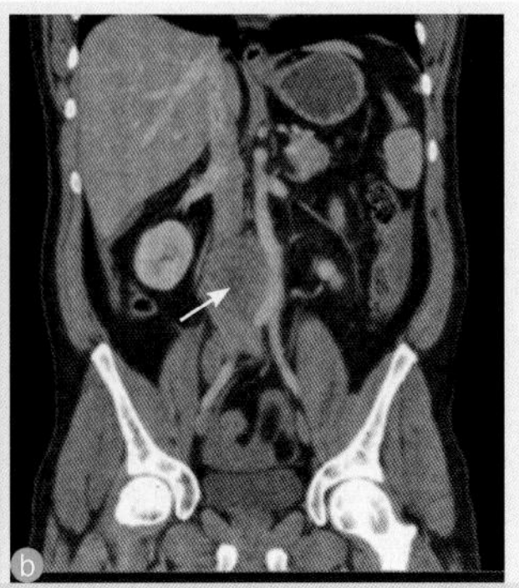

图 20–1　腹部和盆腔 CT 显示轴位（图 a）和冠状位（图 b）切片

表 20-1　采用基于预后的转移性睾丸非精原细胞性生殖细胞瘤分期系统

预后	类型	标准（所有）
良好	睾丸非精原细胞瘤（56%）：5年PFS为89%，5年生存率为92%	1.原发性睾丸/腹膜后 2.无非肺内脏转移 3.甲胎蛋白＜1000 ng/mL 4.人绒毛膜促性腺激素＜5000 IU/L 5.乳酸脱氢酶＜1.5 × ULN
中间体	睾丸非精原细胞瘤（28%）：5年PFS为75%，5年生存率为80%	1.原发性睾丸/腹膜后 2.无非肺内脏转移 3.甲胎蛋白为1000 ~ 10 000 ng/mL 4.人绒毛膜促性腺激素为5000 ~ 50 000 IU/L 5.乳酸脱氢酶为1.5 ~ 10 × ULN
坏的	睾丸非精原细胞瘤（16%）：5年PFS为 41%，5年生存率为48%	1.原发性睾丸/腹膜后 2.非肺内脏转移 3.甲胎蛋白＞10 000 ng/mL 4.人绒毛膜促性腺激素＞50 000 IU/L 5.乳酸脱氢酶＞10 × ULN

注：PFS：无进展生存期；ULN：正常值上限。
资料来源：International Germ Cell Collaborative Group，IGCCG[4].

3个周期的BEP化疗。

学习要点

及时睾丸切除术

对于转移性睾丸癌的患者，除非存在不可接受的多个肺转移、甲胎蛋白＞1000 ng/mL、人绒毛膜促性腺激素＞5000 IU/mL或肾梗阻，否则应直接行睾丸切除术。

专家评论

精液分析

精液分析应包括在初始诊断中，因为最高达50%的睾丸癌患者出现精子生成障碍，29%的睾丸癌患者出现少精子症，11%的睾丸癌患者出现无精子症[3]。肿瘤本身和其治疗都会对精子生成产生影响。

对于初次就诊时诊断为无精子症的患者，可以提供肿瘤睾丸精子提取的选择。

学习要点

睾丸非精原细胞瘤化疗

睾丸非精原细胞瘤的化疗基于预后类别：

- 预后良好：3个周期的BEP。建议采用5天给药方案，尽管疗效相同，但发现3天给药方案与毒性增加相关[7]。
- 中期预后：4个周期的BEP。
- 预后不良：4个周期的BEP，如果第1个周期后标志物下降不良，考虑转换为更大剂量的方案。

只有当患者出现发热伴相关的粒细胞减少症（＜1000/mm^3）或血小板减少症（＜100 000/IU）时，才应采取21天间隔给予3个周期的BEP方案，并延迟给药。

右睾丸切除术和假体植入2周后，患者开始化疗。使用的给药方案：第1 ~ 5天，顺铂20 mg/m^2，进行水化治疗；第1 ~ 5天，依托泊苷100 mg/m^2；第1、第8和第15天，博来霉素30 mg；周期开始之间间隔21天。患者对化疗的耐受性相对较好，仅有轻度不良反应，包括恶心、脱发和贫血。在周期之间检查其肿瘤标志物。第1周期后：甲胎蛋白为30.6 ng/mL，β-人绒毛膜促性腺激素＜1 IU/mL，乳酸脱氢酶为228 U/L。第3周期后：甲胎蛋白、β-人绒毛膜促性腺激素、和乳酸脱氢酶均恢复正常。

专家评论

转移性疾病的不确定性

如果不确定是否存在转移性疾病（例如，淋巴结＜2 cm，且肿瘤标志物正常），则应在治疗前考虑在6 ~ 8周监测期后，重新进行影像学检查或进行超声或CT引导活检。

目前尚无足够的证据支持使用PET扫描以明确此种情况。

专家评论

化疗期间的血清肿瘤标志物

化疗期间血清肿瘤标志物应下降，以指示治疗效果。化疗期间肿瘤标志物的持续存在具有不良预后价值[8-9]。在第一个BEP周期后，标志物下降缓慢的低风险睾丸非精原细胞瘤患者转换为更高剂量的强化方案可能会降低无进展生存期，但不会降低总生存期[10]。低风险患者应尽可能在高容量参考中心的临床试验中接受治疗[11-12]。

当前试验

- Ⅲ期BEP（P_3BEP）：在中危或低危患者中，比较加速化疗与标准BEP的Ⅲ期试验。
- TIGER：在挽救性化疗Ⅲ期试验中，比较常规剂量化疗（使用紫杉醇、异环磷酰胺和顺铂）与高剂量化疗（使用动员剂量的紫杉醇和异环磷酰胺，随后给予高剂量的卡铂和依托泊苷）作为复发或难治性生殖细胞肿瘤的一线治疗。

学习要点

转移性混合性生殖细胞肿瘤的一线治疗

转移性混合性生殖细胞肿瘤的一线治疗取决于以下因素：

- 原发性肿瘤的组织学类型。
- 国际生殖细胞癌症协作组基于5202例非精原细胞瘤和660例精原细胞瘤病例定义的预后分组（表20-1）[4]。
- “预后不良”患者化疗第1周期标志物的下降情况。

化疗6周后，进行CT评估治疗效果（图20-2）。结果显示腹膜后肿块缩小至1.6 cm，表明反应良好，无其他疾病累及区域。

临床提示

博来霉素禁忌证

如果存在博来霉素禁忌证（间质性肺炎、肺纤维化、慢性肺病、肝功能障碍、肾衰竭），则应使用4个疗程的依托泊苷和顺铂，虽然有些证据表明此种方案较BEP方案差[4-6]。

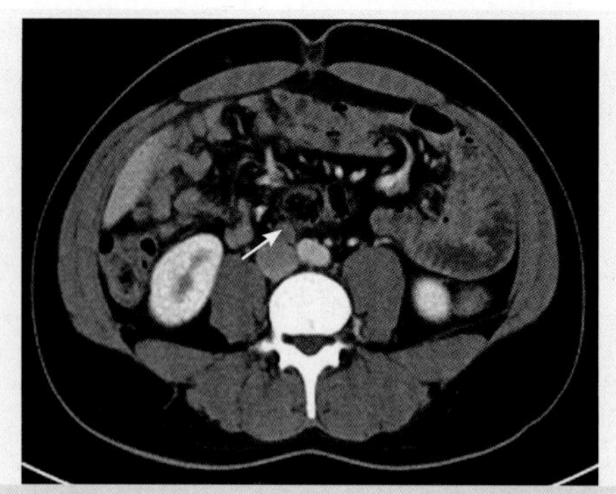

图 20-2 CT 显示持续 1.6 cm 的主动脉间肿块

患者对化疗后存在残留肿块的消息极为失望。向其解释说，此种残留肿块的治疗存在临床困境，因为很难确定残留肿块是否含有存活肿瘤或仅是化疗成功后的“死亡组织”。患者在咨询期间，泪流满面，希望将进一步讨论推迟到本周晚些时候。为其安排了院内心理咨询支持服务的临时预约，并在3天内对其进行复查。

学习要点

化疗后残留肿块

睾丸非精原细胞瘤中的化疗后肿块如下[13]：

- 50%纤维化/坏死。
- 40%为畸胎瘤：对化疗耐药；可生长引起器官压迫；3%～6%转化为恶性肿瘤，如肉瘤、腺癌或原始神经内分泌瘤。
- 10%残留混合性生殖细胞肿瘤。

未来方向

microRNA-371a-3p生物标志物

2011年提出了一种新型的血清microRNA生物标志物。microRNA是参与基因表达的非编码小分子RNA。将Ⅰ期、转移性和复发性睾丸癌患者的血清microRNA-371a-3p（M371检测）水平与经典生物标志物和男性对照组进行比较，结果显示灵敏度和特异度的显著区别，分别为90.1%和94%，阳性预测值为97.2%[15]。microRNA-371a-3p也与临床分期、原发性肿瘤大小和治疗反应显著相关。此外，microRNA-371a-3p在复发病例中，显示水平升高，成功治疗后恢复正常。此种新型生物标志物可以显著改善睾丸癌的诊断和监测，并可能有助于预测诊断时和化疗后，睾丸外疾病的临界病例中是否存在活性肿瘤[15]。

专家评论

化疗后残留肿块

- 预测化疗后肿块的组织学具有挑战性。虽然在＞3 cm的精原细胞瘤中有用，但睾丸非精原细胞瘤中的PET扫描对混合性生殖细胞肿瘤的敏感度仅为70%，特异度仅为48%[14]。
- 即使具有睾丸切除标本中无畸胎瘤、标志物恢复正常且肿块较小（＜5 mm）等特征，也不能可靠地排除存活肿瘤[16]。
- 在残留睾丸非精原细胞瘤肿块＞1 cm的情况下，建议手术切除[17]。然而，一些略微＞1 cm的病灶可能会进一步继续缩小。
- 在＜1 cm的残留睾丸非精原细胞瘤肿块中，建议不太明确。尽管此类肿瘤可能含有存活的肿瘤，但＞70%的肿瘤仅含有纤维坏死组织[18]。
- 因此，在此类病例，尤其是肿瘤标志物正常的病例中，监测是一种选择。在此类病例中观察到，终生复发风险为9%，后续治愈的概率为70%[19]。

在3天后的下一次随访中，经过多学科团队讨论，为患者提供了间隔6周检查1次与手术切除残余肿块的选择，详细讨论了每种选择的利弊。患者对监测感到不适，也对大手术感到焦虑。在对初始和治疗后的CT上存在的所有受累区域进行评估后，认为患者适合行微创机器人辅助RPLND，包括右侧保存神经的模板。在讨论了所涉及的手术和相关风险后，并再与家人商议1天后，其决定接受手术。

未来方向

RPLND

RPLND后"干射精"是术中切除进入腹下上丛和腰内脏神经的交感神经所致。最初的"双侧模板RPLND"包括肾门上和髂下剥离，几乎所有患者均出现了射精障碍（图20-3a）。保留髂动脉分叉下方对侧髂动脉区域的"改良RPLND"的"干射精"率降至约75%（图20-3b）。"单侧模板RPLND"仅限于腹主动脉中线以下、脐下动脉以下的同侧区域（图20-3c，图20-3d），进一步发展，可使射精保留率达到80%以上[20]。Donohue等人随后引入了"保留神经RPLND"，仔细解剖、识别并保存交感神经纤维[21]。在适当选择的病例中，即使是化疗后，单侧和保留神经RPLND的10年无复发和总生存期与双侧RPLND相同，保留射精的比率显著更高（＞85% *vs.* ＜20%相比）[20-22]。1992年首次腹腔镜RPLND标志着降低睾丸癌患者手术并发症发生率的举措。以下2006年首例机器人辅助腹腔镜RPLND（robotic-assisted laparoscopic RPLND，R-RPLND），经验丰富的高容量中心已显示R-RPLND的肿瘤学结局相当，并减少了围手术期和术后的并发症[23]。

此外，有少量但稳步增加的证据表明，如果在专科高容量中心进行，在选定的小肿块病例中进行化疗后R-RPLND，在手术和肿瘤学方面，都是安全的[24]。

专家评论

RPLND

睾丸癌中的RPLND具有挑战性，高达30%的患者需要额外的手术，如肾切除术、肌肉切除术和血管重建术。因此，RPLND应在专科中心进行。集中手术使病死率从6%降至0.8%，局部复发率从16%降至3%[25]。鉴于精原细胞瘤残留肿块周围纤维化严重，手术极其困难，因此很少进行手术切除。

由两名顾问手术团队使用机器人辅助腹腔镜技术进行手术。残余肿块与下腔静脉粘连。肿块切除导致小腔静脉切开术，需要修复。在整个RPLND过程中

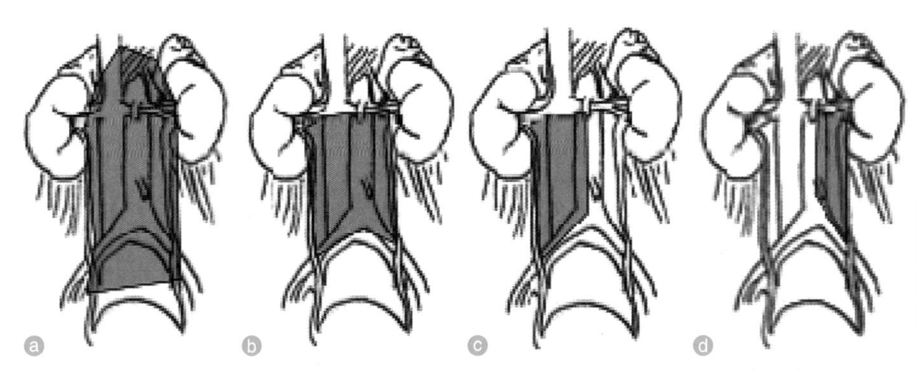

a. 标准双侧；b. 改良双侧；c. 单侧改良，右侧；d. 单侧改良，左侧。

图 20-3 RPLND 模板

烧灼或夹闭淋巴管，以降低术后淋巴漏的风险。手术时间为3小时，失血量为280 mL。手术当天晚上患者非常不适，但次日感觉良好。腹腔引流管中有120 mL浆液，因此将引流管再留置24小时，以监测淋巴漏。第2天患者状况良好，引流管中仅有10 mL浆液，因此拔除引流管并出院回家。

手术标本的组织学显示，14个淋巴结有一些坏死迹象，但未观察到存活肿瘤。当患者返回接受术后随访时，身体状况良好，疼痛轻微，其勃起和射精正常，对无存活肿瘤的病理学结果感到高兴。因此，患者不需要进一步治疗，只需要接受监测。其继续接受心理咨询支持，并作为睾丸癌幸存者在线组织的活跃成员。

学习要点

化疗后残留肿块手术

当化疗后行残留肿块切除手术时，不应单独行“肿块切除术”。通常在完成化疗后6周内，必须完全切除原发转移性疾病部位。越来越多的证据支持模板清扫而不是根治性双侧清扫，可以在保留射精功能的同时，不影响肿瘤学结局[20-22]。

切除的残余肿块的组织学检查

如果切除的残留肿块的组织学显示如下。

- 没有活性肿瘤或活性肿瘤占整个标本总体积的<10%，则无需额外治疗。
- 如果残留活性肿瘤切除不完全，则某些人群（例如，预后较差的患者）可再接受2个周期基于顺铂的化疗[14]。

专家的最后一句话

睾丸癌是一种幸存者的疾病。鉴于大多数睾丸癌患者的良好预后（存活率>95%），在睾丸癌管理的每个阶段都应重视幸存者的高质量健康状况。应努力保留生育和激素功能，最小化手术、放疗和化疗的发病率，并提供心理支持，而不影响肿瘤学结局。

睾丸癌治疗对男性生殖功能的影响取决于多个因素，包括接受癌症治疗的年龄、癌症的类型和位置，以及给予的治疗。睾丸癌及其治疗均可导致性腺功能减退和不育。因此，初步评估应包括精液分析和血清激素测试[26-27]。

保留睾丸的手术可能适用于同时性双侧睾丸肿瘤、异时性对侧肿瘤或孤立性睾丸中的肿瘤。肿瘤体积应<30%的睾丸总体积，并遵守肿瘤学手术规则。睾丸精子提取（在睾丸切除术时从受影响的睾丸中提取离体睾丸精子）可提供给无精子症和对侧睾丸异常或缺失的患者，以保留未来的生育能力[26]。

生化性腺功能减退在睾丸切除术后的发生率为5%~13%，化疗后为11%~27%[27]。应在诊断时和所有治疗后检查激素水平，并提供睾酮替代治疗。还应使患者了解性腺功能减退的症状，如疲劳、性欲低下等。

RPLND的围手术期和术后并发症相当严重。许多患者由于上下腹和腰内脏神经受损导致逆行射精，从而失去射精和自然受孕的能力。在适当的情况下使用单侧和保留神经的RPLND，适当运用微创技术，并将此种复杂的手术集中在高容量专科中心，显著降低发病率、病死率和长期后遗症的风险[14, 21-25]。

睾丸癌化疗的长期不良反应可包括听力丧失、胃部症状、肺损害和周围神经病变。目前的化疗方案旨在将此类风险降至最低。例如，顺铂给药5天而非3天，可降低听力受损和耳鸣的发生率[7]。一项大型多国前瞻性试验表明，在高容量中心进行化疗可获得更好的结局：更高的累积剂量，更低的毒性和治疗相关的病死率，以及更频繁地对化疗后的残留肿块进行切除[28]。

尽管睾丸癌高度“可治愈”，但患者所承受的心理负担不会减轻，其影响不能低估。据报道，睾丸癌幸存者的心理困扰程度介于9%~27%[29]。心理社会方面的不适包括对未来的不确定感、自卑感，对被污名化的恐惧、焦虑、抑郁，以及创伤后应激障碍的症状。综合性睾丸癌服务应提供易于获得的心理咨询，并积极鼓励加入睾丸癌社区，以确保睾丸癌幸存者在治愈后拥有良好的生活质量。

参考文献

扫码查看

第9章

功能、女性和神经泌尿学

病例 21

良性前列腺增生和急性尿潴留

Emma Papworth、Joseph Jelski和Hashim Hashim

评论专家Hashim Hashim

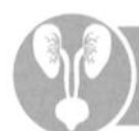

Case

一名60岁的男性患者到泌尿外科门诊部就诊，主诉下尿路症状。在问诊时，其描述了混合储存和排尿症状，包括尿频、尿急、夜尿和尿流减弱，否认尿失禁发作。患者填写了国际前列腺症状评分问卷，评分为19分，表明症状严重程度为中度。其困扰得分为6分。

国际前列腺症状评分细分如下。

· 不完全排空为3分；尿频为3分；间歇性排尿为2分；尿急为3分；尿流减弱为3分；用力排尿为2分；夜尿增多为3分。

· 排尿/储尿＞1，表明排尿症状略占优势[1]。

✚临床提示

男性下尿路症状评估

有许多有效的工具可用于评估男性下尿路症状，包括国际前列腺症状评分和国际尿失禁咨询委员会男性下尿路症状模块问卷（International Consultation on Incontinence Modular Questionnaire for Male Lower Urinary Tract Symptoms，ICIQ-MLUTS）。最常用的是国际前列腺症状评分，已被证明具有可靠性和可重复性。

国际前列腺症状评分如下。

- 症状评分表包括7个关于症状的问题和1个关于生活质量的问题。
- 最高评分：35分。
- 轻度：0～7分；中度：8～19分；重度：20～35分。

ICIQ-MLUTS如下。

- 症状评估表包括24个问题，每个症状有1个独立的困扰评分。

当使用国际前列腺症状评分时，如果漏掉了尿急和急迫性尿失禁的症状，可能显著影响治疗方案，从而影响临床结局。ICIQ-MLUTS可更好地检测到此类症状。使用ICIQ-MLUTS评估个体症状相关困扰的能力，使治疗能够个体化，并能够采用更以患者为中心的方法评估男性下尿路症状。

频率/体积图证实，每天饮用4～5杯咖啡，排尿频繁且尿量较小，没有泄漏或夜间多尿的迹象。

在诊所进行的尿流率测定显示最大尿流率（Q_{max}）降低至10 mL/s，排尿量为199 mL，排尿后残余尿量为80 mL（图21–1）。直肠指检显示前列腺轻度增大，质地良好，前列腺特异性抗原水平为2.8 ng/mL。

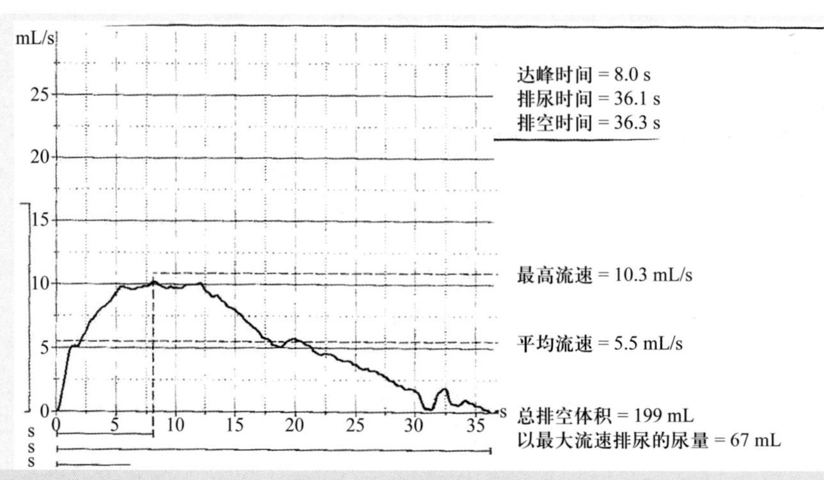

图 21–1　尿流率测定

临床提示

尿流率测定

为了进行尿流率试验，患者需要有一个舒适充盈的膀胱，通常在就诊前需要摄入500～1000 mL的液体。该试验可能需要2～3小时。只有当膀胱中至少有150 mL尿液时，尿流率才有用。一些患者无法充盈至较大的容量，在开始试验前了解该情况很重要，并将在膀胱日志上有明显显示。国际尿控协会“尿动力学质量管理规范”指南[2]推荐进行一次代表性的尿流率测定。在实践中，通常要求患者进行两次尿流率测试，确保获得足够且具有代表性的尿流率。应询问患者测试结果是否能够说明其日常的尿流情况，如果不能，则应重复进行。

应告知患者在排尿过程中避免压迫/挤压尿道，以限制“挤压伪影”，并且不要在漏斗周围“游走/巡航”，否则可能导致结果不准确。

应对流量试验进行目视检查，以确保识别出任何虚假结果（不得仅依赖于电子打印报告）。如果对试验的准确性存在相当大的疑问，则在药物和保守疗法失败后进行压力-流量研究。

学习要点

流速

在尿流率（Q_{max}）<10 mL/s的男性中，基于压力-流量尿动力学标准，约90%将出现阻塞，剩下一部分的患者将出现低压、低流量和收缩性降低的情况——膀胱排尿功能减退[3]。

在尿流率>15 mL/s的男性中，75%不会出现膀胱流出道梗阻[3]。其余尿流良好的男性可能出现高压、高流量情况，其中增加的膀胱收缩力可补偿一定程度的梗阻。尿流率降低是导致症状性进展为尿潴留的风险因素。

患者的全科医师尝试了α_1-受体拮抗剂（坦索罗辛400 μg，每日1次），但患者由于逆行射精的不良反应，停止了服用。

证据支持

下尿路症状的药物治疗

建议所有非复杂性下尿路症状的男性患者接受α-受体拮抗剂/阻滞剂单药治疗。α-受体阻滞剂试验的荟萃分析表明，症状减轻了30%～40%，尿流率持久改善16%～25%[4]。

非那雄胺（5α-还原酶抑制剂）似乎不如单药有效，然而，数据显示了该药物在减少疾病进展方面的重要性。PLESS研究显示，在4年内，尿潴留减少了57%，经尿道前列腺电切术的比例减少了55%[5]。

MTOPS[6]和CombAT[7]研究的结果表明，α-受体拮抗剂和5α-还原酶抑制剂联合治疗可显著获益。

BAUS指南[8]建议存在令人困扰的下尿路症状、前列腺梗阻和进展风险因素的患者使用联合治疗。

初步咨询后，优先管理患者的储尿症状，因为据报告，此类症状对其生活质量影响最大。为了处理膀胱过度活动症（overactive bladder，OAB）症状，建议患者减少膀胱刺激物的摄入，包括含咖啡因的饮料，同时谨记不含咖啡因的制剂中仍含有少量咖啡因。另外，建议患者膀胱再训练，包括延长排尿间隔时间和采取双重排尿技术，以帮助膀胱排空。建议患者进行液体调节，只要患者每天饮水量>1 L，建议液体减少25%[9]。如果保守治疗失败，则建议使用抗胆碱能制剂/抗胆碱能制剂或β_3-受体激动剂。根据疗效和患者出现不良反应的程度，可试用各种抗胆碱能制剂。

不幸的是，患者继发尿路感染并出现尿潴留。对其进行导尿治疗，重新开始使用坦索罗辛，并在1周后进行无导管的试验后成功排尿。

学习要点

OAB

- OAB男性和女性均可发生，它是患者所表达的一种症候群，是一种尿动力学诊断，不应与逼尿肌过度活动相混淆。
- 约80%的OAB男性患者会出现逼尿肌过度活动，而约55%的OAB女性患者会有此种情况[10]。
- OAB可与其他常见疾病并存，如良性前列腺梗阻（benign prostatic obstruction，BPO）、压力性尿失禁和夜间多尿。

学习要点

急性尿潴留的风险因素

已确定急性尿潴留的许多风险因素，如表21-1所示[11]。

表 21–1　急性尿潴留的风险因素

风险因素	急性尿潴留相对风险
前列腺特异性抗原>1.4 ng/mL	2.0
前列腺体积>30 mL	3.0
国际前列腺症状评分>7	3.2
Q_{max}<12 mL/s	3.9
年龄>70岁 *vs.* 40～49岁	10～11

鉴于该尿潴留发作和症状因果关系的模糊性，在此阶段要求进行尿动力学检查（图21–2）。

证据支持

UPSTREAM研究

当在男性下尿路症状评估中纳入有创尿动力学检查时，症状结局并不差，但需要进一步分析以确定哪些患者可以受益于尿动力学检查。然而，UPSTREAM研究确实表明，如果在术前进行尿动力学检查，患者对了解其潜在疾病表示满意[12]。

学习要点

尿动力学

膀胱流出道梗阻是一种尿动力学诊断，只能通过同时测量尿流量和膀胱压力来进行。其代表了一种高压、低尿流的情况。

国际尿控协会列线图将患者分为梗阻型、非梗阻型或模棱两可型（图21–3）。

膀胱流出道梗阻指数通过以下公式给出单个数值。

$P_{det}Q_{max}-(2\times Q_{max})$=膀胱流出道梗阻指数

式中：

- >40=阻塞。
- 20～40=不确定。
- <20=通畅。

可通过以下公式计算膀胱收缩力指数。

膀胱收缩力指数=$P_{det}Q_{max}+(5\times Q_{max})$

式中：

- <100=逼尿肌活动不足。
- >10=正常。
- >150=强。

鉴于膀胱流出道梗阻、近期尿潴留和尿路感染的确认证据，为患者提供经尿道前列腺电切术。在详细的知情同意程序（包括20%～25%急迫性尿失禁的风险）后，患者被列入手术名单手术。经尿道前列腺电切术时，观察到高膀胱颈和中叶。术后，患者在无导管的情况下，成功通过了试验。

3个月后，患者在诊所接受复查。尿流率试验显示改善的流速为25 mL/s，排尿后残余尿量极少。然而，不幸的是，患者继续遭受令人烦恼的尿急和尿频，并偶尔发生急迫性尿失禁。

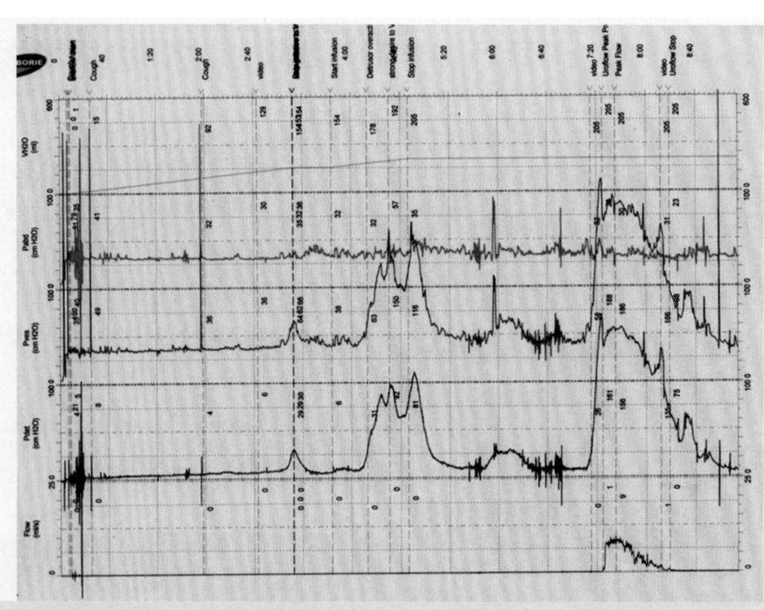

显示混合性图像，证实膀胱过度活动，但也有膀胱流出道梗阻的证据。

图 21–2　尿动力学检查

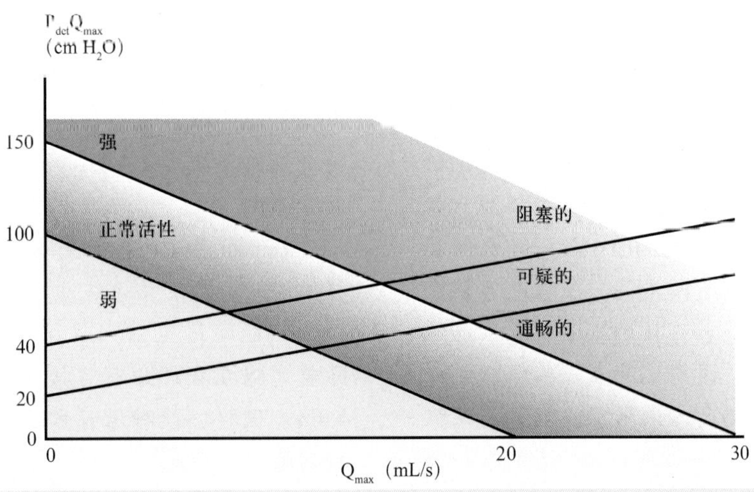

P_{det}：膀胱压力；$P_{det}Q_{max}$：最大尿流率时的膀胱压力；Q_{max}：最大尿流率。

图 21–3 复合阻塞（膀胱流出道梗阻指数）和收缩性（膀胱收缩力指数）列线图

患者开始接受二线抗胆碱能药物治疗，如果4周内症状无显著改善，建议试用米拉贝隆（β_3-受体激动剂）。术后经6个月的随访确认，开始使用米拉贝隆治疗后症状得到满意改善。

专家评论

经尿道前列腺电切术后OAB的症状

既往研究表明，50%～75%患有前列腺增生（良性前列腺梗阻）的男性存在OAB的症状。前列腺切除术后，证据显示62%术前存在OAB的患者，膀胱测压在术后正常。然而，19%的患者在前列腺切除术后继续出现储尿期症状，患者年龄越大，此类症状消退的可能性越小。因此，术前适当告知患者在尿道前列腺电切术后可能会出现持续性OAB症状并需要治疗是非常重要的。在经尿道前列腺电切术治疗后，70%的男性尿流梗阻（膀胱流出道梗阻）患者的OAB症状消退[13]。在年龄＞80岁的男性中，持续性储尿期症状似乎更明显。

学习要点

国际尿控协会定义（图21–4）

- **尿急**：主诉突然、强烈的排尿欲望，难以推迟。
- **OAB**：尿急，通常伴有白天尿频和夜尿增多，伴或不伴急迫性尿失禁，无任何其他病理改变。
- **BPH**：良性前列腺肥大/增生–由前列腺细胞增生/肥大引起的前列腺增大（组织学诊断）。
- **BPE**：良性前列腺增大–直肠检查发现前列腺增大。
- **BOO**：膀胱流出道梗阻基于尿动力学检查（压力–流量检查±成像±肌电图）的诊断，通常（但不总是）伴有相关症状和体征，表现为尿流率异常缓慢，伴压力–流量检查期间膀胱排尿压力异常升高和尿流异常缓慢，可能伴有或不伴有高残余尿量。膀胱流出道梗阻可以是功能性的（膀胱颈梗阻、逼尿肌括约肌功能障碍或盆底过度活动症）或机械性的（前列腺增大、括约肌硬化、尿道狭窄、尿道口狭窄）。
- **BPO**：良性前列腺梗阻。
- **DO**：逼尿肌过度活动。尿动力学观察结果显示充盈期非自主性逼尿肌收缩，可能为自发性或诱发性。
- **DUA**：逼尿肌活动不足。基于尿动力学检查的诊断，通常（但并不总是）伴有相关症状和体征，表现为低逼尿肌压力或短逼尿肌收缩及低尿流率，导致膀胱排空延长和（或）未能在正常时间跨度内实现完全膀胱排空（可能存在较高的排尿后残余尿量）。

专家评论

男性下尿路症状的手术选择（图21–5）

尽管下尿路症状的药物治疗降低了需要手术治疗的患者数量，但其中许多药物具有显著的不良反应。NICE批准了多种新疗法，手术治疗目前正在迅速发展，此类新疗法已获得。此类疗法应被视为可能延迟或防止进行经尿道前列腺电切术或钬激光前列腺剜除术（holmium laser enucleation of the prostate，HoLEP）的过度性治疗。

其中一种治疗方法是UroLift，根据 BPH-6 研究的结果[14]，已被批准用于临床。该研究证实，与经尿道前列腺电切术相比，UroLift能更好地保护射精功能，并且恢复质量有所提高，症状改善程度可接受，但客观流量的改善可接受测量值低于经尿道前列腺电切术。然而，该研究存在一些限制，包括样本量较小和相对严格的入选标准，例如前列腺大小<60 mL，并且没有中位的证据。5年内的翻修率约为13%[15]。

前列腺动脉栓塞是治疗良性前列腺梗阻日益普及的另一种技术。此种介入性放射技术涉及将颗粒直接注射到前列腺动脉中，导致前列腺结节的断流，其是一项具有技术挑战性的手术，在UK-ROPE研究中显示出良好的结局[16]。其并发症的发生率较低，并且该手术在临床上有效，术后12个月内国际前列腺症状评分中位数改善15分。该手术在局部麻醉下需要2～3小时。通常术前需要进行CT动脉造影。

Rezum系统也显示出缓解下尿路症状并保留射精功能的希望。该系统通过经尿道途径将水蒸气形式的热能输送至前列腺组织。初步研究显示，国际前列腺症状评分有可接受的改善，4年复发率为4.4%。同样，此种治疗方法仅限于<80 mL的较小前列腺。

有望在英国进行一项试验，比较由国家健康研究所资助的此类微创疗法[17]。

激光技术在BPO治疗中的应用越来越普遍，HoLEP在2010年被NICE指南推荐[18]。绿光激光也已获得批准[19]，考虑激光前列腺切除术的一项重要

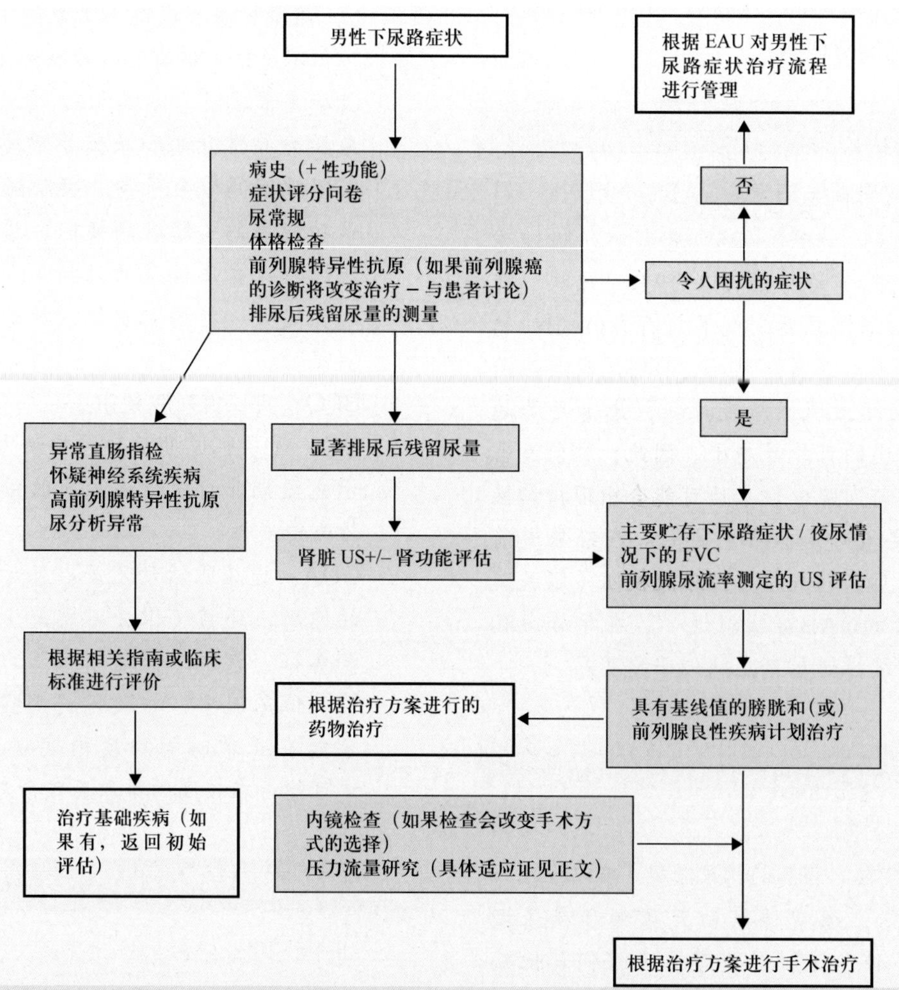

FVC：排尿频率图；US：超声。

图 21–4　≥ 40 岁男性中的下尿路症状评估流程

［资料来源：EAU Guidelines on Management of Non-Neurogenic Male Lower Urinary Tract Symptoms（LUTS），incl. Benign Prostatic Obstruction（BPO）2020.］

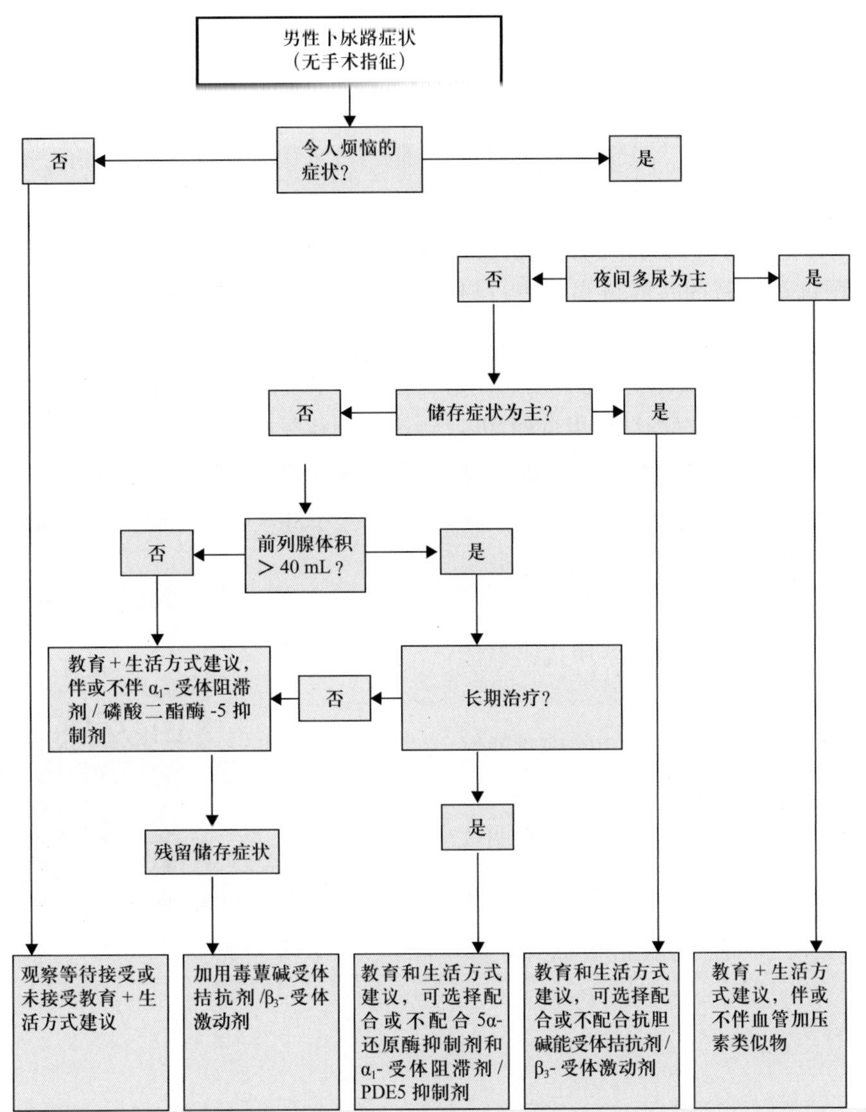

治疗决策取决于初始评价期间评估的结果。请注意，患者的偏好可能导致不同的治疗决策。

图 21-5 使用药物和（或）保守治疗方案的男性下尿路症状治疗方案

［资料来源：EAU Guidelines on Management of Non-Neurogenic Male Lower Urinary Tract Symptoms（LUTS）， incl. Benign Prostatic Obstruction（BPO）2020.］

试验是UNBLOCS试验，其是一项包含410名男性的1级证据随机对照试验。该试验比较了铥激光前列腺气化切除术（thulium laser vaporesection of the prostate，ThuVARP）与经尿道前列腺电切术，并证实在国际前列腺症状评分方面结局相似，但经尿道前列腺电切术在改善最大尿流率（Q_{max}）方面更优。ThuVARP的学习曲线较短，与其他技术相比，可能增加此种激光技术的吸引力和可重复性。

专家的最后一句话

男性下尿路症状可分为储尿期、排尿期和排尿后症状。此类症状通常同时存在，储尿期症状通常最令人烦恼和常见。从详细的病史和重点体格检查开始，准确评估此类患者非常重要。询问“您最困扰的症状是什么？”通常非常有帮助，因为首先针对该症状进行治疗。一旦完成病史和体格检查后，就进行基线评估，包括3天膀胱日志、生活质量问卷、尿试纸检测、自由尿流率和排尿后残余尿量。如果存在“红旗征”，如血尿、残余尿增加、直肠检查异常等，则适用其他检查，如膀胱镜检查、血液检查和肾道超声扫描。

在OAB病例中，最初以膀胱训练、盆底肌锻炼和液体操作的形式开始保守治疗。如果出现夜尿症伴外周水肿，则进行抬高腿部、压力袜和锻炼；如果残留轻微升高，则进行双重排尿。

6周至3个月后，如果此类症状无法缓解，则开始采用药物治疗。如果存在最令人烦恼的OAB症状，则可尝试使用抗胆碱能药物。通常，以最大剂量试用两种不同类型，每种至少4周。如果上述治疗失败，则使用米拉贝隆治疗至少6周，需要告知患者此类药物的风险，包括使用抗毒蕈碱剂时的认知障碍、口干、视物模糊和便秘，以及使用米拉贝隆治疗可能引起因高血压诱发的头痛和心悸。

如果排尿症状令人困扰，可以尝试给男性使用α-受体阻滞剂，单独使用或与5-α还原酶抑制剂联合使用，需注意后者可能需要3～6个月才能达到最大疗效。此类药物可与抗胆碱能药物同时使用，这取决于症状的严重程度。由于存在导致尿潴留的风险，因此排尿后残余尿量为150 mL的患者禁用抗胆碱能药物。

如果药物治疗失败，那么如果尿动力学检查能够改变治疗方案，并帮助患者了解潜在的治疗选择，就应进行尿动力学检查，从而使患者对其治疗有更明智的选择。

难治性OAB可通过向膀胱内注射A型肉毒毒素或骶神经调节治疗。在极少数情况下，可能需要行膀胱扩大成形术。对于前列腺增大引起的膀胱流出道梗阻，可采用微创技术（Urolift、Rezum、前列腺动脉栓塞）或经尿道前列腺切除术（单极经尿道前列腺电切术、双极经尿道前列腺电切术、HoLEP、绿激光、ThuVARP）。所有选择基本上都必须提供给患者，最终由他们选择，如果患者希望进行的手术在当地无法进行，他们会被转介到其他中心。然而，必须铭记，与经尿道前列腺电切术相比，此类新治疗方法中的大多数没有长期数据，经尿道前列腺电切术已经存在了至少30年，并且经受了时间的考验！

参考文献

扫码查看

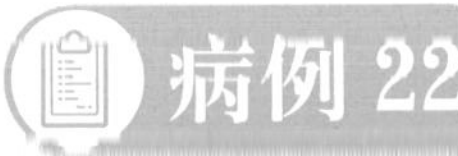

慢性尿潴留、肾衰竭和利尿

Cherrie Ho和James Jenkins

评论专家Marcus Drake

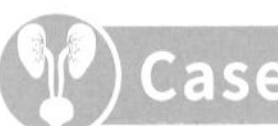

Case

患者男，74岁，因年度体检发现肾功能受损被全科医师转诊至泌尿外科。在转诊时，安排了腹部超声检查，显示双侧输尿管积水、肾盂中度至重度积水（图22-1）和残余尿量2640 mL。

学习要点

尿潴留的定义

国际尿控协会在最近的男性下尿路症状标准中规定了尿潴留的定义[1]，表明尿潴留是指无法完全排空膀胱的主诉。尿潴留的两种主要类型如下。

- 急性尿潴留是一种快速发作的症状，尽管进行了持续的高强度努力，通常是由于无法排尿（非阵发性）而引起的坐骨上感觉，伴有明显的疼痛感（由于膀胱充盈）。
- 慢性尿潴留是指尽管能够排出一些尿液，但仍长期或反复无法排空膀胱，从而可能导致频繁排出少量尿液或尿失禁，以及膀胱扩张。

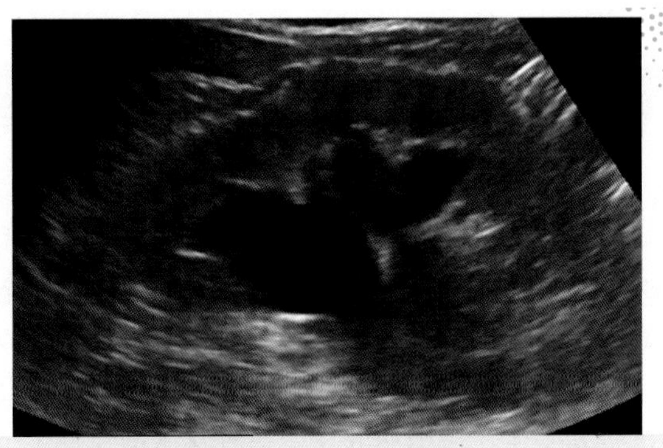

显示肾积水，肾实质略有损失。

图 22-1 超声扫描

专家评论

排尿后残余尿和肾盂积水

关于定义尿潴留的体积阈值尚未达成共识[2]，但排尿后残留尿量＞300 mL通常被用作慢性尿潴留的证据[3]，对于某些人来说，可能只是一个无害的偶然发现。然而，如果伴有肾积水，对肾功能的影响是值得关注的。因此，慢性尿潴留可细分为高压慢性尿潴留和低压慢性尿潴留（指排尿结束时的逼尿肌压力[4-5]，即排尿周期中任何时间膀胱内的最低压力）。低压慢性尿潴留患者的膀胱收缩不良，通常不会发生肾积水。高压慢性尿潴留通常与膀胱流出道梗阻相关，因此尽管压力较高，尿液流速却较低。持续增高的膀胱压力影响输尿管排空，从而导致双侧肾盂积水，并可能导致肾损害。在形式上，上述定义基于尿动力学结果，然而，新发遗尿（尿床）、可触及的膀胱和放射学证实的上尿路扩张强烈提示为高压慢性尿潴留。

追问患者，描述多年来存在膀胱排空不完全的感觉，偶有夜间遗尿，但其表示排尿流速还算正常。病史包括高血压和既往行左髋关节置换手术，除此之外身体较为健康。患者应用的药物包括米拉贝隆、西地那非、阿托伐他汀和氨氯地平，其是一名退休的卡车司机，既往有吸烟史。

专家评论

OAB药物和尿潴留

抗胆碱能药物是治疗OAB症状的一线药物，其抑制胆碱能受体，并通过阻断储尿期乙酰胆碱的低水平释放发挥作用，理论上，可以阻断许多自主神经器官的神经肌肉传递，在膀胱中，可能意味着抑制驱动膀胱收缩排尿的神经信号。然而，在临床用于OAB的极低剂量下，其对正常人排尿的影响极小。在高排尿后残留尿量人群中，最好避免逼尿肌排尿功能受到不必要的额外抑制，从而进一步损害膀胱排空。EAU建议排尿后残留尿量＞150 mL的男性避免使用抗胆碱能药物。Abrams及其同事证实，在接受抗胆碱能药物治疗的轻度至中度膀胱流出道梗阻男性中，排尿后残余尿略有增加，但无尿潴留的影响[6]。同样，NEPTUNE研究表明，抗胆碱能药与α_1-受体阻滞剂（坦索罗辛）联合治疗储尿期和排尿期混合症状的男性时，急性尿潴留率较低[7]。β_3-受体激动剂（如米拉贝隆）是用于治疗OAB的另一种药物，其机制与抗胆碱能药不同，因为通过直接引起逼尿肌松弛而发挥作用，理论上，可能会增加已有排尿功能受损男性排尿后残余尿的风险。然而，在观察评估中，此类药物对排尿后残余尿的影响似乎有限[8]。在当前病例中，假设OAB是原因，米拉贝隆最初有合理的可能性是由于尿频增加而开始使用，而现实可能是慢性尿潴留已经存在并导致频繁的小排尿。因此，停用米拉贝隆。

临床提示

尿潴留的初步研究

- 常规尿液分析：排除尿路感染。
- 血常规检查：确定基线和风险因素，尤其是肾功能和全血细胞计数。
- 肾脏超声：适用于肾功能异常和高容量性尿潴留的患者。
- 腹部成像：如果诊断不确定，那么腹腔内病变（例如穿孔性肠梗阻、腹主动脉瘤）和腹腔积液有时会被错误地认为是尿路问题并入院。

应在导尿术后立即对患者进行复查，以确认症状消退并排除任何严重的潜在病因。

- 前列腺特异性抗原：在急性期通常不建议进行检测，因为很难解释升高的值。

临床检查：膀胱膨隆，可触及至脐水平。直肠指检：肛门张力正常，前列腺增大但质地良性。

患者在急诊泌尿外科门诊插入Ch14 Foley 导尿管后入住泌尿外科病房。在前2小时内引流出3500 mL草黄色尿液。进行每小时尿量监测，显示利尿，平均尿量为500 mL/h，需要静脉补液。患者在15小时内接受了3 L哈特曼氏溶液，并仔细监测了液体输入量和输出量。

专家评论

潜在神经因素

慢性尿潴留的罕见潜在原因是神经系统下尿路功能障碍。在紧急情况下，由于运动和感觉功能受损，脊髓压迫可表现为非疼痛性尿潴留。两个重要的潜在原因是中央椎间盘脱垂和骨转移（其中晚期前列腺癌是一个值得注意的原因[9]）。背痛病史和体格检查发现鞍区麻醉（肛周、会阴和生殖器皮肤感觉减弱）和直肠指检时肛门括约肌张力降低至关重要。如果怀疑脊髓或马尾神经压迫，那么必须立即进行MRI，以便在紧急情况下进行进一步评估，其是为了确定是否存在脊髓压迫，并确定原因。如果确定，则需要在同一天进行治疗（椎间盘突出手术或转移灶放疗），以尽量减少神经系统问题的进展，包括可能发生截瘫的风险。

临床提示

尿潴留的初始治疗

- 急性尿潴留：应由有资质的临床医师行膀胱紧急导尿术。必须准确记录前15分钟内的尿量，以便能够区分急性尿潴留和慢性尿潴留（之前有慢性尿潴留的患者完全无法排尿，导致紧急就诊）。
- 慢性尿潴留：早期插管主要适用于肾功能不全和（或）肾盂积水的患者。如果没有肾功能障碍，那么可以避免导尿，但应计划早期列出确定性治疗。

专家评论

插管后血尿症

血尿是尿潴留导尿术后的并发症，其是由于尿路发生了结构性改变，包括膀胱肥厚导致表面毛细血管破裂造成的。减压性血尿通常在48～72小时内消退，但有时可能比较严重，需要通过导尿管进行膀胱冲洗。历史上，逐渐减压（或间歇性夹闭导管）一直是许多泌尿外科病房的实践方法，试图降低出血的发生率。事实上，后来证实膀胱逐渐减压对于减少出血几乎没有影响。在一项随机试验中，11%接受逐渐减压的患者发生血尿，快速减压的患者也发生了血尿，前一组中6例患者和后一组中4例患者需要进一步治疗[10]。因此，目前的政策是在无阻碍自由引流的前提下导尿，但须保持观察，以及早发现任何问题。

学习要点

梗阻后利尿

梗阻后利尿可定义为连续2小时产生>200 mL/h的尿液，或24小时内产生>3000 mL尿液。虽然在所有新插尿管的高压肾病患者中，都应预期发生梗阻后利尿，但Hamdi等人注意到，血清肌酐或碳酸氢盐水平升高，或者尿液残留物超过1500 mL的患者发生梗阻后，利尿的可能性越大[11]。尽管存在持续性肾衰竭，在初始阶段的梗阻后利尿可能被视为一种生理过程，允许过多的水分、电解质和毒素排泄，其是由于盐和代谢产物（如尿素）的积累引起的渗透性利尿。单独来说，其是一个自限性过程。然而，利尿是由于排出过多溶质而不是水分的稳态控制，因此可能导致过度失水。在一些患者中可能观察到难治性梗阻后利尿伴过度液体损失和盐消耗持续超过体内平衡，其可能难以维持足够的血管内容量。此外，一旦梗阻解除，消除积累的毒素的能力就可能引起渗透性利尿。在此类患者中，过度补液可能延迟肾脏恢复时间，必须密切监测血容量不足、低钾血症、低/高钠血症和低镁血症。

患者入院时的初始血液检查显示钠水平为143 mmol/L，钾为4.4 mmol/L，尿素为5.3 mmol/L，肌酐为169 μmol/L，估计的肾小球滤过率为34 mL/min/1.73 m^2（表22-1）。肝功能检查和全血细胞计数正常。

患者的肾功能在24小时内稳定，解决利尿问题后出院。

学习要点

肾衰竭

在高压慢性尿潴留中发现的高肾盂压力导致肾脏长期部分梗阻。梗阻性肾病的病理生理学与肾血流量减少和进行性组织病理学变化相关。病理生理过程导致肾小管功能障碍，特别是髓质浓度梯度的丢失，Henle袢升支粗钠转运蛋白下调。因此，可能存在无法浓缩尿液、肾小管钠转运蛋白表达异常导致的钠重吸收减少和抗利尿激素不敏感。此类变化的范围和性质与肾阻塞的时间跨度和导致压力升高的严重程度相关。虽然肾血流量的变化可能迅速消退，但肾瘢痕可导致肾皮质和髓质变薄，且可能永远不会完全恢复至基线功能。

表22-1　肌酐、尿素和肾小球滤过率的趋势

日期	肌酐 μmol/L	尿 mmol/L	肾小球滤过率（%）
2016年1月18日	98	2.6	66
2017年2月27日	111	3.5	57
2018年4月16日	114	4.5	55
2019年8月27日	149	5.8	43
2019年9月3日	154	4.9	38
2019年10月10日（导管插入）	169	5.3	34
2019年10月11日	145	5.2	41
2019年10月18日	132	4.6	45
2019年10月30日	125	4.8	49

学习要点

补液

严格监测液体平衡（记录每小时液体摄入量和尿量）、卧位和站立位血压（检测体位性低血压），以及每日体重在梗阻后利尿管理中至关重要。梗阻后利尿的治疗应针对替代电解质和纠正血管内容量。此外，每日测量尿素、肌酐和电解质有助于确定任何急性肾损伤的恢复情况，并监测盐类恢复至安全水平。许多人可以通过口服液体来应对梗阻后利尿。对于血压体位下降、血流动力学不稳定或电解质紊乱的患者，或无法通过口服摄入足够液体的患者，需要静脉输液（生理盐水）[12]。在约10%的病例中，由于过度利尿，需要仔细补液[13]。静脉补液应使用生理盐水，并限制在之前1～2小时排尿量的75%以下[14]，以避免持续利尿[15]。尿比重≥1.020表明肾脏正在浓缩尿液，意味着功能恢复，预示着利尿期会消退。如果尿比重<1.010，则肾脏不能浓缩尿液。此类患者可能需要持续补液，因为他们可能会失去过多的液体和盐分，从而导致容量不足的风险增加。

专家评论

治疗注意事项

慢性尿潴留患者的管理应针对处理排尿功能障

碍的可逆性原因。对于肾功能正常但出现慢性尿潴留的患者，尽量避免导尿，因为可能会出现并发症（如导尿相关感染、创伤、膀胱结石形成和残留异物）。相反，应考虑进行解除膀胱流出道梗阻的干预治疗。尿动力学检查（对于能够排尿的男性）可以确定经尿道前列腺电切术的益处。最大膀胱测压容量时的逼尿肌压力具有指示性[5]，25 cmH_2O是区分低压慢性尿潴留和高压慢性尿潴留的阈值。高压慢性尿潴留是经尿道前列腺电切术的适应证，优先安排以避免持续的肾功能不全。在低压慢性尿潴留患者中，通常会发现逼尿肌活动不足，在该患者亚组中，经尿道前列腺电切术后下尿路症状和尿流率均不太可能得到改善[16]。因此，尿动力学检查有助于确定谁将从手术治疗中获益。如果男性有留置导尿管（未经导尿管和间歇自我导尿培训试验失败），尿动力学不可靠。在此种情况下，一旦患者的一般健康状况允许手术干预，就应考虑经尿道前列腺电切术。为确保知情同意，应向患者说明手术的风险，并明确指出不能确定是否能够恢复排尿功能，其可能是随着时间的推移，逼尿肌恶化累积的结果[17]。低压慢性尿潴留患者尤其是膀胱流出道梗阻术后经常不能完全排尿，对于留置导尿管的患者来说，进行尿动力学检查以确定是否适用低压慢性尿潴留是不切实际的。

患者在初次就诊后8周接受了全麻下的双极经尿道前列腺电切术，术中发现前列腺中度增大，膀胱严重小梁化。全切除时间为<60分钟，组织碎片共重50 g，切除的前列腺片组织病理仅显示良性增生。患者于当天出院，并安排在1周后进行无导尿试验。

在无导尿试验约定的时间，患者只能够排出很少的尿，残余尿容量为900 mL。其学会了进行间歇性自我导尿。

在经尿道前列腺电切术后4个月的电话咨询和无导尿试验失败时，患者称已经完全适应间歇性自我导尿，其残余尿容量降至600 mL，并能够整天排尿。建议患者继续进行每天两次的间歇性自我导尿，并转归到其全科医师的护理下。

专家评论

手术不成功

经尿道前列腺电切术后尿潴留可能继发于切除不充分、膀胱收缩力差和（或）存在较大的膀胱憩室。据报告，0.5%～11%的病例在前列腺切除术后无法排尿[18]。在进行膀胱流出道梗阻手术之前，可能无法明确诊断膀胱收缩能力差/逼尿肌无力。如果持续尿潴留的原因尚不明确，术后可考虑进行尿动力学检查和膀胱镜检查。如果逼尿肌无力是病因，应考虑将清洁间歇性自我导尿作为长期处理。一旦排除了逼尿肌无力，就可以通过重新切除前列腺组织来纠正切除不足，通常在精阜或精阜近端进行。在切除此类组织时应谨慎，以避免损伤邻近的外括约肌，其对避免压力性尿失禁至关重要。

证据支持

间歇性自我导尿的作用

慢性排尿后残留尿量可能通过将逼尿肌置于过度伸展的构型而使排尿功能障碍持续存在，递增的排尿后残留尿量可能逐渐降低收缩力。为了确定在慢性尿潴留患者中，清洁间歇性自我导尿的预备期是否可以改善膀胱收缩能力和手术结果，进行了一项双中心的随机试验来评估清洁间歇性自我导尿的作用[3]。研究纳入了41例计划行经尿道前列腺电切术治疗的男性患者，他们有下尿路症状，国际前列腺症状评分>7分，良性前列腺增大和持续的残余尿量>300 mL。其中17例随机分配到立即经尿道前列腺电切术组，24例分配到清洁间歇性自我导尿组。两组在6个月时的国际前列腺症状评分和生活质量方面都有显著改善。清洁间歇性自我导尿组的排尿压力和充盈压力显著改善，表明膀胱功能有所改善。清洁间歇性自我导尿和立即经尿道前列腺电切术都被报道可改善下尿路症状和生活质量。在慢性尿潴留和低排尿压力的男性患者中，行经尿道前列腺电切术前的清洁间歇性自我导尿预备期可能是有价值的，尤其适用于需要评估手术适应性或面临严重肾功能障碍的男性患者。没有一种清洁间歇性自我导尿的导尿管类型显示出临床优势，因此选择取决于患者的偏好和成本[19]。

证据支持

确定性管理

大多数研究者建议手术治疗，以避免永久性留置或间歇性导尿。大多数研究表明，慢性尿潴留患者可从膀胱流出道梗阻手术中获益，许多作者认为手术在高压慢性尿潴留患者中可能比低压慢性尿潴留患者更有效[20]。一项回顾性研究报告显示，在术前已证实逼尿肌无力的男性患者中，经尿道前列腺电切术术后的长期症状或尿动力学结局令人失望[16]。在一项随机试验中，Ghalayini等人发现，立即经尿道前列腺电切术和清洁间歇性自我导尿在6个月时症状和生活质量均有显著改善（$P<0.001$）[3]。作者得出结论，清洁间歇性自我导尿对于确诊慢性尿潴留患者的膀胱功能恢复是有用的，清洁间歇性自我导尿和立即经尿道前列腺电切术对于缓解下尿路症状和提高生活质量均有效。CLasP研究显示，低功率激光凝固和经尿道前列腺电切术对于缓解下尿路症状、改善健康相关的生活质量和降低残余尿量都是有效的[21]。对于选择性光汽化前列腺切除术，Monoski等人发现，术前没有逼尿肌过度活动或逼尿肌无力的患者改善最为明显，症状明显减轻[22]。

专家的最后一句话

患者的病情进展缓慢，因此其不会寻求医疗救助，从而对整个尿路的生理产生了累积效应，最终可能导致严重的肾脏和膀胱功能障碍。幸运的是，在所描述的病例中，肾功能未受到严重影响，因此，肾功能损害较轻，临床过程相对顺利。在现代临床实践中，严重病例并不常见，但极端病例可能出现严重的肾功能障碍和毒素/盐蓄积，甚至可能以每24小时20 L的速率利尿。此种情况可能在导尿后48小时才开始出现，因此对于肾功能严重紊乱的患者，早期出院可能是危险的，因为一旦完全利尿建立，他们就可能迅速脱水。此类患者必须住院几天，直到尿液排出速率降至可以通过普通液体摄入来维持的水平。此类患者可能长期没有良好的自我保健意识，因此出院可能很困难，因为他们的家庭环境致使有些病情可能被忽视。一旦肾功能稳定，通常就会与入院时相比有相当大的恢复，但通常不会恢复到基线功能。更严重和持久的肾功能障碍显然导致导尿后恢复的效果越不明显。

一旦确定，慢性尿潴留患者需要及时接受如下确定性治疗。

· 对于慢性尿潴留且肾功能正常的患者，不需要导尿，适合早期尿动力学检查和随后的干预治疗（对于高压慢性尿潴留）。如果诊断为低压慢性尿潴留，则可以考虑进行间歇性自我导尿，以期改善残余排尿功能。

· 对于表现出肾功能异常的慢性尿潴留患者，仅须使用导管将肾功能达到最佳水平。其中许多人可以改用间歇性自我导尿，适当时进行尿动力学检查和干预治疗（用于高压慢性尿潴留）。

· 如果诊断为低压慢性尿潴留，则可以考虑进行间歇性自我导尿，以期改善残余排尿功能。对于不适合干预治疗或不愿接受干预治疗的高压慢性尿潴留患者，可能也需要进行间歇性自我导尿。

在每种情况下，无论采用何种治疗方式，均需要进行随访，可以在泌尿外科门诊进行，但在初级保健中，可以安全地建立定期的肾功能评估，为超声评估和再次转诊提供明确的指标进行沟通。

此类患者相当复杂，因为其反映了一种严重的下尿路功能障碍，影响整体健康和适应能力。尽管如此，基本原则可以应用于为大多数受影响的男性恢复足够的排尿功能。

参考文献

扫码查看

病例23

急迫性尿失禁

Pravisha Ravindra

评论专家Richard Parkinson

Case

患者，女，48岁，因“尿失禁”由全科医师转诊至专科控尿护士门诊。仔细询问病史，确定其尿失禁通常是在尿急之前。患者去健身房时偶尔会漏尿，特别是做高强度运动，其抱怨白天和夜间经常排尿，并且不得不赶快如厕，有时因为没有及时找到厕所而导致尿失禁。护士将其诊断为急迫性为主的混合性尿失禁，并确定压力性尿失禁不是一个令人困扰的问题。

学习要点

泌尿系统症状的定义

国际尿控协会将以下症状进行定义。

- 尿急：突然出现强烈的排尿欲望，难以推迟。
- 白天尿频：白天排尿的次数（清醒时间内，包括从睡眠中醒来后的第1次排尿和睡前最后1次排尿）。最多8次可被认为是正常的。
- 夜尿：主要睡眠期间排尿的次数，一次正常。
- 急迫性尿失禁：主诉与尿急相关的不自主排尿[1]。

患者已经开始使用护垫，每24小时使用3～4个护垫。在过去的12个月中，其曾两次出现尿路感染的症状。在一次发作中，患者注意到尿液呈粉红色，随着尿路刺痛的缓解，尿液颜色恢复正常，其每天摄入的液体包括四杯茶、两杯咖啡和两杯水。患者否认有排尿功能障碍。既往病史包括腹腔镜绝育手术，体重指数为31 kg/m^2。产科史包括两次正常阴道分娩。性活跃，近几个月来注意到一些轻度性交疼痛。患者无药物服用史，其他方面健康。既往吸烟，无显著家族史。

查体：腹软，无压痛。未触及膀胱。外生殖器检查显示阴道萎缩，无盆腔器官脱垂证据，咳嗽时有少量漏尿。尿液沉渣显示镜下血尿，无尿路感染证据。排尿后残余尿量非常少。

临床提示

病史采集

仔细的病史采集往往会提示诊断。应特别询问以下关键特征。

- 储尿症状。
  - ※ 频率。
  - ※ 急迫性。
  - ※ 尿失禁——体积、频率。
  - ※ 剩余尿——体积、频率。
- 排尿功能障碍。
- 护垫使用——量化。
- 液体摄入量——什么类型、多少。
- “红旗征”——参见“红旗征”的“专家评论”。
- 产科史。
- 性功能/功能障碍。
- 生活质量。
- 患者期望。

首先，由于存在镜下血尿，患者被转诊至血尿门诊。进行了软性膀胱镜检查和肾道超声扫描，无明显异常。

患者被要求填写为期3天的膀胱日志和症状及生活质量问卷调查。患者的膀胱日志显示白天排尿频率为8次，夜尿3次，每天有2～3次尿失禁。在OAB和ICIQ模块上的得分分别为14分和18分。专科控尿护士诊断患者为OAB。

专家评论

“红旗征”

某些特征应引起及早转诊和（或）由泌尿外科医师进一步检查。此类特征如下。

- 血尿或无菌性脓尿。
- 膀胱疼痛。

- 膀胱排空不全，排尿功能障碍。
- 神经系统症状，如会阴麻木或腿部无力。
- 持续性尿路感染。

临床提示

症状和生活质量问卷

使用经过验证的问卷对患者的症状进行量化，并确定此类症状对其生活质量的影响是很重要的，可以在治疗后进行准确评估和客观比较。ICIQ关于OAB和尿失禁的模块都获得了“A级”评价，其在有效性、可靠性和反应性方面都得到了认可。ICIQ-OAB由4个问题组成，涉及频率、夜尿、紧迫感和尿失禁，总体得分范围为0～16分（得分越高表示病情越严重）。ICIQ-UI也由4个项目组成，涉及频率或尿失禁、漏尿量、尿失禁的整体影响及自我诊断项目，得分范围为0～21分[2]。

学习要点

OAB综合征

国际尿控协会将OAB综合征定义为在无尿道感染或其他可检测疾病的情况下，伴尿失禁（湿型OAB）或不伴尿失禁（干型OAB）的尿急，通常伴有日间尿频和（或）夜尿增加[1]。这是一种常见的疾病，据报告，10%～14%的男性和22%～33%的女性出现令人烦恼的症状。已证明发病率随年龄的增长而增加[3]。尿失禁的其他风险因素一般包括肥胖、产次、分娩方式、家族史、种族和吸烟。由于睡眠不足、跌倒、尿失禁引起的皮肤损伤，以及整体生活质量下降，该疾病会对身体和心理健康均有影响。患者还报告了社会活动受限和对工作表现不利[4]。

建议进行液体管理，包括在晚上8点后禁止饮用含咖啡因的饮料和避免饮酒，但此方面的证据并不明确[5]。监督进行盆底肌锻炼，并建议每天3次，同时进行膀胱再训练，鼓励减肥。鉴于患者阴道萎缩，开具了局部雌激素乳膏的处方。

证据支持

局部雌激素治疗

2012年，Cochrane综述研究了34项试验，纳入了19 000多例压力性、混合性或急迫性尿失禁女性[6]。9599例女性接受了雌激素治疗，其中1464例接受了局部阴道雌激素给药。后者显示尿失禁症状改善，排尿次数减少，频率和紧迫感减轻。尽管一些患者出现了阴道点滴出血、乳房压痛或恶心，但未出现严重不良事件。该综述无法得出雌激素治疗后何时停止的结论。大多数指南目前推荐对绝经后或围绝经期尿失禁妇女进行阴道雌激素治疗的试验。

一位泌尿外科医师将复查预约安排在3个月后进行。患者对此感到高兴，因为其轻度的应激性尿失禁（压力性尿失禁）改善明显，白天尿频也有所减轻。

患者仍出现尿急，并且有时会出现急迫性尿失禁，其已经戒掉了含咖啡因的饮料。在该方面，泌尿外科医师建议进行药物治疗试验。首先，根据英国国家卫生与临床优化研究所指南，建议使用6周采集成本最低的抗胆碱能药物。如果此种药物无效，可以尝试其他抗胆碱能药物。医师向其解释了可能出现的口干、视物模糊和便秘的风险。如果患者觉得症状没有完全改善，则建议其全科医师添加β_3-受体激动剂（如米拉贝隆）。建议在开始治疗后的4～6周进行随访。

证据支持

停用抗胆碱能药物

一项系统性综述表明，奥昔布宁因不良反应而中止治疗的发生率最高[7]。回顾性数据表明，抗胆碱能药物中断时间的中位数为30～78天（相比之下，米拉贝隆为169天）[8]。

证据支持

米拉贝隆联合治疗

已经进行了多项试验，研究了米拉贝隆在OAB中的应用。Symphony试验（一项评价米拉贝隆和索利那新单药和联合治疗OAB的疗效、安全性和耐受性的研究）是一项多国、多组、Ⅱ期、双盲、随机对照试验，OAB患者使用索利那新和米拉贝隆以不同剂量组合作为单药治疗或安慰剂。发现联合治疗（在任何剂量组合中）比索利那新5 mg单药治疗显著更有效。SYNERGY（在OAB患者中比较米拉贝隆和索利那新联合治疗与单药治疗和安慰剂的疗效和安全性）研究是一项阶段Ⅲ期试验，患者更多，有类似的研究组，其证实了联合治疗（米拉贝隆50 mg/索利那新5 mg）和米拉贝隆 50 mg 单药治疗与索利那新5 mg 相比的优效性。BESIDE研究（在初始4周索利那新单药治疗效果不佳的尿失禁OAB患者中，在索利那新基础上加用米拉贝隆的疗效和安全性：一项随机、双盲、多中心、ⅢB期研究）考察了索利那新5 mg 单药治疗失败的患者，研究表明联合治疗不劣于索利那新10 mg，但前者的不良反应更少[9]。值得注意的是，米拉贝隆的生产商资助了上述三项试验。

专家评论

药物治疗禁忌证

- 既往有乳腺癌病史的患者应慎用阴道雌激素治疗。
- 抗胆碱能药物的禁忌证包括重症肌无力、膀胱流出道梗阻或尿潴留、重度溃疡性结肠炎或胃肠道梗阻。未治疗的窄角型青光眼也是禁忌证，但比较罕见（更常见的开角型青光眼不是问题）。
- β_3-受体激动剂使用的禁忌证包括重度肾脏或肝脏疾病，以及未控制的高血压。

患者表示担心抗胆碱能药物与痴呆之间存在关联，但对证据的讨论使其放心。

证据支持

抗胆碱能负荷和痴呆

关于抗胆碱能药物与痴呆风险之间的联系一直存在争议。迄今为止的证据表明，抗胆碱能药物的使用与痴呆风险增加有关，但这是一种关联性（而非因果性）关系。此种关联性与其他药物的联合使用（作为抗胆碱能负担的一部分，例如华法林、呋塞米），以及暴露时间的长短有关，此种联系是累积性的[10]。这是抗胆碱能药物与高危患者中急性发作性认知障碍之间明确联系的一个独特现象（EAU指南建议，存在或有认知障碍风险的老年患者应慎用长期抗胆碱能药物治疗[11]）。

不幸的是，药物治疗后患者无显著改善，因此转诊至门诊。由于其最初表现为混合性尿失禁，安排了正式的尿动力学检查 。膀胱容量为600 mL，伴有紧迫感的膀胱过度活动和强迫性尿失禁，并且尿流良好，无出口梗阻的证据（图23-1）。尽管采取了刺激措施，但没有显示出明显的应力性尿失禁。患者同意她的症状已经成功再现。

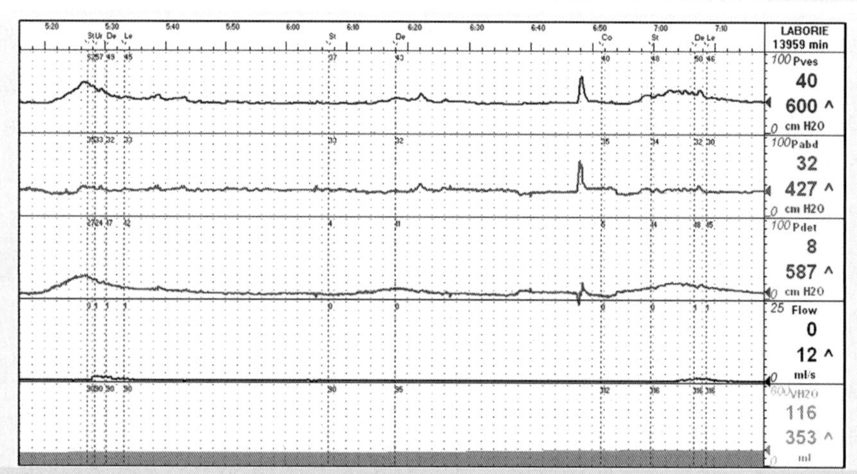

显示逼尿肌过度活动和相关漏尿。

图 23-1　尿动力学跟踪

（资料来源：Ahmed M. Shaban, Marcus J. Drake，Hashim Hashim. The medical management of urinary incontinence. Autonomic Neuroscience Vol 152 Issue 1-2，pg4-10.）

专家评论

尿动力学检查的作用

大多数研究表明，尿动力学检查不能可靠地预测患者对治疗的反应，无论是药物治疗[12]、骶神经调节[13]，还是膀胱内肉毒毒素皆是如此[14]。在诊断OAB时，已证明尿动力学检查的灵敏度为75%，特异度为55%[15]。尿动力学检查有助于定义膀胱功能，如果临床症状与研究结果不符，应重新评估患者的症状。然而，治疗不应仅仅根据研究结果来进行。

此时，患者被告知了进一步的治疗选择，包括膀胱内肉毒毒素注射、经皮胫神经刺激、骶神经调节或膀胱扩大成形术。

专家评论

治疗选择咨询

在患者咨询治疗方案时，有必要讨论适合该患者的所有治疗方案，以便其做出知情决策，并对治疗知情同意。还需要提醒患者，可以选择不治疗。未能记录治疗方案的讨论是诉讼成功的常见原因。

学习要点

膀胱内肉毒毒素

A型肉毒毒素以肉毒毒素（Botox®，Allergan）或肉毒毒素（Dysport®，Ipsen）的形式作用于膀胱。该毒素通过抑制外周神经末梢突触前交界处乙酰胆碱囊泡的释放发挥作用，从而导致肌肉麻痹，注射到膀胱中时，其临床效果可持续6～12个月。最初的随机、双盲、安慰剂对照试验显示，该疗法显著减少了所有OAB参数，并且患者的生活质量显著改善。有强有力的证据支持其在膀胱特发性过度活动和神经源性膀胱逼尿肌过度活动患者中的使用[16-17]。已知的风险包括出血、感染和需要间歇性自我导尿[18]。对于患有外周运动神经病变、肌萎缩性脊髓侧索硬化症或神经肌肉接头疾病（如重症肌无力或兰伯特–伊顿综合征）的个体，应谨慎使用，因为存在全身肌无力、吞咽困难和呼吸障碍的风险。

患者被告知膀胱内肉毒毒素注射的间歇性自我导尿风险为5%～10%。其认为无法接受间歇性自我导尿，因此决定不接受此种治疗，为此，其还排除了膀胱扩大成形术，该手术的间歇性自我导尿风险约为50%。不幸的是，患者所在地区无法提供经皮胫神经刺激，并且其不愿意经常前往接受该治疗，因此，患者选择进行骶神经调节术试验。

临床提示

膀胱内肉毒毒素给药

肉毒毒素通常以玻璃瓶装粉末形式供应。可在局部麻醉下使用软性膀胱镜或全身/局部麻醉下使用刚性膀胱镜。使用盐水（通常10～20 mL）复溶肉毒毒素，注入小瓶中，缓慢混合，使粉末溶解。在逼尿肌内等间隔注射10～20次的药物。没有证据表明有必要保留膀胱三角区。

学习要点

经皮胫神经刺激

将针灸针置于踝关节内踝上方，施加电刺激30分钟，从而导致通过$S_{2\sim4}$刺激骶骨排尿中枢。通常每周进行1次，持续12周，随后每月进行1次维持治疗。疗效估计约为60%（与托特罗定相似），但大多数研究规模较小且随访时间较短（最长为3年）。没有明显的不良反应，也没有证据表明经皮胫神经刺激可治愈急迫性尿失禁[19]。

该手术作为日间手术进行。经过为期2周的试验，患者的症状改善了50%以上，因此其决定进行永久性装置植入。在3个月的随访中，伤口愈合良好，患者对结果感到满意，并与专科护士保持密切联系，将其作为未来症状发生变化时的首要联系人。

学习要点

膀胱扩大成形术

在其肠系膜上游离一段去管化的肠（传统为回肠），并附着在双瓣膀胱上。其目的是破坏通过膀胱扩散的逼尿肌过度活动波，从而减轻膀胱过度活动症的症状。该术式也可用于治疗小容量膀胱和神经源性逼尿肌过度活动症。在接受膀胱扩大成形术治疗非神经源性急迫性尿失禁的51例患者的病例系列中，53%的患者在75.4个月时完全无失禁[20]。可能的风险和并发症包括复发性尿路感染、结石形成、需要间歇性自我导尿、长期肾损害和代谢紊乱。

学习要点

骶神经调节

骶神经调节是一种适用于难治性膀胱过度活动症患者的两阶段手术。第一阶段涉及外周神经评估或永久性植入倒刺电极导线，以进行更长时间的测试。该手术在透视控制下进行，将电极放置在S_3孔中。然后，患者密切监测和记录其症状，同时尝试不同的强度。对于显示膀胱过度活动症症状改善50%或更多的患者，将安装永久性装置。该装置可与MRI兼容，根据患者选择不需要充电或可充电装置，电池寿命为5～15年，需要更换。研究表明，50%的患者尿失禁改善>90%，25%的患者改善50%～90%，另外25%的患者改善<50%。治愈率被报道为15%。此种效果在4年后仍持续存在。有50%的病例报道了不良事件，修复率为33%～41%[21]。3项比较重复肉毒毒素注射与骶神经调节的随机对照试验（ROSETTA试验、难治性膀胱过度活动症、骶神经调节与肉毒毒素评估）表明肉毒毒素的有效性更高，因此，患者咨询是关键[22]。

专家的最后一句话

大规模人群研究表明，尿急是最常见的令人困扰的下尿路症状。同一研究还表明，对于个体而言，急迫性尿失禁是最令人困扰的症状[23]。准确描述患者的主诉非常重要。泌尿外科医师的首要任务是确定患者的症状是否指向特发性OAB或其他可能引起类似症状的疾病，如反复尿路感染、膀胱疼痛综合征、膀胱癌、膀胱结石、盆腔恶性肿瘤、性传播疾病或盆腔放疗史。

初步检查应包括3天的膀胱日志、排尿后膀胱超声扫描和尿液分析试纸检测。保守治疗策略通常可以减轻患者对症状的困扰，包括减肥、液体管理（包括戒除咖啡因）和盆底肌锻炼。尽管依从性是一个问题，但药物治疗，如阴道用雌激素、抗胆碱能药物和β_3-受体激动剂，具有合理的疗效。尿动力学检查的作用存在争议，通常仅在药物治疗无效且没有强有力的证据表明其有助于选择治疗方式或预测疗效时才适用。如果患者出现混合症状、诊断不明确、病史不清、伴有排尿症状或有神经系统疾病背景，尿动力学检查通常是有帮助的。

膀胱内肉毒毒素是一种非常有效的治疗方法，需要接受重复治疗。经皮胫神经刺激提供了与药物治疗相似的效果，但需要患者在开始时及维持期间定期投入时间，未广泛应用。骶神经刺激是一种合理安全和微创的治疗选择，但需要患者进行密集的治疗，复发率可能很高。膀胱扩大成形术应保留用于最难治的病例和适合接受大手术的患者。他们应该得到适当的辅导，了解自主排尿的高风险、其他相关的风险和并发症。应该在多学科的环境中讨论侵入性治疗方式，并与患者探讨所有治疗选择。

参考文献

扫码查看

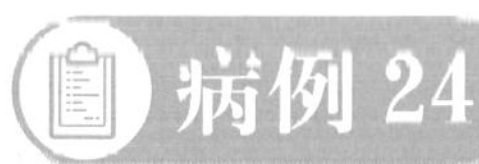

病例24

压力性尿失禁

Rachel Barratt

评论专家Suzanne Biers

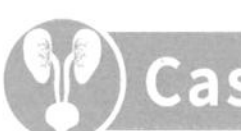

Case

一名52岁的女性因长期尿失禁而就诊，在过去18个月内进行性恶化。跑步时漏尿意味着患者从此停止运动并因此增加体重，体重指数升高至34 kg/m²。该患者在咳嗽、大笑时，偶尔无任何明显原因出现漏尿，每天需要3个大垫，通常饱和。患者否认相关下尿路症状，其有两个孩子，均通过正常的阴道分娩，现处于围绝经期。尿液分析结果为阴性，排尿后残余尿量可忽略不计，24小时尿垫重量显著，为70 g。检查显示轻度阴道萎缩，咳嗽时可见压力性漏尿，但盆腔器官脱垂，盆底功率为3/5（表24–1）。

表 24–1　医学研究委员会分级和 Laycock 改良牛津量表（改编）是盆底物理治疗师用于手动评估肌肉强度的系统示例，两者均在 0 ~ 5 量表上分级

MRC 肌力分级	牛津分级系统	评分
无收缩	无收缩	0
运动闪烁	闪烁	1
消除重力的主动运动	弱	2
对抗重力的主动运动	中度	3
对抗重力和阻力的主动运动	良好（抬起）	4
对抗强阻力的主动运动	强	5

资料来源：经医学研究委员会（Medical Research Council，MRC）许可改编和使用。Laycock J. Incontinence. Pelvic floor re-education. Nursing（Lond）. 1991 Jul 25-Aug 21；4（39）：15-7. PMID：1881640.

专家评论

尿失禁评估

在评估尿失禁患者时，须保持警惕并寻求“红旗征”，包括血尿、疼痛、复发性尿路感染、既往盆腔放疗或手术和症状性盆腔器官脱垂。有一小部分女性患有“完全”尿失禁，新发或恶化的尿失禁“从不干燥”。对此类病例，保持对膀胱阴道瘘的高度怀疑。持续性终生尿失禁的先天性原因包括双肾伴异位输尿管插入远端尿道或阴道。

通常不建议进行尿垫重量试验，但24小时尿垫重量有助于量化压力性尿失禁的严重程度[1]；24小时尿垫重量>4.0 g被认为具有显著性[2]。国际尿失禁控尿咨询委员会尿失禁问卷（International Consultation on Continence Questionnaire for Urinary Incontinence，ICIQ-UI）简表是一种有用、经过验证的简明问卷，用于评估尿失禁的频率、体积，以及干扰因素和触发因素，并有助于客观记录基线和干预后的症状[3]。

学习要点

压力性尿失禁的保守选择

对于任何患有压力性尿失禁的患者，开始尝试保守治疗措施是一个起点。

减肥

对于体重指数>30 kg/m²的患者，通过减肥计划使超重个体体重减少5%～10%，可以使症状改善率达到47%～65%[4]。

雌激素治疗

- 已证明局部使用雌激素治疗可用于绝经后患者[5]。
- 相反，全身性雌激素治疗（与马雌激素结合）可使既存压力性尿失禁加重或引起新的压力性尿失禁[6]。

度洛西汀药物

- 抑制骶髓5-羟色胺和去甲肾上腺素的突触前再摄取，增加此类神经递质对突触后阴部运动神经元的利用度，从而增加尿道纹状括约肌的静息张力。
- 系统评价显示，与安慰剂相比，其是有效的，但胃肠道和神经系统不良反应的发生率高，导致停药率高[7]。
- 英国NICE和EAU指南均不推荐使用度洛西汀作为主要治疗，但可用于不愿进行手术治疗

的患者[8-9]。

盆底肌训练

在监督下进行盆底肌肉训练已被证明可使压力性尿失禁改善20%～87%，但缺乏持续长期获益的证据[10]。盆底肌肉训练由经过培训的盆底医疗保健专业人员监督，以识别盆底肌收缩，然后进行8～10次快速收缩纤维练习（快速保持和释放）和8～10次缓慢收缩纤维招募练习（保持10秒并放松），每天进行3次。

专家评论

局部雌激素

局部雌激素治疗有子宫托片剂、乳膏和雌二醇释放阴道环子宫托（Estring®）形式。盆底、尿道和膀胱组织对局部雌激素的作用敏感，雌激素受体通过影响胶原蛋白的合成和分解来增强骨盆的支持机制。虽然局部雌激素的全身吸收很少，但如果考虑用于血栓前状态或有乳腺癌或子宫内膜癌病史的患者，应征求血液学和肿瘤学专家的意见。

证据支持

比较盆底肌肉训练与无治疗对尿失禁影响结局的Cochrane系统评价

Cochrane综述包括31项随机或半随机试验，涉及来自14个国家的1817例女性[11]。

- 接受盆底肌肉训练的患者压力性尿失禁症状性"治愈"的可能性是未接受治疗的患者的8倍（56% *vs.* 6%）。
- 接受盆底肌肉训练的患者压力性尿失禁症状性"治愈或改善"的可能性是未接受治疗的患者的6倍（74% *vs.* 11%）。
- 盆底肌肉训练与尿失禁症状、生活质量评分和满意度的显著改善相关，尿失禁发作每天减少1次。

很遗憾，经过6个月的监督下的盆底肌训练及体重指数稍微降低（现为32 kg/m^2），并尝试局部雌激素治疗后，患者的症状未能改善。由于患者报告了原发性纯压力性尿失禁，因此决定不进行双通道尿动力学检查，其希望继续积极治疗，并接受了所有（手术）选择的咨询（提供了患者决策辅助和患者须知项）。

证据支持

尿动力学在非复杂性原发性压力性尿失禁中的作用

NICE和EAU指南[8-9]均不建议对原发性"单纯"压力性尿失禁患者进行尿动力学检查。值得注意的是，这代表了极少数患者（5.2%）[12]。如果对诊断、排尿功能障碍、盆腔器官脱垂、紧急混合性尿失禁或复发性压力性尿失禁有任何疑问，那么应提供尿动力学检查。

两项随机对照试验研究了尿动力学检查在主要压力性尿失禁症状中的应用，以及由此产生的手术结局，具体如下。

尿动力学评估的研究价值

该研究评估了630例女性在12个月内进行标准"诊室"评估和双通道尿动力学检查评估之间的治疗结果的差异[13]。

- 尿动力学检查组的治疗成功率为76.9%，诊室评价组为77.2%（非劣效结局）。
- 97%的临床诊断为压力性尿失禁的患者经尿动力学检查确认为压力性尿失禁。尿动力学检查检测到10%的临床未能检测到的排尿功能障碍，并在10%～20%的患者中排除临床报告的膀胱逼尿肌过度活动。

压力性尿失禁手术前尿动力学检查的价值研究

该研究评估了在578例女性中，立即手术治疗压力性尿失禁与根据尿动力学检查结果调整治疗的策略之间的差异，在12个月随访时未发现差异[14]。

临床提示

原发性压力性尿失禁的选择

对于希望接受原发性压力性尿失禁手术的患者，可在当地盆底多学科专家团队会议讨论后提供所有选择。在向患者提供咨询时，除了疗效外，最重要的是每种手术的不良反应概况。请注意，自2018年起，英国已不再使用尿道中段合成胶带。

尿道填充剂（即Bulkamid®、Macroplastique®、Coaptite™）

- 12个月时治愈率（干燥）高达50%，压力性尿失禁改善70%～80%[15]。
- 30%～60%的患者需要重复治疗。
- 风险包括感染（尿路感染）、出血、尿潴留（<2%）、尿道疼痛、新发OAB（<1%）。
- 优点是这是一种可在局部麻醉下进行的"微

创”日间手术。

尿道中段（合成）吊带

- 12个月内的主观成功率为62%～98%，耻骨后和经闭孔吊带之间的成功率没有差异[16]，长期成功率为43%～92%。
- 但是，不良反应特征确实不同，具体如下。
  - ※ 耻骨后尿道中段悬吊术（mid-urethral tape，MUT）与较高的膀胱穿孔率（＜5%）、排尿功能障碍和耻骨上疼痛率（2%）相关。
  - ※ 经闭孔 MUT 与腹股沟疼痛发生率较高相关（6%），但排尿功能障碍和内脏或血管损伤的风险降低（＜1%）。
  - ※ 一般风险：感染，出血，疼痛（耻骨上、盆腔、阴道、大腿或腹股沟疼痛，可能为慢性），膀胱、尿道或阴道损伤或挤压补片，排尿功能障碍，新发 OAB 症状。两者的阴道补片挤压均＜3%。

自体筋膜吊带

- 自体筋膜吊带的成功率约为82%[17]。
- 具体风险包括尿潴留和排尿功能障碍——与MUT和阴道悬吊术相比更常见。

阴道悬吊术

- 旨在将尿道和膀胱颈重新定位在正常解剖位置，对于2型（过度活动）神经源性尿失禁极其有益。
- 主观成功率在＜12个月时为85%～90%，5年随访后略微下降至79%[18]。
- 具体风险包括约15%的中后间室盆腔器官脱垂。

证据支持

对女性压力性尿失禁手术治疗中阴道悬吊术、耻骨阴道吊带和下尿路症状的比较数据进行审查

该系统综述和荟萃分析报告了截至2016年的所有涉及MUT用于女性原发性神经源性尿失禁的比较试验的结果，包括28项随机对照试验[19]。

阴道悬吊术 *vs.* MUT

- MUT的治愈率显著高于阴道悬吊术（包括腹腔镜阴道悬吊术）。
- MUT和阴道悬吊术的主观成功率分别为82%和74%，客观成功率分别为79.7%和67.8%。

MUT *vs.* 自体筋膜吊带

- 两种技术的有效性和并发症的发生率相似。
- MUT有膀胱穿孔风险较高的趋势，自体筋膜吊带再手术的发生率较高。
- 接受MUT治疗的患者中存储性下尿路症状的发生率在统计学上显著降低。

耻骨后MUT *vs.* 经闭孔MUT

- 与经闭孔MUT相比，耻骨后MUT的客观和主观成功率在统计学上显著更高（分别为86% *vs.* 84%和78% *vs.* 74%），尽管当使用任何治愈定义时，总体控尿率无显著差异。
- 耻骨后MUT的膀胱和阴道穿孔（4.8% *vs.* 1.6%）、尿路感染（10.0% *vs.* 7.9%）和排尿症状（9.2% *vs.* 5.6%）发生率更高。
- 据报告，经闭孔MUT的阴道糜烂率较高（2.8% *vs.* 1.8%）。
- 其他并发症包括储尿期症状、再次手术率和需要清洁间歇性自我导尿术被发现是相当的。

在当地医院多学科团队会议上讨论了该病例，患者选择进行耻骨后MUT（无张力阴道吊带术）。术后恢复顺利，但其未能参加随访，18个月后因尿失禁持续存在再次由全科医师转诊。患者称偶尔尿急，但症状仍主要为压力性尿失禁。她的体重指数已升至37 kg/m^2。她称耻骨后MUT有改善，但仍需要每天用两个护垫，并希望能保持干燥。患者未出现尿路感染、盆腔疼痛或性交困难的表现，门诊阴道检查无盆腔器官脱垂或补片侵蚀证据。

临床提示

女性原发性压力性尿失禁手术

NICE关于女性尿失禁管理的临床指南（NG123）[9]建议，患有原发性压力性尿失禁的女性在进行手术前，应在当地多学科团队会议上进行讨论，并应在患者决策辅助的帮助下就所有选择进行咨询。一线手术的选择包括阴道悬吊术、自体筋膜吊带术和MUT（耻骨后途径，自下而上）。对于所有留置的合成产品，应保存一个全面的数据库（在国家登记处），包括手术日期和详情、补片、膨松剂或所用缝合材料、生产商、产品唯一识别码、日期和并发症详情的信息，并应为女性提供数据副本。补片并发症应报告给药品和健康产品管理局（Medicines and Healthcare products Regulatory Agency，MHRA）。对于考虑行复发尿失禁手术的女性，应在区域多学科团队会议上与处理复杂盆底功能障碍（和补片相关问题）的专家讨论其病例。

专家评论

阴道补片手术

该病例发生在英国于2018年7月引入阴道网片手术暂停令之前，并在2019年3月英国NHS独立药品和医疗器械安全性审查后延长。为恢复实践而应制定的建议如下。

- 只有在得到适当培训和定期操作的情况下才进行手术。
- 向国家数据库报告每个手术。
- 维持手术登记表。
- 通过MHRA报告并发症。
- 压力性尿失禁补片手术专科中心的认证。
- NICE关于使用补片治疗压力性尿失禁的指南（2019年4月2日发布）[9]。

临床提示

复发性尿失禁手术的临床病史关键点

对于接受尿失禁手术后出现复发性尿失禁的患者，还应收集以下相关症状信息。

- 急迫性：10%～15%的女性会出现新发的逼尿肌过度活动，伴有或不伴有尿失禁。
- 膀胱排空不完全和尿流不畅提示尿排空功能障碍。
- 复发性尿路感染可能表明尿排空功能障碍、尿潴留，或补片或缝线暴露在尿路中的特征。
- 阴道疼痛和性交疼痛可能是补片外露进入阴道的早期迹象。

专家评论

复发性尿失禁研究

复发性尿失禁的检查应包括尿液分析、排尿后残留尿量、3天膀胱日志和尿动力学检查[8-9]，从而有助于排除相关排尿功能障碍或逼尿肌过度活动症，并允许准确确定压力性尿失禁的类型，无论是主要由固有括约肌缺陷引起，还是本质由尿道过度活动导致。视频尿动力学检查可用于压力性尿失禁分类（表24-2）。在尿动力学检查中，腹部（Valsalva）泄漏点压力＜60 cmH_2O和平均尿道闭合压＜30 cmH_2O（尿道压力分布测试），均提示固有括约肌缺陷。

表 24-2　视频尿动力学检查中压力性尿失禁的 Blaivas 分类

类型	描述
0型	无临床体征的压力性尿失禁临床报告
1型	压力期间发生的尿失禁，膀胱底部下降＜2 cm，低于耻骨联合下缘
2型	应力性尿失禁伴随明显的膀胱底部下降（＞2 cm）仅在应激期间发生（$Ⅱ_a$）或永久存在（$Ⅱ_b$）
3型	静息时膀胱颈和近端尿道已开放（有或无下降），又称固有括约肌缺陷

证据支持

复发性压力性尿失禁的手术选择

8%～17%的女性在初次压力性尿失禁治疗后需要进一步手术[20]。一项系统回顾和荟萃分析由Agur等人进行的对复发性压力性尿失禁的随机对照试验未能显示MUT（耻骨后或经闭孔）、自体筋膜吊带术或阴道悬吊术的结局或并发症存在任何差异[21]。Nikilopoulous等人的另一项系统回顾分析了所有关于复发性压力性尿失禁的研究，并报告MUT的合并成功率为68%（如果原始手术也是MUT，则降至62%），阴道悬吊术的合并成功率为76%，自体筋膜吊带术的合并成功率为79%[22]。相比之下，尿道填充剂的合并成功率为38%，可调吊带和其他节制器械的合并成功率为53%[22]。膀胱颈人工尿道括约肌也可用于复发性压力性尿失禁，成功率为42%～86%[23]。

视频尿动力学表明，该患者存在压力性尿失禁，并且膀胱稳定，排尿正常（图24-1）。在专家（地区）多学科团队会议上进行病例讨论及咨询后，患者选择自体筋膜吊带手术，她同时接受了阴道胶带部分去除。在术后4周复查时，她称出现了一次尿路感染，并感觉膀胱未完全排空，尽管最初在住院期间通过试验无须导尿。在诊所中，尿流测量显示排尿量为180 mL，最大尿流率为11 mL/s，残余尿容量为250 mL。并同意使用两次每天的清洁间歇性自我导尿来处理残留尿液，随后尿路感染得到缓解。她保持了控尿能力，并对结果感到满意。

学习要点

复杂性压力性尿失禁病例的方案选择

当初次或二次手术失败时，复杂性压力性尿失

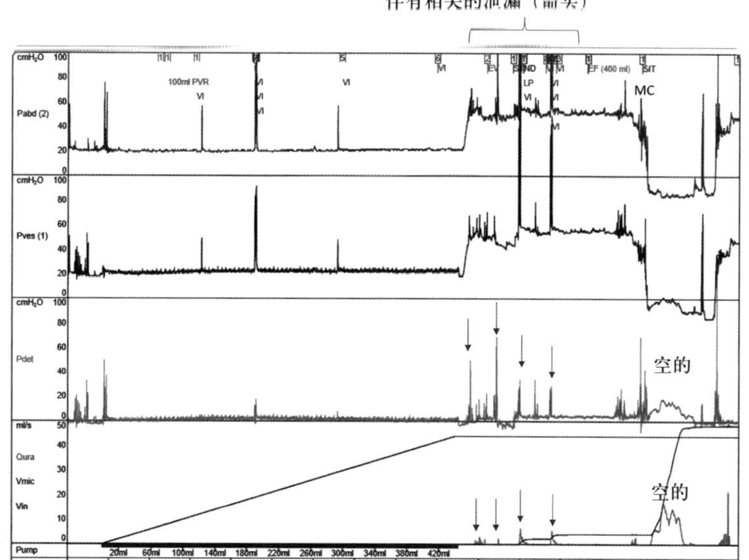

显示膀胱充盈期间逼尿肌稳定，但在激发时压力性尿失禁漏尿伴膀胱容量咳嗽。MC：排尿指令。

图 24-1　双通道尿动力学示踪显示膀胱充盈期间逼尿肌稳定

禁病例的治疗选择包括膀胱颈人工尿道括约肌插入。尽管目前有更新的器械可供选择，但是AMS 800™是唯一获得美国FDA批准的人工尿道括约肌。人工尿道括约肌可通过开腹或阴道途径（腹腔镜或机器人）植入，其由一个可充气的袖带、置于大阴唇的泵和置于膀胱外的压力调节球囊组成。控尿率为80%（范围为61%～100%），但随着时间的推移，公认长期使用情况会恶化，随后失败。

并发症

包括如下[24]。

- 设备感染需要拆除（高达45%）。
- 出血需要输血、栓塞或再次手术的比例<2%。
- 膀胱颈（44%）和阴道（25%）损伤。
- 器械侵蚀尿道或阴道，需要取出（高达22%）。
- 尿道萎缩导致复发性尿失禁。
- 需要翻修或更换的器械失效（高达44%）。
- 器械的预期寿命有限——在非神经性女性中无长期证据，但在男性中为8～10年。

“万不得已”的手术替代方案包括回肠导管形成的尿流改道或可控性尿流改道——膀胱颈闭合或异位新膀胱形成联合可控性导管通道（Mitrofanoff或Monti）。

专家的最后一句话

公众对合成MUT的关注

在2008年以后，由于突出的患者群体运动和美国FDA的调查，人们对合成MUT的并发症和安全性表示担忧。尽管目前的证据表明合成MUT是有效的，但当发生并发症时，其可以严重影响患者的生活质量。在对使用合成MUT治疗的原发性压力性尿失禁不良事件的回顾中，92 000例患者的并发症发生率为9.8%，高于之前记录的发生率[25]。目前，英国不提供补片手术，并且正在设立专门的补片中心，这些中心的职责之一是提供针对补片并发症的专家管理。

微创手术

腹腔镜和机器人技术的进步导致了阴道悬吊术及人工尿道括约肌插入微创入路的发展。已证实微创入路可减少术中失血量并缩短住院时间，但随着该领域经验的增加，也可改善其他领域的并发症发生率。此类技术（尤其是机器人技术）的常规使用受到硬件和消耗品成本的影响，而且常无法在经济上合理化。

组织工程

鉴于最近对合成MUT的担忧和采集自体筋膜的固有风险增加，正在进行通过生产生物材料制成吊带的研究。对电纺聚左旋乳酸和猪小肠黏膜下层的研究 表明，其可能是干细胞“播种”的合适支架材料。

参考文献

扫码查看

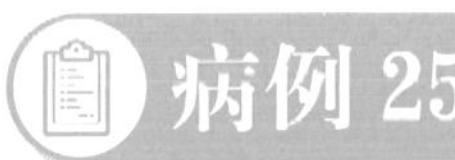

病例 25

膀胱疼痛综合征 / 间质性膀胱炎

Altaf Mangera

评论专家Altaf Mangera

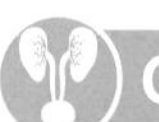

Case

一名49岁的女性描述了其下腹部疼痛，导致在白天每小时排尿1次，晚上每90分钟醒来排尿1次。她无任何排尿症状，如尿量减少、用力、间歇性和犹豫。患者的全科医师将其转诊进行复发性“尿路感染”评估，对其进行了多次尿试纸评估，有时显示白细胞，有时显示亚硝酸盐。在过去18个月内，尿培养两次呈阳性，实验室检测到大肠埃希菌生长。其他情况多表现为无生长或混合生长，当症状“严重”时，会有严重的尿急，并且使用垫子无法控制尿失禁。

临床提示

鉴别OAB、复发性尿路感染和膀胱疼痛综合征

膀胱疼痛综合征/间质性膀胱炎的鉴别诊断见表25-1。根据患者的病史，很难区分OAB、复发性尿路感染和膀胱疼痛综合征/间质性膀胱炎。尿急是OAB的标志性症状，国际尿控协会将其描述为“难以推迟的突然强烈的排尿欲望”，然而，膀胱疼痛综合征和复发性尿路感染患者也会表现出此种症状。OAB的排除因素是存在疼痛还伴随膀胱疼痛综合征和复发性尿路感染。通常，膀胱疼痛综合征中的疼痛被认为发生在膀胱充盈和排尿缓解时，在复发性尿路感染中，疼痛发生在排尿时，也称为排尿困难。感染症状（如体温、不适和刺激性尿）可能提示复发性尿路感染，但一个很好的区分问题是“抗生素是否完全缓解了您的症状？”当抗生素起效后存在无症状的时间段和尿液中有细菌的存在，都强烈表明复发性尿路感染。尽管没有关于症状需要持续多长时间的严格标准，但膀胱疼痛综合征具有更慢性的病程，伴有间歇性“突发”。

美国国家糖尿病、消化和肾脏疾病研究所（National Institute of Diabetes and Digestive and Kidney Diseases，NIDDK）定义了膀胱疼痛综合征研究的标准，但发现此类标准对于日常使用过于严格。因此，不同的指南小组提供了不同的膀胱疼痛综合征定义，通常依赖于病史、检查（如膀胱镜检查）结果，并排除其他症状重叠的疾病。所有指南均一致认为，盆腔内感觉到压力、疼痛或不适，并伴有至少一种其他泌尿系统症状，需要通过彻底的评估排除其他可能的原因[1]。应考虑膀胱镜检查（伴或不伴水扩张）以排除竞争性病理或帮助对患者进行亚型分型。麻醉状态下的膀胱容量及洪纳病变（膀胱内衬裂缝，被认为代表一种独立的子分类）的存在是严重程度和膀胱治疗成功的独立预测因子[2]。

表 25-1　膀胱疼痛综合征 / 间质性膀胱炎的鉴别诊断

OAB
尿路感染
药物性膀胱炎（如氯胺酮）
结核性膀胱炎
放射性膀胱炎
膀胱或输尿管结石
膀胱癌
外阴痛
前列腺炎
子宫内膜异位症
肠道疾病
生殖器疱疹

专家评论

诊断组合

尽管OAB、膀胱疼痛综合征和复发性尿路感染有个体化定义，但很难将其区分开来，一些患者可能同时存在多种问题。没有理由解释为什么膀胱疼痛综合征患者可能不会定期发生尿路感染，甚至有

人认为其发生率高于无膀胱疼痛综合征的患者。在采集病史时需要保持开放的心态，并应记录个体症状及其困扰。膀胱疼痛综合征患者的其他常见诊断包括炎症性肠病、系统性红斑狼疮、药物过敏、肠易激综合征、皮肤敏感和纤维肌痛[3]。

患者处于围绝经期，无任何肠道或妇科问题，其确实患有焦虑症，也被告知患有慢性疲劳综合征，该病易导致疲劳。

临床提示

临床评估

已将应激作为膀胱疼痛综合征的风险因素进行研究，应激增强期间可能发作[4]。据推测，交感神经优势在诱导痛觉过敏状态中发挥作用[5]。内脏超敏反应或更多的中枢超敏反应是潜在的病因学机制，应在病史中详细说明。因此，需要对妇科、性和肠道功能进行仔细评估。应寻找加重和缓解因素，并了解其与月经周期及食物/饮料的关系。需要检查盆底肌和触发点，在男性中，需要进行前列腺检查，特别注意压痛区域。

学习要点

调查

作为提供专家意见的泌尿外科医师，如果红细胞持续存在，无菌性脓尿可能提示需要发送样本以排除结核病和性传播感染。

频率-容量图在显示小功能性膀胱容量和尿频方面很有用。如果功能性膀胱体积超过350 mL 且频率小于8次/天，则不太可能为特异性膀胱疼痛病理。根据NIDDK标准，此类被视为排除标准。可以使用评估疼痛严重程度的视觉模拟量表或使用经验证的生活质量评分工具［如O'Leary-Sant间质性膀胱炎症状指数（interstitial cystitis symptom index，ICSI）和问题指数］获得更客观的症状指标。

膀胱镜检查在膀胱疼痛综合征评估中的地位存在很大争议。一方面，如果在病史或试纸评估中发现任何问题，则不应延迟获得通常在局部麻醉下使用软性膀胱镜进行的检查；另一方面，有机会在全身麻醉下进行活检的水扩张程序在诊断上更有用，也具有潜在的治疗作用。若保守措施未能改善症状，则将遵循水扩张手术的时机。

临床提示

进行水扩张

标准化水扩张程序非常重要。在全身麻醉下进行手术是笔者的实践。膀胱镜应插入膀胱内，水压设定为100 cm。进行膀胱镜检查以发现任何尿道或膀胱异常，包括洪纳病变。然后填充气囊，直至其在100 cmH_2O压力下达到容量。

膀胱镜进液龙头保持打开状态，如果膀胱镜周围有任何液体漏出，可继续填充。在括约肌阻力非常弱的女性中，尿道可以被膀胱镜压迫（如果不这样做，膀胱可能无法充满，因为液体会全部泄漏在膀胱镜周围，给人一种膀胱容量小的假象）保持水扩张3分钟。要求麻醉师报告血压或脉搏的任何变化，表明在麻醉状态下有阳性疼痛反应。3分钟后，关闭膀胱镜的水流入，将膀胱排空至测量罐中。在注释中，记录100 cmH_2O压力麻醉状态下的膀胱容量。重新充盈膀胱，记录任何肾小球及其位置。洪纳病变在水扩张后可能变得更明显，描述为局限性、发红黏膜区域，小血管向中心瘢痕放射，该区域附着纤维蛋白沉积或凝结物。该部位随膀胱膨胀加剧而破裂，病灶及黏膜边缘有点状渗血，呈“瀑布样”。活检应仅在水扩张后进行。

学习要点

膀胱灌注

作为膀胱疼痛综合征的诊断试验，膀胱内滴注氯化钾可能会引起疼痛，且对膀胱疼痛综合征的特异性较差，因此未广泛使用[6]。据推测，异常的糖胺聚糖层允许钾离子穿过上皮导致疼痛。然而，由于特异性差，这对诊断没有帮助，并且不能预测使用旨在修补糖胺聚糖层的膀胱内治疗是否会改善症状[7]。类似地，使用膀胱内麻醉药来定位疼痛是否来自膀胱并排除膀胱外原因也已经被评估[8]。灌注后，如果疼痛改善或消失，则理论上认为膀胱受累是疼痛的来源。由于缺乏关于其灵敏度和特异度的稳健数据，该检测尚未获得广泛认可。

学习要点

口服药物

下一步是口服药物。中枢或器官特异性致敏的患者可能从阿米替林或加巴喷丁中获益。多硫酸戊聚糖可能对一些患者有益，然而，最近的一项安慰剂随机对照试验未能显示其与安慰剂的显著差异[9]。同样，羟嗪在初步随机对照试验中也未显示出显著获益[10]。在一项试验中发现口服环孢素A的临床反应比多硫酸戊聚糖更大，但不良反应更大[11]。需要密切监测血压和血清药物浓度，并且有可能发生严重不良事件（例如肾毒性和免疫抑制），因此除非症状严重，否则不应使用。

镇痛药物，如阿米替林和加巴喷丁也可由疼痛专家用于可能因既往损伤或手术瘢痕导致的神经病理性疼痛患者。在两项随机对照试验中发现，当剂量＞50 mg时，阿米替林可有效降低症状评分，并且是膀胱疼痛综合征/间质性膀胱炎的推荐治疗药物[12-13]。尚未在随机对照试验中研究加巴喷丁。

氧化时L-精氨酸产生一氧化氮。缺乏一氧化氮被认为是膀胱疼痛综合征/间质性膀胱炎的机制。两项试验未显示L-精氨酸在改善症状和疼痛评分方面有益[14-15]。

在48例女性的随机对照试验中比较了西地那非与安慰剂[16]。3个月后，症状评分和尿动力学参数改善＞50%，但视觉模拟量表评分未改善。

在一项小型随机研究中也评估了抗生素轮换序贯给药，结果显示仅在少数患者中产生效益，且有许多不良反应[17]。还存在产生抗生素耐药性的风险，因此不应在患者中使用。

专家评论

患者教育

患者教育是膀胱疼痛综合征管理最重要的方面。从一开始，应告知患者，其很可能是一种慢性病，会有突发和缓解的情况。设定对生活质量改善的现实期望非常重要。最佳管理应是多模式的，包括行为、生理和心理技术，管理应循序渐进，从最保守的方式开始。

专家评论

尿动力学

尿动力学在膀胱疼痛综合征评估中不具有常规作用，但在某些患者描述疼痛为排尿压力时，可能会被应用。膀胱过度活动收缩可能是此种感觉的原因。此外，如果怀疑有排尿功能障碍，如排尿后残余尿量增加，那么可能需要进行尿动力学检查。

学习要点

行为技术

建议将定时排尿、液体调节和膀胱训练等行为技术作为一线治疗。建议进行饮食调整，即减少酸性饮料、辛辣食物和酒精，据报告，此类食物可使高达90%的膀胱疼痛综合征患者的症状加重。还建议使用物理治疗，尤其是盆底功能障碍患者，并建议将表型导向的多模式管理方法（包括压力管理和心理治疗）作为一线管理选择。

学习要点

膀胱内治疗

膀胱内灌注透明质酸已在膀胱疼痛综合征/间质性膀胱炎患者中显示出疗效[18-19]。在一项110例女性的研究中，透明质酸和硫酸软骨素灌注在减轻疼痛强度方面优于二甲亚砜，其他终点如生活质量评分为两组均较基线改善[20]。小型研究还表明，多硫酸戊聚糖或利多卡因灌注可用于治疗膀胱疼痛综合征/间质性膀胱炎患者[21-22]。因此，EAU指南建议对膀胱疼痛综合征/间质性膀胱炎患者进行此类膀胱灌注治疗。

学习要点

其他治疗

肉毒毒素在多个随机对照试验中结果不一，但此类数据的汇总确实表明，它在改善症状评分、最大膀胱容量和尿频方面有一定益处，但会增加排尿后残余尿量[24]。同样，骶神经调节在盆腔疼痛患者及一些膀胱疼痛综合征/间质性膀胱炎患者中显示获益，在改善疼痛和排尿症状方面也显示获益[25]。

与许多功能问题一样，根治性手术通常是万不得已才选择的，因此选择此种方式的患者往往是受问题困扰最严重的。对于症状异常严重的患者，通常证实在全身麻醉下水扩张时膀胱容量较差，可提供使用三角区上或三角区下膀胱成形术的替代膀胱成形术。另一种选择是尿流重定向。在进行尿流重定向时，有50%的人需要切除膀胱，因此建议首选膀胱切除。必须警告患者，尽管进行了全膀胱切除术，但膀胱疼痛仍可能持续存在。文献中主要包含了一些小规模的关于接受膀胱疼痛综合征/间质性膀胱炎手术治疗的患者，报道了良好的成功率[26-27]。

学习要点

针灸

东亚学院、皇家妇产科学院和加拿大泌尿外科学会指南推荐针灸作为激发患者的非侵入性选择，加拿大泌尿外科学会指南小组将局部麻醉剂触发点注射疗法列为D级推荐，作为盆底触发点疼痛患者的选择。

专家评论

膀胱水扩张

膀胱水扩张和经尿道电灼洪纳病变被认为是膀胱疼痛综合征治疗的三线选择，通常是在上述二线治疗方法失败后采用。一些病例系列已证明这些治疗方法具有长期疗效[23]。

未来方向

生物标志物

最有可能的是，许多不同的病理生理机制和发病因素是导致膀胱疼痛综合征/间质性膀胱炎的原因，将所有具有相似症状的患者集中在一个大类并不能解决问题。因此，在表型分型和对患者的症状、调查和检测结果进行分类方面需要做更多的工作。需要开发进一步的检测方法，以区分炎症性、与饮食有关、与膀胱黏膜丧失有关、神经敏化（中枢或外周）导致的病情，或其他原因引起的病情。通过对潜在过程和生物标志物的更好理解，可以开发出更好的、更有针对性的治疗方法。

迄今为止，已对许多可能的生物标志物进行了研究，包括可诱导膀胱伤害性反应的神经生长因子、促炎细胞因子、肿瘤坏死因子和在先天性免疫系统中发挥作用的Toll样受体。此外，嘌呤作用机制也可能导致膀胱疼痛综合征/间质性膀胱炎中的膀胱功能障碍，因为P2X3嘌呤受体可驱动膀胱传入对尿路上皮释放三磷酸腺苷（adenosine triphosphate，ATP）反应的敏化。因此，已提议使用P2X3受体拮抗剂减轻膀胱疼痛综合征/间质性膀胱炎的症状。此类方法目前还处于初级阶段，随着进一步的研发，可能能够帮助膀胱疼痛综合征/间质性膀胱炎患者。

专家评论

膀胱疼痛综合征的病理生理学

膀胱的尿路上皮层曾被认为是惰性和不可渗透的。然而，现在公认其可以直接或通过下面的固有层（包含间质细胞）接收、放大和传递关于细胞外环境的信息到中枢神经系统[28]。因此，膀胱黏膜衬里的变化可能允许尿液或有毒物质进入深层，刺激下面的神经元，导致通常描述的症状。

在伴有其他器官疼痛症状的患者中，提示可能涉及脊髓内背角神经元的中枢内脏超敏反应而致敏，可能在炎症或骨盆损伤消退后持续很长时间。另外，在广泛疼痛或伴有纤维肌痛的患者中，功能性MRI显示涉及感觉运动和岛叶皮质的功能连接，表明异常的大脑神经元连接是疼痛的原因[29]。

专家的最后一句话

评估患者是否患有膀胱疼痛综合征 /间质性膀胱炎时，将其置于会诊中心非常重要。排除其他鉴别诊断势在必行。如果排除了其他病因，保守措施未能改善症状，那么膀胱水扩张不仅具有诊断价值，还可能带来治疗益处。膀胱容量是指导治疗水平的良好指标，应采用逐步治疗的方法。重要的是要告知患者，其通常是一种难以理解的终身性疾病，需要管理，且没有快速的治愈方法，尽管一些患者在采取某些干预措施后可能获得长期缓解。最终，我们必须尽力提高每个患者的生活质量，个体化的管理是必要的。

参考文献

扫码查看

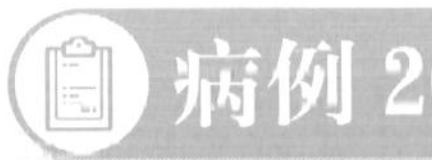

女性尿潴留

Pravisha Ravindra

评论专家Nikesh Thiruchelvam

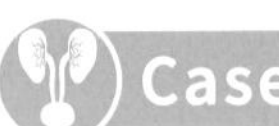

Case

一名23岁的女性因下腹部不适和过去24小时无法排尿到急诊科就诊。没有相关的肠道症状，也没有提示尿路感染的症状。既往有焦虑、多囊卵巢综合征病史。既往手术史包括18个月前因盆腔疼痛行诊断性腹腔镜检查。药物史包括舍曲林10 mg每日1次和联合口服避孕药。到达急诊科时，观察结果除了轻度心动过速（105次/分钟），没有异常。进行了血常规检查，白细胞计数轻微增高，为11.5×10^9/L，其他指标均正常。进行了膀胱扫描，显示膀胱内容量>999 mL。因此，插入导尿管，并排出1.2 L的残余尿。随后患者出院，在社区安排无导尿试验。

学习要点

定义和流行病学

国际尿控协会将尿潴留定义为尽管持续努力但仍无法排尿的主诉[1]。女性尿潴留的原因很多，但与男性相比，此种疾病本身相对不常见。

一项丹麦研究报告了女性急性尿潴留的发病率为7/100 000[2]。慢性尿潴留的发病率很难确定，因为通常需要进行膀胱扫描来确诊。在一组出现下尿路症状的女性患者中，发现5%的患者排尿后残余尿量>150 mL[3]。关于定义尿潴留的排尿后残余阈值，目前尚无共识，美国泌尿外科协会的指南规定为300 mL[4]。

学习要点

排尿反射

为了进行正常排尿，在脑桥排尿中心启动排尿反射。腹下神经松弛尿道外括约肌，阴部神经松弛盆底肌。当逼尿肌在副交感神经控制下收缩时，就会排尿。在此条路径的任何一点上的破坏都可能导致尿排空不完全。

学习要点

尿潴留的原因

尿潴留的原因多种多样，其表现可分为急性（一过性）和慢性（复发性）。通常，两种类型之间的关键鉴别因素为是否存在疼痛。疼痛通常与急性尿潴留相关，然而，在特殊情况下，急性尿潴留可以是无痛的，如脊髓压迫或麻醉后（表26-1）。病理生理学的情况是双重的，包括膀胱收缩力降低或消失和膀胱流出道梗阻（或两者结合）。

表 26-1 女性尿潴留

	急性 / 一过性	慢性 / 复发性
膀胱流出道梗阻	盆腔器官脱垂，尿道憩室，尿道狭窄，压力性尿失禁，手术尿道损伤	任何急性原因如果未纠正
神经系统	脊髓损伤，马尾综合征，神经损伤	脊髓损伤，马尾综合征，神经损伤
膀胱功能异常	膀胱损伤，过度膨胀，盆腔肿块，产后便秘，药物（例如抗胆碱能药物、麻醉剂）	过度膨胀，糖尿病，年龄，多发性硬化
功能		排尿功能障碍，逼尿肌括约肌协同失调，Fowler综合征，欣曼综合征

学习要点

尿潴留：解剖结构变形

在扭曲、外在或内在压迫的情况下，如盆腔器官脱垂、尿道憩室或盆腔肿块（包括便秘），一旦纠正，尿潴留可消退。膀胱可能不会完全恢复，这取决于疾病的长期性，一些患者可能始终依赖于一定程度的导尿。压力性尿失禁手术也可能导致梗阻，关于是否需要和何时进行胶带或吊带存在争议[5]。尿道狭窄的发生率已被量化为4%～13%[6]。风险因素包括长期导尿、盆腔放疗、分娩、骨盆骨折和尿道憩室或压力性尿失禁手术。如果尿道扩张后狭窄复发，女性替代尿道成形术的结果令人鼓舞[7]。

学习要点

药物引起的尿潴留

最常见的原因是使用抗胆碱能药物。如果确定了具体的罪魁祸首，通常停药可改善膀胱功能[8]。如果认为是麻醉引起的（术后或产后），及早诊断很重要，以避免过度扩张造成的尿潴留问题成为慢性问题。硬膜外麻醉的使用与尿潴留风险增加有关，骨科手术中使用阿片类药物的剂量增加也与尿潴留风险增加有关[9-10]。

学习要点

尿潴留：神经损伤

可能发生在神经通路的任何部位，例如高位疾病（如卒中）、低级障碍（如创伤性神经损伤或马尾综合征）或整体神经系统疾病（如衰老、糖尿病或多发性硬化症）。常见病症（如糖尿病）的患病率正在增加，有证据表明，这可能是逼尿肌活动不足的促成因素，年龄也是如此[11-12]，逼尿肌括约肌协同失调可能是新发或长期脊髓损伤或多发性硬化的结果，并且在尿动力学检查中具有特征性模式。神经损伤可能是创伤或术中发生的结果，最常见的情况是结直肠、产科或妇科手术引起的。

学习要点

逼尿肌、括约肌协同失调

在逼尿肌、括约肌协同失调时，逼尿肌收缩与尿道横纹肌收缩同时发生，阻止排尿。

专家评论

女性急性尿潴留的管理

此类患者的初始治疗包括膀胱引流、纠正任何潜在原因（如可能），随后如果仍未消退，则采用长期膀胱引流策略。使问题进一步复杂化的是，此种情况可能是多因素的。如表26-1所列，进行软性膀胱镜检查以排除解剖原因是很重要的。应尽一切努力确定是否存在暂时性原因，并尝试解决。与慢性尿潴留相比，急性尿潴留更有可能是可逆的，因为保留正常膀胱功能的机会更大，特别是在病情出现较早并得到适当处理的情况下。应仔细询问病史；在大多数情况下，病因可能非常明显（例如术后急性尿潴留）。必须进行全面的腹部、盆腔、妇科和神经系统检查。如果明确了一过性原因，则无须进一步调查。

2周后，同一患者再次前往急诊科就诊。她在急诊科就诊3天后进行了成功的无导尿试验，但她的症状复发了。膀胱扫描再次发现膀胱内容量>999 mL，插入导尿管。本次残余尿量为1.4 L，这次她被转诊并入住泌尿外科。在住院期间，患者进行了每小时的输入/输出记录和每日体重测量。在征得患者同意的情况下，进行了全面的神经系统和妇科检查，未发现异常，无排尿过多的证据。住院患者的腹部和盆腔超声扫描未发现任何盆腔肿块或肾盂积水。导尿管中的尿样被送去进行显微镜检查，但未见生长。

学习要点

尿潴留：感染

尿路感染是非常常见的，影响到超过75%的女性在生活中的某个时期。在罕见情况下，这会影响膀胱导致发生尿潴留。在此类情况下，在尿路感染治疗完成后，进行一段时间的膀胱减压足以恢复正常膀胱功能[13]。

临床提示

女性尿潴留评估

应记录全面的神经系统检查，包括阴性结果。脊髓压迫时的背痛可能是隐匿的，其他相关症状包括坐骨神经痛、鞍麻、下肢无力和大便失禁。虽然马尾综合征是一种罕见的疾病，但其具有显著的医学特征；50%～70%的马尾综合征患者就诊时有尿潴留。在一项包括33例患者的病例系列中，膀胱症状的平均持续时间为3.6天，79%的患者在及时诊断并治疗后恢复了膀胱功能[15]。

学习要点

尿潴留：排尿功能障碍

该术语指的是一系列涉及神经正常的个体在

排尿过程中出现间歇性和（或）波动性尿流率的障碍，原因是尿道周围横纹肌的不自主间歇性收缩[1]。Fowler综合征患者是一个特殊亚型。另一个例子是欣曼综合征（非神经源性神经性膀胱），包括排尿功能障碍、尿路感染和与心理社会问题相关的尿失禁的恶性循环[14]。

患者在第二天进行了成功的无导尿试验，并在出院前学会了清洁间歇性自我导尿。患者发现该过程非常不舒服，但能够完成。安排了门诊检查和随访。

临床提示

膀胱引流

可使用导尿管（留置或间歇性）或留置耻骨上导管对尿潴留患者进行初始膀胱引流。间歇性导尿或耻骨上导尿的好处是易于评估恢复正常排尿的情况[16]。同时，还可以保护上尿路并确保上尿路的正常充盈和排空。留置导管与较高的发病率相关[17]。还应考虑患者因素，如手灵巧性和个人偏好。

专家评论

怀疑马尾综合征

如果怀疑马尾综合征，应寻求神经外科意见，并安排进行MRI。马尾综合征是神经外科急症，因此应在同一天进行MRI并采取行动。

专家评论

复发性或未消退的尿潴留

如果纠正了可疑的一过性原因，但尿潴留复发或未消退，可能需要进一步研究。尽管从病史上看原因可能很明显，但通常需要进行视频尿动力学研究以排除可能影响未来治疗的其他特征或体征，如逼尿肌过度活动或应激性尿失禁。软性膀胱镜检查虽然不是强制性的，但可以排除膀胱中的任何内在原因（在年轻患者中较为罕见，但并非不可能），以及评估尿道的口径。

2周后患者接受软性膀胱镜检查，承认又发生了两次排尿困难，并使用清洁间歇性自我导尿成功解决了此类问题。患者同意接受手术，但发现插入膀胱镜非常不适，进行手术的泌尿外科医师称其尿道非常紧，内镜插入困难。膀胱未见异常。不幸的是，术后患者出现尿潴留，在此种情况下因过于疼痛无法自行插管。该患者也不允许插入留置导尿管。由于膀胱扫描显示膀胱容量>999 mL，经超声引导下插入了耻骨上导尿管。

患者在3周后进行了尿动力学检查。耻骨上导尿管被夹住，但无法排尿，也无法进行自由流动测定。膀胱以标准速率充盈至800 mL，患者没有充盈感或排尿冲动，直至膀胱接近容量。无逼尿肌过度活动或压力性尿失禁的证据。患者无法排尿，未见逼尿肌压力升高。随后泌尿外科医师继续使用标准Brown-Wickham的方法进行尿道压力轮廓测量，结果显示平均最大尿道闭合压力为102 cmH_2O。

临床提示

Fowler综合征

Fowler综合征患者可能因插入导管或软性膀胱镜时感到疼痛。通常，操作者会在撤回时评论尿道如何紧扣内镜或导尿管。

学习要点

尿道压轮廓测量法

Brown和Wickham于1969年描述了他们使用水灌注导管系统测量尿道压力曲线的方法。目前最常用的技术包括以2 mm/s的速度拔出8 F导尿管，同时以2 mL/min的速度输注生理盐水[18]。根据Edwards和Malvern的研究，使用公式［92−年龄（岁）］计算预期的平均最大尿道闭合压力[19]。该领域的进一步分析显示，基于临床诊断、年龄和性别[20-22]的影响，结果会存在差异（表26-2）。

表 26-2　基于性别和诊断的预期最大尿道闭合压力

诊断	预期最大尿道闭合压力（cmH_2O）
正常（健康个体）	绝经前女性：60 绝经后女性：43.5 （观察到变化范围为 ±10～25 cmH_2O）
低张力，考虑固有括约肌缺陷	<20
高张力，考虑梗阻	女性>75 男性>90

此时，考虑到Fowler综合征的可能性。该患者由一位对功能性泌尿学感兴趣的泌尿外科顾问医师在泌尿外科门诊进行了复诊。患者不喜欢长期使用耻骨上导管，想知道有哪些选择可以尝试恢复“正常”的排尿。为她提供的选择包括长期的间歇性自我导尿（清洁间歇性自我导尿）、经验性的骶神经刺激试验，或者创建一个可导尿的膀胱通道，如Mitrofanoff通道。

学习要点

Fowler综合征

Fowler综合征患者一般是年轻女性，表现为尿潴留>1 L，但没有明显的泌尿系统、妇科或神经系统原因。有研究表明，40%的患者发作与多囊卵巢综合征有关。尿动力学检查显示在试图排尿时膀胱逼尿肌压力没有上升。进一步的检查包括超声估计括约肌容积（>1.8 mL）和括约肌肌电图（显示重复复杂放电）。Fowler综合征患者的平均最大尿道闭锁压力通常超过100 cmH_2O[23]。

专家评论

Fowler综合征

在Fowler综合征中，括约肌过度活动可能扩大连续“肌肉活动”，这可以通过超声波括约肌体积测量来确定。Fowler综合征的病因尚不清楚，但有假设认为其是由于激素敏感的通道病变引起的，会产生持续的条纹状尿道括约肌无意识收缩。

学习要点

Mitrofanoff术

Paul Mitrofanoff 教授于1980年描述了一种可控性膀胱上抗反流阑尾膀胱造口术[24]。通过对其血管蒂进行取材，将阑尾改造成可导尿的腹腔内附着通道，然后将其引入膀胱（或新/增大的膀胱），具有抗反流特性（图26-1）。对于没有阑尾的患者，可以使用小肠进行Yang-Monti术来创建通道[25]。研究报告显示，中长期随访时的控尿率范围为

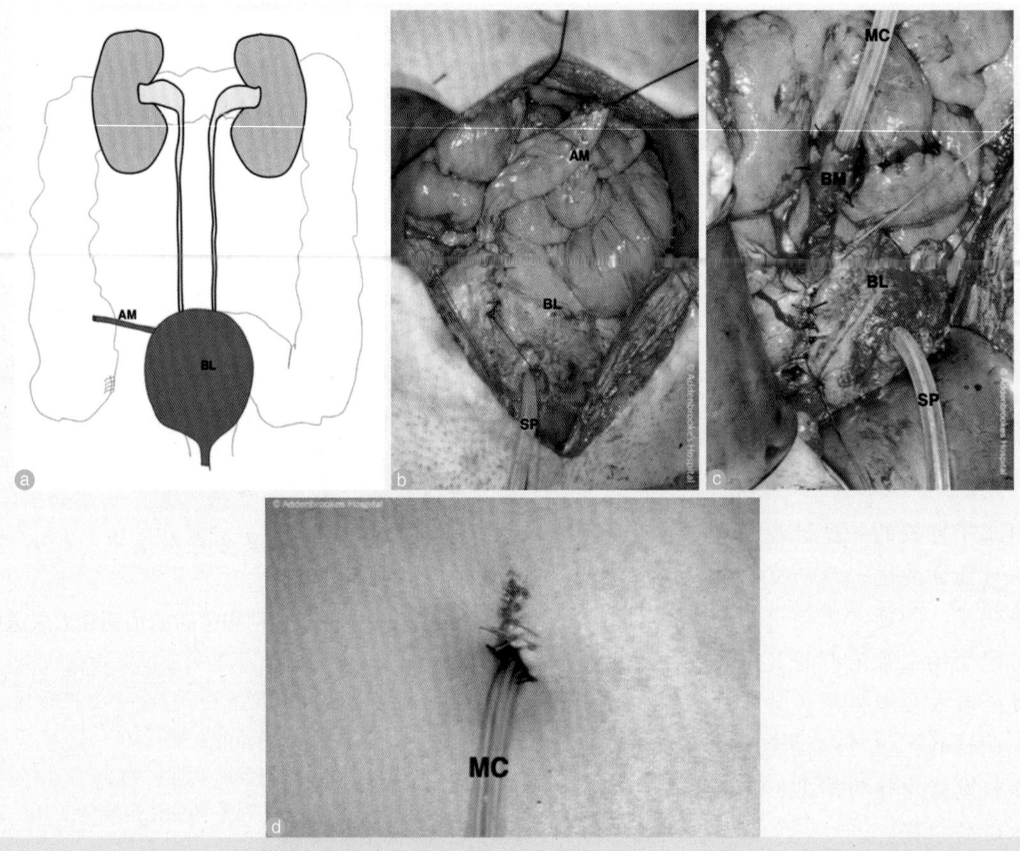

a. Mitrofanoff 导管的图示；b. 使用阑尾制作 Mitrofanoff 导尿导管时的照片；c. 使用小肠制作 Mitrofanoff 导尿导管时的照片；d. Mitrofanoff 造口。AM：阑尾；BL：膀胱；BM：Monti 小肠；MC：Mitrofanoff 导管；SP：耻骨上导管。

图 26-1 Mitrofanoff 术形成

88%～98%[26]。并发症风险较高，尤其是造口狭窄，可能需要反复扩张[27]。

患者选择进行骶神经刺激试验，其是一种日间手术。在临床护理专家的支持下，患者通过不同的方案来评估对其排尿的影响，最终选择了一个成功的方案。因此，植入了一个永久性设备。在3个月随访时，伤口愈合良好，患者感觉排尿恢复正常，对结果满意。如果未来症状有变化，其将与专科护士保持密切联系。

证据支持

骶神经刺激的成功率

骶神经刺激在治疗Fowler综合征患者中的应用是一个重大突破，避免了需要进行重大手术的情况。研究发现，总体成功率约为70%，然而，翻修率可能较高（>40%）[28-29]。非Fowler综合征患者的成功率较低，骶神经刺激在神经病变患者中的作用尚不清楚。

学习要点

骶神经调节

骶神经调节或骶神经刺激涉及将刺激电极经皮插入S_3孔。使用适应证包括对药物抵抗的膀胱过度活动症、大便失禁和无明确结构或神经系统原因的尿潴留。该手术在患者俯卧位全身麻醉（或局部麻醉/镇静）下进行，通常分为两个阶段：阶段一涉及插入试验电极，而阶段二涉及永久性植入物，如果阶段一成功解决患者的症状。患者通过具有不同强度和模式电刺激的"程序"来优化排尿功能。该器械具有MRI兼容性，根据患者选择可充电器械或无充电器械，电池可持续5～15年。

专家评论

骶神经刺激的机制

目前尚不清楚骶神经刺激如何在排尿功能障碍患者中起作用。其可能通过门控机制在脊髓局部水平上发挥作用，以恢复括约肌松弛的协调性，或通过恢复与脑干自我调节相关的活动并减弱扣带回活动，在中枢水平上发挥作用。

专家评论

长期管理

更长期的管理策略，如骶神经刺激或持续性可导尿通道，必须仔细考虑患者的想法、疑虑和期望。一些患者可能更喜欢留置导尿管或耻骨上导管，而此类选择可能不被其他患者接受。一些患者可能缺乏进行清洁间歇性自我导尿的手部灵活性，可能不愿意进行此过程，或者发现此过程过于不舒服。有许多方法可以优化患者对间歇性自我导尿的依从性，护士的持续性参与至关重要[30]。在进行任何重大侵入性手术之前，建议采用多学科方法，包括专科护理师、泌尿外科医师、泌尿妇科医师、盆底物理治疗师，甚至心理学家（存在心理社会问题的情况下）。

专家的最后一句话

尿潴留在女性，尤其是年轻女性中，是不常见的。此类患者，特别是Fowler综合征患者群，往往伴有较多合并症，患者通常有某种形式的疼痛、功能障碍和（或）心理症状。评估应包括解剖学和功能性测试，以及MRI、盆腔超声和膀胱造影。进一步的专业测试，如尿道括约肌超声、尿道括约肌电图和尿道压力曲线，很少会改变治疗方案，仅出于学术兴趣而保留。

女性尿潴留的理想处理方法是间歇性自我导尿。如果患者不能耐受，则可选择骶神经刺激（如适用）、长期耻骨上置管和Mitrofanoff皮肤经皮可导尿控尿通道。后3种选择在工作良好时非常有用，但此种情况并不常见。骶神经刺激设备可能会停止工作，并可能会引起疼痛，患者需要定期复查和重新调节。该设备对国家卫生服务体系来说价格昂贵，并且有很高的翻修率。Mitrofanoff通道也有较高的手术翻修率，高达50%，因为沿通道在皮肤层面、沿通道导尿或导尿管进入膀胱时置管困难，或易泄漏。耻骨上导管可引起疼痛、旁路、尿路感染，需要定期更换。由于外观原因，其并不受欢迎。最后一种选择包括尿流改道至回肠造口，并终身使用造口袋收集尿液（失禁改道）。

还应考虑女性膀胱流出道梗阻。一个有用的诊断工具是根据尿动力学研究参数计算膀胱流出道梗阻指数[31]。尿道狭窄是一种罕见的原因，某些女性可以通过尿道成形术成功治疗。

药物治疗已被尝试，通过毒蕈碱受体激动剂（如氯贝胆碱和卡巴胆碱）促进膀胱收缩或通过使用胆碱酯酶抑制剂（如新斯的明、吡啶斯的明和新斯的明）阻止神经递质乙酰胆碱分解（从而增强肌肉收缩）的药物来促进膀胱排空。不幸的是，已证明此类药物治疗尿潴留的临床疗效甚微，并且由于其非特异性作用，会引起明显的不良反应，如恶心、呕吐、腹泻、视力损害、头痛、支气管痉挛和心血管事件。

由于证据质量较差（主要是回顾性数据和异质性人群的样本量较小），尚无针对这一难治患者组的评估和治疗指南，因此，重要的是，对此类患者在三级泌尿外科环境中使用多学科团队方法进行管理。

参考文献

扫码查看

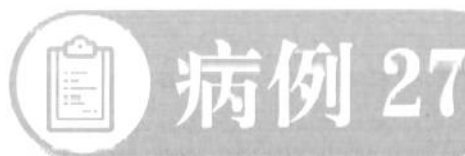

病例 27

神经源性膀胱

Hazel Ecclestone和Rizwan Hamid

评论专家Julian Shah

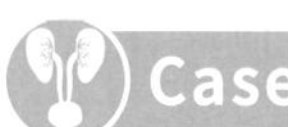

Case

一名49岁的脊髓发育不良男性被转诊至脊髓损伤中心的门诊部，其主要问题是反复发作的尿路感染和附睾睾丸炎，然而，在当地医院的随访情况有些不规律。该患者自幼一直在做清洁间歇性自我导尿，每天最多5次，然而，其表示，最近对该方案有些不依从，主要是通过有急迫感时用力排尿，但有相当严重的尿失禁，需要使用护垫。没有规律的排便计划，并且抱怨有明显的便秘问题。患者被转诊至我们的医疗机构时，血清肌酐水平显著升高，达到250 mmol/L。由于其之前没有按约定来院就诊，无法确定此种情况的持续时间。

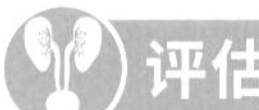

评估

患者接受了基线检查，包括尿路超声、视频尿动力学（视频膀胱测压）和巯基乙酰三甘氨酸肾图。此类图像如图27–1所示。

由于患者在视频膀胱测压上未显示尿液反流进入输尿管，从而增加了膀胱输尿管交界处梗阻的可能性。巯基乙酰三甘氨酸肾脏显像图证实了此情况，因为即使将膀胱排除在外（使用留置导尿管），仍有一根立柱向下延伸至膀胱输尿管交界处，表示高度梗阻。

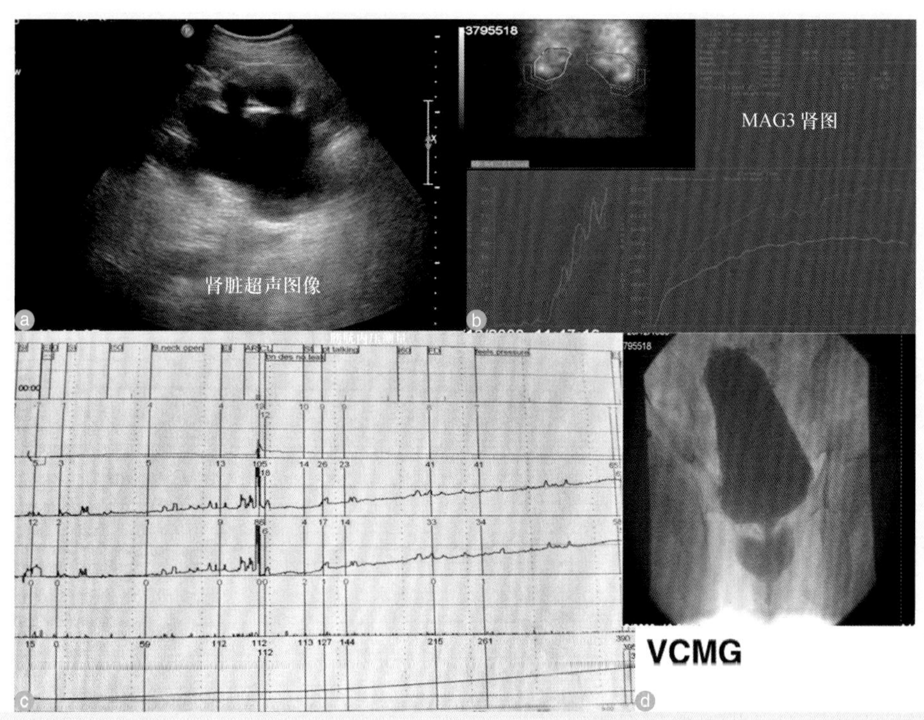

包括尿路超声扫描、视频尿动力学［视频膀胱测压（VCMG）］和巯基乙酰三甘氨酸肾脏显像图。检查显示双侧输尿管至膀胱输尿管口（膀胱输尿管交界处）重度积水（超声显示）。巯基乙酰三甘氨酸肾脏显像图显示双侧输尿管梗阻向下至膀胱输尿管交界处，膀胱排空（使用留置导管原位进行巯基乙酰三甘氨酸肾脏显像检查）。视频尿动力学显示膀胱顺应性非常差，图像证实后尿道扩张伴前列腺反流证据（可能导致其复发性附睾睾丸炎）。尽管膀胱压力在充盈末期压力＞ 60 cmH_2O（逼尿肌泄漏点压力＞ 60 cmH_2O），但未观察到上尿路反流。

图 27–1 基线检查

学习要点

根据国际反流研究委员会（International Reflux Study Committee）的排尿性膀胱尿道造影膀胱输尿管反流分级系统

- Ⅰ级：反流未到达肾盂；输尿管不同程度扩张。
- Ⅱ级：反流到达肾盂；集合系统无扩张；肾盂正常。
- Ⅲ级：输尿管轻度或中度扩张，伴或不伴扭结；集合系统中度扩张；肾盂正常或轻微畸形。
- Ⅳ级：输尿管中度扩张伴或不伴扭结；集合系统中度扩张；肾盂变钝，但仍可见乳头凹陷。
- Ⅴ级：输尿管明显扩张和扭曲，集合系统明显扩张；乳头压迹不再可见；实质内反流[2]。

证据支持

基于尿动力学的安全膀胱压力

尿动力学“安全膀胱压力”的临界值报告为逼尿肌漏尿点压力＜40 cmH_2O，该数字来自McGuire等人。在逼尿肌漏尿点压力＜40 cmH_2O时，上尿路恶化（视频尿动力学显示反流）的发生率为0，而逼尿肌漏尿点压力＞40 cmH_2O的患者中，有15%显示出上尿路逆流的放射学证据[1]。

专家评论

报告和调查

该病例反映了对脊柱裂患者长期管理的忽视，此种情况会对尿路造成重大问题。如果不进行处理，神经病理性膀胱将恶化至肾盂积水的程度，然后导致肾衰竭。患者在某种程度上未能够坚持治疗，从而加重了最终结果，随着年龄的增长，适当的药物治疗和重复随访的重要性对于任何患者都很重要，尤其是当他们患有此种疾病时。

患者的表现是典型的反复感染导致附睾睾丸炎。其间歇性导尿方案开始变得不稳定而并非一致，且他通过用力排尿。当存在明显的膀胱功能障碍时，不应如此，除非尿动力学检查证实患者存在“安全”膀胱。从报告中可以看出，其在相当长的时间内没有进行尿动力学检查。

调查完全按照标准程序进行，即对尿道进行扫描和巯基乙酰三甘氨酸肾脏显像以观察肾功能和排泄情况，然后进行泌尿动力学研究以观察膀胱内压力，并通过视频成像评估膀胱的外观。可以看到其膀胱顺应性差，充盈末期压力高，膀胱呈经典的“杉树状”，由外括约肌失调造成的高压导致前列腺受损。

治疗选项

泌尿外科医师的主要目标是保护上尿路，并防止因既往膀胱管理不充分而造成的进一步肾脏恶化。然而，患者的目标略有不同，他希望没有感染，保持“干燥”，并尽可能“正常”。此种膀胱顺应性差、高压情况下的管理因膀胱输尿管交界处的解剖结构梗阻而进一步复杂化。在以下方框中详细讨论了治疗选择。

学习要点

降低膀胱压力的保守/医疗技术

- 增加自我导尿频率并加用抗胆碱能药物。主要优势是不良反应极小，可改善尿路感染，但患者仍可能发生尿失禁。主要缺点是不能解决输尿管梗阻的根本原因，不会显著增加膀胱容量。
- 留置导尿管——尿道或耻骨上。不会降低尿路感染的频率，也不能解决输尿管梗阻的问题，但对于不能进行重大干预的老年患者或拒绝其他干预措施的患者来说，可能是一个合理的选择。

学习要点

降低膀胱压力的微创疗法

- 肌内注射肉毒毒素。可能是暂时的，但膀胱容量仍然较小，顺应性可能不会改善。功能容量降低会导致自我导尿的频率增加。患者仍然需要进一步干预治疗尿路梗阻。此外，需要重复注射，并且很难适时进行注射以确保膀胱压力保持安全及保证足够的肾脏排泄。此外，还需要终身重复注射。
- 外括约肌切开术。为尿道外括约肌的不可逆破坏，目的是确保永久性尿失禁，继而可能使膀胱“安全”，但患者需要永久性导尿。此外，此疗法也不能解决尿路梗阻的问题。

学习要点

通过重大手术以降低膀胱压力

- 膀胱扩大成形术（通过添加肠道增加膀胱容量）。优点是这几乎肯定会提高膀胱的顺应性，降低膀胱压力，增加膀胱容量，改善尿失禁，降低清洁间歇性自我导尿频率。输尿管梗阻也可通过双侧输尿管再植术一并处理。然而，将肠黏膜添加到尿道中会有一些短期和长期并发症（表27–1）[4-6]。
- 尿流改道。回肠造瘘会将"危险的膀胱"从等式中去除，并有助于治疗尿路梗阻，然而，这会牺牲患者的控尿能力和"正常性"为代价。

学习要点

处理输尿管梗阻的技术

微创手术

- 输尿管支架。在此种"不安全"系统中，如果清洁间歇性自我导尿频率没有显著增加，则不太可能成功，因为"危险膀胱"中的膀胱压力范围为容量＜200 mL。输尿管支架还需要终身更换，并会增加尿路感染的风险，因为尿路中会有异物。
- 经皮肾造口术。优点是克服了输尿管梗阻，并排除了"危险膀胱"的影响，但其需要终身定期更换，并对患者的生活质量产生有害影响。

重大手术

- 输尿管再植术。优点是可以绕过解剖结构的阻塞，但输尿管植入的蓄尿器必须是低压系统。

临床提示

EAU关于神经泌尿系统症状治疗的主要目的及其优先级的指南

- 保护上尿路。
- 实现（或维持）尿控。
- 恢复下尿路功能。
- 患者生活质量改善[3]。

专家评论

管理选项

在此种情况下，第一种治疗方法是放置导管引流膀胱，然后等待几周，观察肾积水是否恢复。如果肾积水好转，那么我们就可以确定问题在于外括约肌机制。如果肾积水仍然存在，几乎可以肯定患者已经发生了膀胱壁厚度梗阻。在本病例中，之前已概述了其疾病每个方面的管理。

进行确定性管理

选择手术切除的风险和各种干预手段的益处都与患者进行了讨论。

患者选择了手术干预，接受双侧输尿管再植术和双侧蚌形回肠膀胱成形术。

手术通过开放形式进行。行剖腹手术，膀胱沿矢状位被切开，并从回肠末端距离回盲连接部30 cm处分离出一段25 cm的回肠。将其去管化并向后折叠，制成杯状，并按照图27–2[7]所示的方法连接到膀胱

表 27–1　符合尿道扩张肠重建术

即刻	早期	晚期
死亡（0 ~ 3.2%）；需要返回手术室的出血（0 ~ 3%）	肠漏/漏尿（2% ~ 10%）； 肠梗阻（3% ~ 5.7%）； 脑室腹腔分流感染（0 ~ 20%）	排尿功能障碍/需要清洁间歇性自我导尿（60%）； 黏液（10% ~ 90%）； 黏液潴留（15%）； 肾功能恶化（0　15%）； 尿失禁：白天（10%），夜间（10% ~ 47%）； 生化异常（代谢性高氯酸中毒）：生化（100%），明显酸中毒（0 ~ 19%）； 恶性肿瘤（0.6%）； 结石（10%）； 肠道功能受损（15%）； 破裂（1.9%）

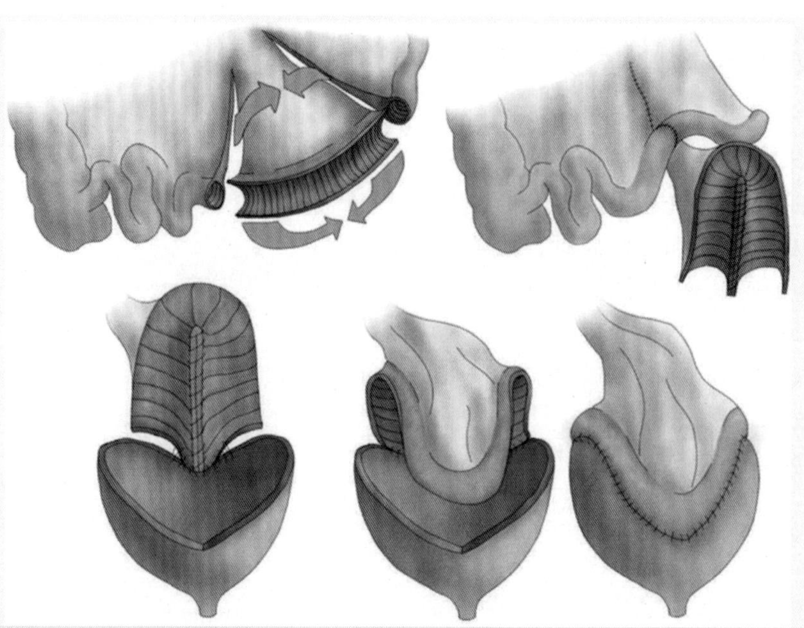

将膀胱沿矢状位切开，分离出一段回肠，将其去管化，并折叠回来，制成杯状，连接到膀胱上[7]。

图 27-2　蚌形回肠膀胱成形术的手术

上。此外，还进行了双侧输尿管的重新植入。在手术中，无须对输尿管进行缩窄，并以非反流的方式进行。

患者术后恢复良好，肌酐改善至220 mmol/L，约1周后出院回家。术后6周时取出双J支架和耻骨上导管，重新开始间歇性自我膀胱灌注（清洁间歇性自我导尿）方案。

学习要点

肾盂积水和下尿路功能障碍

- 神经性膀胱患者的肾盂积水通常是下尿路功能异常所致。
- 神经性膀胱可在高压下储存尿液，引起继发性膀胱输尿管反流，随后肾功能恶化。
- 长期存在神经膀胱下尿路功能障碍可导致膀胱壁/逼尿肌肥大，试图克服增加的出口阻力。然而，此种肥大可能会在输尿管与膀胱交界处阻塞，并导致解剖学阻塞，随后肾功能恶化。
- 如果肾积水和肾衰竭完全是由于反流所致，降低储存压力往往会逆转或停止肾脏恶化。但是，识别输尿管膀胱交界处梗阻非常重要，因为在此种情况下，降低膀胱压力无法解决该情况下的肾盂积水。

专家评论

管理和随访

从调查和讨论中可以清楚地看出，该患者由于膀胱壁较厚导致双侧输尿管梗阻，解决其问题的唯一方法是进行尿路重建术或输尿管再植术。由于患者希望不再使用尿袋，采用双夹植入术联合双侧输尿管再植入是完全合适的处理方法。

手术的初步结果表明，膀胱在顺应性方面变得“正常”。患者正在进行间歇性自我导尿以排空膀胱。

仍然存在的肾功能恶化更可能是慢性（但有所缓解）梗阻引起的慢性肾病所致。巯基乙酰三甘氨酸肾脏显像显示一侧肾脏曲线上升，另一侧曲线平坦，与可能存在的阻塞一致，但肾造影未能证实。因此，患者适合继续保守治疗并检查血清肌酐水平，肌酐水平将是肾功能恶化的指标。干预是不必要或不适合的。

目前应继续随访，每3个月测量一次血清肌酐水平，并在专科中心进行仔细监督和随访，每年进行一次尿路扫描和尿动力学检查，以确保膀胱压力保持在较低水平。此种情况更有可能发生。

患者是否需要肾脏替代治疗在很大程度上取决于其肾功能的任何进一步恶化。

随访

术后3个月的随访中，患者的临床表现有很大改善，无尿失禁的问题，也未再次发生尿路感染，其对手术结果非常满意。然而，血清肌酐水平仍然是228 mmol/L。视频膀胱测压（图27–3a）显示膀胱容量良好，压力正常。筛选图（图27–3b）显示容量明显改善，储存低压尿液，无任何前列腺反流。

患者接受了巯基乙酰三甘氨酸肾脏显像检查（图27–4）的随访，再次显示双侧引流不良，但输尿管中无积聚的柱状物。其肌酐水平稳定在最低点223 mmol/L。

不幸的是，3个月后，患者发生了尿路感染，肌酐浓度进一步升高至305 mmol/L。感染用抗生素治疗后消退，但血清肌酐仅降至280 mmol/L。在讨论其影像学和血清肌酐趋势后，决定行双侧肾造口术，其肌酐浓度进一步降低至250 mmol/L。然而，随后的肾造影片未显示明确梗阻或明显的积聚柱。泌尿放射科医师报告双侧膀胱系统可能继发于慢性梗阻。

由于患者接受了双侧肾造口术，因此决定进行Whitaker试验。测试结果被报告得模棱两可。夹闭肾造口术，随后拆除，肾功能未进一步恶化。

患者继续接受肾病专科医师的随访，肌酐水平为230 ~ 270 mmol/L，这取决于其是否发生尿路感染。该患者对结果非常满意，可以控制排尿，进行清洁间歇性自我导尿，尽管其偶尔会患上尿路感染，但发生频率相当低。

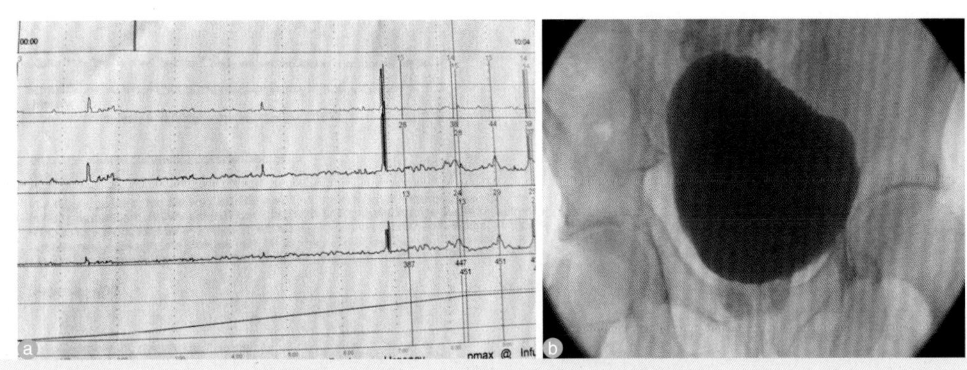

膀胱容量良好，顺应性正常，无任何反流。

图 27–3　视频膀胱测压

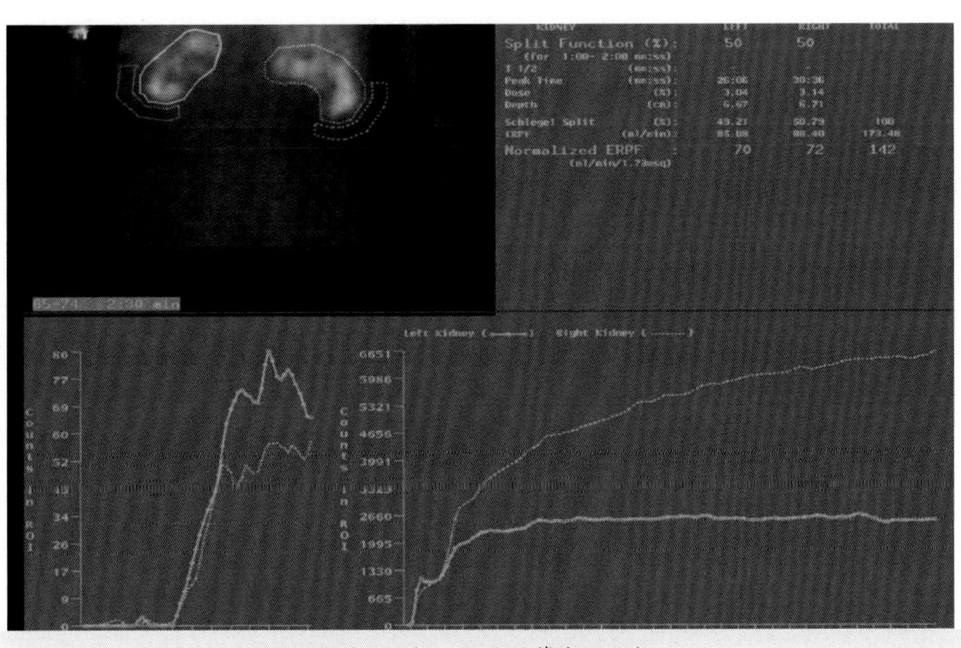

双侧引流不畅，但输尿管内无立柱。

图 27–4　巯基乙酰三甘氨酸肾脏显像检查

肾脏专科医师认为其患有一定程度的内源性肾病，尽管目前没有显著阻塞的证据，但对其肾脏产生的任何损伤（包括尿路感染）均可能导致血清肌酐水平升高。患者被告知未来可能需要肾脏替代治疗，但具体的时间很难确定。

学习要点

Whitaker试验

引入尿道压力传感导管，以10 mL/min的速度开始向肾盂内输注生理盐水。从膀胱压力中减去肾盂区压力。然后根据以下数值分析所得压力，以确定是否存在输尿管梗阻。

- ＜15 cm：通畅。
- 15～22 cm：模棱两可。
- ＞22 cm：阻塞。

Whitaker试验[8]与核医学扫描相比，在非常大的肾盂积水和重度肾损害患者中具有优势，因为其不依赖于肾小球滤过进行排泄。

监测

尚未对此类患者的最佳随访进行分类定义。当然，患有脊髓病变（如脊髓发育不良和脊髓损伤）的患者发生上尿路恶化的风险高于其他神经系统疾病患者。因此，随访应是终身的。关于国内外指南中应进行何种调查及何时进行调查存在意见分歧。表27-2总结了英国和欧洲指南的主要异同点[9]。

表 27-2　英国与欧洲神经泌尿学随访指南的比较

风险程度	监督	
	NICE	EAU
高危患者	终身随访（未说明临床审查间隔） US，每1～2年1次； 尿动力学检查——考虑监测方案； 不依赖血清肌酐来监测肾功能	终身随访； 临床复查 US，每年至少每6个月1次； 尿动力学检查——强制性基线研究和监督并应定期进行； 定期进行尿液分析； 年度血生化
低风险患者	终身随访和持续的风险分层； 如果患者成为高风险患者，则进行上述监测	终身随访； 至少每2年随访1次； 定期进行尿液分析； 重大临床变化应及时紧急干预

注：EAU：欧洲泌尿外科协会；NICE：国家卫生与保健优化研究所；US：超声。

我们对该患者采用了一种随访方案，每年进行一次视频膀胱测压和超声扫描，并根据需要进行巯基乙酰三甘氨酸肾脏显像检查，如果发生临床变化，则提前进行。患者进行膀胱成形术后5年，状况良好，并且其生化肾功能未进一步恶化。

专家的最后一句话

对于神经系统疾病患者来说，膀胱管理不当不仅可导致感染和尿失禁，使生活质量差，还可导致肾功能不可逆恶化甚至出现肾衰竭。因此，与患者的观点相比，治疗目的通常与医师的观点不同。患者优先考虑的事项通常是“正常”和控尿，医师的主要关心保护上尿路和维持或改善肾功能。

在此类复杂情况下有许多治疗选择。然而，所有治疗均未提供“完美”的解决方案。患者经常将一组问题换为另一组问题，因此需要进行非常仔细的咨询，以确定患者的意愿和需求，并将其与长期优化尿路的目标相结合。根据个体情况量身制定确切的治疗方案极为重要。在决定治疗选择时，为寻求实际的解决方案，一些“妥协”并不罕见。

所有主要的手术选择，包括膀胱成形术，都需要患者有积极性，并能够理解该手术对尿路及肠道功能的影响，了解进行间歇性导尿的必要性。此外，患者需要签署终身随访，了解该手术的重大并发症，期望能够在长期内获得潜在的益处[3]。

参考文献

扫码查看

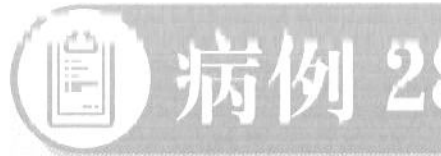

泌尿生殖系统脱垂

Priyanka H. Krishnaswamy

评论专家Swati Jha

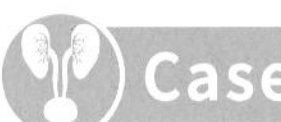

Case

一个57岁的女性患者因自觉在阴道内存在可复性肿块而被其全科医师转诊至妇科门诊。其身体状况良好，既往有2次正常阴道分娩，无腹部或盆腔手术史。5年前全科医师在常规涂片检查时告诉她，其可能有盆腔器官脱垂，但因未出现症状，患者当时不想被转诊。近6个月来，患者行走、跑步时自觉阴道有肿块。近3个月来，其在擦拭下体时意识到这一点，并且性生活受到了该肿块的干扰。患者无任何疼痛或腹部、肠道或膀胱问题。

学习要点

盆腔器官脱垂的定义

盆腔器官脱垂（拉丁语：prolapsus，“a slipping forth”）是指由于失去正常的支撑机制，导致盆腔器官向下移位至进入或超出阴道[1]，是在老年女性人群中越来越常见的问题。尽管多达50%的50岁以上女性患有一定程度的盆腔器官脱垂[2]，但仅有不足20%的女性需要寻求治疗[3]。盆腔器官脱垂可能由许多原因导致，包括缺乏症状、自我感觉尴尬或对现有治疗选择的误解。

子宫阴道脱垂的类型

按解剖学分类（图28–1）[1]。

子宫/子宫颈脱垂

通常是顶端支撑不良的结果，导致子宫颈和子宫朝阴道口向下突出。

阴道前壁脱垂

- 尿道膨出指阴道前壁下段脱垂，仅累及尿道。
- 膀胱膨出指阴道前壁上部脱垂，累及膀胱。
- 膀胱尿道脱垂指尿道和膀胱的脱垂。
- 前侧肠疝指盆腔前壁的腹膜和腹部内容物突出，最常见的情况是在重建手术后出现。

阴道后壁脱垂

- 直肠膨出是阴道后壁下部脱垂，累及直肠前壁。
- 肠膨出指累及小肠袢的阴道后上壁脱垂。

阴道穹隆脱垂

指涉及子宫切除术后阴道穹隆下降。

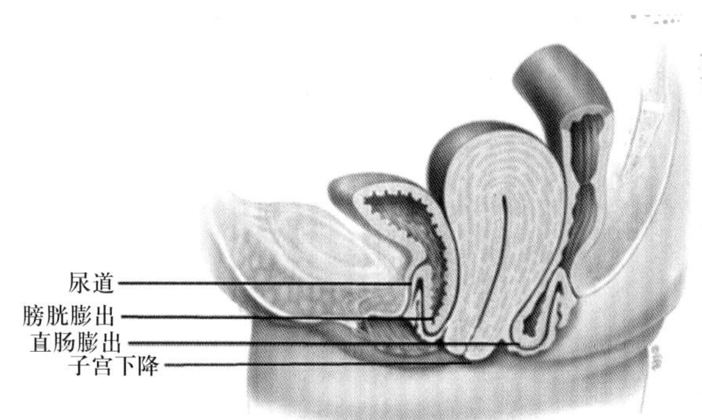

图 28–1　子宫阴道脱垂

［资料来源：Haylen BT, Maher CF, Barber MD, Camargo S, Dandolu V, Digesu A, et al. An International Urogynecological Association（IUGA）/International Continence Society（ICS）joint report on the terminology for female pelvic organ prolapse（POP）. International Urogynecology Journal 2016；27：165-194.］

学习要点

盆腔器官的解剖学

盆腔器官的正常位置、支撑和悬吊依赖于骨性、肌肉性和结缔组织成分的相互依存系统。

- 脊柱腰骶部的脊柱前凸使骨盆入口的后部（骶骨岬）高出其前部（耻骨联合）60°。阴道后角可通过腹压升高增强，从而关闭“瓣阀”，防止子宫和阴道向下脱垂。
- 盆底肌（图28–2）形成盆或骨盆出口的覆盖物，常被合并称为肛提肌。髂尾肌腹部壁层筋膜增厚被称为骨盆筋膜腱弓（筋膜弓）或白线。此类线是耻骨宫颈隔和直肠阴道隔顶端的侧向附着点，起到阴道中段侧向支撑的作用。
- 骨盆的结缔组织包括深层盆内结缔组织（由三对韧带组成：子宫骶韧带、颈横韧带和耻骨宫颈韧带）、两中隔（耻骨宫颈筋膜和直肠阴道筋膜），以及一个连接上述所有组织的宫颈周围环。

学习要点

DeLancey的支持

DeLancey帮助解释了正常子宫阴道支持的水平[4]。

- 水平1：宫颈和阴道上1/3由宫颈横韧带和宫骶韧带支撑。
- 水平2：阴道中部由耻骨宫颈和直肠阴道筋膜（深层骨盆内结缔组织）附着在骨盆腱弓筋膜上。
- 水平3：阴道下1/3由盆膈和会阴体支撑。

专家评论

盆腔器官脱垂的分类

盆腔器官脱垂量化方法[5]是国际公认的标准，是国际尿控协会、美国泌尿妇科协会和妇科医师协会选择的分类系统。观察者间和观察者内的可靠性已得到证实，是医学文献中最常引用的系统（图28-3）。

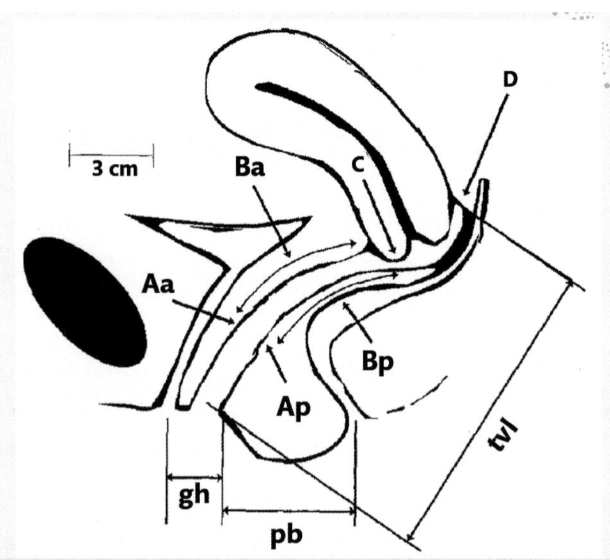

Aa：阴道前壁距尿道外口 3 cm 处的点；Ap：阴道后壁距处女膜 3 cm 处的点；Ba：阴道前壁最依赖 / 远端的点；Bp：阴道后壁最依赖 / 远端的点；C：距离子宫颈 / 阴道断端距离（子宫切除术后）；D：后穹隆距离（代表道格拉斯陷窝），子宫切除术后缺失；gh：生殖器裂孔长度；pb：会阴体长度；tvl：阴道总长度。

图 28-3　盆腔器官脱垂量化系统中使用的 9 个特定测量位点

（资料来源：Bump RC，Mattiasson A，Bø K，et al. The standardization of terminology of female pelvic organ prolapse and pelvic floor dysfunction. Am J Obstet Gynecol 1996；175：10.）

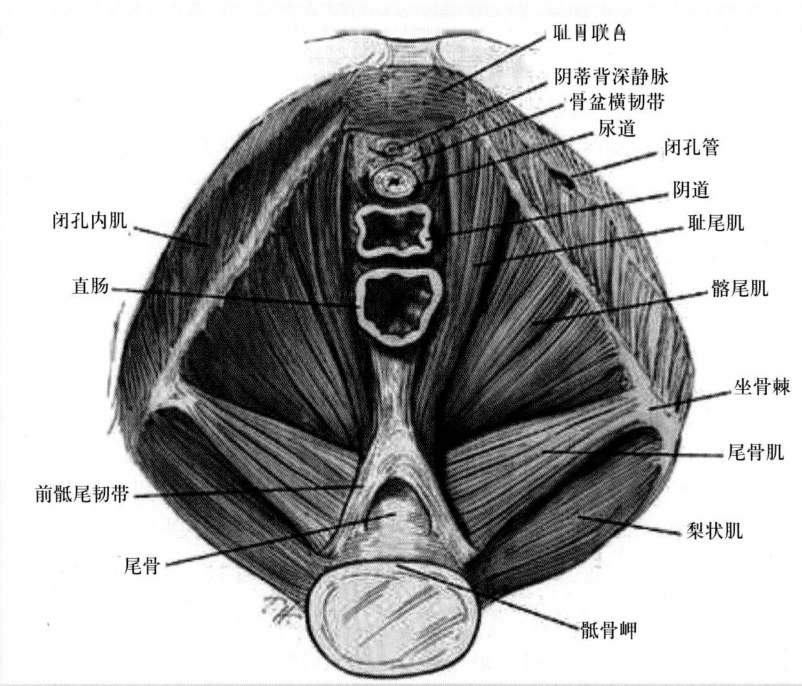

显示了盆膈肌及其与骨性骨盆的连接。

图 28-2　骨盆底示意

（资料来源：Berek J S. Berek and Novak's Gynecology. 15th ed. USA：Lippincott Williams and Wilkins；2012.）

临床提示

盆腔器官脱垂评估

- 全面病史：包括脱垂、泌尿、肠道和性生活史。使用标准化和经验证的生活质量评估问卷，其是一种有用的稽查和研究工具，有助于以患者为中心的评估[6]。
- 检查：首先进行腹部触诊，以排除腹部肿块或腹腔积液。使用Sims窥器系统地识别脱垂的每个组件。同时确定宫颈或穹隆的位置（子宫切除术后），并进行双合诊盆腔检查。可能需要进行直肠检查以鉴别直肠膨出和肠膨出。
- 盆膈的机械强度与自愿收缩此类肌肉的能力直接相关。使用改良的Oxford评分［0分，无收缩；1分，闪烁；2分，无力；3分，中度；4分，良好（有抬举）；5分，强烈］，将肌肉活动主观分级为0～5分[7]。如果未检测到肌肉活动，那么应考虑进行更正式的神经和医学检查。

学习要点

盆腔器官脱垂的病因

先天性

- 膀胱外翻。
- 胶原缺陷（如Ⅳ型Ehlers-Danlos综合征、马方综合征）。

分娩

- 创伤。
- 去神经支配。

腹内压升高

- 慢性阻塞性气道疾病。
- 生活方式：紧张、便秘、举重、肥胖、吸烟。

更年期

- 雌激素缺乏。

医源性

- 盆腔手术（子宫切除术）。

使用Sims窥器检查时，发现子宫颈下降至超过处女膜边缘2 cm，盆腔器官脱垂量化评分，如表28-1所示，并且是Ⅲ期盆腔器官脱垂[5]。

表28-1 盆腔器官脱垂量化评分

+2（Aa）	+2（Ba）	+3（C）
2（gh）	2（pb）	8（tvl）
+1（Ap）	0（Bp）	-2（D）

学习要点

盆腔器官脱垂的症状

非特异性

膨出、骨盆压迫、肿块突出阴道、不适、阴道有拖拽感、松弛、性交困难、出血或感染、腰背痛，如果在非常大的脱垂中伴有输尿管扭曲，则很有可能会发生肾衰竭。

特异性

- 膀胱尿道脱垂：尿频和尿急、膀胱排空不全导致复发性尿路感染、尿流缓慢、压力性尿失禁。
- 直肠前脱垂：肠排空不全、手指辅助排便、夹板固定、直肠紧迫感、被动肛门失禁。

在讨论包括保守治疗、使用阴道环或手术治疗在内的治疗选项时，该患者更愿意选择手术来纠正脱垂情况。

学习要点

脱垂治疗选项

1.保守治疗：盆底肌肉训练或子宫托。

2.手术治疗。

保守治疗

- 盆底肌肉训练

通常，预防措施应是应用最广泛的技术。应建议进行盆底肌锻炼、减肥、慢性疾病的治疗（包括有效治疗持续性咳嗽、便秘）和戒烟。雌激素治疗不仅有助于预防骨质疏松，还对骨盆各种雌激素敏感组织也有积极作用。

- 阴道子宫托

可以使用阴道子宫托，为脱垂女性提供了极好的非手术选择，几乎没有禁忌证。

临床提示

临床检查

使用Sims窥器和海绵固定器或压舌板检查左侧卧位的脱垂情况。

学习要点

子宫托

子宫托是插入阴道的器械，其用于缓解脱垂症状，延迟或消除手术需求。子宫托可能有助于排便并缓解膀胱脱垂的症状。由于脱垂导致的尿道扭结可能引起排尿功能障碍，从而导致膀胱颈梗阻。通过纠正此种情况，梗阻和尿急症状可能会得到缓解。然而，由于尿道膀胱角“解旋”，子宫托也可能导致新发/隐匿性压力性尿失禁。

脱垂存在支撑和空间填充两类子宫托。环和其他支撑子宫托通常推荐用于Ⅰ期和Ⅱ期脱垂，而空间填充子宫托通常用于Ⅲ期和Ⅳ期脱垂。初次验配后，可安排每3～6个月进行一次随访检查，以寻找阴道表皮脱落和更换子宫托。常见轻微的一过性并发症，包括子宫托排出、尿失禁、直肠压力、阴道分泌物或出血，以及机械性压疮。使用子宫托的严重并发症较为罕见，通常可以通过定期随访检查避免。

临床提示

治疗选择

2019年NICE指南（NG 123）详细讨论了脱垂各间室的治疗选择[8]。在确诊脱垂类型后，应提供患者决策辅助，让其决定想要寻求哪种选择[9]。

学习要点

前间室脱垂的手术治疗

阴道前壁修补术

该手术的目的是复制耻骨宫颈筋膜层，以减少膀胱和阴道的中央突出。

阴道旁缺陷/特定部位修复

阴道旁缺损表现为盆腔内筋膜与盆腔外侧壁分离，导致阴道前壁出现皱褶，阴道外侧无沟。在此类病例中，通过将骨盆内筋膜固定（重新连接）至骨盆的腱弓筋膜（白线）上进行修复，可以通过腹腔镜、耻骨后经Retzius间隙或经阴道完成。在维持解剖支持或症状改善方面，阴道旁修复与单独阴道正中缝合相比似乎没有任何优势[15]。

证据支持

盆底肌肉训练

一项大型多中心随机对照试验［盆腔器官脱垂物理治疗（POPPY）试验］[10]表明，盆底肌肉训练“一对一”治疗脱垂可有效改善脱垂症状。NICE和美国妇产科医师学会均将盆底肌肉训练列为所有类型阴道脱垂患者的治疗选择[11-12]，尤其是盆腔器官脱垂量化Ⅰ～Ⅱ期阴道脱垂[13-14]。

学习要点

子宫脱垂的手术治疗

在历史上，症状性子宫脱垂的治疗一直是子宫切除术，通常结合顶端悬吊术经阴道进行，并修复共存缺损。

经阴道子宫切除和修复术

本次手术采用几种穹隆悬吊方法，包括以下内容。

- 子宫骶骨悬吊术：通过延迟可吸收缝合将穹隆悬吊在子宫骶韧带上。
- McCall子宫直肠成形术：通过阴道后壁外侧全层插入延迟可吸收缝线。然后将缝线穿过每个子宫骶韧带，并退出阴道后壁。将两侧的缝线打结，将顶点悬吊在子宫骶韧带上。
- 腹式骶子宫固定术：根据患者是否考虑保留子宫，用中间补片将阴道或子宫悬吊到骶骨岬。
- 曼彻斯特修复术：将阴道前壁修复术与宫颈切断术和子宫骶韧带悬吊术相结合。
- 骶棘子宫固定术：包括将子宫固定在骶棘韧带上。已经描述了该技术的变化，具体如下。
  - ※ 如果由于女性子宫增大无法经阴道切除而行经腹子宫切除术，则需要额外的腹膜内穹隆支持程序，包括Moschowitz、Halban和子宫骶骨折叠术。

证据支持

手术治疗

应向不喜欢保留子宫的子宫脱垂女性[8]提供以

下选择。

- 经阴道子宫切除术，使用或不使用缝线进行阴道骶棘固定。
- 阴道骶棘子宫固定术用缝线。
- 曼彻斯特修复术。
- 使用补片的腹骶子宫固定术。

希望保留子宫的子宫脱垂女性可接受上述任何手术，子宫切除术除外。

执行补片程序时，注意事项如下。

- 解释将要使用的补片类型，以及是否为永久性。
- 确保在国家登记系统中记录手术详情及其随后的短期和长期结局。
- 提供关于植入物的书面信息（包括其名称、制造商、植入日期，以及植入外科医师的姓名和联系方式）。

学习要点

后间室脱垂的手术治疗

- 经阴道入路：包括以与前间室相似的方式进行中线阴道后壁修补术或部位特异性缺损修补术。
- 经肛入路：被认为不如经阴道修补有效。
- 会阴缝合术：重新对合撕裂的致密会阴结缔组织，包括球海绵体肌和会阴肌，以在缺损时恢复会阴体。

学习要点

阴道穹隆的手术治疗

- 经腹骶骨阴道固定术：用中间补片悬吊阴道穹隆至骶骨岬。
- 阴道骶棘固定：将阴道顶部固定至骶棘韧带，具体方法如前所述。
- 其他：经阴道修复包括髂骨尾骨悬吊术，以及将宫颈顶部的高阴道前庭悬吊至坐骨棘水平的网膜弓或内盆底腱膜。
- 阴道闭式手术：关闭阴道腔的手术，仅适用于不希望保持性活动的女性。

未来方向

阴道补片

与自体组织修复相比，在前间室和后间室手术中使用补片与并发症风险增加和有效性降低相关[18-19]。在撰写本章时，英国暂停使用阴道补片，等待实施独立药品和医疗器械安全审查提出的建议[20]。腹部补片的使用也处于高度警戒监测中，使用时应与患者进行充分讨论，并在多学科团队会议上确定相关事宜。

证据支持

经腹骶骨阴道固定术与阴道骶棘固定术

Cochrane综述[16]包括3项比较经腹骶骨阴道固定术与经阴道骶骨棘固定术的随机对照试验，其荟萃分析显示，经腹骶骨阴道固定术的复发性穹隆脱垂率显著较低，术后压力性尿失禁和性交困难较少。患者满意度、报告脱垂症状的女性数量、任何部位客观失败、压力性尿失禁再手术率和脱垂再手术率无统计学显著差异。骶棘韧带固定缩短了手术时间，操作成本较低，并且患者可以更早恢复日常活动[17]。

未来方向

复发性脱垂

英国国家医疗服务体系是承担专科工作的委托单位，复发性脱垂的管理将由此类专科单位承担。

阴道子宫切除术和前壁修补术顺利进行，术后患者情况良好。5年后，其出现明显的后腔脱垂，接受了后壁修补和会阴修补手术。

专家的最后一句话

盆腔器官脱垂非常常见，每10名女性中就有1名在其一生中需要手术治疗此种疾病，通常影响绝经后的妇女，但也可发生在年轻的育龄妇女中。其几乎总是发生在阴道分娩的妇女中，但只有通过剖宫产分娩时，剖宫产才具有保护作用。经阴道和剖宫产联合分娩不能提供保护。

当盆腔器官脱垂在女性成家之前影响到女性时，应鼓励女性避免手术，并在其成家后考虑，从而避免了不必要的剖宫产和由于进一步生育而复发脱垂的风险。

盆腔器官脱垂的症状有时可能是轻微的，当有令人烦恼的症状时应进行手术，而不应仅仅被诊断为无症状盆腔器官脱垂而手术。应建议女性进行盆底肌锻炼，因为可以治疗轻度的脱垂，术后也可以预防复发。

在选择子宫托控制的患者中，需要定期随访，并对其进行监测，以检测长期使用子宫托可能引起的并发症。根据NG123，应向选择手术的患者提供一系列选择。

应告知选择手术的女性复发风险和需要进一步脱垂和（或）尿失禁手术的1/3终身风险，以及相同间室再次脱垂的1/10风险。

应在治疗（尤其是手术）前后对盆底症状进行基线评估，包括泌尿、肠道和性功能障碍。应告知患者脱垂的治疗不能保证治愈盆底功能障碍的其他症状，一些患者可能在脱垂治疗后发生压力性尿失禁（隐匿性尿失禁），而其他患者可能在术后由于瘢痕组织的形成而发生性交困难。

应在多学科团队会议上讨论所有复杂病例，如果存在设施，那么还应讨论计划手术的所有原发性脱垂病例。复发性脱垂手术应由接受过充分培训的外科医师在被委托进行此项工作的单位进行。

参考文献

扫码查看

第10章

重建

病例29 尿道狭窄疾病

病例30 尿道憩室

病例31 氯胺酮诱导的双侧上尿路损伤的处理

病例32 膀胱阴道瘘

病例 29

尿道狭窄疾病

Jamie V. Krishnan和Nadir I. Osman

评论专家Christopher R. Chapple

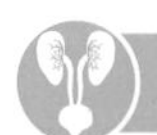 Case 1

患者，男，19岁，因排尿性下尿路症状逐渐加重2年由全科医师转诊。在其他方面身体状态良好，无会阴创伤、尿道器械植入或性传播感染史。检查未发现异常。尿液分析显示痕量血液。鉴别诊断考虑尿道狭窄、膀胱颈功能障碍、膀胱活动不足。

要求进行尿流率测定、排尿后残余尿超声扫描、逆行尿道造影和软性膀胱镜检查。尿流率测定显示最大尿流率（Q_{max}）降至5.5 mL/s，平台期延长（图29–1a）；超声扫描无残余尿；尿道造影显示尿道球中部和近端变窄；软性膀胱镜检查显示尿道末端有不可通过的狭窄（图29–1b，图29–1c）。

该患者接受了直视下尿道内切开术（direct visual internal urethrotomy，DVIU），治疗了1.5 cm的中段和近端球部尿道狭窄。留置硅胶导管，2天后拔除。重复流速显示流量改善，Q_{max}为20 mL/s，呈抛物线状流量曲线。

随后每4个月通过尿流率测定和排尿后残余尿量评估对患者进行随访，为期1年，在出院返回全科医师处之前，血流参数和排尿后残余尿量无变化。

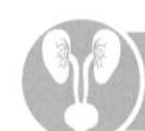 Case 2

Case 1中的19岁男性接受了DVIU，出院后几个月由其全科医师再次转诊，主诉排尿困难症状再次出现。其接受了重复尿流率测定，显示Q_{max}进一步恶化，软性尿道镜检查证实了不通的尿道狭窄。尿道造影显示球部尿道狭窄。

向患者解释了可能的2种治疗选择：①重复DVIU术后长期间歇性自我扩张；②尿道成形术。患者选择行尿道成形术。

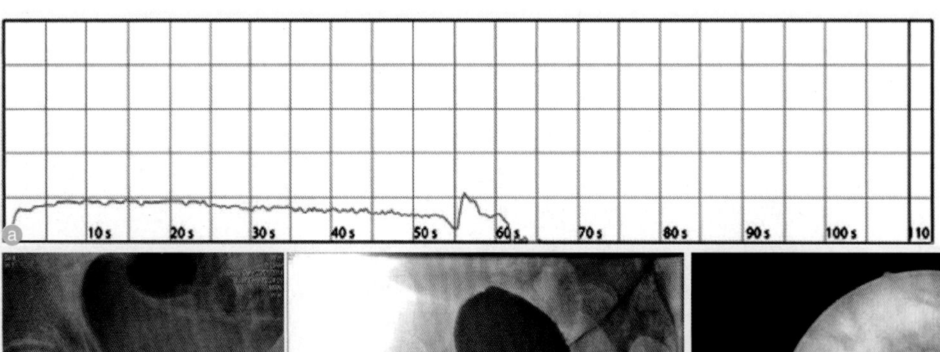

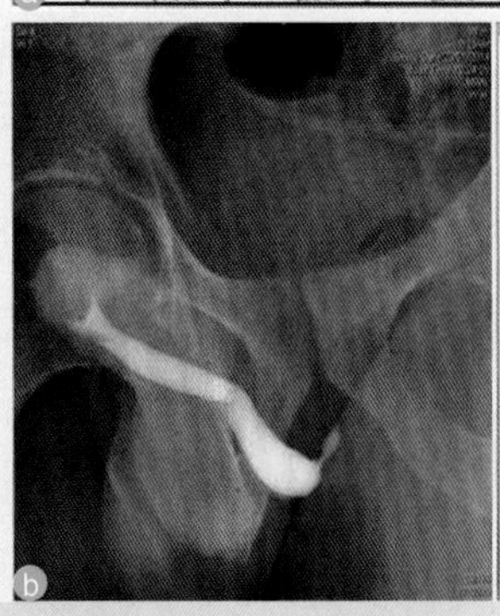

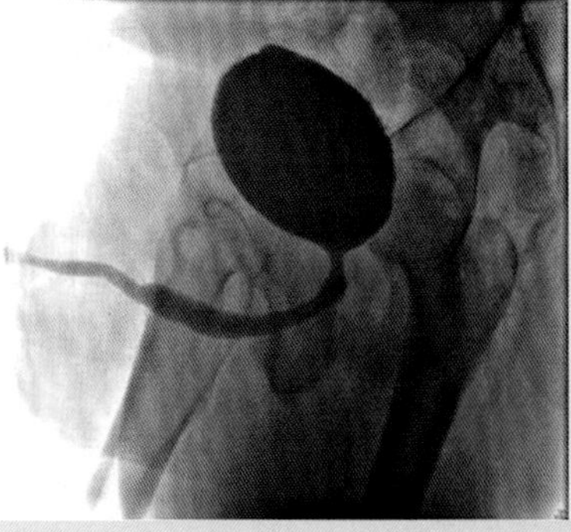

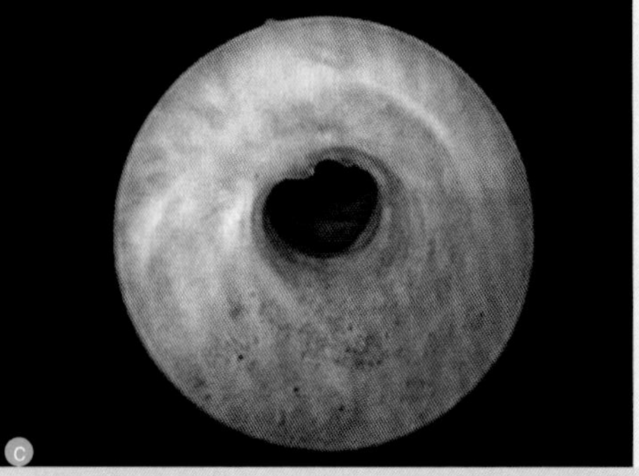

a. 尿道狭窄患者的尿流率；b. 突出显示球部狭窄的逆行尿道造影；c. 在尝试软性膀胱镜检查时发现球部狭窄。

图 29–1 尿道狭窄

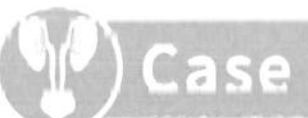

Case 3

一名72岁的男性在2年前接受了经尿道前列腺切除术。术后其尿流显著改善，但几个月后开始恶化。其尿流很差，最大尿流率（Q_{max}）为3 mL/s。尿道镜检查显示尿道口狭窄。尿道造影证实其阴茎尿道有较长的狭窄。患者接受了尿道扩张手术，并被指示在术后进行间歇性自我扩张，但发现是困难的。患者想讨论其他选择。与其讨论的选择包括永久性耻骨上导尿管、替代性尿道成形术和会阴尿道造口术，最终选择了会阴尿道造口术。

临床提示

说明尿道狭窄治疗的流程图

参见图29-2。

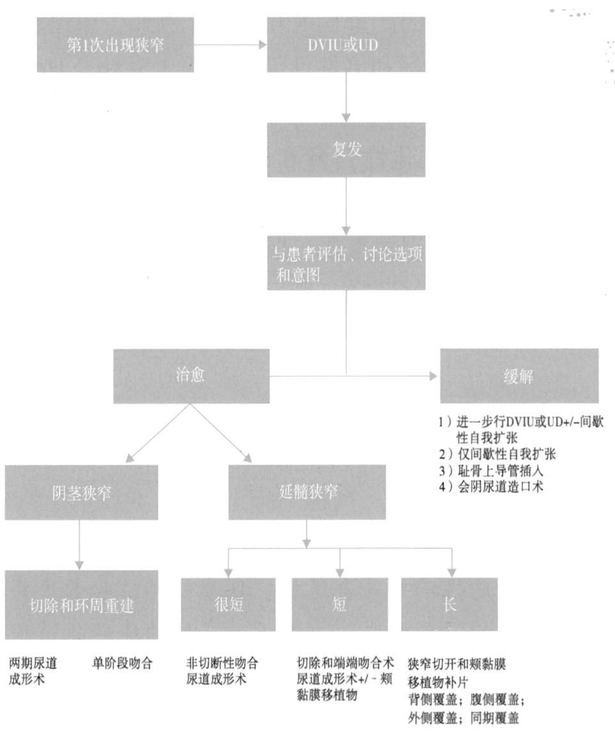

DVIU：直视尿道内切开术；UD：尿道扩张。

图 29-2 显示处理选项的流程图

引言

学习要点

定义和病理学

尿道狭窄是指同心瘢痕引起的尿道腔收缩，累及上皮，并延伸至不同深度进入尿道海绵体。基础病理学是缺血性海绵体纤维化。该定义适用于尿道被海绵体组织包围的部分，即前尿道。重要的是要认识到，尿道的构型确实各不相同，球部尿道腹侧最厚，阴茎部尿道均匀变窄。后尿道狭窄通常被称为“限制”，而不被认为是“狭窄”。

英国卫生部估计，每年有>16 000例男性尿道狭窄患者在国家卫生服务机构就诊，其中>75%的患者需要手术治疗，每年花费约1000万英镑[1-2]。在英国，各年龄组报告的尿道狭窄患病率为10/100 000（年轻男性）和高达100/100 000（>65岁男性）[3]。

学习要点

解剖学考量

尿道长15～25 cm，解剖结构上分为前尿道和后尿道。前尿道由尿道口、舟状窝、阴茎（或下垂）尿道和球部尿道（从阴茎阴囊交界处延伸至会阴下筋膜）组成。阴茎尿道在尿道海绵体内腹侧走行，尿道海绵体是一团海绵状组织，向后扩张形成与尿生殖膈相对的尿道球。尿道在近尿道球上部进入尿道球。球部远端的海绵体组织位于联合阴茎海绵体下表面的凹槽中，并沿其方向逐渐变细，直至向远端扩张形成龟头。图29-3显示了这一点和尿道在海绵体内的相对位置。

后尿道由膜部尿道、前列腺部尿道和膀胱颈组成。膜部尿道的壁内含远端尿道括约肌，并且在其穿过时，被盆膈的尿道周围部分所包围。男性膀胱颈由突出的括约肌组成。尿道的每个部分都衬有不同变化的上皮细胞：鳞状上皮构成的舟状窝、假复层柱状上皮构成的阴茎和球部尿道，以及移行上皮构成的膜部和前列腺部尿道[4]。

下腹壁的Scarpa筋膜向下延续至会阴，在那里被称为Colles筋膜。其延伸至阴茎干，在那里被称为阴茎筋膜或Gallaudet's筋膜。

尿道的血供是节段性的，意味着只要近端和远端血供完整，就有可能在整个尿道无缺血问题的情况下游离尿道。膀胱下动脉、直肠中动脉和阴部动脉起自髂内动脉的前支，提供尿道血供。阴部内动脉有3个主要分支：①供应阴茎球的尿道球动脉、膜部和阴茎尿道；②背动脉，在Buck筋膜内走行于阴茎海绵体的背侧；③成对的海绵体动脉，在阴茎海绵体内，沿阴茎干的方向走行。

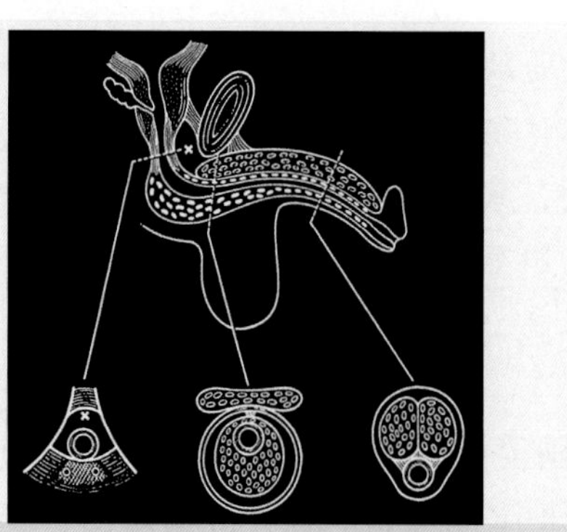

图 29-3　尿道及其在尿道海绵体内的关系

病因

学习要点

尿道狭窄的病因学

30%的前尿道狭窄由硬化性苔藓引起，30%由器械（包括导尿、膀胱镜检查、尿道下裂修复）引起，30%为特发性。约10%的尿道狭窄是由直接创伤（跌倒伤，骑跨伤）引起的，其中海绵体纤维化非常有限，在此类病例中吻合口修复通常是成功的。相反，缺血是尿道狭窄的常见基础病理，但很少如此描述[5]。球部和阴茎部尿道狭窄的病因略有不同，如表29-1所示[6]。

后尿道狭窄通常由严重创伤引起，通常与骨盆骨折相关，涉及膜部尿道的牵张损伤或撕脱，也称为骨盆骨折尿道损伤[7]。前列腺癌的某些治疗（高强度聚焦超声、放疗、近距离放疗、根治性耻骨后前列腺切除术）可导致前列腺尿道狭窄及牵张损伤和瘘。此类病例的一个复杂特征是放疗对血供的损害。

表 29-1　按部位列出的尿道狭窄病因

部位	特发性	医源性	炎症	创伤
阴茎	15%	40%	40%	5%
延髓	40%	35%	10%	15%

病理生理学

尿道狭窄是缺血性海绵状纤维化过程的结果。由于损伤（感染性、炎症性、医源性）导致尿道海绵体下皮层纤维化，从而发生局灶性尿液外渗，导致血管供应丧失和纤维化斑块形成。如果纤维化病灶在尿道周围环周融合，则可能形成尿道狭窄[8]。

临床特征

70%的患者出现排尿性下尿路症状（排尿踌躇、尿流不畅、尿末滴沥或排尿不尽感）[9]。急性表现包括急性尿潴留、复发性尿路感染、附睾睾丸炎或尿道周围脓肿[10]。

临床提示

计划治疗时的考虑

灵巧度差的患者可能不是DVIU和间歇性自我扩张的合适候选者，同样，患有多种合并症的患者可能不是大重建手术的合适候选者。

各类检查

此类患者的评估包括病史和使用患者报告结果问卷，以确定症状的严重程度和困扰［例如，尿道狭窄患者报告结果指标和男性性健康量表（Sexual Health Inventory for Men，SHIM）］[11-12]。临床检查通常无异常，应注意硬化性苔藓和尿道口的位置；偶尔可触及尿道周围纤维化；直肠指检对评估老年男性的前列腺大小和硬度至关重要。尿流率呈长而缓慢的迁延型，有平台期，如图29-1所示[13]。排尿后超声检查可能显示排尿后残余尿量较大，可能需要紧急处理。

专家评论

内镜治疗

对于年轻且健康的个体，甚至是年长者，通常采用治愈性治疗是合适的。狭窄的部位和长度将决定最佳的治疗方式。内镜治疗在短的球部尿道狭窄中最为成功，而在长的阴茎部尿道狭窄中效果最差。目前没有证据表明DVIU比尿道扩张术更有效，因此，这两种方法都是有效的选择。[14]

专家评论

尿道狭窄的评估

症状和尿流率对尿道直径的测量不准确。在尿道口径<11 Fr之前，尿流不会减少[15]。对于功能正常的膀胱，狭窄通常不会显现出来，直至狭窄非常严重。

逆行尿道造影对描绘尿道全长至关重要。在逆行尿道造影上无法评估后尿道的状态。只有顺行或排尿性尿道造影才能勾画后尿道。排尿性膀胱尿道造影可作为辅助检查，通过扩张狭窄近端的尿道来进行[9]，这对于留置耻骨上导尿管的患者而言，显然更容易。在某些情况下，软性膀胱镜检查对直观评估尿道壁的疾病（如鳞状上皮硬化）及对放射学上非狭窄区域的刚度提供了帮助，从而有助于术前计划，包括对移植的可能性、所需移植的长度和手术方法的预测。

患者接受尿道成形术后进行软性膀胱尿道镜检查随访，可以早期识别复发情况，对复发模式进行形态学表征，从而确定是否需要干预[16]。

一般而言，对于较短的球部狭窄患者，内镜治疗作为一线治疗；对于球部狭窄较长的患者，尤其是阴茎尿道，初次尿道成形术可能更合适。如果一线内镜治疗失败，则认为进一步的内镜干预很可能失败，因此具有姑息性。一般而言，希望进行第二次内镜干预的患者应被告知在术后进行清洁间歇性尿道扩张术以维持尿道通畅。

临床提示

计划管理

在计划管理尿道狭窄患者时需要考虑许多因素。

- 狭窄特征：长度、位置、口径、相关问题（例如，闭塞性干燥性龟头炎、尿道下裂）。
- 患者特征：年龄、合并症、灵巧度、症状严重度。
- 患者选择：治愈性或姑息性治疗、长期导尿。

球部狭窄的重建几乎总是一期尿道成形术。较短的狭窄可以通过切除和端端吻合或非横断切除和吻合进行治疗。较长的狭窄需要狭窄切开术和颊黏膜移植物加固。可在尿道背侧、腹侧或外侧进行狭窄切开术。移植物通常放置在狭窄切开部位上[17]。Mangera等人的系统回顾发现，一期球状尿道成形术的各种技术在平均成功率上没有显著差异[18]。

阴茎尿道狭窄通常需要使用颊黏膜移植物行二期尿道成形术，也可以行一期尿道成形术，尽管在阴茎尿道狭窄中感觉到后者的复发率更高。在历史上，曾使用阴茎或阴囊皮瓣和移植物进行扩张手术。在废弃之前，也曾尝试使用膀胱黏膜移植物。颊黏膜移植物最早在100多年前被描述，但在1992年Burger报告后，才作为首选移植物在当代普及[1]。表29-2提供了尿道成形术中皮肤和颊黏膜移植物的比较[20]。

表 29-2 颊黏膜和皮肤移植物的比较

颊黏膜	皮肤
全层——无收缩	断层厚度——收缩
全厚度——良好采集	全层——取样不佳
真皮与皮下丛间血管丰富	真皮与皮下丛间血管较少
无毛	毛发
耐湿耐干	不耐潮湿
供体有限	供体源充足
持久	阴茎皮肤：20年；阴囊皮肤：10年

专家评论

Q_{max}和症状

Q_{max}>10 mL/s的患者通常没有复杂的症状，发生并发症的可能性较低，因此可能适合观察等待方法。Q_{max}为5～10 mL/s的患者更有可能发生尿路感染，如果是此种情况，则需要干预。Q_{max}<5 mL/s表示症状复杂，且并发症很常见，因此应进行治疗[9]。

证据支持

移植物 *vs.* 皮瓣

Wessells和McAninch的荟萃分析显示，使用移植物和皮瓣的治愈率没有差异。因此，在决定使用哪种移植物时，曾经被认为不太重要的因素（如瘢痕形成、采集时间、供体部位发病率）走在了前列[21]。

临床提示

DVIU用于初始报告

总之，DVIU适用于在首次就诊时以治愈为目的的短球部狭窄，其治愈率约为50%。如果不成功，应由患者决定进一步治疗的过程（治愈 *vs.* 缓解）。如果以治愈为目的，应考虑行尿道成形术。

学习要点

移植物摄取

数个因素对移植物的成功摄取会产生负面影响，包括移植物准备不充分（过厚、脂肪）或附着位、血管分布不良和感染。必须注意确保摄取的机会得到优化。

移植物摄取主要分为以下3个阶段。

- 吸胀：前48小时。移植物通过直接接触从血浆中获得营养物质。
- 接种：第2～3天。相邻血管之间存在通讯通道。
- 血管形成：第3～7天。确切机制未知。供区与移植物吻合时血管生成。

预后

球部尿道成形术的成功率为85%～90%，阴茎尿道成形术的成功率约为80%。关于球部狭窄，背侧和腹侧覆盖手术的成功率相似，分别为88.4%和88.8%[22]。

未来方向

OPEN研究

OPEN研究是一项随机、开放标签、优效性试验，比较"OPEN尿道成形术与开放性尿道成形术与内镜下尿道切开术"治疗复发性球部尿道狭窄（既往微创治疗后）。最近发表了长期预期结果，虽然尿道成形术的再介入率较低（15%），但其与尿道切开术（29%）之间的差异远低于预期。尿道切开术的成功率远高于预期。必须提出关于入组本研究的病例选择，以及所有入组患者是否与建议接受尿道成形术患者的预期特征相似（例如，尿道切开术失败）。尽管该项研究提出了一些有趣的问题，但对于寻求最佳治愈机会的患者，专家手中的重建仍然是最佳的长期解决方案[23]。

专家的最后一句话

数千年来，尿道狭窄已被公认为是相当大的发病来源。经典的模式通过尿道扩张和尿道切开术进行微创治疗，随后在难治性病例中通过间歇性扩张进行缓解。在现代，手术重建已成为难治性病例的公认治疗选择，并得到了Richard Turner-Warwick和John Blandy等先驱的倡导。近年来，人们试图更精确地界定微创治疗和重建在前尿道狭窄疾病治疗方案中的地位，然而，却受到缺乏任何高水平证据的阻碍。

参考文献

扫码查看

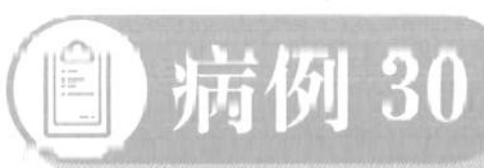

尿道憩室

Anudini Ranasinghe和Tamsin Greenwell

评论专家Jeremy Ockrim

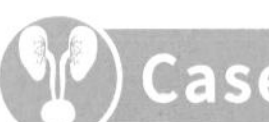

Case

一名34岁的女性被其当地的泌尿外科医师转诊至我们的三级病房，以切除复杂的复发性尿道憩室（图30-1a）。5年前她因相关压力性尿失禁行憩室初步切除，同时植入腹直肌筋膜吊带。

该患者有12个月的复发性尿路感染、排尿频繁、急迫性尿失禁和尿不尽病史，需要间歇性自我导尿，每天8次。其自诉还存在阴道疼痛和痛经，尤其是在尝试穿透性性交时。

学习要点

尿道憩室的组织病理学

尿道憩室是罕见疾病，影响0.02%～6.00%的女性人群[1-2]，但在专科中心接受不明原因下尿路症状调查的女性中发现比例高达40%[3]。

1805年，尿道憩室由William Hey首次描述，它是局部的、上皮衬里的尿道外突[4-5]，组织学上，很难与尿道旁囊肿区分开来。其衬里由42%的鳞状上皮细胞、32%的柱状上皮细胞、18%的鳞状和柱状细胞，以及14%的立方细胞组成。大多数憩室（77%）显示炎症或溃疡体征[6]。

学习要点

尿道憩室的病因

大多数尿道憩室是获得性的，推测是慢性梗阻和感染的尿道周围腺体破裂进入尿道腔所致[7-8]。发生尿道憩室的风险因素是阴道产伤和既往阴道或尿道手术。近年来，膀胱流出道梗阻，尤其是膨胀剂和尿道中段胶带/吊带与尿道憩室的发生有关[9-12]。

学习要点

尿道憩室的体征和症状

尿道憩室症状的经典描述为排尿困难、性交困难和尿滴沥。然而，该三联征仅存在于约25%的患者中[3]，大多数表现为非特异性症状，如复发性尿路感染、阴道前壁疼痛、肿胀、有分泌物或下尿路尿急症状。其非特异性临床表现结合该病的相对罕见性，意味着诊断通常会延迟[13]。据报告，平均诊断延迟范围为11～72个月[3, 13]。此外，令人困扰的症状是，尿道憩室长期恶变风险也高达9%[3]。

尿道憩室的确诊和手术治疗都具有挑战性，因此需要高度怀疑并由经验丰富的医师进行及时和成功的诊断及手术治疗。

对该诊断的认识很重要，因为许多患者在诊断和转诊之前会出现多年的症状。此外，尿道憩室发生相关癌的风险较低，但具有显著性。如果不及时治疗憩室，那么必须告知患者存在1%～9%的长期风险，对于大多数患者，这是手术切除的一个令人信服的原因。

专家评论

尿道憩室的诊断

尿道憩室的临床诊断具有挑战性。诊断结果与“寻找诊断结果的亲合力”成正比。虽然一些患者存在明显的尿道周围肿胀，但在许多情况下，诊断依赖于影像学检查。虽然已经描述了超声、CT尿路造影术和视频尿动力学检查，但是现在已经确立了具有最大灵敏度的精细切片MRI作为首选方法，并且为随后的手术计划提供了最大的解剖细节。我们还进行常规的视频尿动力学检查评估术前膀胱和出口功能，继而使我们能够告知患者症状出现的原因，并预测干预后症状的改善情况。可以根据憩室大小、位置和结构（简单、部分或完全马蹄形结构），以及术前视频尿动力学检查结果量化术后（压力性）尿失禁的风险。

使用T_2加权、小视野、排尿后盆腔MRI（尿道憩室方案）对患者进行检查，结果显示从3～5点钟方向，尿道周围有一个复发性、背侧、大马蹄形的憩室（300°，图30-1b），大小为2.0 cm×2.0 cm×1.8 cm。还证实了之前Martius脂肪垫的上部。该患者接受视频尿动力学检查，表现为重度逼尿肌过度活动，峰值压力为74 cmH_2O，伴漏尿。未显示压力性尿失禁，但显示了重度膀胱流出道梗阻，$P_{det}Q_{max}$为70 cmH_2O，Q_{max}为6 mL/s（Solomon Greenwell流出道梗阻指数为58）[14]，排尿后残留量为200 mL（图30-1c）。MRI和视频尿动力学检查是本单位所有尿道憩室患者的标准检查。

患者还进行了经直肠超声，试图描绘腹直肌筋膜吊带在耻骨后方的走行路径和与憩室的关系。超声未发现吊带，但证实了尿道中段近端周围的环形憩室。

在多学科团队会议上讨论了该病例。患者的症状被认为是尿道憩室的结果，尽管不可能排除作为主要原因的持续性/复发性尿道憩室，但憩室可能因腹直肌筋膜吊带膀胱流出道梗阻而复发。逼尿肌过度活动被认为是膀胱流出道梗阻的结果。该患者接受了关于治疗其症状性复发性复杂尿道憩室选择的广泛咨询，其可以选择以下内容。

· 保守治疗，观察和（或）应用抗胆碱能药物或β-受体激动剂或肉毒毒素治疗急迫性尿失禁症状。患者将继续依赖导尿管，其尿急症状不太可能完全消退，疼痛/性交困难将持续存在。未经治疗的尿道憩室有高达9%的风险会恶变[13]。对此种情况需要每年进行随访，包括阴道检查和盆腔MRI检查，尽管对于尿道癌的MRI监测还未明确证据。

· 憩室造口术可能会减少憩室的体积和感染，但存在在尿道和阴道之间形成瘘管和持续漏尿的风险。不能保证患者的流出道阻塞和导尿管依赖会得到解决。恶变的风险不会改变[15]。

· 复发性尿道憩室切除术联合尿道松解术和Martius脂肪垫插入术被认为是尿道憩室的标准治疗方法[16]。

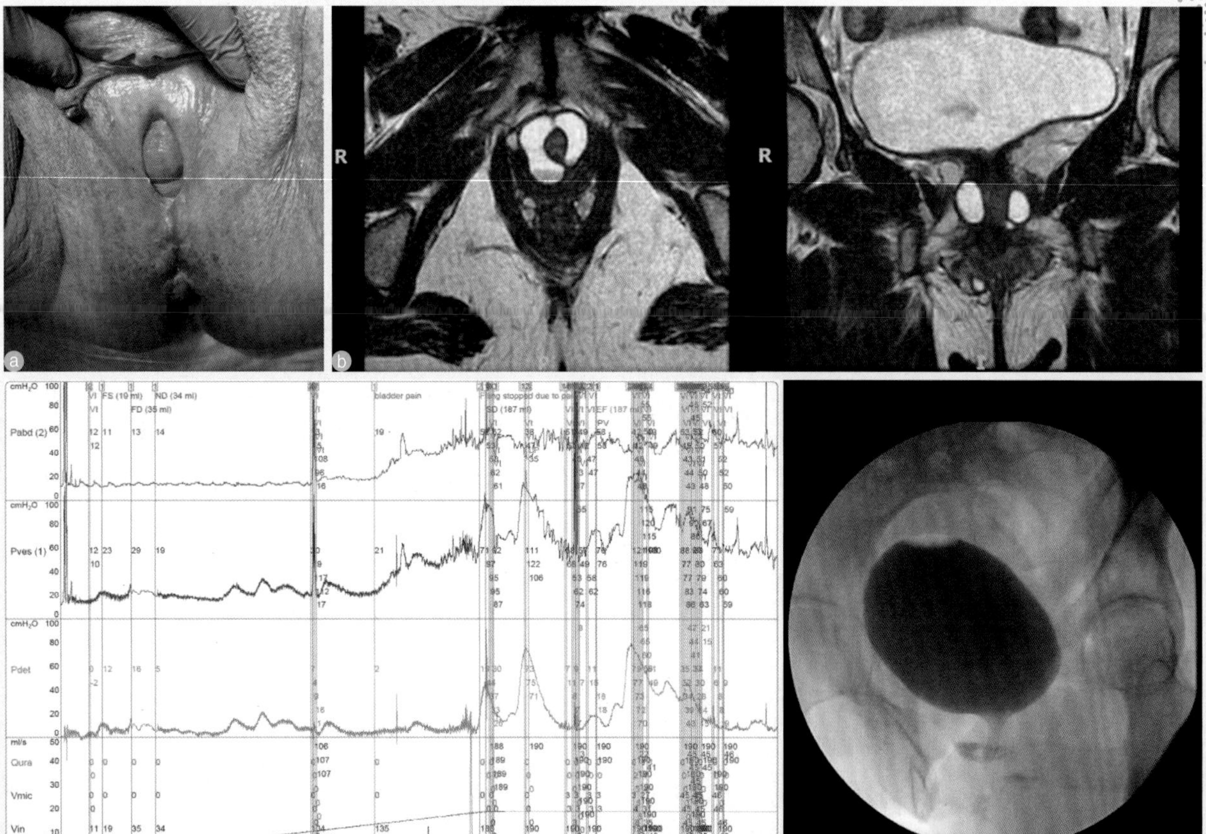

a. 尿道口后可见一巨大的尿道憩室膨出；b.MRI 扫描显示从 3 ~ 5 点钟方向，尿道周围复发性、背侧、大马蹄形的憩室（300°）；c. 显示逼尿肌过度活动和膀胱流出道梗阻的视频膀胱测压图。

图 30-1　尿道憩室的临床评估和检查

专家评论

尿道憩室切除的风险

憩室完全切除的概率为98%（复发的概率为2%），切除后患者形成新尿道阴道瘘的概率为1%～2%[16]。该患者被告知有80%～90%的机会摆脱反复性尿路感染，阴道疼痛和性交困难得到解决的概率>90%，流出道梗阻得到缓解的概率为70%～90%，从而>50%的概率解决逼尿肌过度活动，即其急迫性尿失禁的原因[16]。

尿道憩室切除的主要风险是新发或恶化的尿失禁，发生率为10%～30%。较大和更广泛的马蹄形憩室及再次手术会增加尿失禁的风险。保守治疗措施可以改善和管理大多数患者的尿失禁情况。由于患者反复发作的憩室情况复杂，包括尿道周围背侧延伸的马蹄形结构，以及处理梗阻性腹直肌筋膜吊带所需的尿道松解术，患者被告知术后发生严重尿失禁的风险为20%～30%。其被告知，在12个月时，最终需要进一步行挽救手术治疗尿失禁的风险为10%～15%[17]。

患者被告知，在我们机构，在大多数尿道憩室切除术中进行了Martius脂肪垫植入术，以覆盖尿道重建并填充缺损。阴唇感染/脓肿的风险<2%。Martius脂肪垫可能会引起阴唇不对称和不适。然而，80%的女性认为美观效果极好或非常好，而不满意的概率<1%。阴唇不适通常通过轻轻按摩伤口来解决，发生率>5%[18-19]。向患者提供了BAUS关于切除尿道憩室的患者须知表，以补充其临床信函中提供的信息。

患者选择手术切除复发性尿道憩室、尿道松解术和Martius脂肪垫植入术。

临床提示

手术技术

在有经验的医师手中，几乎所有的憩室都可以通过阴道前壁从腹侧入路进入和切除。即使是圆周构型的患者也可以从该切口进入，根据需要松解尿道，而不需要背侧入路下降尿道。

- 该手术在患者取截石位时进行。
- 进行了初步膀胱镜检查，以评估尿道和膀胱，无明显异常。尿道憩室口并不常见，在本病例中未见。插入CH16导尿管。
- 用10 mL含1/200 000肾上腺素的0.5%利多卡因®浸润阴道前壁。取阴道前壁正中切口，以尿道憩室为中心，从憩室阴道侧剥离尿道周围组织。发现一个大的近圆周背侧憩室（图30–2a）。
- 然后暴露尿道与憩室内的平面，从背侧至腹侧完全剥离马蹄形憩室，两半切除（图30–2b）。
- 用5/0 Vicryl®分两层闭合进入尿道的5点钟开口（图30–2c），并使用连接20号Venflon™的10 mL注射器将Instillagel™注入尿道进行渗漏试验。
- 结扎上蒂，在其下外侧蒂上采集Martius脂肪垫。将Martius脂肪垫从阴道缺损处进行隧道成形，并用6×4/0 Vicryl®固定在尿道周围（图30–3a，图30–3b）。
- 用3/0 Vicryl®在minivac引流管上逐层闭合脂肪垫供区。使用3/0 Vicryl®闭合阴道（图30–3c），并使用Hibitane™浸泡的阴道填塞物压迫阴道48小时。
- 该手术用药包括依诺肝素和3剂围手术期抗生素。
- 48小时后取出阴道填塞物和阴唇引流管，患者口服止痛药，情况缓解后出院。
- 术后3～4周安排尿道导管造影，确保尿道已愈合，拔除导尿管。

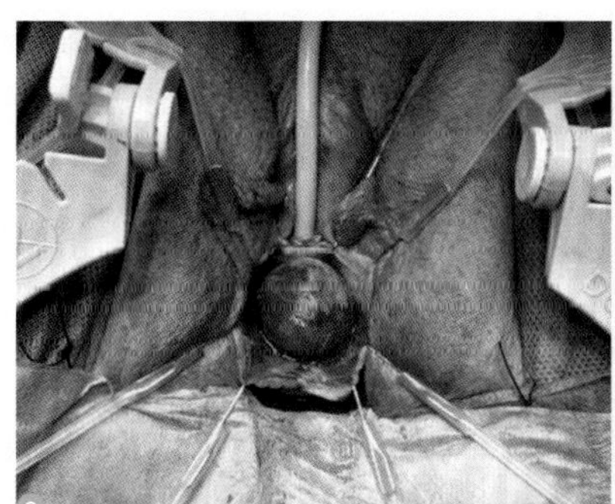
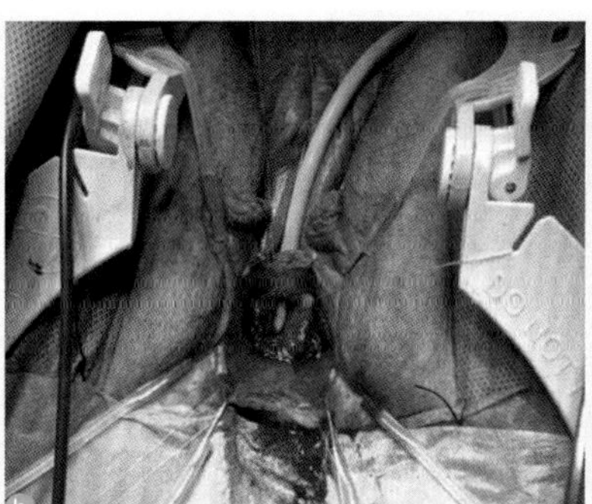
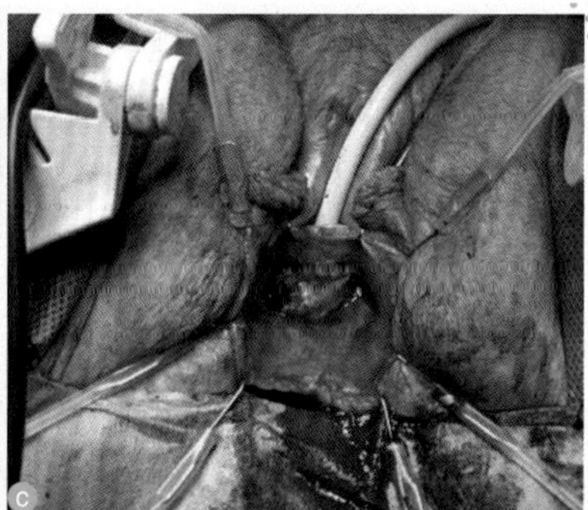

a. 较大的近圆周背侧憩室；b. 双瓣马蹄形憩室，7点钟方向可见尿道开口；c. 用5/0 Vicryl®分两层闭合进入尿道的5点钟方向。

图30–2　暴露、分离和切除尿道憩室

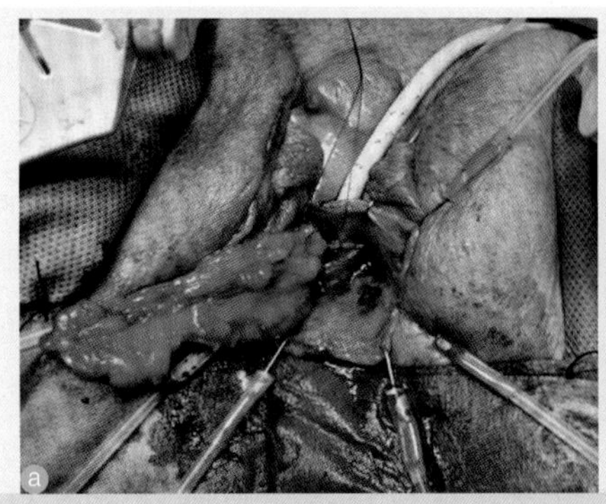
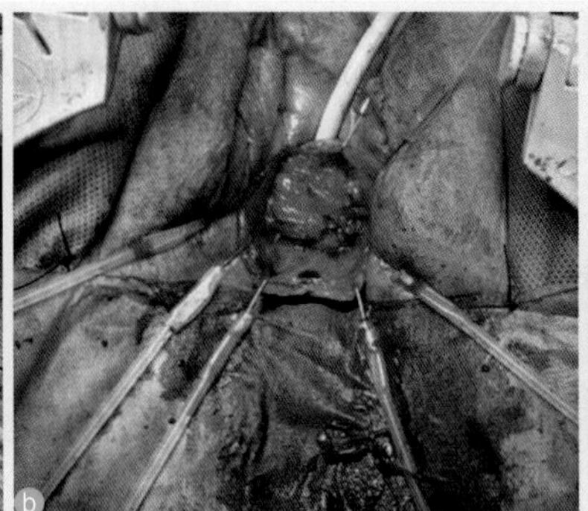
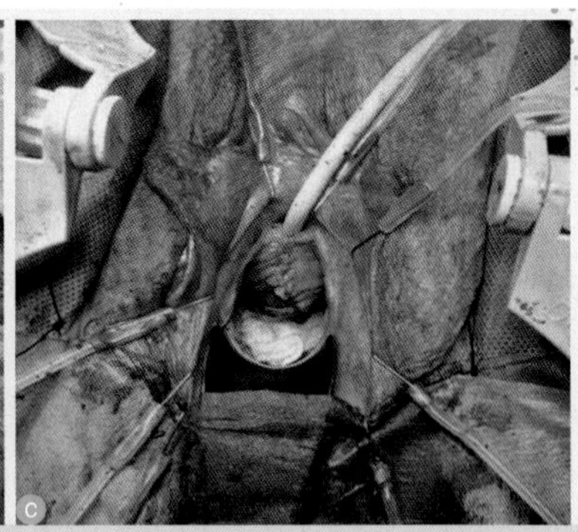

a.Martius 唇部脂肪垫在其下外侧的血管带上切取，并在阴道缺损中形成通道；b.Martius 脂肪垫植入并用 6×4/0 Vicryl® 固定在尿道周围；c. 最终外观。

图 30-3 Martius 唇部脂肪垫植入

专家评论

并行抗尿失禁手术

我们不在行尿道憩室手术的同时，行抗尿失禁手术，因为大多数患者不需要进一步干预，在脆弱（愈合）的尿道周围放置筋膜吊带或阴道悬吊缝线有潜在风险。获取Martius脂肪垫的并发症发生率较低。在我们纳入超过130例患者的系列中，阴唇不对称或不适的严重临床问题远低于5%。

证据支持

尿道憩室的管理

1805—1954年，仅有17例女性尿道憩室在医学文献中被描述。Davis和Telinde于1958年发表了121例关于尿道憩室的定性研究。从那时起，关于此种罕见但重要的疾病文献和知识蓬勃发展。我们推荐O'Connor等人（2018）[20]、Bodner-Adler等人（2016）[21]，以及Crescenze和Goldman（2015）[22]最近发表的论述。

未来方向

手术选择

英国每年约有150例新诊断的尿道憩室病例（2016—2017年医院发病统计数据）。需要进一步分析来确定哪些患者可以通过单独切除和尿道重建进行安全治疗，以及哪些患者最适合同时行Martius脂肪垫植入。对于尿失禁风险较高且可能因此接受二次干预的患者，将Martius脂肪垫植入作为默认选择似乎是明智的。

专家评论

复杂性尿道憩室的集中治疗

大多数尿道憩室手术由经验有限的外科医师（泌尿外科医师和妇科泌尿学专家）进行治疗，此种手术是微妙且常具有挑战性的。人们普遍认为，罕见和复杂的情况应该在专家中心进行处理，专家委员会也正在朝该方向发展。

专家评论

手术切除和重建

在大多数情况下，切除憩室会留下尿道缺陷（区分憩室与尿道旁囊肿），可使用精细规格的Vicryl®进行初步修复。我们使用Instillagelr™进行测试，以确保尿道修复是密封的，方法是使用CH20 Venflon™从后向前注入填充尿道。

我们热衷于在大部分阴道手术中使用Martius脂肪垫，包括膀胱阴道瘘和尿道憩室。脂肪垫易于切取，插入尿道修复和阴道闭合之间。Martius脂肪垫的使用将我们的失败率（瘘管）降低到＜1%。此外，保留尿道和阴道之间的独特平面可使挽救性（尿失禁）手术的入路简单得多。我们已经能够挽救＞90%的压力性尿失禁（10%～20%的复杂性）患者，使其使用自体吊带或很少使用人工尿道括约肌。

3个月时，患者排尿良好，术前阴道疼痛完全消退。患者确实自诉患有轻度压力性尿失禁（需1个衬垫），被转诊接受盆底肌锻炼，压力性尿失禁在接下来的9个月内改善。12个月时，患者无感染、无尿失禁，并且性功能正常，其对症状缓解感到高兴。

专家的最后一句话

尿道憩室是一种罕见的诊断，但可引起实质性的发病率和痛苦。许多患者在考虑和确诊数年前就出现了使人衰弱的下尿路症状和疼痛。

在专家手中，手术切除和尿道重建在超过90%的病例中是成功的，可缓解尿道憩室导致的病态症状。通过谨慎使用Martius脂肪垫植入和随后的补救性抗尿失禁手术，可将压力性尿失禁的主要风险边缘化。

在应对应激性尿失禁介入治疗的并发症日益显现的时代，填充剂、补片和吊带可能成为尿道憩室发病和发展的重要因素。

复杂女性泌尿外科的集中化和专科中心手术经验的集中将为尿道憩室患者带来更多的理解和更好的功能结果。

参考文献

扫码查看

病例 31

氯胺酮诱导的双侧上尿路损伤的处理

Ishtiakul G. Rizvi

评论专家Mohammed Belal

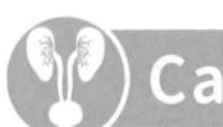

Case

1例25岁的男性患者于2015年10月26日因脓毒血症和急性肾损伤入院。入院时生命体征稳定，体温有一次热峰（38℃）。

患者血液参数报告为肌酐517 μmol/L，估计肾小球滤过率为12 mL/（min・1.73 m^2），C反应蛋白为298 mg/L，白细胞计数为15.5 × 10^9/L，凝血功能正常，然而，尿路超声扫描显示双侧肾盂积水。因患者无法耐受局部麻醉或镇静下的手术，在全身麻醉下由介入放射学团队行紧急双侧肾造瘘术。

既往病史包括精神行为障碍、氯胺酮诱导的膀胱炎，其是1名已知的慢性氯胺酮滥用者。患者对乳胶、曲马多、粉尘和滑石粉过敏，而且其疼痛耐受度非常低。

由于氯胺酮引起的下尿路损伤，因此患者接受了多次内镜和经皮泌尿外科干预，包括复杂的重建泌尿外科手术（2015年1月23日行clam回肠膀胱成形术和Mitrofanoff手术）。

学习要点

氯胺酮

氯胺酮是一种N-甲基-D-天冬氨酸拮抗剂。在肝脏中代谢成为活性形式——去甲氯胺酮，经泌尿系统排泄。自20世纪60年代以来，其一直被用作麻醉剂和镇痛剂[1]，也被认为是重度抑郁症[2]、难治性抑郁症[3]、双相情感障碍[4]和疼痛的治疗选择。氯胺酮具有较强的精神兴奋特性，在20世纪70年代首次报告将其用作娱乐性药物[5]。目前，氯胺酮是一种常见的街头娱乐性药物，其使用率从0.8%（2007—2008年）增至2.1%（2010—2011年）[6]。

患者最初于2009年6月因重度存储性下尿路症状就诊，有长期氯胺酮滥用史。然而，其肾功能正常，影像学显示无梗阻性尿路疾病的证据。全麻刚性膀胱镜检查显示膀胱黏膜发炎、溃疡和接触性出血，膀胱活检报告活动性炎症。与患者详细讨论了此类结果，并为其提供了膀胱灌注治疗用于症状管理。

强烈建议患者停止使用氯胺酮，并予以警告，除非其停止使用氯胺酮，否则疾病进展将导致进一步令人烦恼的泌尿系统症状。此外，提出在药物治疗失败的情况下切除膀胱的潜在考虑。患者拒绝接受任何形式的治疗（包括药物治疗或膀胱灌注），并出院返回社区护理。

2013年4月，患者再次转诊至泌尿外科进行血尿检查。CT显示左肾盂积水，肾功能正常［肾小球滤过率>90 mL/（min・1.73 m^2）］。然而，巯基乙酰三甘氨酸肾脏显像图（2013年5月）报告左肾引流不良，视频尿动力学（2013年7月）显示小容量膀胱，依从性丧失，有逼尿肌过度活动的证据。刚性膀胱镜检查和逆行研究（2013年9月）显示膀胱容量较小，为100 mL，点状出血和左侧肾盂积水伴左侧输尿管积水。前文所述发现均在当地功能性泌尿外科多学科团队会议中进行了讨论。

患者拒绝接受单纯膀胱切除术和回肠尿流改道术，因这些手术对生育和勃起功能的相关不良影响。因此，使用Mitrofanoff进行了clam回肠膀胱成形术。此外，患者还拒绝进行尿道自我导尿，但同意通过Mitrofanoff进行自我导尿。患者被强烈建议在手术干预前至少6个月停止使用氯胺酮。

专家评论

监测和合规性

从2009年开始定期监测的重要性可能有助于监测疾病进展、避免潜在并发症和决定早期干预。因此，全科医师或初级团队的定期监测、早期社会支持、氯胺酮滥用致死性后果教育和采取措施戒除氯胺酮滥用至关重要。它不仅有助于戒除氯胺酮滥用，还有助于避免疾病进展和（或）其严重后果。然而，患者的依从性是一个重要问题。

学习要点

氯胺酮滥用

氯胺酮滥用可导致严重的泌尿系统疾病，最常见的表现是氯胺酮相关的溃疡性膀胱炎（重度下尿路症状伴排尿困难、尿频、尿急和血尿）[7]。然而，已经发表的文献中有关氯胺酮对泌尿系统或上尿路受累的报道有限。这是一种复杂且日益普遍的具有挑战性的临床疾病。氯胺酮诱发的上尿路损伤的治疗需要全面且多学科协作的方法。

2014年7月，患者在接受计划的外科手术（clam回肠膀胱成形术和Mitrofanoff）前出现急性肾损伤和脓毒症，影像学检查显示左侧肾盂积水恶化。巯基乙酰三甘氨酸肾脏显像图显示左肾梗阻，右肾引流不畅，因此，其在全麻下接受了紧急双侧肾造瘘管插入以引流双肾。

专家评论

监测氯胺酮戒断的使用

积极的全面管理（包括全科医师、社区护士、精神病团队和社会支持的参与）对于定期监测氯胺酮戒断是必要的。教育患者持续滥用氯胺酮的后果也至关重要，其不仅有助于降低泌尿系统症状或肾功能恶化入院的发生率，并可改善患者的依从性，还有助于在预期时间内进行进一步的药物和手术干预。

2015年1月，患者在保持双侧肾造瘘管在位的同时停用氯胺酮>6个月后，接受了clam回肠膀胱成形术联合回肠烟囱和Mitrofanoff成形术，以及双侧输尿管再植术。2015年2月，其双侧肾造影片报告左侧无明显梗阻，但右侧造影剂流动缓慢。患者出院，双侧肾造瘘管保留在原位，但夹闭观察。

临床提示

回肠烟囱

在此种特殊情况下，回肠烟囱与回肠膀胱成形术联合进行，是为了预防未来进一步的重建手术（如果病情进展至上尿路或肾盂），比如回肠造瘘术。提前计划进一步或未来的重建手术非常重要和有必要，因为当病情进展或症状未改善或恶化时，患者需要进行多次手术干预，因此，在重建功能性泌尿外科手术中提前思考是必需的。

Mitrofanoff通道狭窄，患者无法通过Mitrofanoff自行插入导管（2015年3月）。由于Mitrofanoff扩张试验失败和全麻下逆行双侧输尿管支架再植入失败，其需要进行紧急刚性膀胱镜检查联合耻骨上导尿管插入。随后，由介入放射学团队进行双侧顺行支架插入，使双肾自由引流。

肾功能改善后，于2015年10月23日取出双侧输尿管支架［肌酐为136 μmol/L，肾小球滤过率为55 mL/（min·1.73 m^2）］。然而，患者随后于2015年10月26日出现急性肾损伤和脓毒症体征［肌酐为517 μmol/L，肾小球滤过率为12 mL/（min·1.73 m^2），C反应蛋白为296 mg/L］。超声检查报告了双侧肾盂积水，需要在2015年10月26日紧急插入双侧肾造瘘管。

专家评论

疾病进展

尽管患者停止使用氯胺酮，但仍可能发生疾病进展，因此有必要将双侧肾造瘘管保持在原位，并计划定期更换，直至考虑任何重大的重建手术。该特殊患者植入了双侧输尿管支架，包括共振（金属）支架，但输尿管支架未能有效引流双肾，导致急性肾损伤反复或肾造瘘术受阻，出现需要更换或重新插入肾造瘘管的尿脓毒症体征。

2016年1月，由于肾造影片报告的双侧肾盂输尿管连接部梗阻，在全麻下插入了刚性膀胱镜检查和双侧逆行共振（金属）输尿管支架（图31-1）。术后拔除双肾造瘘管后出院，肾功能稳定改善［肌酐为146 μmol/L，肾小球滤过率为51 mL/（min·1.73 m^2）］。

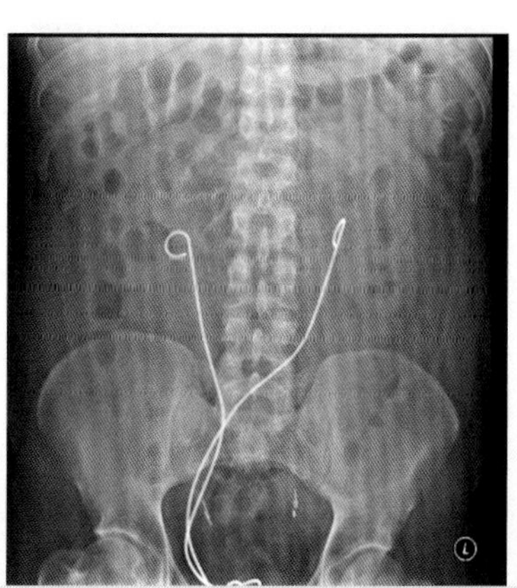

图 31-1 原位双侧共振支架

专家评论

疾病进展和进一步手术

有证据表明疾病进展，因为尽管原位植入了双侧共振（金属）输尿管支架，但患者仍发生了双侧肾盂积水伴急性肾损伤。经证实，双侧输尿管支架未能保证双肾有效引流，患者需要紧急插入肾造瘘管以改善肾功能，并确保肾脏系统有效引流。因此，进一步重建手术的必要性至关重要。

2016年3月，患者因急性肾损伤［肌酐为317 μmol/L，肾小球滤过率为21 mL/（min·1.73 m^2）］再次入院，尽管植入了双侧共振输尿管支架，超声报告双侧肾盂积水。随后，其接受了介入放射学团队的紧急双侧肾造瘘管插入（2016年3月，图31–2）。

该患者出院时带有双侧肾造瘘管（每3个月更换1次），直至进行进一步计划的重建手术。期间，他因尿脓毒症再次入院，并因堵塞或移位需要改变双侧肾造瘘术。

患者在2017年2月接受了从左肾盂至右肾盂连续等形转肠吻合术，并与先前的回肠嵌套术端口吻合（图31–3）。它类似于roux-en-Y结构，作为重建的一部分，双侧肾造瘘管及双侧输尿管支架保留在自由引流状态（图31–4）。手术时，患者的基线肌酐水平和肾小球滤过率分别为147 μmol/L和47 mL/（min·1.73 m^2）。

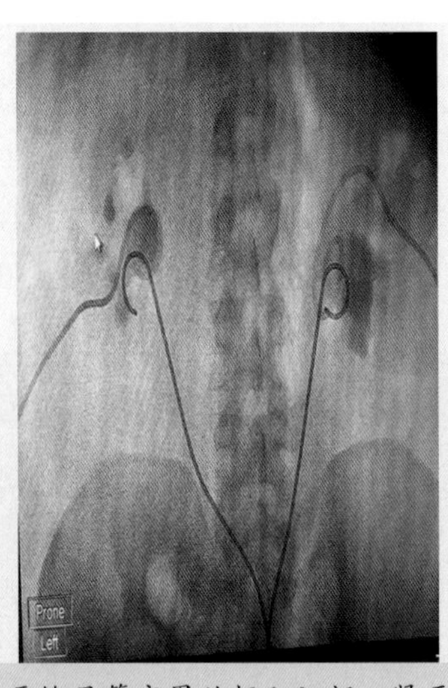

显示双侧肾盂输尿管交界处梗阻证据。肾盂可见，尽管植入了双侧共振（金属）输尿管支架，但无造影剂进入双侧输尿管的证据。

图 31–2　双侧肾造影片

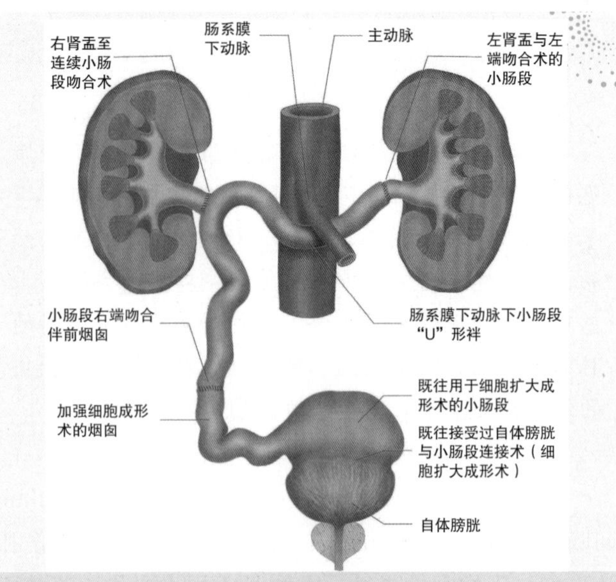

图 31–3　复杂重建程序的示意

（图片来源：University Hospitals Birmingham illustration department，Andrew Dakin.）

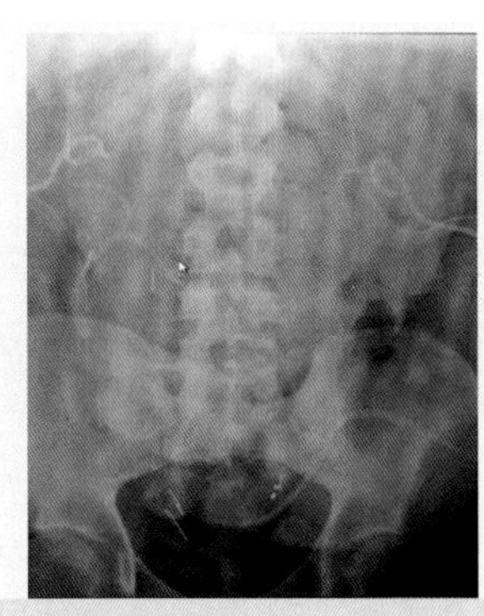

显示双侧输尿管支架位于吻合口构型内，双侧肾造瘘保留在原位。

图 31–4　重建手术后的肾脏、输尿管和膀胱 X 线检查

在重建外科手术后6周内（2017年3月）进行了双侧肾造影术，显示无梗阻证据，造影剂自由引流（图31–5）。肾造口管和输尿管支架均被移除，肾功能保持稳定［肌酐为157 μmol/L，肾小球滤过率为42 mL/（min·1.73 m^2）］。

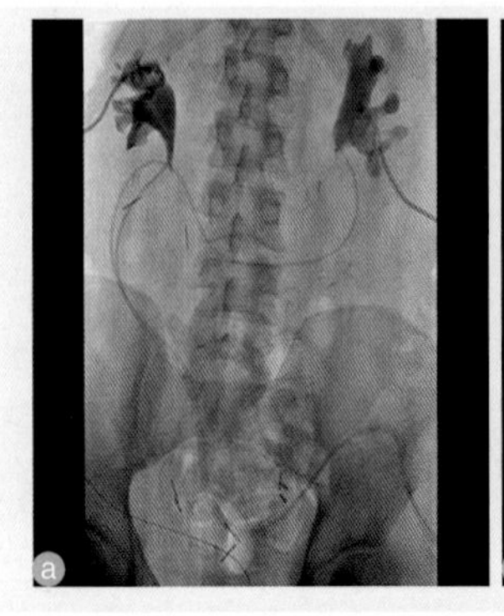

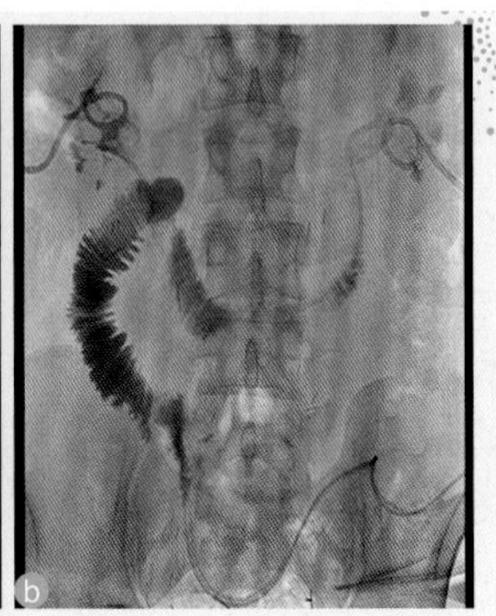

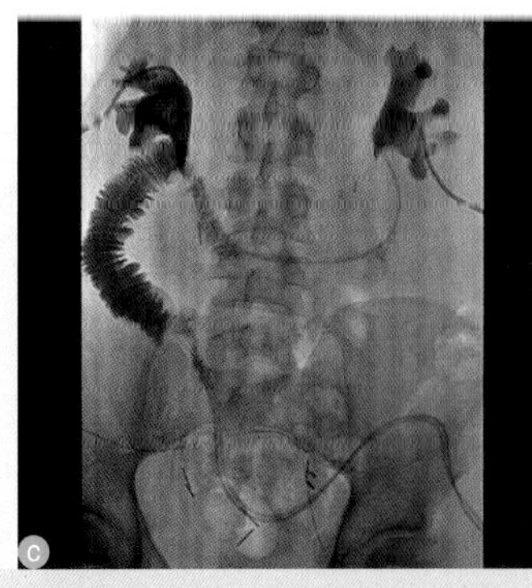

显示双侧支架和原位肾造口术的程序配置。可视化从左肾盂至右肾盂的回肠段，并将造影剂向下移动至回肠输尿管烟囱形吻合口以至增强的膀胱。

图 31-5 重建后肾造影片

临床提示

吻合术的并发症

涉及肠道和尿路吻合术的并发症是公认的，其对手术结果有重要影响。重建手术通常涉及大量吻合术。因此，在使用小肠（回肠）作为连接左肾盂、右肾盂的连续段和前回肠吻合（3个吻合口）时，尽可能地少造吻合口，以减少吻合相关并发症的发生。吻合口对计划重建手术（例如使用肠道段和吻合口数）的重要性毋庸置疑。

临床提示

回肠段移动

所选回肠节段需要在小肠和大肠后在肠系膜下动脉下游离，类似于标准腹膜后淋巴结清扫术。然而，回肠段也可以通过肠系膜窗游离，但在我们的病例中，是通过正式的方法来减少肠系膜上的张力，也是为了使回肠段变得等蠕动。其与术后早期恢复、降低发病率和最终手术结局具有显著关系。

临床提示

代谢并发症

重建手术的常见长期并发症之一是由于使用了相当长的肠段导致的吸收不良综合征。有必要定期监测血清生化水平，以排除血清碳酸氢盐、血清维生素B_{12}和血清叶酸水平等任何生化异常。低血清碳酸氢盐水平是最常见的异常之一，需要定期补充碳酸氢钠。因此，重建手术后的终身随访对于监测和治疗生化异常至关重要。

结局和随访

在34个月随访中，患者的基线肌酐水平（157～220 μmol/L）和肾小球滤过率［38～46 mL/（min · 1.73 m^2）］保持稳定。

2017年7月的巯基乙酰三甘氨酸肾脏显像图显示左侧血流缓慢（由于手术结构），右侧无明显梗阻，2017年12月的超声显示稳定的左侧肾盂积水伴轻度右侧肾盂积水。

患者在第1年进行每3个月1次的定期泌尿外科随访，目前改为每6个月1次监测肾功能，并进行超声检查以监测肾盂积水。此外，其目前定期补充碳酸氢钠以提高血清碳酸氢盐水平。

此外，作为多学科和全面管理方法的一部分，患者正在接受慢性肾病医师团队的定期随访，以管理此种罕见的由慢性氯胺酮滥用引起的涉及整个尿道的灾难性临床情况。

专家评论

多学科团队的参与和患者教育

多学科团队的参与对于慢性氯胺酮滥用患者的全面管理至关重要（如肾脏医学、泌尿系统学、精神病学和社会支持）。并且要在专门的诊所讨论中提供患者教育和有关疾病进展或并发症的适当信息。此类患者应定期随访，并通过提供充分的社会和心理支持，确保对氯胺酮的戒断，还需要终身随访，以监测疾病进展，并在发生灾难性后果之前，提早引入多学科团队进行进一步管理的计划。

讨论

氯胺酮相关的尿道损伤（膀胱炎和上尿路受累）是一种复杂且具有挑战性的综合征，需要采取以患者为中心的方法，包括考虑患者的社会心理问题和合并症，长期停用氯胺酮对于实现治疗的成功至关重要[8]。

有多种治疗方式，膀胱灌注药物，如二甲亚砜和透明质酸（Cystistat®）的使用也很常见。但如果有证据表明氯胺酮持续滥用，则没有哪种药物治疗能显示出显著的疗效[8]。

医疗管理依赖于抗胆碱能药物、抗生素、类固醇和非甾体类抗炎药联合治疗来控制症状[9]。

疾病的进展或药物治疗的失败导致考虑手术治

疗，如水扩张、尿流改道、膀胱扩大成形术[10-11]、自体移植和肾盂膀胱吻合术[12]。

据报告，输尿管透壁性炎症和溃疡可导致狭窄和肾盂积水[13]。输尿管支架植入术是手术干预前治疗梗阻性尿路疾病的最常见方式。

在输尿管广泛损伤的情况下，小肠间置术常用于输尿管重建，作为重建手术的一部分，小肠间置术的常见并发症包括代谢异常、黏液产生和肾功能不全。此外，如果患者既往接受过小肠切除术，则小肠综合征伴肾结石形成、脱水和吸收不良综合征发生的风险更高。

证据支持

氯胺酮滥用和肾盂积水

由于氯胺酮及其代谢产物的直接毒性作用，氯胺酮引起的膀胱炎（尿频、尿急、夜尿、排尿困难和耻骨上疼痛）是最常见的泌尿外科表现。然而，氯胺酮在上尿路的毒性作用正成为一种公认的临床疾病，导致发生肾盂积水或梗阻性尿路疾病。Chu等人报告称，59例因氯胺酮滥用而出现下尿路症状的患者中有30例（51%）肾脏超声显示单侧或双侧肾盂积水[9]。Tam等人在160例患者的队列中，报告了8.1%的患者存在肾盂积水[14]。

证据支持

肾盂积水的风险因素

Chu等人[9]的病例系列研究发现，此类患者中的大多数在静脉尿路造影中有肾盂积水和输尿管积水，直至膀胱输尿管交界处水平，意味着上尿路受累由长期膀胱顺应性下降所致，然而，在Yee等人的研究中，一些患者被发现有输尿管梗阻，梗阻的水平从膀胱输尿管交界至盆腔输尿管交界不等。Yee等人报告称，年龄、全血细胞计数、血清肌酐水平和异常血清肝酶谱与肾积水发生的风险有关。在有些患者停用氯胺酮后肾积水得到减轻，但需要进一步研究来确认。然而，长期滥用氯胺酮对上尿路的永久性毒性仍然是人们关注的问题[15]。

学习要点

病理学变化

尿路大体病理改变包括膀胱收缩、膀胱壁增厚、与腹膜粘连、输尿管扩张、输尿管壁增厚。

内镜下病理改变为膀胱黏膜出现红斑（易出血）、膀胱黏膜溃疡及输尿管水扩张下的裂伤、肿胀、黏膜水肿。

镜下病理改变为尿路上皮裸露、形成肉芽组织伴肥大细胞、嗜酸性粒细胞、淋巴细胞和浆细胞浸润、小动脉纤维素样坏死、局灶性钙化、肌肉肥大、胶原堆积、输尿管壁增厚、输尿管黏膜炎性细胞和嗜酸性粒细胞浸润[16-19]。

在此，我们报告了氯胺酮诱导的累及双侧肾盂的完全性双侧上尿路梗阻/尿路疾病的病例，通过回肠节段性吻合进行治疗。回肠段从左肾盂进入右肾盂，与之前的回肠烟囱吻合（roux-en-Y构型），从而确保了膀胱扩大成形术和药物治疗失败后的正常尿流。该病例强调了肾功能障碍和生化异常的多学科管理，并证实了在膀胱扩大成形术后由于长期使用氯胺酮而导致双侧上尿路受累的破坏性影响后的挑战性手术治疗。其还有助于我们提高氯胺酮对整个尿路（下尿路和上尿路）作用的认识。在该病例中，我们报告了氯胺酮诱导的双侧上尿路梗阻复杂手术治疗34个月后的结局，以及多学科团队（肾脏医学、泌尿外科）参与终身随访的必要性。

结论

氯胺酮致双侧上尿路损伤的手术处理复杂，需要采取全面措施进行终身随访，但是，外科干预是基于当地的专业知识，并仅限于个体患者。据我们所知，其是报告的首例使用等蠕动回肠节段性吻合术的病例，涉及双侧肾盂，回肠节段延续至回肠膀胱成形术的回肠前烟囱，共随访34个月。

专家的最后一句话

由于氯酮胺在年轻一代中作为常见的娱乐性药物正在流行，其引起的尿路损伤数量正在增加。由于其对尿路的破坏性可引起灾难性的后果，因此需要终身的多学科团队管理。戒除使用氯胺酮是减缓疾病进展最重要的步骤，然而，在慢性氯酮胺滥用中，永久性毒性仍然很高。

氯胺酮引起的下尿路损伤的治疗包括症状管理（药物治疗）和手术干预（药物治疗失败）。然而，如果长期滥用氯胺酮，导致困良性输尿管狭窄发生肾盂积水，那么上尿路损伤需要手术干预，如输尿管支架植入术和输尿管回肠间置术。

在考虑对年轻患者进行广泛的手术治疗时，维持性功能很重要，因此，在该组患者中，膀胱切除术的选择可能并不受欢迎。在小容量非顺应性膀胱的情况下，增加膀胱容量以改善膀胱的顺应性至关重要。然而停止使用氯胺酮，仍可能发生广泛的上尿路损伤，最终需要制定一种定制的解决方案。

目前，尚无关于氯胺酮引起的上尿路损伤管理的指南。因此，仔细筛选患者、规划外科干预、多学科会议中讨论、采取全面措施（包括患者参与治疗计划）、其他专科的参与（如肾脏内科）及终身随访，对于氯酮胺引起的上尿路损伤的最佳管理至关重要。

参考文献

扫码查看

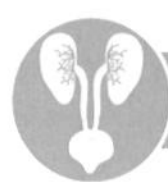

病例 32

膀胱阴道瘘

Sachin Malde

评论专家Arun Sahai

Case

1例48岁的女性患者被转诊至我们中心，有腹腔镜全子宫切除术和双侧输卵管卵巢切除术后2个月阴道漏病史。基于血液检查和影像学结果，患者因潜在恶性肿瘤进行了妇科手术，但其最终组织学检查显示为良性。患者报告术后第1天阴道漏。在转诊医院接受了导尿管治疗，尽管如此，其仍有阴道漏。当地泌尿外科团队被请来评估患者的情况，并进行了膀胱镜检查和双侧逆行尿路造影检查，发现膀胱三角区上方、左侧输尿管口上方和内侧存在一些缝线物质，没有明显的输尿管损伤。缝线物质在内镜下被取出，留置尿管进行进一步的2周治疗。当时进行的膀胱造影显示存在膀胱阴道瘘，患者被转诊至我们中心。

在我们诊所复查时，发现患者有混合性结缔组织病、需要类固醇治疗的自身免疫性关节炎、1型糖尿病、乳糜泻、抑郁和既往两次剖宫产。尽管留置导尿管，但患者主诉尿失禁和阴道漏恶化，因此我们在首次复查前将其移除。

专家评论

紧急转诊

如果早期怀疑膀胱阴道瘘则需要紧急转诊至专科医师进行诊断，因为如果在第1周内发现，则早期修复是可行的。此后，出现水肿、炎症、潜在组织坏死和感染使成功修复膀胱阴道瘘具有挑战性。专家意见表明如果膀胱阴道瘘的修复晚于该时间，最佳的修复时间应为3个月后，也有人认为应在6个月时进行修复。

子宫切除术前，患者未主诉令人烦恼的下尿路症状或尿失禁。因其对自身症状感到苦恼，进行了多项检查，包括尿液、尿素和电解质的中段样本、膀胱镜检查加麻醉/亚甲蓝试验/逆行检查，以及最新的CT静脉尿路造影。膀胱镜检查显示明确的膀胱阴道瘘（图32–1）。利用膀胱镜和阴道进行膀胱内评估。在左侧输尿管口上方及内侧约1 cm处可见形成良好的1.0 cm × 0.5 cm瘘口。进行了双侧逆行检查，结果正常，观察到其膀胱容量良好，膀胱其余部分无异常。CT静脉尿路造影显示上尿路正常，无盆腔积液证据。中段尿标本清晰，肾功能正常。

临床提示

手术修复前拔除导尿管

导管会在膀胱后壁引起炎症反应，通常会累及膀胱底部，一般在膀胱阴道瘘的部位。在我们看来，提前拔除导尿管可以使导管反应消退，增加成功修复的机会。此外，患者通常会因导管感到不舒服，并且无法防止阴道泄漏，就像这种情况一样。

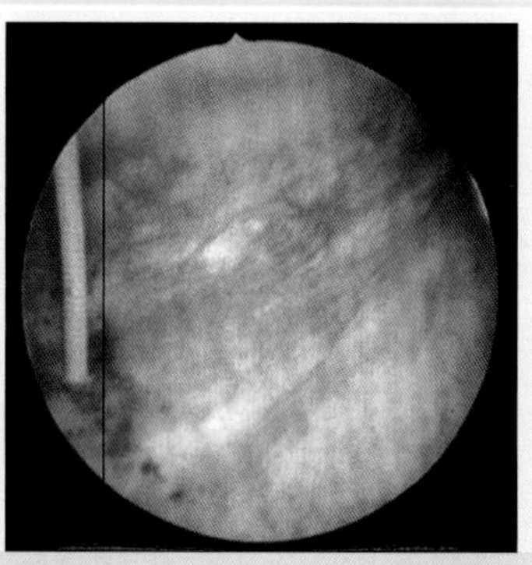

将传感器导丝穿过膀胱阴道瘘。

图 32–1　膀胱阴道瘘的膀胱镜视图

学习要点

膀胱阴道瘘（VVF）的病因

- 产科创伤：例如，长时间分娩（在资源匮乏/欠发达地区最常见）。
- 其他产科原因：包括剖宫产、产钳助产和子宫破裂。

- 盆腔手术：例如子宫切除术（在发达/资源丰富的地区最常见）；其他原因包括良性和恶性结直肠、妇科和泌尿外科手术。
- 盆腔放射治疗。
- 晚期盆腔恶性肿瘤。
- 异物。
- 创伤：例如骨盆骨折、性暴力。
- 先天性原因。

临床提示

麻醉下膀胱镜检查

始终对尿失禁进行评估。在麻醉下进行膀胱镜检查时，评估瘘管的位置和大小，以及计划修复的组织质量非常重要。可能不止一个膀胱阴道瘘，应常规行逆行研究，以评估输尿管受累、输尿管阴道瘘或输尿管损伤。此外，必须决定膀胱阴道瘘是否可以通过阴道或腹部途径修复，或者在组织质量非常差的选择性病例中，是否需要进一步延迟和重新评估或行尿路转流手术。在存在不确定性的情况下，可以尝试通过膀胱阴道瘘插入小导管或Fogarty气囊导管，并通过阴道排出导管，然后轻轻牵拉，观察是否有助于将膀胱阴道瘘带入视野范围内，以便进行阴道修复。根据我们的意见，阴道修复是更可取且术后恢复更快的选择。如果无法轻松识别膀胱阴道瘘且对诊断存在疑虑，应进行亚甲蓝试验。

学习要点

亚甲蓝试验

包括将3个适当大小的拭子依次放入阴道，以填充阴道长度的上、中和下（最接近阴道口）部分。插入3个拭子前，确保阴道干燥。然后通过导管（至少200 mL）将亚甲蓝滴入膀胱，并取出导管。染料留在膀胱中至少15分钟，然后取出拭子。上拭子的蓝色染色表明膀胱阴道瘘。下拭子的蓝色染色表明尿道阴道瘘或染料从尿道泄漏至阴道口的污染（需要小心取出导管，也应注意不要使膀胱过度膨胀）。最后，无染料的湿上拭子提示输尿管阴道瘘。如果所有拭子均干燥且无染色，则不太可能为膀胱阴道瘘。

学习要点

经修复腹部膀胱阴道瘘

如果认为膀胱阴道瘘经阴道无法进入，或输尿管受累，或有阴道修复受损的风险，或需要同时行膀胱扩大成形术，则需要通过腹部途径进行膀胱阴道瘘修复。在此种情况下，首选腹部途径。如果需要或计划行输尿管再植术，也可以同时进行。

在经腹部修复病例中，通常将膀胱沿着瘘管部位剖成两半，并使用锐性剥离将膀胱和阴道之间的间隙分离并扩展。然后关闭阴道，游离大网膜或腹膜，作为间隔垫片覆盖修复部位后再关闭膀胱。

专家评论

晚期盆腔恶性肿瘤和放疗

在晚期盆腔恶性肿瘤和（或）癌症治疗（如放疗）导致膀胱阴道瘘的情况下，如果组织质量太差，可能无法进行修复。在广泛的放疗领域，可能存在伴随问题，如输尿管狭窄、肠炎/直肠炎和环境可能过于恶劣，无法愈合和修复。在肿瘤学上适当的病例中，应考虑尿流改道手术，如回肠导管。

1周后，患者接受了择期阴道修补瘘口与Martius脂肪垫插入术。简言之，其取仰卧头低脚高位，腿部处于截石位。在膀胱阴道瘘修复过程中，将6 Fr输尿管导管插入左输尿管，以帮助保护和识别任何输尿管损伤，并将其固定在引流膀胱的14 Fr导尿管上。设置了一个孤星牵开器，以帮助牵开组织。使用8 Fr导管对瘘管进行导管插入术，通过阴道将管路外置，从而有助于将膀胱阴道瘘带入术野，并使其更容易进入。此外，在膀胱阴道瘘两侧使用2/0 Vicryl®留置缝线，并固定在孤星牵开器上，使膀胱阴道瘘进入视野。瘘口边界清楚，膀胱与阴道壁之间出现平面。再次使用留置缝线帮助回缩阴道组织的剥离边缘。暴露膀胱缺损，周围有0.5 cm的边缘，用间断3/0聚二噁烷酮缝线闭合，并进行水密性试验。由于缺乏高质量的耻骨宫颈筋膜作为第二层闭合膀胱，从其下蒂右侧采集Martius脂肪垫，并使用Statinsky夹进入瘘修复部位。将脂肪垫铺在修复部位上，并在修复部位外用3根2/0 Vicryl®缝线固定至筋膜上。在唇部伤口的独立位置放置引流管，并用2/0 Vicryl®缝合皮下组织。然后用3/0 Vicryl®Rapide闭合阴唇皮肤，用3/0 Vicryl®闭合阴道皮肤。将阴道填塞物留在原位过夜。患者继续恢复，术后第3天出院，导尿管在原位。3周后，该患者接受了膀胱造影，未显示膀胱泄漏，导尿管被取出。在3个月和12个月时接受了随访，出院时无任何阴道漏证据。

临床提示

Martius脂肪垫

使用Martius脂肪垫的阈值较低。在修复膀胱阴道瘘时，使用非覆盖缝线进行3层闭合非常重要。通常，膀胱、耻骨宫颈筋膜和阴道皮肤可以组成3层，并在不同水平闭合，例如，膀胱水平闭合和耻骨宫颈筋膜垂直闭合，然后外侧闭合阴道皮肤，以防止覆盖缝线（有复发性膀胱阴道瘘的风险）。然而，在剥离过程中往往不能很好地保留耻骨宫颈筋膜，或瘘管情况复杂（缺损较大、放疗），或外科医师认为组织质量较差，因此应使用间置脂肪垫。在我们手中，Martius脂肪垫是一个极好的选择。

专家评论

Martius脂肪垫

Martius脂肪垫是最适合用于经阴道膀胱阴道瘘修复的间置脂肪垫，其通过两个蒂获得血供，上以阴部外动脉为基础，下以阴部内动脉为基础。通常牺牲一个上方蒂，分离阴唇与阴道侧壁之间的空间后，将阴唇脂肪垫甩入阴道术野（图32-2）。

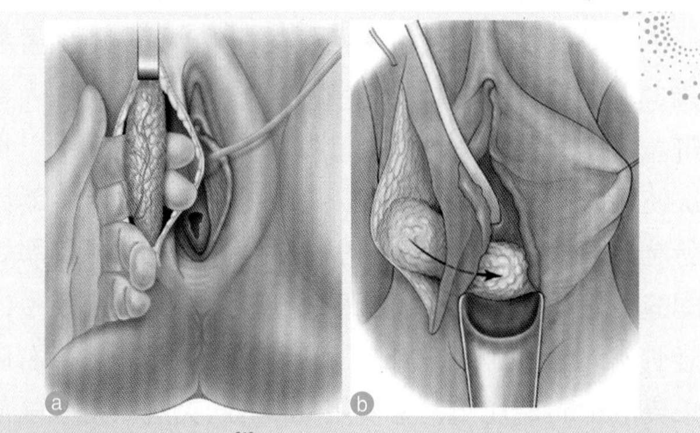

a. 暴露阴唇脂肪垫[1]；b.Martius 脂肪垫通过阴道侧壁隧道进入阴道术野，在此种情况下，移植物是基于其下方的蒂血供[1]。

图 32-2

专家评论

膀胱阴道瘘分类

存在几种分类系统，最常用的是与产科膀胱阴道瘘相关的分类系统，如Waaldijk分类和Goh分类[3-4]。然而，对于医源性瘘，国际尿失禁咨询委员会建议使用自2006年开始使用的世界卫生组织分类。

讨论

世界卫生组织估计，来自撒哈拉以南非洲和亚洲的200万女性存在阴道漏，每年有5万～10万新发女性受累[2]。Adler等人在其系统综述和荟萃分析中能够提供更稳健的患病率估计值，表明撒哈拉以南非洲每1000名育龄妇女中有1.60（95% *CI*：1.16～2.10），南亚地区每1000名育龄妇女中有1.20（95% *CI*：0.10～3.54）[2]。该人群中最常见的原因是难产。在发展中国家，存在医疗服务不足、产科护理质量差，以及缺乏寻求健康行为的问题。然而，在发达国家，妇科或盆腔手术是阴道漏的主要原因。

总的来说，该领域缺乏高质量的研究。根据EAU关于非产科尿瘘管理的指南，大多数证据为3级，建议为C级，表明需要进行质量更好的研究[5]。

证据支持

基于低资源和富裕国家的泌尿生殖道瘘病因、治疗和预后的系统回顾

在一个为期35年的系统回顾中[6]，共有49篇文章，显示富裕国家中83%的泌尿生殖道瘘是手术后发生的，而低资源国家中95%与分娩有关。对于非放疗引起的瘘管，保守的方法，如导尿，更有可能取得成功。整体闭合率的中位数，在富裕国家是95%，在低资源国家是87%。经阴道修复与经腹部修复相比，其闭合率更高（成功率91% *vs.* 84%）。

证据支持

英国泌尿生殖道瘘系列研究

Hilton报告了其在英国25年来的3级转诊经验[7]。医院就诊统计数据显示，在2000—2010年，英国每年约有105例泌尿生殖道瘘进行手术治疗，表明其是一种相对不常见的手术。在Hilton的系列研究

中，大约3/4的348名妇女与阴道漏有关。所有泌尿生殖道瘘中，最常见的原因是手术（占整个队列的2/3），主要是子宫切除术，产科学原因占11%，放疗导致的病例占10%。在未经治疗、留置导管或输尿管支架植入术治疗的女性中，7%发生了自发性闭合。首次手术时的解剖闭合率为96%，尽管有2%报告了残余尿失禁。首次接受手术修复的患者成功率更高。作者建议需要对泌尿生殖道瘘进行集中管理，因为英国的病例数量相对较低，以往修复失败对随后成功修复的机会有负面影响。

学习要点

世界卫生组织瘘管分类（2006）

单纯性瘘，预后良好

- 单个瘘管<4 cm。
- 膀胱阴道瘘。
- 膀胱颈未受累。
- 无环状缺陷。
- 最小组织损失。
- 未累及输尿管。
- 首次尝试修复。

预后不确定的复杂瘘

- 瘘管>4 cm。
- 多发性瘘。
- 混合瘘（如宫颈、直肠）。
- 膀胱颈受累。
- 瘢痕形成。
- 环状缺损。
- 大量组织损失。
- 辐射。
- 阴道内输尿管。
- 既往修复失败。

专家评论

第六届国际尿失禁咨询委员会

膀胱阴道瘘的管理总结见第六届国际尿失禁咨询委员会文件（图32-3）[8]。

未来方向

微创膀胱阴道瘘修复术

已经使用腹腔镜技术[9]联合膀胱镜、腹腔镜和阴道[10]，以及机器人辅助腹腔镜的方法进行了微创膀胱阴道瘘修复[11]。机器人辅助技术似乎很有吸引力，因为此种方法具有三维视觉并可放大倍率，与腹腔镜方法相比，盆腔中缝合在技术上更容易。2017年，Bora等人报告了30例此类病例，成功率为93%[12]。在撰写本报告时，是迄今为止最大的系

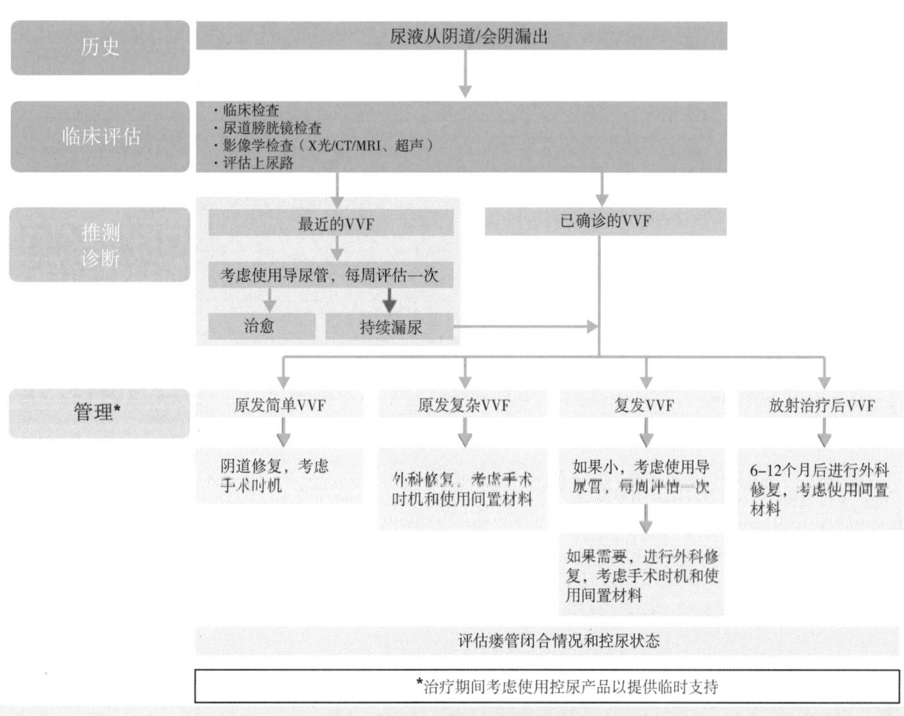

图32-3 膀胱阴道瘘管理算法

列。采用四孔经腹膜技术，并遵循与开腹手术相同的原则。需要用滚轴纱布填塞阴道，以防止气腹泄漏。90%的病例继发于子宫切除术。平均瘘管大小为10.4 mm（范围：5～30 mm）。18例间置皮瓣由网膜、腹膜或乙状结肠网膜组成。平均手术时间为133分钟，平均失血量为50 mL，中位住院时间为7.5天。作者评论称，患者通常在术后第4天准备出院，但由于其3级转诊实践患者的性质，他们倾向于停留更长时间以确保安全，因为其居住在非常偏远的研究中心。在导管移除后2天和3个月时观察到2例早期复发。

此种方法的结果令人鼓舞，但很明显，在了解此种方法是否有益之前，需要更大规模的对照研究。此外，此种方法成本更高，需要仔细研究在该方面的有效性。

专家的最后一句话

膀胱阴道瘘是一种对身体和心理会产生极大影响的严重并发症。由于缺乏产科医疗资源而导致的产科创伤是一个主要的全球健康问题，全球大多数膀胱阴道瘘是可预防的，在资源充足的国家，膀胱阴道瘘是盆腔手术或放疗的相对罕见后果。由于其对生活质量的重大影响，以及潜在的与医疗法律相关的后果，及早将患者转诊给专门进行膀胱阴道瘘修复的专家外科医师很重要。成功闭合膀胱阴道瘘的最佳机会是首次手术，任何后续手术都会将潜在的“简单”瘘孔转变为具有较低成功闭合率的“复杂”瘘孔。因此，详细的手术规划至关重要。

膀胱阴道瘘患者的评价基本上涉及以下3个关键决策。

· 应何时修补瘘管？

· 该如何修补（经腹或经阴道）？

· 是否应使用移植物（如果是，使用哪种移植物）？

如果在术后即刻发现，建议进行早期修复，甚至在初始手术后2周内（前提是患者临床状况良好，例如没有明显脓毒症或其他可能影响手术修复的因素）。否则，修复应延迟至3个月，以便使局部组织质量得到改善，增加成功闭合的可能性。

是否进行阴道或腹部入路的决定取决于患者因素（体重指数、既往盆腔手术/放疗的范围、阴道入路和组织质量、患者意愿）、瘘管因素（尺寸、位置、是否存在任何相关的输尿管损伤）和外科医师的专业知识。应通过全面评价（包括横断面成像、膀胱镜检查和麻醉下检查）评估此类因素，以确定最佳方法。

获得成功手术结局的原则是充分暴露瘘口、切除无血管组织、确保使用非重叠缝线进行无张力分层闭合及膀胱导管引流2～3周（取决于瘘口的复杂性和局部组织的质量）。在缝线之间使用带蒂间置皮瓣有助于获得成功的结局，尤其是在局部组织血管分布不良的复杂瘘管中（例如，盆腔照射后）。根据手术方法，网膜或阴唇脂肪垫皮瓣最容易获得。

预防胜于治疗，在低资源国家改善产科护理将预防大多数膀胱阴道瘘病例。了解下尿路外科的手术解剖学，以及谨慎的手术技术，可以预防医源性病例。在患有膀胱阴道瘘的高发地区建立专门的瘘孔中心，可以使患者及时获得治疗，在资源充足的国家，早期转诊给专科膀胱阴道瘘外科医师是必不可少的。遵循重建外科的基本原则将确保成功的结果。

参考文献

扫码查看

第11章 男性不育和性功能障碍

病例33 男性不育：无精子症患者的管理

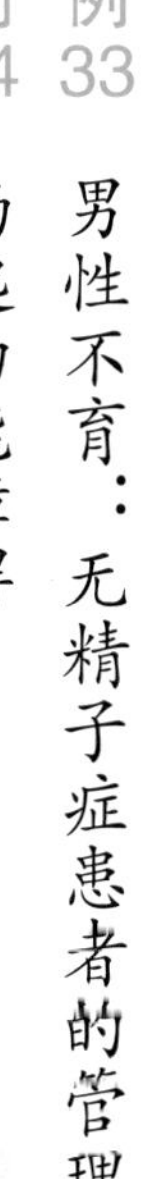

病例34 勃起功能障碍

病例35 佩罗尼氏病

病例36 射精与性高潮障碍

病例 33

男性不育：无精子症患者的管理

Matthew Young

评论专家Oliver Kayes

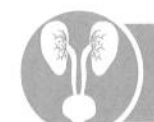

Case

1名31岁的男性因18个月未育被转诊至生殖医学诊所。平素体健，既往无泌尿生殖系统感染史、腹股沟阴囊手术史、隐睾史。既往无勃起及射精功能障碍病史。患者不记得有任何显著的家族史。其伴侣（32岁）有一个来自既往关系的孩子，无需任何生育调查或治疗。临床检查显示表型男性，体重指数为26 kg/m^2。无男性乳房发育的证据。双侧睾丸均较小（体积约为4 cm^3），但稠度正常。区域检查未发现其他异常。

专家评论

男性不育的原因

男性导致不孕不育的情况约占不育不孕夫妇的一半，通常伴有异常的精液参数。因此，所有男性患者都应进行初步检测，如果被诊断为不育，则应被转诊给接受过男性生殖方面培训的泌尿外科医师，作为不孕不育的多学科评估的一部分进行进一步的医学评估。高达30%的病例可能无法确定病因，这在历史上被称为特发性男性不育症。表33-1突出显示了男性不育的其他公认原因。

表 33-1　男性不育的公认原因

诊断	未经选择的男性不育患者（%）	无精子症患者（%）
全部	100	11.2
已知（可能）原因的不育	42.6	42.6
睾丸未降	8.4	17.2
精索静脉曲张	14.8	10.9
精子自身抗体	3.9	–
睾丸肿瘤	1.2	2.8
其他	5.0	1.2
特发性不育	30.0	13.3
性腺功能减退	10.1	16.4
克兰费尔特综合征（47，XXY）	2.6	13.7
XX雄性	0.1	0.6
原因不明的原发性性腺功能减退症	2.3	0.8
继发性性腺功能减退症	1.6	1.9
卡尔曼综合征	0.3	0.5
特发性低促性腺激素性性腺功能减退症	0.4	0.4
垂体手术后残留	<0.1	0.3
迟发性性腺功能减退症	2.2	–
体质性青春期延迟	1.4	–
其他	0.8	0.8
全身性疾病	2.2	0.5
恶性肿瘤导致的冷冻保存	7.8	12.5
勃起/射精障碍	2.4	–
阻塞	2.2	10.3
输精管切除术	0.9	5.3
囊性纤维化	0.5	3.0
其他	0.8	1.9

资料来源：Nieschlag E, Behre HM and Nieschlag S (eds). Andrology: Male Reproductive Health and Dysfunction. 2010, Springer Verlag: Berlin.

学习要点

不孕症的定义

不孕症被定义为在经常（每2～3天）进行无保护性行为后12个月内无法自然怀孕。原发性不孕症是指夫妇双方从未生育过孩子，不能实现妊娠。继发性不孕症是指既往至少能够受孕一次但现在无法怀孕的个体。理想情况下，所有正在努力受孕的新转诊夫妇应同时进行详细的临床病史和检查的评估。

临床提示

临床检查

临床检查应包括以下内容。

- 身体组成——身高/体重/体重指数/男子女性型乳房。
- 腹股沟阴囊手术的证据。
- 局部淋巴结肿大。
- 阴茎异常——畸形/尿道下裂/尿道口狭窄/包茎。
- 睾丸——体积/稠度/阴囊位置/肿块或肿胀。
- 附睾——扩张/缺陷/硬结/囊肿。
- 精索——精索静脉曲张/Valsalva动作。
- 输精管异常。

临床提示

病史

应在临床病史中评价以下内容。

- 未能受孕的持续时间（月）。
- 原发性（无儿童病史）或继发性（既往关系中的儿童）。
- 隐睾病史。
- 感染史——泌尿生殖系统（例如，腮腺炎性睾丸炎、结核病）或性传播。
- 局部手术（例如睾丸固定术、疝修补术、输精管切除术）。
- 有外伤或睾丸扭转病史。
- 既往恶性肿瘤。
- 青春期年龄。
- 生活方式——吸烟/饮酒/使用合成代谢类固醇/娱乐性药物（如大麻、可卡因）。
- 家族史（基因异常/先天性异常/不育史）。
- 职业性接触辐射/化学品。
- 性腺毒性治疗（如化疗、放疗、免疫治疗）。
- 性功能障碍——勃起功能障碍/早泄。

强制性一线检测包括在经认证的血液学实验室进行精液分析和微生物学采样，主要是为了排除任何性传播感染。如果精液分析异常，则必须重复采样。仔细解释精液分析结果应旨在根据已发表的世界卫生组织标准识别参数正常或异常的男性，并确定：①生育力低下的程度（轻度、中度或重度）；②是否存在阻塞、感染或炎症的证据。重度生育力低下（精子总数＜500万）的男性应进行进一步的实验室检查。我们的患者结果如表33-2所示。

表 33-2　具有世界卫生组织参考下限的病例研究患者的精液分析参数

参数	病例研究患者值	参考下限（世界卫生组织标准）
精液量（mL）	4.5	1.5（1.4～1.7）
精子总数（百万/射精）	0	39（33～46）
精子浓度（百万/mL）	0	15（12～16）
总运动能力（前向运动、非前向运动，%）	0	40（38～42）
前向运动（PR，%）	0	32（31～34）
活力（活精子，%）	0	58（55～63）
精子形态（正常形态，%）	0	4（3～4）
pH	7.4	≥7.2

专家评论

精液分析

射精分析已经标准化（表33-3），一致认为现代精液分析必须遵循此类指南。然而，很明显，可能需要进行简单精液分析以外的更复杂的研究。此类病例可能包括自然或辅助受孕后的复发性妊娠丢失（流产）和不明原因的男性不育症。在此类患者中，有证据表明精子DNA可能受损，从而导致妊娠失败。

表 33-3　精液分析的世界卫生组织标准化值

参数	参考下限（范围）
精液量（mL）	1.5（1.4～1.7）
精子总数（10^6/射精）	39（33～46）
精子浓度（10^6/mL）	15（12～16）
总活力	40（38～42）
前向运动（PR，%）	32（31～34）
活力（活精子，%）	58（55～63）
精子形态（正常形态，%）	4（3～4）
其他共识阈值	
pH	>7.2
白细胞过氧化物酶染色阳性（10^6/mL）	<1.0

资料来源：WHO，WHO Laboratory Manual for the Examination and Processing of Human Semen, 5th edn. 2010.

学习要点

男性泌尿生殖系统感染

男性泌尿生殖系统感染是男性不育的潜在可逆

性原因。确诊性传播感染的男性尚未被最终证明不育风险增加。然而，此类感染（例如衣原体）可能对女性泌尿生殖道构成潜在风险，而不是对男性生殖产生直接影响。泌尿生殖道中存在的细菌可能导致前列腺和附睾的慢性炎症，继而可能引起阻塞，并导致少精和（或）精液量减少。微生物的作用和对精子功能的影响需要进一步阐明。

临床提示

精液分析解读

区分以下情况很重要。

- 少精子症：＜1500万个精子/mL。
- 弱精子症：活动精子＜32%。
- 畸形精子症：＜4%正常形态。

同时发生3种现象代表少弱精子症。

临床提示

实验室检查

实验室检查包括以下内容。

- 精液分析。
- 微生物学分析——性传播疾病（沙眼衣原体/淋病奈瑟菌）、尿路感染（大肠菌群、克雷伯菌、假单胞菌）、结核病。
- 生殖激素水平。
  - ※ 促卵泡激素。
  - ※ 促黄体生成素。
  - ※ 总睾酮。
  - ※ 催乳素。
- 白细胞精子症。
- 基因筛查。
- 精子DNA损伤或碎片（例如COMET试验，精子染色质结构试验）。

学习要点

基因异常

- 基因异常，如染色体数目和结构异常，在不明原因少精子症/无精子症男性中发现较多。此类发现在非梗阻性无精子症男性中可高达13.7%，在少精子症男性中可高达4.6%。
- 随着睾丸功能障碍严重程度的增加，观察到细胞遗传学异常和Y染色体缺失的频率更高。
- 克兰费尔特综合征是无精子症男性中发现的最常见的染色体非整倍体。
- *CFTR*基因突变（囊性纤维化相关基因）是不育不孕夫妇中最常见的结果。在男性不育症中，常合并先天性输精管异常和梗阻。
- Y染色体微缺失更罕见，但提供了重要的诊断和预后信息。Y染色体缺失具有遗传性，会引起生物学男性后代不育。
- 染色体结构和数目异常可导致自然流产和后代的多种先天性缺陷。

该患者被诊断为无精子症，因此进行进一步检查非常重要。此阶段所需的内分泌检查包括促卵泡激素、促黄体生成素和睾酮水平。患者的检查结果如表33-4所示。在解释此类结果时，全面了解正常功能的下丘脑-垂体-性腺轴至关重要（图33-1）。

学习要点

性腺功能减退

鉴别高促性腺激素性性腺功能减退症（高促卵泡激素/促黄体生成素）和低促性腺激素性性腺功能减退症（低促卵泡激素/促黄体生成素）很重要。

高促性腺激素性性腺功能减退症（又称原发性性腺功能减退症）的病因包括睾丸功能不全、精子发生紊乱、克兰费尔特综合征、隐睾、无睾、睾丸发育不全、睾丸炎或睾丸扭转病史、既往化疗/放疗和睾丸肿瘤。

低促性腺激素性性腺功能减退症（又称继发性性腺功能减退症）的病因包括下丘脑-垂体功能障碍、Kallmann综合征、特发性、垂体瘤、合成代谢类固醇滥用、肥胖。低促性腺激素性性腺功能减退症患者需要头颅影像学检查（CT或MRI）。

非梗阻性无精子症与梗阻性无精子症可通过血清促卵泡激素水平进行鉴别。促卵泡激素水平升高表明诊断非梗阻性无精子症的概率增加。

专家评论

不育男性的精子

不育男性的精子显示非整倍体率增加，结构染色体异常和DNA损伤，携带将遗传异常传递给下一代的风险。阳性检测将需要正式转诊进行遗传咨询和可能的植入前基因诊断。

患者患有高促性腺激素性性腺功能减退症，提示原发病理位于睾丸水平，其患有原发性睾丸功能不全。患者接受了阴囊超声扫描，未显示任何显著病理学改变，尽管无梗阻性无精子症的临床证据，但其还接受了筛选性经直肠超声扫描，并且也是正常的（表33-4）。

表 33-4　本研究患者的血清激素水平

参数	患者结果	参考范围
促卵泡激素	40	1.5 ~ 12.4 IU/L
促黄体生成素	18	1 ~ 9 IU/L
睾酮	6.8	8 ~ 30 nmol/L

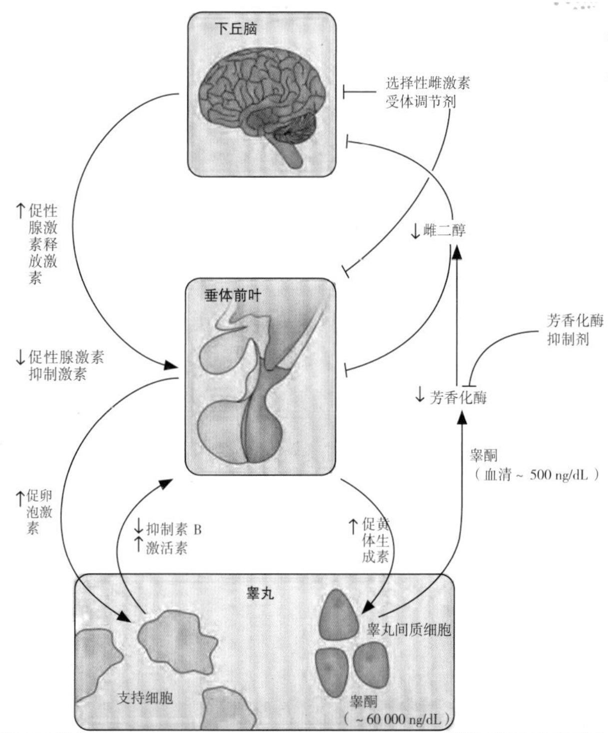

促性腺激素释放激素脉冲式释放刺激垂体前叶促黄体生成素和促卵泡激素的分泌，下丘脑释放促性腺激素抑制激素可抑制其分泌。选择性雌激素受体调节剂竞争性抑制下丘脑雌激素受体，导致垂体前叶促性腺激素释放增加和随后的内源性睾酮生成。抑制素 B 在促卵泡激素作用下由睾丸生发上皮（主要是支持细胞）分泌，随后以负反馈回路作用于垂体前叶，抑制促卵泡激素的产生。激活素对垂体分泌促卵泡激素有激动作用，抑制素 B 可抑制其释放，芳香化酶抑制剂用于纠正睾酮：雌激素比值降低。

图 33-1　下丘脑 – 垂体 – 性腺轴

资料来源：Kathrins M and Niederberger C.Nat Rev Urol. 2016；13（6）：309-323（Figure1）.

（经 Springer Nature 许可重复使用。）

专家评论

高促性腺激素性性腺功能减退症

在睾丸缺乏的男性中，高促性腺激素性性腺功能减退症通常表现为较高水平的促卵泡激素和促黄体生成素。可能观察到或观察不到低睾酮水平。促卵泡激素水平通常与精原细胞数量呈负相关。

促卵泡激素水平常升高，精原细胞缺如或减少。偶尔可以观察到与正常数量精原细胞相关的正常促卵泡激素数，但未发现成熟精子，该过程被称为“成熟停滞”，即精子在精母细胞/精子细胞水平生成失败。重要的是，对于接受取精的患者，促卵泡激素水平不能准确预测精子发生的存在，因为组织学上“成熟停滞”的男性可能同时具有正常的促卵泡激素水平和睾丸体积。此外，非梗阻性无精子症和高水平促卵泡激素的男性可能仍然存在精子发生的局灶区域，可使用显微外科取精手术进行靶向治疗。

患者基因筛查结果在初步评估6周后返回。其染色体分析发现47,XXY——与克兰费尔特综合征一致。通常有此种诊断的患者无症状，直到夫妻试图生育才被识别，其是非梗阻性无精子症的常见原因，每8个无精子症男性中就有1个（cf.1/500普通人群）在基因检测中被诊断为经典减数分裂分离。

学习要点

性染色体异常［克兰费尔特综合征和变异（47,XXY；46,XY/47,XXY嵌合体）］

克兰费尔特综合征是最常见的性染色体异常。克兰费尔特综合征的成年患者睾丸常较小但坚硬，同时伴有高促性腺激素性性腺功能减退的特征。患者的总体表型是遗传、激素和年龄相关因素的最终结果。表型从正常男性化特征到雄激素缺乏的典型特征。在大多数克兰费尔特综合征病例中，不育和睾丸体积缩小是唯一可检测到的临床特征。

克兰费尔特综合征患者的睾丸间质细胞功能经常受损，与一般人群相比，对睾酮生成有直接影响，导致睾酮缺乏。性腺功能减退更明显的特征很少显示，同时伴有心血管和肾脏问题。克兰费尔特综合征患者的精子产生和生殖细胞的存在是可变的，更常见于嵌合体46,XY/47,XXY中。据报道，

0.9%~7.0%的克兰费尔特综合征患者和高达25%的体细胞核型47,XXY男性产生24,XY精子。在无精子症患者中，开放性睾丸取精或显微切割睾丸取精是确定的治疗选择，在高达50%的病例中回收了精子。一些数据表明，在较年轻时，进行取精可改善结局，然而，青春期周围和青春期前克兰费尔特综合征患者的睾丸取精仍被认为是实验性的。

关于通过卵胞浆内单精子注射（intracytoplasmic sperm injection，ICSI）受孕的克兰费尔特综合征患者所生的儿童中，非整倍体的患病率与一般人群相比的信息目前已有发布，但较为有限。然而，当代欧洲指南支持对任何生物后代潜在基因异常进行深入咨询的作用。植入前基因诊断的作用仍不清楚。建议对克兰费尔特综合征患者进行密切随访，如果发现性腺功能减退，则考虑雄激素替代治疗。克兰费尔特综合征患心血管疾病和代谢综合征的风险更大。

患者诊疗路径的最后一项调查是睾丸活检，在几乎所有情况下，其也应被视为一种治疗性的程序，因为可以收集精子用于体外受精。EAU的指南支持在无明显原因的无精子症中进行睾丸活检。真正的诊断性睾丸活检可用于确认睾丸大小正常和促性腺激素水平正常的梗阻性无精子症患者。

学习要点

睾丸活检

约50%的非梗阻性无精子症患者的精子可用于在局灶性、活动性睾丸组织中识别的ICSI。活检组织学与取精和ICSI时发现成熟精子细胞的之间可能存在良好的相关性。目前，在研究环境之外，睾丸细针抽吸定位没有作用。然而，进行的睾丸活检的次数越多，成功取出的概率就越高。显微外科技术可通过在×200放大倍数下定位较充盈和扩张的小管来识别潜在精子生成的局灶区域。目前，非梗阻性无精子症患者的ICSI结局似乎比梗阻性无精子症患者差（活产率分别为19%和28%）。

患者接受了睾丸活检和精子采集联合程序进行ICSI。在此种情况下，选择的程序是显微切割睾丸取精。该手术采集睾丸精子的成功率为50%~54%，报告的受精率为61%，每个ICSI周期的累积妊娠率接近30%。患克兰费尔特综合征的成功率可能低得多，但已发表的数据表明，在克兰费尔特综合征受试者中进行睾丸取精/显微切割睾丸取精可使取精率接近50%，妊娠率和活产率均接近50%，结果与检测的任何临床或生化参数无关。

患者继续通过显微切割睾丸取精成功采集精子，但不幸的是，ICSI的后续治疗周期失败。计划进行进一步的精子回收和ICSI。在适当的咨询后，可以向该患者提供植入前基因诊断，以避免植入患有已知严重遗传疾病胚胎的风险，该疾病可能导致妊娠失败。

临床提示

辅助治疗在改善非梗阻性无精子症患者取精方面的作用

尚无随机对照试验支持内分泌治疗在非梗阻性无精子症中增强精子发生的作用。然而，评价其经验使用的研究似乎证明精子质量和输出得到了改善。人绒毛膜促性腺激素、人类绝经期促性腺激素和枸橼酸氯米芬可增加精子生成所需的内源性促卵泡激素和睾酮水平。有证据表明，与对照组相比，显微切割睾丸取精前的此类治疗增加了射精中的精子，从而避免了手术取精的需要，并且在持续性无精子症患者中成功取精的可能性更大（57% *vs*. 33.6%）。

专家评论

显微外科睾丸精子提取术

未经调整的精子提取率数据显示，在比较传统TESE（睾丸精子提取术）与mTESE（显微外科睾丸精子提取术）的研究中，mTESE的精子提取率为52%。相比之下，mTESE的精子提取率比传统TESE提高了1.5倍。在传统TESE或TESA（睾丸精子抽吸术）失败后的补救性mTESE中，精子提取成功率也达到了46.5%。mTESE与较低的并发症发生率相关，特别是在血肿和纤维化形成方面。长期随访观察到，在恢复至基线睾酮水平方面，两种手术方式的效果相当。

总结

男性不育症的原因多种多样，部分原因尚未完全被理解。该病例强调了定期无保护性交12个月后无法受孕的男性患者的手术评估。该病例重点关注基因异常（尤其是克兰费尔特综合征）的意义，但应始终考虑其他因素，包括睾丸功能不全、低促性腺激素性性腺功能减退症、精道解剖梗阻、泌尿生殖系统感染、射精功能障碍和特发性男性不育症（30%～40%的男性不育症病例）。

作为专科多学科团队方法的一部分，患者应始终与其伴侣一同在专门的生育诊所接受评估。

未来方向

男性不育症患者往往在检查和咨询有关成为父亲的机会和选择时，未得到充分的调查和合适的建议。随着诊断测试方法的不断扩展，一些接受过化疗、放疗和其他治疗后永久不育的男性有了希望。目前，冷冻精子是保存男性生育能力的标准方法。睾丸组织冷冻是一种实验性的选择，可以保护青春期前的男孩和其他无法产生精子的男性的生育能力。睾丸组织中含有精原干细胞，目前正在研究中的基于鳞状细胞癌的新技术可能会在男性生育诊所中得到应用。除此之外，随着对氧化应激的作用，以及改进后的分子预测性生物标志物的研究，此类科学进展有望在未来转化为患者更好的选择和创新治疗方法的应用。

专家的最后一句话

男性不育症影响高达50%的不孕不育夫妇，管理取决于仔细评估和了解原发性生殖异常。无精子症患者占转诊进行生育力研究的男性的10%～15%。梗阻性无精子症患者受益于显微外科重建、内镜治疗或先进的取精和ICSI技术。相反，非梗阻性无精子症患者代表了更大的诊断和治疗挑战。改进的体外受精方法的出现使此类患者中有更大比例的人可以使用现代辅助受孕技术，而不是局限于供体授精计划生育其亲生后代。强烈建议由具有专科男性不育症兴趣的泌尿外科医师组成多学科团队。

进一步阅读

扫码查看

病例 34

勃起功能障碍

James Tracey和Majid Shabbir

评论专家Majid Shabbir

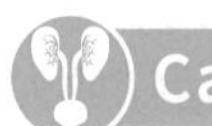

Case

患者，男，46岁，因勃起功能障碍6个月就诊，其主要问题是无法维持足够久的勃起时间进行性交。既往勃起状态良好。患者有一个稳定且支持他的伴侣，但现在缺乏信心，会避免性交，不再出现晨勃。患者自18岁起每天吸烟，并有冠状动脉疾病家族史。

学习要点

勃起功能障碍的流行病学

- 40～70岁男性的勃起功能障碍患病率高达52%，其中10%表现出重度勃起功能障碍[1]。
- 勃起功能障碍在40岁以后逐渐增加[2]。
- 困扰程度与年龄呈负相关[3]。
- 进展率、缓解率和稳定率几乎相等[4]。

临床提示

历史

- 历史上的目标是发现4个“C”：病因（cause）、合并症（comorbidities）、复杂因素（complicating factors）和治疗禁忌证（contraindications）。
- 识别潜在原因有助于确定勃起功能障碍是心源性、器质性或是混合性的。询问发病持续时间、情境性勃起功能障碍、晨起或夜间勃起、生殖器创伤、阴茎弯曲和阴茎异常勃起事件。
- 重要的合并症包括冠状动脉疾病、高血压、高脂血症、糖尿病、外周血管疾病、前列腺疾病、盆底疼痛、盆腔手术、心理健康和吸烟。重要的是要询问药物，特别是娱乐性药物的使用，因为患者很少主动提供此类信息。
- 复杂因素包括缺乏欲望、早泄或无射精、性快感缺失、性交疼痛、性取向问题、社会心理压力、伴侣年龄和健康。前文所述的所有因素均可能导致性功能的显著变化，可引起勃起功能障碍，应明确定义，以从治疗中获得最佳结果。在高达58%的情况下，将伴侣纳入咨询可能会影响决策[5]。
- 禁忌证可能包括使用口服硝酸酯类或α-受体阻滞剂和性交适应性。

患者的勃起功能障碍不是情境性的，没有阴茎弯曲或阴茎异常勃起史。否认有任何下尿路症状、盆腔不适或任何既往病史。未服用药物，包括娱乐性药物。其从不担心缺乏欲望、射精、性高潮或性交疼痛。患者的压力很小，但生活方式为久坐不动，可以轻快地上两层楼。伴侣39岁，身体健康。检查时，患者的外生殖器正常，前列腺小而无痛，可触及下外生殖器震颤脉冲。血压为128/84 mmHg，体重指数为32 kg/m^2。男性性健康指数评分为17/25。发送的初始检测包括尿液分析、全血细胞计数、基础代谢检查、早晨总睾酮、空腹血糖、糖化血红蛋白（HbA1c）和血脂。所有返回的测试结果在正常范围内，但葡萄糖升高和HbA1c为75 mmol/mol，表明诊断为2型糖尿病。

专家评论

任务的代谢当量

性交相当于轻中度的非性活动或3～4个代谢当量的任务（metabolic equivalents of the task，METs）。这相当于20分钟内在平地步行1英里，10秒内快步爬两段台阶，或相当于打高尔夫（4～5 METs）。然而，此种概括并不涵盖所有情况，因为在老年人、体能较差者、陌生的人和地点发生婚外性关系或过量饮酒后可能会增加METs的需求。在标准跑步机负荷试验中毫无问题地完成4分钟测试更能表明是安全水平（5～6 METs）[6]。

证据支持

预测勃起功能障碍的风险因素

预测勃起功能障碍的风险因素，如表34-1所示[7-9]。*OR*显示糖尿病是主要风险因素。

表34-1 勃起功能障碍的风险因素

风险因素	*OR*
糖尿病	4.1
前列腺疾病	2.9
外周血管疾病	2.6
心脏疾病	1.8
高脂血症	1.7
高血压	1.6
重度抑郁疾病	1.7
吸烟	1.5

学习要点

勃起功能障碍和冠状动脉疾病的风险

- 勃起功能障碍在糖尿病患者中的发生率高达71%[10]。
- 冠状动脉疾病和勃起功能障碍通常由内皮功能障碍引起。
- 勃起功能障碍是冠状动脉疾病发生的独立风险因素和早期标志物。冠状动脉事件发生前的前置时间为2～5年，且已在各大洲得到证实，并随着时间的推移仍然真实有效[11-13]。评估新勃起功能障碍患者的心脏风险很有必要。
- 普林斯顿共识小组和英国指南均确定了以下3个风险水平。
    - ※ 低风险患者可以不接受治疗，包括无症状性冠状动脉疾病和少于3个冠状动脉疾病的风险因素（不包括性别）。风险因素为受控的高血压、糖尿病、吸烟、高脂血症、久坐生活方式、家族史或早期冠状动脉疾病、轻度稳定型心绞痛、既往血运重建、既往无并发症的心肌梗死、轻度瓣膜病或慢性心力衰竭纽约心脏病协会（chronic heart failure New York Heart Association，CHF NYHA）Ⅰ级左心室功能障碍。
    - ※ 中度风险需要在治疗前通过应激试验进一步评估，以重新归类为高风险或低风险。
    - ※ 高危患者不应接受勃起功能障碍治疗，包括不稳定型 / 难治性心绞痛、未控制的高血压、2周内的CHF NYHA Ⅲ / Ⅳ级、心肌梗死或脑血管意外、高危心律失常、肥厚型梗阻性心肌病和中至重度瓣膜疾病[14-16]。

由于患者被诊断出患有勃起功能障碍和糖尿病，其有超过3个冠状动脉疾病的风险因素（糖尿病、冠心病家族病史、吸烟、久坐不动的生活方式），被分类为"中等"风险。该患者被推荐进行负荷试验，结果将其重新分类为低风险。开始使用二甲双胍，进行锻炼减重，参加戒烟计划。研究表明，改变生活方式的风险因素可以改善性功能[18]。向患者提供西地那非和性健康咨询，其拒绝了后者。在3个月随访时，西地那非的帮助不足，在使用过程中出现了轻度胃反流和潮红。

专家评论

性交和心肌梗死风险

性交后2小时内发生非致死性心肌梗死的相对风险>2，绝对风险约为每百万人中发生20例[17]。

学习要点

勃起生理机制

勃起开始于性刺激（想法或身体接触），导致副交感神经系统从窦状内皮释放一氧化氮。一氧化氮引起鸟苷酸环化酶的激活，从而将三磷酸鸟苷转化为环平滑肌细胞中的单磷酸鸟苷。单磷酸鸟苷蓄积激活K^+和Ca^{2+}通道，导致细胞内钙减少，从而使平滑肌纤维舒张。然后螺旋动脉扩张，增加流向阴茎海绵体的血流。磷酸二酯酶-5通过阻断单磷酸鸟苷降解分解单磷酸鸟苷（进入5'-单磷酸鸟苷）和该酶的抑制剂——磷酸二酯酶-5抑制剂促进勃起。第一种磷酸二酯酶-5抑制剂是枸橼酸西地那非，最初在英国合成，在研究高血压和心绞痛时发现其具有广泛的促进勃起特性[19]。

学习要点

磷酸二酯酶-5抑制剂的比较

参见表34-2。

- 尚无直接比较磷酸二酯酶-5抑制剂疗效的随机对照试验，但与安慰剂组相比，各组的成功勃起率相似。

- 磷酸二酯酶-5抑制剂受食物（脂肪）影响，他达拉非受到的影响极小。
- 除了他达拉非为48小时外，其他药物均禁止与有机硝酸盐类药物合用24小时[20-21]。
- 伐地那非禁止与α-受体阻滞剂合用，其余药物应慎用，建议间隔6小时。
- 所有药物的不良反应包括面部潮红（4%～12%）、鼻充血（1%～10%）、头痛（13%～16%）和消化不良（4%～12%）[22-24]。

表 34-2　磷酸二酯酶 -5 抑制剂的比较

药物	剂量（mg）	半衰期（$T_{1/2}$，小时）	血浆峰浓度（分钟）	交叉反应性	不良反应
西地那非	25～100	4.0	60	PDE6	蓝绿色视觉变化
伐地那非	5～20	4.0	60	PDE6	视觉变化和QT延长
他达拉非	10～20按需给药或每日2.5～5.0	17.5	120	PDE11	肌肉疼痛
阿伐那非	50～200	5.0	30	有限的PDE6	视觉变化

临床提示

如何评估西地那非治疗的失败

- 询问尝试了多少剂量，如何服用，之后是否有性刺激，是否有不良反应，尝试了多少次？
- 西地那非剂量为25～100 mg。3例患者中只有2例在起始剂量下成功完成了性交[22]。
- 应空腹服用。高脂餐可使血浆浓度降低，而酒精可延迟胃排空和吸收。如果已进食或饮酒，患者应等待2～3小时后再服药。
- 磷酸二酯酶-5需要性刺激才能发挥作用。
- 平均而言，要想使一切都正确，最多需要6次尝试。
- 在开始二线治疗前，应确定试验是否充分，重新教育并确保进行剂量滴定。
- 如果不良反应是一个问题，获得部分缓解，或一种药物比另一种药物提供的生活方式更具优势，考虑转换为不同的磷酸二酯酶-5抑制剂。

学习要点

磷酸二酯酶-5抑制剂的使用

- 磷酸二酯酶-5与稳定型心绞痛、冠状动脉疾病、高血压、糖尿病或心力衰竭患者的心肌梗死、卒中或死亡无关[25]。
- 虽然更为常见，但不良反应导致＜5%的患者停药[26]。
- 从最高剂量开始，并在需要时降低剂量几乎没有伤害。
- 已证明磷酸二酯酶-5不仅可增加阴茎硬度，还可改善性高潮功能、患者和伴侣的满意度、生活质量，甚至抑郁症状[27-28]。
- 鉴于磷酸二酯酶-5的易用性，应将其作为一线治疗。

患者服用100 mg剂量的西地那非，但通常是在餐后伴酒服用。其在服药后1～4小时内有适当的性刺激，并几次尝试。尽管患者接受了再教育，但由于服用西地那非有不良反应，因此改为他达拉非治疗。

尽管按需使用了20 mg剂量的他达拉非，患者仍在7年后因勃起功能障碍恶化、偶发夜尿、尿急、尿流缓慢和性欲下降返回我们的诊所。此后，他被诊断为高血压和高脂血症，并接受赖诺普利和辛伐他汀治疗。重复血液检查显示清晨总睾酮水平为8.3 nmol/L，前列腺特异性抗原水平为1.7 ng/mL，糖尿病和血脂得到适当控制。

证据支持

性腺功能减退

- 性腺功能减退的勃起功能障碍患者接受睾酮治疗可改善某些性征，可能包括勃起功能障碍。磷酸二酯酶-5抑制剂可改善性腺功能正常状态下的疗效[29]。
- 检查早晨空腹样本中的睾酮，以及性激素结合球蛋白很重要，以获得游离和总睾酮的准确数值，并避免过度诊断性腺功能减退。清晨空腹样本数值可能比不适当样本高20%。
- 性腺功能减退的治疗还包括次要获益，即改善嗜睡、抑郁、限制骨质疏松及帮助增加肌肉质量[30]。
- 他达拉非每日5 mg，可降低男性下尿路症状，并改善勃起功能障碍[31]。

患者改用他达拉非5 mg（每日1次），并开始使用睾酮凝胶。1个月后，其清晨睾酮水平为19.5 nmol/L，并注意到勃起质量、精力、性欲和下尿路症状得到改善。6个月后，直肠指检、前列腺特异性抗原、血红蛋白、胆固醇、肝功能检查和总睾酮保持在正常范围内。

专家评论

睾酮替代疗法

睾酮替代疗法不被认为与心脏风险相关。然而，不良反应包括红细胞压积增加，可能增加深静脉血栓形成的风险；轻度液体潴留，可能加重心力衰竭；加重睡眠呼吸暂停；乳房增大；下尿路症状。在接受治疗期间，需要间断监测血红蛋白、胆固醇、前列腺特异性抗原和睾酮水平，进行肝功能和直肠检查。

尽管患者接受了他达拉非和睾酮治疗，4年后勃起功能障碍复发并恶化，其开始使用两种额外的药物来控制血糖。进行了阴茎多普勒检查，显示收缩期峰值流速为25 mL/s，由于初始剂量未产生充分勃起，因此在第二次10 μg前列地尔注射后出现舒张期逆行血流。

专家评论

特殊检查

更具体的评估方法适用于口服药物无反应、勃起功能障碍候选患者、包茎病、疲软综合征或创伤性勃起功能障碍、终身勃起功能障碍、疑似心因性勃起功能障碍及医学法律的情况。

阴茎多普勒与阴茎海绵体内注射前列地尔是最有用的功能测试。收缩期峰值流速＞30 cm/s为正常，收缩期峰值流速≤25 cm/s提示动脉源性勃起功能障碍。预计舒张期血流逆转，舒张末期流速应＜3 cm/s。数值＞5 cm/s表示海绵体间隙持续流出，有时被称为“静脉漏”现象。

然而，结果必须与临床表现相关。试验过程中的高应力可能导致试验过程中的人为勃起不良。如果勃起不充分，则无法诊断“静脉漏”。始终询问患者在超声扫描期间产生的勃起是否代表其正常状态。如果他们在试验完成后回到更衣室时获得了更好的勃起，则可能表明在试验期间，焦虑在一定程度上抑制了前列地尔的作用，并将较差的血管动力学数值置于正确背景下进行解释。

在此种情况下，可以使用额外的检测，如果怀疑心因性勃起功能障碍，还应包括夜间阴茎肿胀检测。用于研究勃起功能障碍的其他专业检查包括MRI（如果存在显著创伤、阴茎异常勃起或解剖结构异常）和盆腔创伤病例的血管造影。动态输注海绵体测量和海绵体造影很少适用。

在接受进一步治疗选择咨询后，患者选择海绵体内注射前列地尔，并在诊所进行5 μg试验剂量和教学后，以10 μg剂量作为开始，在家中接受剂量递增指导。

学习要点

二线治疗

前列地尔是一种前列腺素-E1类似物，可诱导环磷酸腺苷信号转导，从而降低细胞内钙，促进勃起。

尿道内前列地尔

沉积物为颗粒［含药尿道勃起系统（medicated urethral system for erection，MUSE）］或乳膏（Vitaros）。

- 微丸剂量为250～1000 μg，总疗效为43%，对试验反应良好的患者有效率为65%。32%的患者报告了阴茎疼痛和红斑[32]。
- 乳膏剂量为200～300 μg，可显著改善勃起功能障碍[33]。
- 其他不良反应的发生率为2%～5%，包括头晕、低血压引起的晕厥、出汗、阴茎异常勃起和尿道出血[34]。

海绵体内注射（intracavernosal injection，ICI）

5～40 μg的前列地尔单药治疗的效果＞70%[35-36]。其他ICI制剂包括二联（罂粟碱＋酚妥拉明）、三联（罂粟碱＋前列地尔＋酚妥拉明）或四联（罂粟碱＋前列地尔＋酚妥拉明＋阿托品），但需要复方制剂。

- 在所有勃起功能障碍治疗中，ICI的阴茎异常勃起风险最高，为0.3%～7.0%，前列地尔ICI单药治疗的风险最低。
- 其他并发症包括程度不同的疼痛（7%～34%），通常随时间的推移而减轻，1%～12%的患者会出现结节或纤维化，6%～25%的患者会出现血肿[35-36]。

负压勃起装置

是一种非药物治疗，从长期来看具有高效、安全和更便宜的特点。

- 此类器械使用负压将血液吸入血窦，并由3个部件组成，分别为放置在阴茎周围的圆柱体、从圆柱体中抽出空气的泵，以及限制静脉流出的压迫环。
- 尽管92%的患者勃起硬度足以进行性交[37-39]，但真空装置的长期满意度范围为35%～70%。
- 最常见的不良反应是不适、瘀点、压迫环导致的射精困难、阴茎发冷和麻木[40]。

临床提示

二线治疗的使用

尿道内前列地尔

在排尿后、性活动前15～30分钟使用，具体如下。

- 将阴茎直立，并将药丸装置放入尿道3 cm处，按下按钮，从一侧向另一侧移动装置以分离药丸，然后取出装置，用手指按摩尿道以帮助吸收。乳膏可以挤压进打开的尿道，无须插入装置，过多的膏体可以涂抹在龟头上以促进吸收。应在诊所进行一次初始试验，以评估是否出现晕厥和是否需要增加剂量[41]。

海绵体内注射

可在5～10分钟内产生按需勃起，具体如下。

- 将1/2英寸27号或30号针头置于背神经复合体外侧的体腔中。应在门诊给予初始剂量，以评估技术和反应，可在家中进行剂量滴定。
- 特殊的“双腔”给药器可用于前列地尔单药治疗。
- 可由患者或其伴侣进行注射。
- 对注射部位应按摩30秒，除非患者接受抗凝治疗。然后应施加压力持续5～10分钟。
- 需要告知患者阴茎异常勃起的风险，并为其提供治疗方案。已研究了特布他林和伪麻黄碱在ICI诱导的阴茎异常勃起中的消肿作用[42-43]。
- 如果3～4小时内没有勃起消退，那么应立即去急诊室就医，以防止对海绵体组织造成持久且不可逆转的损害。

真空勃起装置

产生按需、即时勃起，具体如下。

- 应指导患者使用真空勃起装置的学习曲线。
- 将圆筒的开口端置于阴茎上，抵住耻骨，形成密封，使用润滑剂促进密封。器械采用单手操作，连接在圆筒末端。开始前应将缩窄环放置在圆柱体上，以便在释放负压后和取出圆柱体前立即将其卷到阴茎根部。
- 压迫带不应连续使用＞30分钟，因为可能导致缺血。

5年后，尽管接受了40 μg的前列地尔ICI，患者仍因进一步难治性勃起功能障碍返回我院门诊。1年前，在负荷试验中发现心脏缺血性变化。血管造影显示两支血管冠状动脉疾病，其植入了药物洗脱支架，结局良好。患者继续使用阿司匹林，并开始使用胰岛素。在随访压力测试中，完成了4分钟的测试，没有任何变化。在过去9个月中，患者尝试使用真空勃起装置，但不满意，其想了解是否还有其他办法。

临床提示

阴茎假体植入咨询

- 阴茎假体植入对于重度勃起功能障碍的患者满意度最高（高达90%）[44-46]。
- 该方法能够使患者随时获得勃起，同时保留感觉和射精功能。
- 放置不可逆地抑制了产生或刺激自然勃起的能力。
- 器械可以改变阴茎松软的感觉。
- 人工勃起无法复制自然勃起，无法引起龟头充血。此类因素可能导致患者感觉阴茎尺寸减小。
- 联合使用磷酸二酯酶-5抑制剂或局部使用前列地尔可改善龟头肿胀[47]。
- 有半刚性、两件式和三件式充气器械。
- 据报告，初治患者的感染率为1%，翻修病例的感染率为2%～3%[48-49]。在糖尿病控制不佳或阴茎异常勃起后广泛纤维化的患者中，风险增加。
- 如果发生感染，必须迅速取出感染装置。
- Mulcahy等人报告，在拆除、清洗和立即重新植入新装置后，感染的救治成功率为80%～90%，其在严重局部感染、败血症或耐药菌情况下不适用[50]。

- 其他并发症［包括侵蚀（1%～6%）、机械失败率（5年时约为10%、10年时约为20%、15年时约为30%）、泵或储液囊移位（1%～2%）、自动充气（1%）、阴囊肿胀和瘀伤、慢性疼痛、新发或恶化的弯曲、短暂射精困难或尿潴留、包茎、感觉变化、柱状动脉瘤、腹股沟疝和超声转运畸形（龟头倾斜或下垂）］，可能导致难以穿透。
- 重新手术率在5年内范围为5%～15%[51-52]。
- 满意度的预测因素包括现实期望、体重指数＜30 kg/m^{2}和无佩罗尼氏病（Peyronie's disease，PD）或前列腺切除术史。
- 不满意的预测因素是感知到的长度缩短、龟头不充血、感觉改变和伴侣不满意[53]。

学习要点

设备类型

- 两家主要供应商：Coloplast和Boston Scientific。
- 三种主要假体选项：可延展/半刚性、两件式或三件式充气假体。
- 三件式充气设备（包括AMS 700™CX、AMS 700™CXR和AMS 700™LGX），AMS 700™CX被视为基本标准，可以在周长扩大。AMS 700™CXR的膨胀程度不如另外两种，因此用于瘢痕小体或小阴茎。AMS 700™LGX的周长增加了18 mm，而其长度则增长了15%。
- Boston Scientific的三件式可充气装置涂有抗菌涂层，称为InhibiZone™，由利福平和米诺环素组成，并配备了瞬时挤压泵™，储药器称为Conceal™。
- Boston Scientific有一种两件式充气装置（Ambicor™），适用于当放置储液囊会对患者造成过大风险时（例如，肾移植/新膀胱/双侧补片疝修补），但患者拒绝使用延展性装置。该器械的InhibiZone™中无抗菌涂层。
- Boston Scientific还拥有Spectra™可延展设备。其为非抗生素涂层，周长为9.5 mm、11 mm和13 mm，粗细可供选择。
- Coloplast的三件式装置是Titan®Touch，其具有窄基底和标准气囊，周长可扩大至21 mm。
- Coloplast器械具有亲水涂层，允许定制的抗生素溶液浸渍到器械中，具有一键式释放泵，而储液囊设计为三叶草。
- Coloplast的延展性器械是Genesis®，也具有亲水涂层，周长为9.5 mm、11 mm和13 mm。
- 两家公司的三件式设备都有锁定阀，限制自动充气。
- 两台泵均可实现消肿，无须按住放气按钮，同时将阴茎/圆筒压缩以排空。

专家评论

建议使用哪种器械

在决定植入时，最重要的是让患者及其伴侣参与其中。他们应该有机会亲眼看到设备，了解机制是如何工作的，观看关于设备的视频，最好与曾经用过该设备的患者交谈，且应在多次咨询中进行，以便患者做出慎重和知情的选择。根据所有信息，患者应选择最适合的器械，这将带来更高的满意度。除可能存在特定医学原因导致某种类型的植入物不适用，所有类型的植入物都应考虑。植入咨询最好由专科护士完成，以便患者有更多时间进行客观咨询。

临床提示

术前注意事项

- 不得在存在全身、皮肤或尿路感染的情况下放置器械。因为膀胱流出道梗阻或神经源性膀胱导致的未经治疗的排尿功能障碍是禁忌证。
- 良好的糖尿病控制很重要。最近发表了HbA1c与感染率之间的相关性，揭示了HbA1c水平＜6.5%，感染率为1.3%，HbA1c水平在6.5%～7.5%时，感染率为1.5%，HbA1c水平在7.6%～8.5%时，感染率为6.5%，HbA1c水平在8.6%～9.5%时，感染率为14.7%，HbA1c水平＞9.5%时，感染率为22.4%（P＜0.001）。HbA1c阈值水平为8.5%可预测感染，灵敏度为80%，特异度为65%[54]。
- 术前和术后24小时建议使用静脉抗革兰阳性和阴性药物。方案包括氨基糖苷类药物＋万古霉素或第一代或第二代头孢菌素。
- 应在切开之前剃毛，如此小切口便不会提前感染。应指导患者术前不要自行剃毛。

- 与聚维酮碘相比，氯己定可减少皮肤菌群[55]。

临床提示

手术注意事项

- 一些专家提倡无接触技术[56]。
- 切口选择包括冠状下、耻骨下和阴茎阴囊，各有其优点和局限性。
- 植入后行腹侧阴囊成形术可改善感知到的长度[57]。
- 近端穿孔的风险为4.5%，比外侧和远端穿孔更常见，通常由较小的扩张器造成。
- 翻修手术中近端穿孔的风险增加，但在手术时可以使用锚定在身体上的后部头端延长器吊带轻松修复。
- 如果未识别出穿孔并修复，则可能发生外翻[58-59]。
- 使用空白检测评估交错。
- 如果确实发生交错，将大扩张器放入交叉点的接收侧，并重新扩张导致隔膜穿孔的一侧。
- 尿道损伤最常发生在远端扩张、阴囊剥离或阴茎塑形过程中。
- 如果在扩张过程中发生远端尿道损伤，那么应通过远端反向切口修复尿道，并延迟手术3个月。如果对侧的气囊位置已经确定，则可以保留在原位。
- 使用Foley导尿管引流膀胱，以避免在储液囊放置过程中受伤[60]。
- 如果Retzius间隙闭塞，如在前列腺切除术后的环境中，储液囊异位放置是一种既定选择。
- 可做Gibson型反切口，确保储液囊放置安全。
- 如果发现膀胱损伤，如导管中有血液，做对侧切口，探查并关闭膀胱，然后将储液囊置于对侧。
- 最后，在模型塑形时，确保对远端体部提供额外支撑，以将远端穿孔的风险降至最低。

临床提示

术后注意事项

- 术后2周进行创面检查。
- 然后可以教会患者从3周开始操作装置。
- 患者应进行日常使用，以在小容器成熟期间扩张胶囊。
- 性交应延迟6周。
- 远端侵蚀多见于感觉受损者，可采用纤维囊帽或移植帽经远端切口修补，经囊内壁重新扩张远端间隙。
- 20%的患者很少或从不使用其设备，尽管如此，满意度接近90%。

患者选择植入一个三件式可充气器械。术前检查显示HbA1c水平升高至92 mmol/mol（10.6%）。手术被推迟，直至其优化了血糖控制，HbA1c水平降至56 mmol/mol（7.3%）。随后植入器械，无并发症。术后3个月时，患者对勃起质量表示满意，并且很高兴能再次与伴侣建立更常规的性关系。

专家的最后一句话

勃起功能障碍是常见的问题。关键步骤是区分心因性勃起功能障碍和器质性勃起功能障碍，确定任何潜在的可逆性原因，并确定任何共存的病理风险因素。鉴于动脉粥样硬化和内皮功能障碍的共同发病导致勃起功能障碍和冠状动脉疾病，前者的发展通常是未来心血管疾病的警告信号，并提供了改变个体未来健康和预后的机会。磷酸二酯酶-5抑制剂改变了勃起功能障碍的治疗方式，随着专利到期后成本显著下降，磷酸二酯酶-5抑制剂变得更容易获得。对于对一线药物无反应的患者，本节概述的逐步治疗方法，从注射剂和负压设备到阴茎假体，可以有效治疗勃起功能障碍，是男性生活和心理健康的重要因素。

参考文献

扫码查看

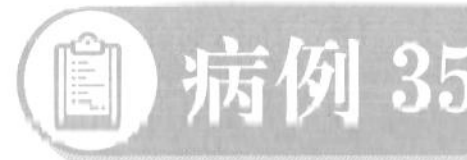

佩罗尼氏病

Sarah Prattley

评论专家Rowland Rees

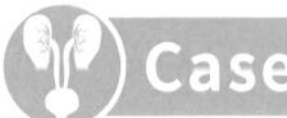

Case

患者，男，51岁，因阴茎弯曲2年就诊于男科门诊。弯曲已稳定约18个月，不再引起疼痛性勃起，但导致其无法进行性交。然而，其勃起功能未受损。

询问和照片证据显示阴茎背侧弯曲明显，为70°。其勃起功能满意，无须辅助治疗。该患者最近开始了一段新的情感关系，但是由于阴茎弯曲而无法实现性交，因而影响了其性心理健康，随后导致轻度抑郁。患者既往有哮喘病史，应用160/4.5 μg布地奈德福莫特罗复方吸入剂。该患者也是一名吸烟者，有20包/年的历史。没有Dupuytren挛缩或Ledderhose病的证据。

在检查和描绘弯曲程度的自拍照片时，发现患者在勃起时有70°的阴茎背侧弯曲，伴有腰部畸形，勃起时的阴茎长度为11 cm。阴茎背侧可触及无压痛的斑块病变。

学习要点

PD的阶段

PD有两个不同的阶段，重要的是确定患者处于哪个阶段，将有助于指导治疗、建议和监测。

- 活动期

该阶段表现为症状活跃、变化多端。沿白膜疾病活动区域可出现与炎症相关的疼痛。此阶段的畸形可能尚未完全发育，并可能在随后的几个月内发生变化。PD的自然发展历程是，约90%的患者在最初的12～18个月内斑块相关疼痛改善或消失。然而，曲率改善比例仅为3%～13%，进展与缓解的预测因素尚不清楚[1-2]。47%～67%的患者的斑块疾病和曲率稳定，30%～50%恶化[2-3]。此阶段的勃起功能可能受到疼痛或畸形的影响，但可能是完整的。在此阶段，可考虑通过保守和药物治疗试图限制症状和进展。

- 稳定期

稳定期的特征是症状无变化或超过3个月无进展，通常在症状发作后1年[4]，疼痛可能仍然存在，但不常见。通常可触及会变硬的斑块，可以通过超声进行评估[5]。然而，斑块的大小对畸形程度没有影响[6]。此阶段可以考虑手术干预。

学习要点

性心理影响

适当评估和治疗PD对患者的性心理影响至关重要。约48%的PD男性患者有抑郁症表现，其中26%为中度抑郁，22%为重度抑郁，并且81%的患者报告与PD相关的情感困扰[7-8]。4个核心领域被确定为对PD男性患者很重要：身体外观和自我形象、性功能和表现、PD相关疼痛和不适、社会污名化和孤立[9]。

抑郁症与性问题增加双重叠加，即性欲降低、勃起功能障碍和性高潮降低。抗抑郁药可导致治疗期间出现性功能障碍，进一步影响整体问题[10]，继而可导致PD患者的勃起功能障碍症状加重。

专家评论

存在勃起功能障碍

明确是否存在勃起功能障碍至关重要，因为将影响干预措施。可以给予磷酸二酯酶-5抑制剂的试验，观察勃起功能障碍是否可以得到改善。需要适当咨询患者，因为对难治性勃起功能障碍患者进行手术干预将使任何修复无效。此类患者可考虑行阴茎假体植入术。

专家评论

PD评估

目前尚无国际公认的PD评估标准。在PD检查中的建议包括弯曲程度和拉伸阴茎长度，相当于勃起长度[11]，可以是自拍、吸引辅助勃起试验或药理学诱导勃起。国际勃起功能指数可能有用，但尚未在PD中得到验证[12]，PD问卷可能有助于确定基线评分和确定随时间的变化（证据等级2a）[13]。

斑块大小的超声扫描测量具有用户依赖性且不准确，在日常临床实践中不推荐使用（证据等级3）[6]。多普勒超声扫描可用于勃起功能障碍患者的血管评估（证据等级2a）[14]。

考虑到阴茎弯曲和腰部畸形的程度，由于阴茎长度损失，不建议进行Nesbit或其替代原生阴茎缩短手术，因此向患者告知了Lue手术，建议患者在等待干预的同时戒烟并继续锻炼。稳定型PD的治疗取决于是否存在勃起功能障碍和阴茎的长度（图35–1）。

手术包括初始包皮环切术，然后将阴茎脱套至Buck筋膜水平。从龟头将两根“蝴蝶”针插入阴茎海绵体。然后使用生理盐水和阴茎根部周围的止血带进行勃起试验，以进一步表征弯曲的部位、平面和程度（图35–2a）。

由于弯曲和斑块疾病的部位在阴茎背侧中段水平，神经血管束被Buck筋膜所牵引，从而允许直接进入受累的白膜。在弯曲最严重的点上做一个改良的“H”切口，从而为牛胶原Permacol®的移植创建一个开口（图35–2b）。

最后，在关闭Buck筋膜后再次完成勃起试验，以确定是否需要进一步矫正接受最多10° 的残余弯曲（图35–2c），然后将皮肤放回原位缝合。

临床提示

勃起试验

在进行人工勃起试验时，最好将阴茎基部压迫至耻骨，以免遗漏弯曲的近端因素。如果排除了近端疾病，则可以使用止血带。

临床提示

神经血管束的动员

在活动神经血管束时需要非常小心，以避免神经血管并发症，如龟头缺血。切除背静脉后可由外侧向内侧进行，也可由内侧向外侧进行。

专家评论

先天性阴茎弯曲

阴茎弯曲可以是先天性的，也可以是获得性的。先天性阴茎弯曲较为罕见，发生率＜1%，由于身体白膜不成比例的发育导致，最常见的弯曲为腹侧弯曲[15]。任何干预均推迟至青春期后，干预的原则与PD相同。

先天性阴茎弯曲通常影响整个被膜，而不是PD的受累部位。因此，手术矫正应仅在专业中心由处理具有挑战性病例的临床医师进行。

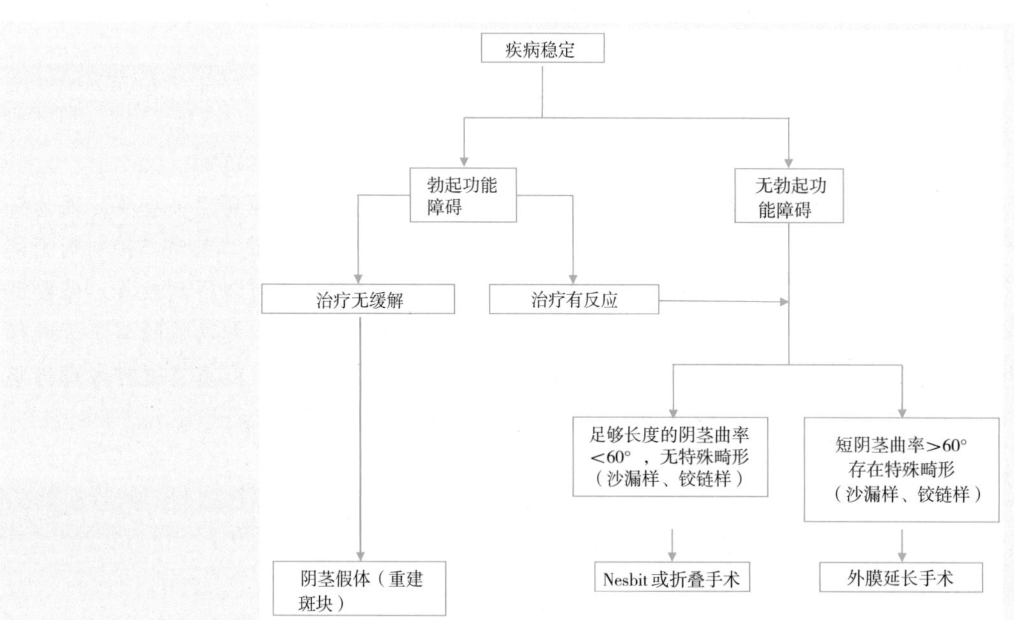

图 35–1　PD 的手术流程图[4]

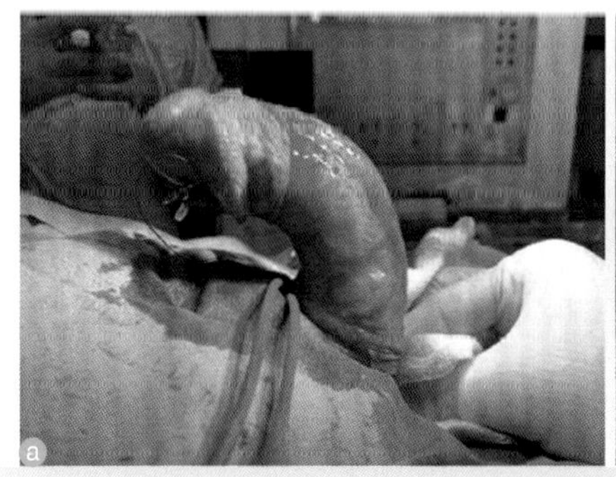
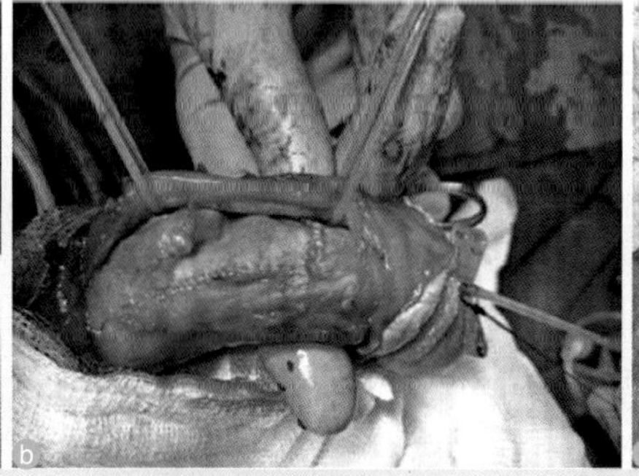
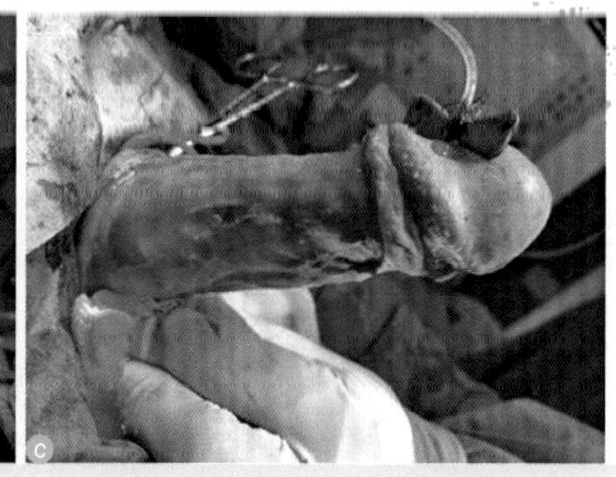

a. 描述弯曲部位、平面和程度特征的勃起试验；b. 改良“H”切口；c.Buck 筋膜闭合后的最终勃起试验。

图 35-2　阴茎伸直术的术中图像（Lue’s）

学习要点

PD的患病率和病因学

PD是一种白膜纤维化疾病，可导致斑块形成相关部位的局灶性弹性丧失。在勃起过程中，由于纵向拉伸的损失，非均匀扩张导致该部位弯曲[16]。

PD的病因尚不清楚，然而，最广泛接受的假设是，在遗传易感个体中，白膜双层内反复微血管损伤或创伤对内源性因素的局部反应[17-18]，导致炎症过程延长，其特征是结缔组织重塑为致密的纤维化斑块[19]。

PD的患病率为0.4%～9.0%[3，20]，该数字在特定高危亚组中可能更高，就诊时的典型年龄为55～60岁。风险因素包括创伤、遗传易感性、糖尿病、高血压、脂质异常、缺血性心肌病、勃起功能障碍、吸烟和饮酒过量[21]。

学习要点

PD的非手术治疗

非手术治疗（保守治疗）主要针对疾病早期的患者，此时斑块尚未致密纤维化或钙化。然而，非手术治疗尚未证明在不同患者人群中的疗效[4]。

PD有多种治疗选择，然而，由于对病因学的不完全了解，因此缺乏有效的治疗，并且缺乏大型多中心系列或随机对照试验[21]。非手术治疗方法集中于破坏或减少急性期过程。治疗选择包括口服、机械、局部和皮损内治疗（表35-1）。

虽然其他治疗可能对不同阶段的PD有潜在获益，包括对氨基苯甲酸钾、皮损内和局部外用维拉帕米、皮损内干扰素和离子导入，但尚未表现出足够的证据以推荐使用[4]。其他疗法显示很少或无获益，如维生素E、他莫昔芬、秋水仙碱、肉碱乙酰酯、己酮可可碱、体外冲击波碎石术和病灶内类固醇，目前EAU不推荐使用[4]。

表 35-1　PD 的非手术治疗

口服	局部	机械
维生素E；	维拉帕米；	离子导入；
对氨基苯甲酸钾；	H-100凝胶	体外冲击波碎石；
他莫昔芬；		牵引装置；
秋水仙碱；		真空装置
肉碱乙酰酯；		
己酮可可碱		

证据支持

皮损内注射胶原酶溶组织梭菌

病灶内注射胶原酶溶组织梭菌是FDA和欧洲药品管理局批准用于治疗背侧或侧弯曲率＞30° PD的唯一药物。两项大型、随机、安慰剂对照、双盲试验（IMPRESS Ⅰ和Ⅱ）证实了其疗效[22]，曲率改善34%，而安慰剂曲率改善18.2%。PD问卷和国际勃起功能指数评分改善，总体满意度也更高[22-23]。与此相关的重大不良事件包括3例海绵体破裂（均需要手术修复）和3例血肿。

国际性医学联合会指南建议，病灶内胶原酶溶组织梭菌的使用应局限于稳定曲率在30°～90°，有正常勃起功能，且没有潜在的沙漏变形、斑块钙化或位于阴茎底部的近端斑块的情况，证据水平为2。临床试验尚未确定胶原酶溶组织梭菌在腹侧曲线中的使用，或在对复杂PD群体的效应[21]，其在急性期的使用目前正在研究中[24]。

证据支持

牵引装置

最近一项非随机对照试验研究了在PD的急性期使用牵引装置的效果，发现在55例患者中，阴茎弯曲的平均改善程度达到20°，而非干预组只有41例患者。此外，研究还发现，使用牵引装置可以改善性功能，减轻疼痛程度，并减少对手术干预的需求[25]。然而，为了达到上述效果，需要患者有较强的治疗意愿。牵引装置每天必须使用至少6小时，连续使用6个月。实际上很难实现，因此尽管缺乏高水平证据，真空装置更常被使用[4]。

未来方向

PD非手术治疗的发展

非手术治疗的最新发展包括使用透明质酸、富含血浆的血小板、H-100凝胶和联合治疗。需要进一步的大规模研究来评估其疗效[26]。

还有越来越多的证据表明间充质干细胞疗法的作用。这可能会带来局部生长和修复的益处，从而促进组织再生。在大鼠模型中，将脂肪组织来源的干细胞注射到白膜和阴茎海绵体中的研究显示，在急性期通过预防纤维化来改善勃起功能的结果具有统计学意义[27]，其还与干扰素联合使用，并显示出良好的效果[28]。目前很少有人体研究，而且研究样本数较小，但结果表明其可能是有益的[29]。

学习要点

阴茎缩短手术

自1965年首次记录Nesbit手术以来，多年来阴茎缩短手术不断发展[30]。目前有3种技术用于治疗阴茎弯曲。所有手术均涉及在阴茎凸面即在斑块形成部位对侧进行的技术，以实现阴茎伸直。

- Nesbit手术：切除5～10 mm椭圆形白膜部分或每10° 曲率切除约1 mm。
- 折叠Heineke-Mikulicz原理（Yachia或Lemberger）：暴露后，在阴茎凸面做单个或多个纵向切口，垂直切口，水平闭合外膜，从而应用Heineke-Mikulicz原理。
- “16点”Lue手术：在最小张力下采用不可吸收缝线平行折叠白膜。需要确定中心曲率点，然后在彼此相距0.5 cm处标记16个点（2对）或24个点（3对），并进行复制。

PD患者对术前勃起功能正常的Nesbit阴茎体成形术和折叠手术的满意度分别为74%～94%和52%～98%，而阴茎伸直的成功率分别为57%～100%至73%～96%[31]。不同方法的并发症和风险程度不同，但包括阴茎缩短、勃起功能障碍、感觉变化、复发性弯曲、可触及缝线和手术时可能需要包皮环切术[32]。

专家评论

手术治疗的目的

手术治疗的目的是纠正患者稳定期的阴茎弯曲，使其能够进行性交，并提升生活质量。通常建议从症状开始的1年后再进行任何手术治疗。对于PD或先天性弯曲患者，可选择阴茎缩短手术、阴茎延长手术或阴茎假体植入手术3种手术策略。

学习要点

阴茎假体

通常适用于重度PD患者，多与伴或不伴有复杂畸形（如铰链畸形）的勃起功能障碍联合使用，尤其是对磷酸二酯酶-5抑制剂无反应的患者。阴茎假体通常与移植或折叠技术结合使用，以达到足够的矫正效果，而单纯手动在相反方向上弯曲阴茎可能无法达到足够的效果[4, 33]。

学习要点

阴茎延长术

阴茎延长手术，如患者病例中所描述的，在阴茎的凹侧进行，并需要移植物。虽然该手术的目的是保留长度，但仍有17%～40%的患者会经历一定程度的长度缩短[33]。

如上所述，Lue手术涉及白膜的“H”或双“Y”切口，在移植的受累凹面创建缺损。在最近对斑块切开和移植的综述中，80%～96.4%的患者报告了成功矫直，但是，勃起功能障碍率高于阴茎缩短术。术后需要辅助治疗的患者占比为4.6%～67.4%，0～11.8%的患者无法勃起[34]。与勃起功能障碍发生率增加相关的因素包括斑块切除、使用较大移植物、术前勃起功能障碍、年龄>60岁和腹侧弯曲[35]。

未来方向

阴茎体积损失畸形

阴茎体积损失畸形通常被忽视，据报告，65%的PD阴茎弯曲男性和10%～13%阴茎弯曲＜10° 的男性存在阴茎体积损失畸形，可能导致整体阴茎长度损失、沙漏畸形、单侧压痕、远端变细、近端或远端周长损失。此类变化本身，即可导致轴位不稳定、心理困扰和性活动下降。体积损失畸形通常难以量化，并且通常不会在结局测量中报告。开发容量恢复疗法需要进一步的定量研究[36]。

专家的最后一句话

PD是一个较少被认可但相当常见的疾病，主要影响老年男性，发病峰值为50岁左右。其病理生理机制尚未完全明确，但与血管风险因素（如糖尿病）和其他纤维化疾病（如Dupuytren挛缩）相关。

PD患者通常有急性炎症期，随后过渡至慢性稳定期，通常在症状发作后1年内稳定，并导致阴茎阴囊纤维组织化，其表现方式与有明确阴茎受伤史的患者相似。

症状包括阴茎可触及肿块、阴茎疼痛（急性期）、阴茎缩短或勃起功能障碍，但最常见的就医原因是勃起时阴茎弯曲，无法进行性交。

患者评估包括采集明确的症状史、确定患者的主要问题、检查阴茎，以及通过良好的照片证据或临床上药理学诱导的勃起对弯曲或畸形程度进行可靠评估。如果在急性期不进行治疗，曲率改善的概率为3%～13%，进一步恶化的概率为30%～50%。

应根据患者的问题和优先顺序选择治疗。目前还没有有效的药物疗法可以逆转PD的纤维化，现实的选择在于机械拉伸疗法、阴茎内注射和手术。真空勃起装置或阴茎拉伸器等机械拉伸治疗的证据水平较低，成功率较低，但风险极小。与等待相比，患者可以选择在疾病早期进行此种疗法，此时尚不适合考虑手术。

最近，出现的1级证据表明胶原酶溶组织梭菌（Xiapex®）病灶内注射作为不准备或不希望考虑手术患者的一种选择的获益，尽管获益不大。平均而言，曲率可以改善34%，而在轻度弯曲的情况下结果更佳。

手术仍然是疾病稳定期（＞1年）的主要治疗方法。＜60° 的曲率可以通过许多方法（如切除、折叠或Heineke-Mikulicz原理）缩短凸侧（海绵体整形术），以进行校正，将导致勃起阴茎的几何和比例缩短，因此不建议用于曲率＞60° 的阴茎弯曲。对于更严重的阴茎弯曲，建议行切口和移植手术，以延长缩短的凹面，但会伴有重要并发症，包括勃起功能障碍和复发性弯曲。因此，当存在严重阴茎弯曲和既往勃起功能障碍的组合时，建议将阴茎假体作为最佳选择。

严重PD/阴茎纤维化可能是一种难以治疗、不可逆转，且常伴有心理病变的问题，因此从一开始就需要管理患者的期望并适当地进行咨询。

参考文献

扫码查看

病例 36

射精与性高潮障碍

Maria Satchi

评论专家David Ralph

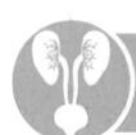

Case

一名50岁的非裔加勒比男性，被转诊至3级泌尿外科进行调查和治疗，因为有18个月的射精延迟和无射精，以及难以达到性高潮的历史。患者感觉达到性高潮的时间延长，随后射精量很少或更频繁地出现“干燥射精”。患者能够实现自发勃起，但其认为勃起的情况并不像以前坚挺。最困扰患者的是射精减少或有时不射精，其主诉在20次射精中只有1次能够排出少量精液，其他都是“干燥”的。在能够达到性高潮时，其感觉尿液浑浊。

专家评论

射精与性高潮

射精和性高潮虽然有联系，但其是在性唤起高峰期发生的2个独立的神经生理过程。在没有潜在神经系统疾病的情况下，射精通常会促使人体进入性高潮状态，但射精可在无性高潮的情况下发生，反之亦然。因此，在了解基础生理学的情况下，分别观察射精障碍和性高潮障碍非常重要。在病史采集过程中，确定症状是终身的还是后天获得性的，在自慰和性交过程中是否存在，以及是情境性的还是持续存在的，将有助于探索机体性与心理原因。

学习要点

射精生理学

射精受自主神经系统的控制，主要是交感神经系统，有发射和排出2个阶段的描述。

发射期可通过龟头的触觉刺激或大脑控制下的视觉或身体刺激被激发。激活后，感觉信息通过阴茎背神经和会阴神经发送，其进入脊髓的$S_{2\sim4}$水平，将信息传递至丘脑和感觉皮层。传入感觉信息的中枢协调主要在视前内侧区、室旁核和导水管周围灰质，且在性功能中起重要作用。

$T_{10}\sim L_2$的交感神经传出神经纤维经腹下神经到达盆腔神经丛，刺激附睾和输精管的平滑肌收缩，推动精子经射精管到达前列腺尿道，同时附睾和输精管的腺体分泌物也从精囊、尿道球腺和前列腺形成精液。收缩尿道内括约肌，同时松弛尿道外括约肌，可防止精子通过逆行射精进入膀胱，促进了向前的顺行射精。

在排出阶段，躯体感觉信息通过阴茎背神经和会阴神经到达脊髓的$S_{2\sim4}$节段。脊髓$S_{2\sim4}$的Onuf核发出传出躯体运动信号，刺激由躯体神经控制的坐骨海绵体肌和球海绵体肌的节律性收缩。为了实现顺行射精，膀胱颈保持闭合状态[1]。

在此之前，患者没有性高潮或射精能力的相关问题。其无法确定任何特定的触发因素或与症状发作同时出现的新药。在回顾既往病史时，该患者是一名人类免疫缺陷病毒阳性的男性，18年前确诊，病毒载量始终检测不到，并且CD4计数为700个细胞/mm^3。既往无腹部及盆腔手术史，仅长期服用抗逆转录病毒药物阿昔洛韦和Eviplera®（一种由恩曲他滨、利匹韦林和替诺福韦组成的复方制剂）。与伴侣处于稳定、充满爱意的关系，无法确定任何心理应激源或诱发因素。

专家评论

人类免疫缺陷病毒阳性的男性

人类免疫缺陷病毒阳性的男性在高效抗逆转录病毒治疗期间，出现射精和性高潮障碍的报道在各种研究中的患病率范围为24%～49%。同样，其他研究也没有发现显著的正相关。关于人类免疫缺陷病毒阳性患者和射精障碍之间的相关性的证据不足以得出明确的结论。

人类免疫缺陷病毒阳性患者与非感染者相似，可能存在影响性功能的其他合并症和性心理问题，应以相同的方式对其进行调查和管理[2]。此种区分有助于诊断和简化管理流程。

学习要点

射精障碍分类

射精障碍应归类为终身的，即从患者首次性经历开始就存在，并持续整个过程，或是后天获得性的，即在当前问题之前有正常的性经历。应与情境性或持续性区分开，如在手淫、性交时出现的症状。应注意其对性活动和生活质量的影响，还可以通过患者问卷来客观评估问题。

射精障碍的分类如下。

- 早泄（premature ejaculation，PE）：根据国际性医学学会（International Society of Sexual Medicine，ISSM）的定义，早泄是指在大多数阴道插入情况下，无法延迟射精，从而导致个人困扰。其可定义为阴道内射精潜伏时间≤1分钟（终身性早泄）或阴道内射精潜伏时间缩短至≤3分钟而引起困扰（后天获得性早泄）。
- 射精延迟：指明显延迟或无法达到射精的情况，可能需要长时间的刺激并造成个人困扰。没有明确定义的时间段[3]。
- 逆行射精：指顺行射精的缺失，可以是部分射精，也可以是完全射精。部分逆行射精指在性高潮后尿液分析中检测到与顺行射精相关的精子。
- 射精障碍：完全没有顺行射精或逆行射精。

性高潮障碍可以是原发性（终身性）的，也可以是继发性（后天获得性）的，可分为以下几类。

- 性高潮延迟：世界卫生组织关于第2次性功能障碍咨询将性高潮延迟定义为在充分的性刺激后持续或反复出现困难、性高潮延迟或缺失，从而造成个人困扰。
- 性快感缺失：国际性医学咨询委员会（International Consultation on Sexual Medicine，ICSM）将性快感缺失定义为无论是否射精，都感觉不到高潮的状态。

学习要点

用药史

审查用药史至关重要，因为药物治疗可影响性功能。在大脑中作用于多巴胺受体的抗精神病药物可影响射精，引起射精延迟或逆行射精。在非典型抗精神病药物中，克洛扎平也被报道可引起逆行射精。甲基多巴可延迟射精。单胺氧化酶抑制剂和选择性5-羟色胺再摄取抑制剂可增加5-羟色胺水平，延迟射精和性高潮[4]。α_1-肾上腺素能受体阻滞剂可影响射精量，坦索罗辛与其他药物（如阿夫唑嗪）相比影响最大[5]。

学习要点

选择性5-羟色胺再摄取抑制剂

5-羟色胺被认为可抑制射精。因此，抑制中枢神经系统中5-羟色胺再摄取的选择性5-羟色胺再摄取抑制剂可延迟射精并用于治疗早泄[6]。达泊西汀是一种短效选择性5-羟色胺再摄取抑制剂，获批用于治疗早泄。其他选择性5-羟色胺再摄取抑制剂（如帕罗西汀和氟西汀）和三环类抗抑郁药（如氯米帕明）也有应用，但是未经许可。此类药物不应用于年轻的双相情感障碍患者，应慎用于抑郁症患者，因为此类药物可以使患者产生自杀企图或自杀想法的风险增加，也不应提供给试图受孕的人，因为此类药物可能对精子参数产生不利影响。在已接受选择性5-羟色胺再摄取抑制剂和射精延迟/性快感缺失治疗的患者中，如果可能，应考虑替代治疗，并咨询主要医师的建议。

回顾患者的社会史，发现他已经戒烟20年，否认使用任何娱乐性药物，每周饮酒10个单位。外生殖器检查正常。

在转诊至泌尿外科之前，其全科医师组织了甲状腺功能检查，以及全血细胞计数、肾功能、血脂和睾酮、空腹血糖和HbA1c检查。所有血细胞计数均在正常范围内。

学习要点

射精的激素调节

激素可影响射精的调节，因此应进行评估。

- 睾酮：睾酮升高与早泄相关，睾酮降低与射精延迟和射精量减少相关，其被认为通过作用于内侧视前区和盆底肌上的雄激素受体发挥作用[3, 7]。

- 甲状腺激素：甲状腺功能亢进与早泄相关，甲状腺功能减退与射精延迟相关[8]。
- 催乳素：高催乳素血症与性快感缺失和延迟射精相关，低催乳素水平与早泄有关[3]。高催乳素血症还可抑制促性腺激素释放激素，从而通过下丘脑–垂体–性腺轴降低睾酮水平。
- 催产素：意义尚不清楚，然而，在性高潮后观察到其水平升高，约10分钟后回到基线水平[7]。

专家评论

激素功能障碍的系统检查

对该患者的检查不仅应侧重于外生殖器，还应寻找内分泌紊乱的全身症状和体征。检查时，肌肉质量损失、向心性肥胖、体毛损失、睾丸小可能提示低睾酮。男性乳房发育可见于性腺功能减退和高泌乳素血症。甲状腺功能亢进症患者可能有可见的震颤、出汗和不明原因的体重减轻，而甲状腺功能减退症患者可能有体重增加史。

一项针对性功能障碍男性的大型研究发现，报告早泄患者的睾酮水平高于延迟射精患者。与早泄患者相比，射精延迟患者性腺功能减退的患病率更高，表明睾酮影响射精途径[9]。因此，重要的是需要考虑到内分泌疾病作为潜在病因，因为纠正此类疾病可能会逆转射精或高潮功能障碍。

专家评论

性心理因素

在该阶段，应该进一步探讨是否存在性心理因素，并可能从心理咨询中受益。如果延迟射精/难以射精是情境性的，而不是持续性的，只在与某个伴侣进行性交时出现，而不在自慰或与其他伴侣进行性交时出现，那么更有可能是性心理因素。患者的自慰技巧、习惯或心理性触发因素可能会令人感到尴尬，但必须进行探讨。过度自慰导致的过度刺激与难以射精有关，而过度自慰的频率与阴茎敏感度下降有关。询问此类问题可以确定哪些患者会从性心理咨询中受益[10]。

为了进一步缓解患者的担忧，安排了经直肠超声扫描，以寻找导致其不射精/射精量减少的梗阻性原因。要求患者在排尿后进行尿液检查，检测是否存在精子，以表明逆行射精是潜在的病理。考虑到其勃起功能欠佳，开具了口服磷酸二酯酶-5抑制剂西地那非的处方，以帮助改善勃起功能。提供了性心理咨询，但患者拒绝。

在随访预约时，经直肠超声扫描显示膀胱颈闭合，无射精管梗阻的证据。性高潮后28 mL的尿液分析显示精子浓度为0.4×10^{12}/mL，提示逆行射精。

学习要点

逆行射精的原因和诊断

在射精障碍中，逆行射精通常是器质性的，是由于膀胱颈未能闭合，引起精液逆行进入膀胱所致。射精精液量缺如或较少（世界卫生组织定义为<1.5 mL）的患者，性高潮后尿样表明有精子存在，即可做出诊断。尚未确定明确的精子浓度，其可以是部分的，也可以是完全的。部分逆行射精时，在顺行射精液和射精后尿液样本中都可见到精子；完全逆行射精时，只在射精后尿液样本中可见到精子，顺行射精缺失（表36-1）[4, 11]。

表 36-1 逆行射精的原因

神经系统	脊髓损伤/休克
	腹膜后淋巴结清扫术
	盆腔手术—根治性前列腺切除术、膀胱切除术、腹会阴联合切除术
	糖尿病
	多发性硬化
	脑血管意外
解剖	膀胱流出道梗阻
药物治疗	α-肾上腺素能阻滞剂
	典型抗精神病药物
	氯氮平（非典型抗精神病药）
先天性	膀胱颈功能不全（终身逆行射精）
特发性	

资料来源：Hendry. Disorders of ejaculation: congenital, acquired and functional. Br J Urol. 82, 331–341 (1998). Segraves, R. T. Effects of psychotropic drugs on human erection and ejaculation. Arch Gen Psychiatry. 46, 275–284 (1989).

西地那非试验仅改善了患者的勃起功能，其仍然被延迟性高潮所困扰，主要是射精干燥。其接受了育亨宾试验，剂量从5 mg滴定至最大40 mg，每日1次。还给予患者伪麻黄碱60 mg，从每日1次滴定至每日3次，在预期性活动前1天开始。药物处方是为了治疗其延迟高潮和射精功能障碍。

学习要点

逆行射精管理

在此种情况下，重点是治疗令人烦恼的症状，而不是实现精子受孕。在生育诊所就诊的患者中，约2%是逆行射精。α-肾上腺素能受体激动剂（如伪麻黄碱）可用于增加膀胱颈张力，并促进顺行射精，但尚无确定的治疗方案[12]。笔者的做法是在计划的性活动前1天开始使用60 mg伪麻黄碱，可以增加至高达60 mg，每日3次。丙咪嗪是一种具有抗胆碱能活性的5-羟色胺和去甲肾上腺素再摄取抑制剂，可在性交前约3小时服用25～75 mg，也可以尝试从射精后的尿液样本中提取精子，通常是在碱化或用液体稀释尿液后，将提取的精子用于辅助生殖技术（assisted reproductive technology，ART）[13]。对于由糖尿病或脊髓损伤等神经原因引起逆行射精的患者，可以通过阴茎振动刺激或电射精来实现顺行射精。然后，通过此类方法获得的样本可用于ART，形式为阴道内授精、宫腔内授精、体外受精（in vitro fertilization，IVF）或ICSI。很少采用手术技术闭合膀胱颈，但有报告称其可以成功实现顺行射精[14]（表36–2）。

表 36–2　逆行射精的药物和手术治疗选择

α-肾上腺素能受体激动剂	盐酸伪麻黄碱 米多君
抗胆碱能药物	丙咪嗪（三环类抗抑郁药）
外科	膀胱颈胶原注射 V-Y成形膀胱颈重建术 Young–Dees膀胱重建术

资料来源：Jefferys, A., Siassakos, D. & Wardle, P. The management of retrograde ejaculation: a systematic review and update. Fertil Steril. 97, 306–312.e6 (2012). Mehta, A. & Sigman, M. Management of the dry ejaculate: a systematic review of aspermia and retrograde ejaculation. Fertil Steril. 104, 1074–1081 (2015).

学习要点

性高潮障碍的原因和治疗

性高潮是由身体和心理的性刺激及兴奋引起的。性高潮的开始通常是由射精触发的，并在闭合膀胱颈和排出精液的同时，随着前列腺尿道内压力的增加而刺激[10]。据报告，男性在每次性交后达到性高潮的能力随年龄的增长而下降。这可能是由于合并症，如糖尿病或甲状腺功能减退症，患者和伴侣的耐力减退，以及阴茎的敏感性与年龄相关的变化所致[10, 15]。对于报告阴茎感觉丧失的患者，可以进行神经生理学检查，如生物感应测定或耻骨会阴感觉诱发电位检查，以评估振动感知阈值和来自阴茎背神经的传入信号（表36–3）[10]。

通常找不到明确的原因，可以尝试口服药物经验性治疗。性快感缺失/性高潮延迟经验性治疗尚无大型随机对照研究。在笔者所在的机构，使用了育亨宾。育亨宾每日剂量从5 mg至最大40 mg。育亨宾从*Pausinystalia johimbe*树中获得，是一种α_2-肾上腺素能受体阻滞剂和5-羟色胺1A受体激动剂，可用于实现性高潮，并可用于出现性功能障碍症状，使用选择性5-羟色胺再摄取抑制剂治疗的患者。一项小型、对29例患者进行的研究结果显示，其中19例患者能够在有或没有阴茎振动刺激的帮助下实现性高潮[16]。

其他在小型研究中试验过的药物包括安非他酮、金刚烷胺、赛庚啶和催产素[17]。

表 36–3　性高潮延迟 / 性快感缺失的原因和治疗

	原因	治疗
内分泌	性腺功能减退； 高泌乳素血症； 甲状腺功能减退	治疗基础疾病； 旨在使激素水平恢复正常
药理学	抗精神病药； 抗抑郁药，选择性5-羟色胺再摄取抑制剂； 阿片类药物	与主治医师联系，评估是否适合改变替代方案
阴茎感觉减退	年龄相关； 糖尿病； 终身	优化 HbA1c； 神经生理学检查异常病例中的神经科转诊
阴茎过度刺激	过度手淫； 个性化手淫技术	手淫再训练的性心理辅导
性心理的		性心理辅导

资料来源：Jenkins, L. C. & Mulhall, J. P. Delayed orgasm and anorgasmia. Fertil Steril. 104, 1082–1088 (2015).

在一次随访时，患者并未注意到每日育亨宾治疗后改善性高潮的能力，因此在1个月后停药。他认为伪麻黄碱在预期性活动前1天开始以60 mg每日两次的剂量给药时有一定的改善效果。患者已经接受了其射精功能障碍，因为其目的不是为了授精而射精，而是为了“感觉像一个男人”。他希望继续按需使用伪麻黄碱，并承认其最近承受了很大的压力，因此此类问题目前并不突出，很难找到时间检测药物的作用。在6个月内组织了进一步的随访，再次考虑心理性治疗的选择，患者表示将考虑在下一次随访时进行性心理治疗。

讨论

在射精障碍和性高潮障碍中，神经递质和激素在两个极端的障碍中都有重叠。

射精延迟或性快感缺失与甲状腺功能减退和性腺功能减退相关，而早泄与甲状腺功能亢进和高水平睾酮相关。治疗激素失衡也显示出一定程度的可逆性。对患者的评估应是全面的，不仅要关注生殖器检查，还要在检查过程中寻找内分泌紊乱的体征。应进行催乳素、睾酮和甲状腺激素的实验室检查。此类检查应在早上8～11点之间进行，并且需要空腹以捕捉睾酮的峰值水平，因为睾酮具有昼夜节律变化。

对患者药物史的回顾很重要，因为已发现抗精神病药物和抗抑郁药物（主要是选择性5-羟色胺再摄取抑制剂）会抑制或延迟射精途径。如果发现这一点，建议与患者的主治医师或精神科医师联系，讨论一种可能不会增加脑内5-羟色胺水平的替代方法。

同样，在早泄患者中，可应用相同的原理来延迟射精。达泊西汀是唯一获批用于治疗早泄的选择性5-羟色胺再摄取抑制剂，年轻患者应慎用，有明显精神病史的患者也应避免使用。然而，药物治疗不应作为早泄的一线治疗，治疗应从性心理治疗开始，重点是延迟射精的行为策略。经常教授停止–开始技术和挤压技术，以尝试将性兴奋水平维持在射精阈值以下[18]。已发现局部麻醉剂（如利丙双卡因乳膏或利多卡因/丙胺卡因乳膏或喷雾剂的共晶混合物或利多卡因喷雾剂）可有效延长阴道内射精停留的时间[19]。曲马多（一种5-羟色胺和去甲肾上腺素再摄取抑制剂和阿片受体激动剂）也被用作早泄的超适应症治疗。然而，长期数据有限，需要更多关于其潜在成瘾性和不良反应的信息[20]。在报告终身早泄的患者中，应提供行为管理和性心理辅导，并结合药物治疗。

对于继发于盆腔手术或腹膜后淋巴结清扫、脊髓损伤或糖尿病的器质性射精功能障碍患者，应尊重其生育意愿。如果使用交感神经兴奋剂未能实现顺行射精，这将有助于指导管理进行取精。可采用各种技术（如电射精或手术取精）回收精子，随后用于ART，如IVF或ICSI。应通过性高潮后尿液试验寻找是否存在精子来区分射精障碍和逆行射精。如果在尿液中鉴定出精子，则可以提取精子并用于ART。前列腺的经直肠超声或多参数MRI也将有助于寻找导致射精管阻塞引起射精量减少或无射精的原因。

探索潜在的心理原因，并为那些表现为性高潮障碍或射精障碍或两者兼有的人提供性心理咨询。患者可以采用技巧来集中改善他们当前的问题，以延迟或加速射精和性高潮。在适当的情况下，为夫妻提供治疗，共同关注解决问题往往是有帮助的。

专家的最后一句话

治疗性高潮与射精障碍患者可能具有挑战性，重要的是从一开始就管理好患者的期望。通常，此类问题可能是多样的，并在试图对患者表达关切时给其带来尴尬和困扰。我发现将其最困扰的症状分离出来，并关注发病时间、触发因素（如生活事件或同时开始使用的新药物），以及是否为情境性或持续性，对症状管理至关重要，并有助于确定性心理问题。

我接下来的重点是确定患者寻求帮助的原因，为了评估症状是仅造成个人困扰，还是也影响了生育能力。如果生育是重点，那么将有助于确定治疗选择的方向。

询问关于自慰技巧或过度自慰的个人问题可能很棘手，但这表明，过度刺激是问题的原因，除非被问到，否则患者可能不会意识到或接受该问题。因此，如果仅仅提供无故的性心理咨询，患者可能会拒绝，因为他们相信他们的症状纯粹是病理性的。接触性心理咨询师对射精障碍或性高潮障碍患者很重要，例如，手淫再训练、认知疗法和性心理咨询不在普通泌尿外科医师的医疗范围内，此类患者应该可以联系到能够提供此项服务的专家。

在随访访视期间评估药物疗效时，重新审视给药时间和剂量。有时，患者可能没有正确地执行，在将其标记为对药物无反应之前，值得重新审视。

参考文献

扫码查看

第12章 急诊泌尿外科和创伤

病例37 睾丸扭转争议

病例38 阴茎异常勃起

病例39 肾创伤

病例40 膀胱和输尿管创伤

病例41 阴茎折断

病例 37

睾丸扭转争议

Lona Vyas和Mohamed Noureldin

评论专家Suks Minhas

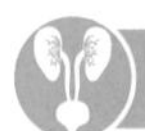

Case

男，19岁，因右侧阴囊疼痛，下午4时来急诊就诊。患者是一名学生，正在定期服用抗抑郁药。既往因儿童期睾丸未降有行腹股沟疝修补术及左睾丸固定术。在11小时前的凌晨5点突感剧痛，严重到足以使其从睡眠中醒来。该患者服用了对乙酰氨基酚片剂，但疼痛并未缓解。其否认有睾丸相关外伤史，在就诊当天注意到排尿频率增加。

学习要点

发病率

睾丸扭转年龄的两个高峰期是围产期和青春期前。1～25岁男性中睾丸扭转的年发病率为4.5/10万。多见于16～24岁年龄组，每年发病率为2.8/10万。根据Mansbach及其同事的数据库登记研究，大约86%的睾丸扭转发生在10岁以后。此外，约1/3的病例将导致睾丸被切除[1-2]。然而，无法可靠地排除任何年龄的成人扭转情况。

学习要点

病因学

睾丸扭转的机制仍然是一个谜。有许多理论可以解释此点。

睾丸外鞘扭转

- 发生在围产期，因为睾丸下降到阴囊时，阴囊鞘膜尚未发育完全，因此不固定在阴囊的内层上。此种先天性缺陷可能会使精索在阴囊鞘膜的近端扭曲，导致扭转。据报道，与睾丸外鞘扭转相关的因素是睾丸系膜较长及隐睾，这可能表现为腹股沟嵌顿疝[3-4]。

阴囊内扭转和“钟状”韧带畸形

- 在“钟状”韧带畸形中，附睾和睾丸位于阴囊内，可以自由悬垂在阴囊内，并存在后续随脐带扭转的风险。然而，对于这一观点是有争议的。报告表明，约12%的男性人群存在此种缺陷，但与此相关的睾丸扭转患者要少得多[5]。然而，Scorer和Farrington报告称，约80%的睾丸扭转患者也存在“钟状”韧带畸形[5]。另一个有趣的关联是，78%的有“钟状”韧带畸形的男性在对侧存在相同的畸形，因此，使另一个睾丸在未来发生扭转的风险增加。

创伤性事件

- 4%～8%的男性可能出现因外伤导致的睾丸扭转和急性阴囊症状。然而，往往很难将其与阴囊血肿区分开来[6]。

遗传因素

- 作为睾丸扭转的原因，遗传因素的作用尚不清楚，因为一些动物模型在人类研究中没有得到验证。然而，最近的研究表明，胰岛素样因子（insulin-like factor3，INSL3）及其受体松弛素家族受体2（relaxin family peptide receptor 2，RXLF2）与睾丸扭转相关[7-8]。

学习要点

病理生理学

睾丸扭转导致精索扭曲，进而导致继发于血流减少的缺血。这引发了一系列生化和细胞途径的级联反应，最终导致组织坏死。没有侧向的易感性。一项小型研究报告称，在48%的病例中，睾丸扭转为右侧，而左侧占52%。扭曲程度的报告范围为180°～1080°，补救性治疗组的中位数为360°，而睾丸切除术组为540°[9-10]。

查体：患者情况良好，生命体征平稳。在专科检查中，与左侧相比，右侧阴囊看起来肿胀，伴有右侧阴囊皮肤红斑。右侧睾丸也有触痛，位置高于左侧，无提睾反射。尿试纸检测结果呈阴性。

临床提示

诊断

睾丸扭转的诊断时间至关重要。主要分为急性阶段（24小时内）、亚急性阶段（1～10天）和慢性阶段（>10天）。理想情况下，应在4小时内做出诊断，然而，延迟就诊可能会推迟手术干预的时间。

睾丸扭转的诊断依据病史、症状和体征。患有睾丸扭转的青少年可表现为突然发作的单侧阴囊症状，包括疼痛、肿胀、红斑，以及恶心、呕吐和偶尔发热的体征。其他非特异性症状包括腹痛和排尿功能障碍[11-14]。

临床检查的典型结果可能包括以下4方面。

- Prehn征阳性（阴囊抬高不能改善疼痛症状）[14]。
- Brunzel征（高位睾丸，水平位置）[15]。
- Ger征（与“钟状”韧带畸形相关的阴囊皮肤回缩）[16]。
- 提睾反射消失。

专家评论

诊断和预测模型

仅凭临床检查诊断睾丸扭转可能具有挑战性。已经有预测模型辅助临床医师进行诊断。此类模型包括评分系统[17]或特定因素，如同侧提睾反射消失、恶心和呕吐及阴囊皮肤变化等预测因素。其他因素包括就诊时间[18-19]、超声图像的异质性和高位睾丸。

研究报告称，只有33%～55%的病例“出现高位睾丸”[20]。提睾反射缺失可能与其他疾病相关，其特异度仅为66%[21-22]。扭转的诊断可能具有误导性，包括其他数种鉴别诊断（表37–1）。

尿液分析

使用尿液试纸分析，排除感染性因素，通常可以提高诊断率[23]。

表 37–1　睾丸扭转常见差异的提示体征

睾丸扭转	阑尾扭转	附睾睾丸炎
恶心； 重度疼痛； 无外伤史； 下腹痛	蓝点与阑尾坏死相关； 睾丸上极孤立压痛； 早年外伤史	发热； 炎症继发压痛； 通常存在性活跃； 青春期和老年男性附睾压痛

放射科医师进行了紧急阴囊超声检查，结果显示右侧睾丸增大，有一个小的睾丸鞘膜积液，并且右侧睾丸血管分布较左侧明显减少。

学习要点

成像

单侧睾丸疼痛、肿胀、高位都是非特异性的，因此很难做出临床诊断。成像技术可作为辅助诊断手段，特别是在迟发性扭转（>24小时）的情况下。

彩色多普勒超声是最常用的成像方法，其特异度为97%～100%，灵敏度为63%～99%[14，23–25]。其他有用的指标包括识别与精索扭曲相关的“漩涡征”[26]。

增强超声造影是一种新的超声扫描方法，据报告，与标准彩色多普勒相比，对于较小的睾丸（如新生儿和早期睾丸扭转），其可改善血管的可视化。该方法的灵敏度为96%，特异度为100%[25，27]。有趣的是，SonoVue®（用于对比超声检查的药物）在欧洲未被批准用于儿童。英国的少数中心在使用该药。

放射性核素显像和动态对比增强减影MRI的灵敏度和特异度均与超声检查相当[28–31]。其优点包括灵敏度更高，并且能够区分睾丸扭转和其他急性阴囊病变。然而，此种方法价格昂贵，不能广泛使用，且专业技术水平有限，并且需要使用造影剂，继而也会导致诊断延迟，因此其在日常临床实践中的实用性较低，更多的是学术使用[32]。

阴囊显像需要使用静脉注射^{99m}Tc-高锝酸盐放射性核素染料，以识别冷点，突出微循环的缺失。在扭转延迟呈现的情况下，晚期高灌注可能产生假阳性信号，因此该试验在扭转早期更敏感。然而，同样的延迟诊断、成本和辐射暴露降低了此种方法的可用性[5，33]。

但是，超声检查不能准确识别扭转的早期阶段[34]。相关体征包括阴囊壁肿胀、睾丸或附睾位置异常、睾丸增大，以及反应性鞘膜积液[15，35]。

证据支持

彩色多普勒与高分辨率超声检查

在2007年的一项多中心研究中，比较了彩色多普勒与高分辨率超声在手术确认扭转病例中的表现。结果显示，彩色多普勒在识别血流减少方面较差，仅有76%的病例能够被识别出扭转的精索，而高分辨率超声检查则有96%的准确率。

证据支持

成像指南

英国NICE指南不建议在临床上怀疑睾丸扭转的情况下使用任何影像学检查，因为可能会延迟治疗，并增加睾丸梗死和睾丸切除的风险[36]。然而，EAU指南（儿科）建议使用多普勒超声检查，因为其敏感度高，范围为63%~100%，旨在最大限度地减少需要外科探查的病例数量。它明确指出，其不应延误手术治疗[37]（表37-2）[38]。

表 37-2　不同指导原则的总结

EAU[37]	多普勒超声是评价急性阴囊扭转的有效成像工具，与放射性核素显影和动态对比增强减影MRI相当。使用多普勒超声不应延迟干预措施的进行
NICE[36]	在有提示扭转病史和体格检查的患者中，不应进行影像学检查，因为其可能导致延迟治疗，从而延长缺血时间。与漏诊相比，阴性的手术探查更可取，因为所有影像学检查均有假阴性率
AUA[38]	如果诊断有疑问，阴囊超声检查是一种方便可行的检查方法，该检查是病史和体格检查在诊断扭转中最有用的辅助手段

注：EAU：欧洲泌尿外科学会；NICE：国家卫生与保健优化研究；AUA：美国泌尿外科学会。

资料来源：Thakkar HS, Yardley I, Kufeji D. Management of paediatric testicular torsion—are we adhering to Royal College of Surgeons (RCS) recommendations. Ann R Coll Surg Engl. 2018; Dogan HS, Stein R, 't Hoen LA, Bogaert G, Nijman RJM, Tekgul S, et al. Do EAU/ESPU guidelines recommendations fit to patients? Results of a survey on awareness of spina bifida patients. Eur Urol Suppl. 2019; Kurtz MP. Evaluation of the pediatric patient with a nontraumatic acute scrotum. AUA Update Ser. 2015.

由于超声检查延迟治疗，决定直接将患者带到手术室进行紧急阴囊探查。已向患者告知包括感染、出血、不孕，以及右侧睾丸切除和对侧固定的可能性，并征得其同意。在全身麻醉下，行阴囊正中切口，并取出右侧睾丸。打开睾丸后，发现睾丸呈深蓝色（图37-1），精索解开。用温暖的纱布包裹睾丸10分钟，但睾丸颜色无改善，行睾丸切除术。用不可吸收缝线行对侧睾丸3点固定。随访后，患者于次日早晨出院。

临床提示

管理

睾丸扭转是外科急症，须及时进行手术探查和扭转。如果睾丸无法挽救，可切除睾丸，如果睾丸仍然存在生育能力，可对其进行固定。

学习要点

睾丸固定

将睾丸固定在阴囊内壁，可防止再扭转。如果诊断为睾丸扭转，必须进行对侧固定，因为“钟状”韧带畸形通常存在于两侧。文献描述了几种睾丸固定技术[12-14, 39-40]。

一种常用的方法是将不可吸收缝线从白膜缝合到中隔或阴囊壁上[41-42]。另一种方法是对鞘膜上开窗，以产生强效鞘膜和阴囊内壁之间的牢固粘连[43]。为了降低固定后复发的风险，描述了在4个点与3个点进行轴位固定的方法[42]。

对白膜缝合的主要缺点是破坏了血-睾屏障，其可能导致精子受损[44]。动物研究也表明在睾丸固定术后可能出现更高水平的抗精子抗体[45-46]。因此，儿科外科医生通常使用皮下皮膜（dartos pouch），以避免缝合睾丸鞘膜（tunica albuginea，TA）。睾丸被固定在鞘膜外的位置[47-48]。

其他不破坏血-睾屏障的技术包括Jaboulay修复术和依靠睾丸外膜之间的粘连[49]，以及将鞘膜固定在dartos筋膜上[45]。

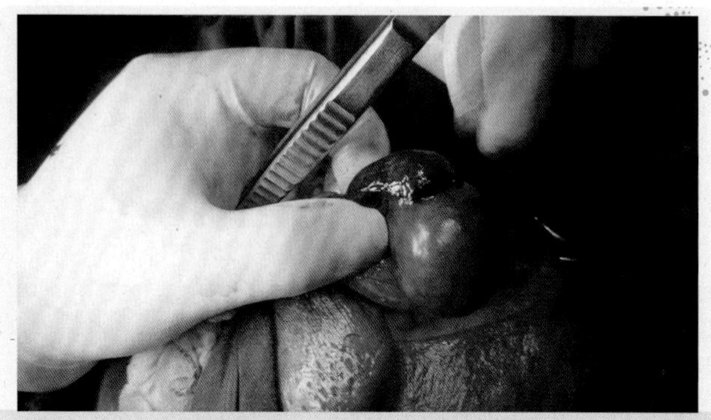

图 37-1　ASUH（埃及，开罗，2017）睾丸扭转探查期间的深蓝色睾丸

专家评论

对侧睾丸固定

灾难性的双侧睾丸缺失促使人们提倡固定对侧健康睾丸，特别是在“钟状”韧带畸形的男性中[50-51]。一些泌尿外科医师采用了与其他病理原因相似的做法，可能会增加双侧并发症的风险[52]。由于缺乏长期结果数据，美国泌尿外科协会的现行指南建议对该领域进行进一步研究[53]。在缺乏循证指南的情况下，对于对侧睾丸固定的决定应基于经验和非对照的回顾性研究。因此，在术前必须向患者及其父母充分咨询每种选择的优点和缺点，以及可能的影响[54]。

学习要点

睾丸固定的时间

解开睾丸扭转时间是影响睾丸保存和存活的重要独立因素。文献表明，在前6小时内固定扭转的睾丸具有最高的挽救率。该比率随着探查和睾丸扭转的时间延迟而降低（图37-2）[55]。另一个重要因素包括院前延迟。快速有效的医院管理可改善前者，而教育可改善后者[56]。

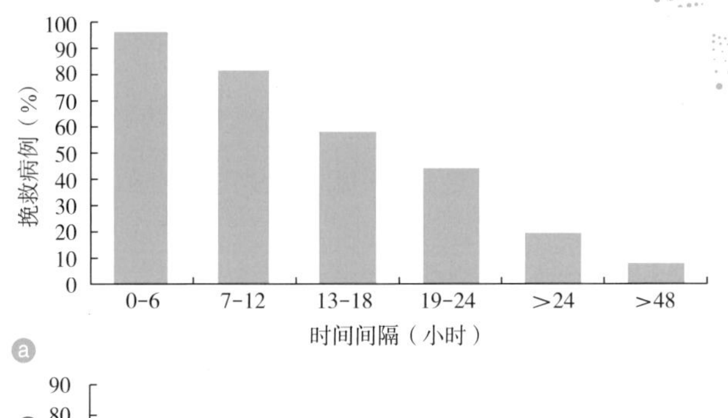

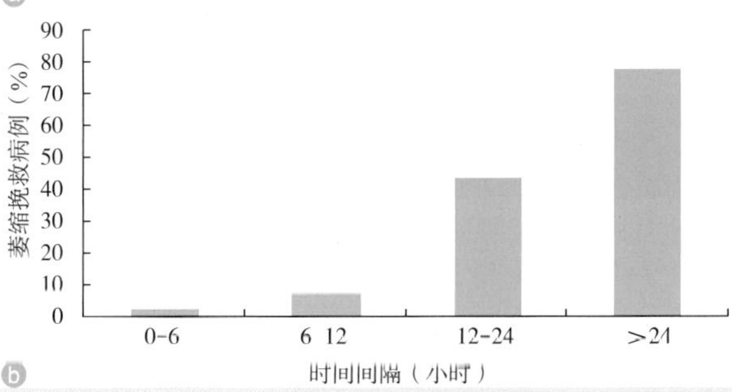

睾丸扭转后即刻（早期）手术挽救率（图a）和不同时间间隔睾丸扭转后手术挽救睾丸的后续萎缩率（图b）。

图 37-2

资料来源：Visser and Heynes（2003）[55].

证据支持

睾丸固定

有案例支持尽管孤立性睾丸在临床上表现出缺血，仍提倡对睾丸进行固定[57]。通常，在术后的超声检查中可以检测到正常的睾丸血流，睾酮水平恢复正常，50小时后冻存的精液也可以恢复正常。因此，尽管睾丸出现完全缺血，但仍有挽救的机会。

一项小型研究（$n = 3$）描述了一种通过在睾丸白膜上开一个小窗口来减少局部骨筋膜室综合征引起的缺血的技术[58]。研究小组报告，室间压力显著降低，颜色改善。其中1例进一步采用鞘膜皮瓣进行覆盖，发现睾丸切除术的风险低于单纯筋膜切开术的风险（35.9% *vs*. 15%）[59]。

临床提示

睾丸切除术

睾丸切除术是最终的手术选择，诊断延误将可能导致探查时发现睾丸坏死且无法挽救。在高达42%的手术探查病例中可进行睾丸切除术[60-61]。在所有情况下，应进行复位术，并且只有在所有再灌注睾丸尝试均失败且睾丸无法挽救时，外科医师才应进行睾丸切除术[57, 62]。在术前仔细讨论所有可能的发现、程序和手术并发症，并获得患者的同意极其重要。

专家评论

睾丸假体

睾丸切除术后，泌尿外科医师必须考虑手术的晚期效果，以及患者的身体形象。植入睾丸假体可能有助于恢复患者的自尊。睾丸扭转行睾丸切除术后约1/4的患者会进行睾丸假体植入，术后68%～91%的男性对假体和身体形象表示满意[63]。既往的教学建议在睾丸扭转后延迟假体植入，以避免感染风险，然而，乳房外科医师在乳房切除术后经常插入硅胶乳房的经验改变了目前假体植入时间的概念[64]。最近的一项研究表明，在睾丸扭转后同时进行睾丸切除术和植入假体不会增加并发症的发生率[65]。此外，支持延迟植入概念的证据水平较低[66]。

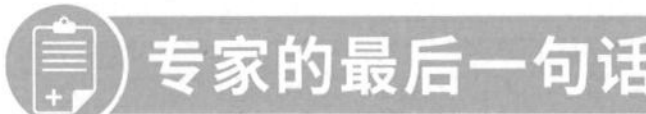

专家的最后一句话

尽管睾丸扭转是最常见的泌尿外科急症之一，但如本节所强调的，在管理上仍有几个有争议的领域。越来越多的证据表明，睾丸扭转与遗传疾病之间存在关联，并且家族中的发病率增加[62，67]。环境因素尚不清楚。没有单一的症状可以完全确定该疾病的诊断[20]，也没有一种有效的成像技术可以拥有高度灵敏度和特异度以区分睾丸扭转的诊断[24，32-33，68-69]。

手术技术、非侵入性手动扭转和手术固定的差异仍然依赖于手术经验和外科医师的偏好[12，70]。最大限度地降低长期风险至关重要，然而，关于优越的缝合技术、3点或4点固定，以及白膜保护方法仍未达成共识[14，46]。一些医学疗法已被用于动物模型，但很少能可靠地转化用于人类[71-81]。为了使临床医师能够简化对此种常见疾病的治疗，并确保临床实践的一致性，需要设计良好的多中心研究。随着诉讼[62]的增加和患者获取信息的机会增多，需要医师参与和合作进行研究，以改善基于循证的睾丸扭转的治疗实践。

参考文献

扫码查看

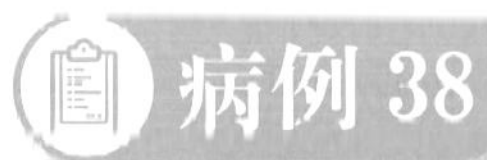

阴茎异常勃起

Thomas Ellul和Nicholas Bullock

评论专家Ayman Younis

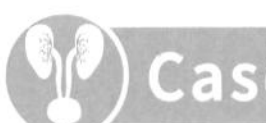

Case

患者，男，37岁，因长期疼痛性勃起前往急诊科就诊。当天早些时候曾服用可卡因，随后出现勃起，并在射精后持续勃起了8小时。此次是其首次因泌尿系统主诉就诊。尽管在急诊科接受了镇痛治疗，但患者仍有明显不适。泌尿外科值班医师在检查后诊断为急性阴茎异常勃起。

学习要点

阴茎异常勃起的定义、分类和流行病学

阴茎异常勃起定义为在没有性刺激或射精后持续超过4小时的阴茎完全或部分勃起[1-3]。阴茎异常勃起的发生率因研究人群而异。此种区别与患有镰状细胞病（阴茎异常勃起发生的主要危险因素）的人群最为相关。阴茎异常勃起的总体发生率估计为1.5/100 000，可发生于任何年龄组。通常发病率呈双峰，儿童的发病高峰期为5～10岁，成年人的发病高峰期为20～50岁[4]。阴茎异常勃起分为3种主要亚型，即缺血性、非缺血性和间歇性阴茎异常勃起。此类事件的病因总结如表38–1所示。

缺血性或低流量阴茎异常勃起

一种持续性勃起，表现为阴茎海绵体僵硬，很少或没有海绵体动脉血流灌注[1]。患者通常主诉阴茎疼痛，检查显示阴茎海绵体僵硬性勃起伴龟头相对松弛。缺血性亚型占阴茎异常勃起表现的95%，其特征即为阴茎海绵体僵硬，动脉血流很少。

因此，其是阴茎筋膜室综合征。由于阻塞，导致阴茎海绵体内静脉淤滞，进而造成海绵体内酸中毒、缺氧、高碳酸血症和葡萄糖减少症[5]。

非缺血性或高流量阴茎异常勃起

一种由海绵体动脉流入不受调节引起的持续性勃起[1]。患者通常报告非疼痛性部分勃起。非缺血性阴茎异常勃起最常见于会阴创伤后，即阴茎海绵体动脉和肝窦组织之间出现瘘管。此种不受调节的动脉流入导致不完全充血，因为平滑肌松弛产生的静脉闭塞机制未被激活。因此，海绵体组织氧合保持良好，从而不存在发生缺血的高风险。

间歇性阴茎异常勃起

指患者频繁、反复发作阴茎异常勃起的情况，通常表现为与缺血性阴茎异常勃起相似的方式，但倾向于自限性。肿胀持续往往低于3小时，最常见于镰状细胞病患者。尽管间歇性阴茎异常勃起的大多数表现具有自限性，但仍有少部分患者可能发生持续性、缺血性阴茎异常勃起，与任何缺血性阴茎异常勃起表现一样，需要紧急干预和治疗。

学习要点

镰状细胞病中的缺血性阴茎异常勃起

镰状细胞病患者是阴茎异常勃起患者中的一个

表 38–1　缺血性和非缺血性阴茎异常勃起的发病因素总结

缺血性阴茎异常勃起	非缺血性阴茎异常勃起
特发性；	会阴钝伤或阴茎外伤；
血液学疾病（镰状细胞病、地中海贫血、白血病、多发性骨髓瘤）；	阴茎转移性恶性肿瘤；
感染（狂犬病、疟疾、蝎蜇伤）；	急性脊髓损伤；
代谢紊乱（淀粉样变性、痛风、同型半胱氨酸尿症）；	海绵体内注射或抽吸后
神经源性疾病（梅毒、脊髓损伤、脑血管意外）；	
肿瘤（盆腔/会阴浸润或转移）；	
应用药物（勃起功能障碍药物、抗精神病药、娱乐性药物）	

资料来源：Johnson et al[6].

重要亚组，其基础疾病通常需要考虑额外的治疗。虽然对镰状细胞病遗传学和病理生理学的全面概述超出了本病例的范围，但简言之，这包括一组由编码β-珠蛋白的*HBB*基因突变引起的常染色体隐性遗传性疾病。β-珠蛋白与α-珠蛋白共同组成HbA，HbA是成人最常见的血红蛋白形式。含有两个突变β-珠蛋白亚基的HbA，称为HbS，在脱氧条件下能够聚合，形成纤维性沉淀物，扭曲红细胞的形状（称为镰状），进而降低其弹性，使其易发生溶血[7]。

镰状细胞病患者的标志性并发症之一是血管闭塞危象，其中多种机制之间复杂的相互作用导致镰状红细胞阻塞血管，从而导致缺血、疼痛、溶血性贫血和器官损伤[8]。血管闭塞危象的临床表现、严重程度和持续时间存在显著差异，具体取决于涉及的器官系统。阴茎海绵体静脉回流受阻可导致缺血性阴茎异常勃起，占镰状细胞病患者中阴茎异常勃起表现的95%以上[9]。然而，当代研究表明，血流的机械性阻塞只是镰状细胞病的一个组成部分。镰状细胞病中阴茎异常勃起的病理生理学研究表明，勃起调节通路的缺陷，如异常的一氧化氮信号转导，也发挥了重要作用[10]。

镰状细胞病患者中阴茎异常勃起的患病率约为35%，通常在青春期开始发作[11]。尽管大多数表现为缺血事件，但仍有少部分患者出现了间歇性阴茎异常勃起，并伴有复发性短暂性和自限性发作。通常存在其他部位的疼痛，但勃起多不发生另一种血管闭塞性疾病的情况。虽然诱因包括镰状细胞病其他并发症的常见因素，如感染和脱水，但也可能在醒来或性交后发作[11]。

临床提示

镰状细胞病中的缺血性阴茎异常勃起

与标准临床评估一样，重要的是确定血管闭塞危象的任何诱发因素或其他并发症。许多阴茎异常勃起的发作是短暂的，通过补液、运动和自慰伴射精等保守措施可缓解。如果勃起持续超过4小时，患者应前往急诊科，并按照图38-1中的方式进行处理。此外，应通过静脉输液纠正脱水，如果缺氧，则应吸氧，并治疗任何潜在的诱发疾病。疼痛应得到充分控制，并尽早请血液学专家参与，理想情况下，在具有镰状细胞病专业知识的专科单位共同治疗患者。

超过20%的镰状细胞病患者将继发勃起功能障碍，因此早期教育和及时治疗至关重要[11]。应采用保守方法，如避免已知的诱因。支持使用药物预防的证据有限，一些小型研究描述了使用羟基脲、伪麻黄碱、西地那非和亮丙瑞林等药物取得改善的结局[12]。

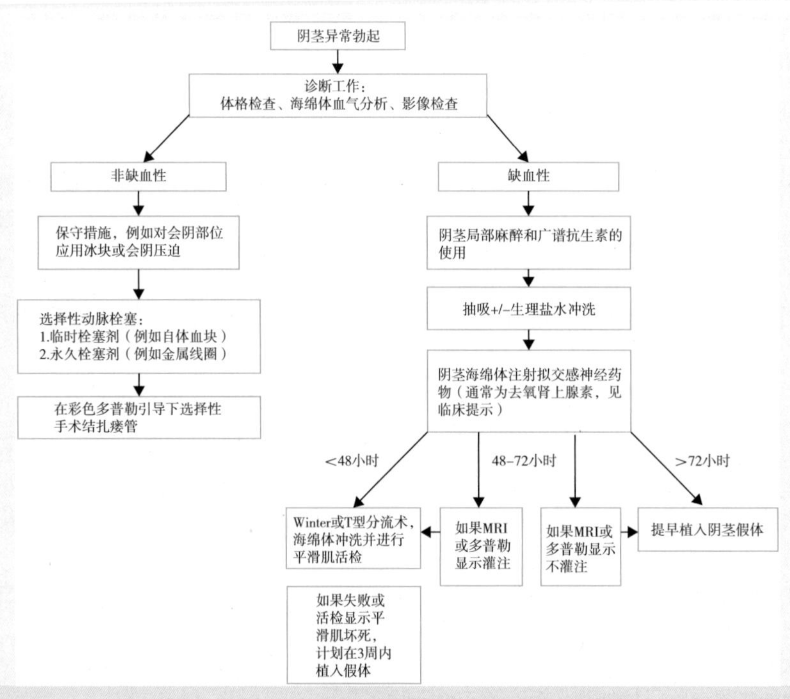

图 38-1　缺血性和非缺血性阴茎异常勃起的治疗

资料来源：the BAUS Section of Andrology and Genitourethral Surgery（2018）[14]，Salonia et al.（2014）[15]，and Zacharakis et al.（2014）[17].

使用10 mL 1%的利多卡因进行阴茎局部环周阻滞麻醉，从而改善了疼痛，并允许使用19号“蝴蝶”针进行右侧阴茎海绵体外侧穿刺。首次抽出的血液送血气分析。结果显示缺氧、酸中毒和高碳酸血症（pH：6.8；PO_2：0.7 kPa；PCO_2：7.5 kPa；乳酸盐：7.1 mmol/L），与缺血性阴茎异常勃起一致。尝试反复抽吸并用生理盐水溶液冲洗。然而，由于显著的缺血变化，几乎不能抽取到血液，因此该方案未能成功实现消肿。

专家评论

镰状细胞病

在镰状细胞病患者中，阴茎异常勃起可能是镰状细胞危象的一部分，因此系统性治疗应包括支持性措施，如液体复苏、给氧和潜在的血液置换，这些措施应与治疗特发性阴茎异常勃起的方法同时进行。

学习要点

调查

所有出现任何类型阴茎异常勃起的患者必须接受全血细胞计数分析，在选定的病例中，应进行血涂片检查，以确保发现存在潜在基础病因的血液学疾病。为了阐明阴茎异常勃起性质的初步试验，必须使用标准血气分析仪进行血气分析，以估计PO_2、pH和葡萄糖水平。缺氧、酸中毒和低血糖证实了缺血性阴茎异常勃起的诊断。与临床病史相关的氧合表明其是一种非缺血性阴茎异常勃起，然而，应通过阴茎多普勒研究证实。

临床提示

抽吸和血气分析

在抽吸血液之前，应进行阴茎阻滞。笔者在实践中最常用的药物是1%的利多卡因（不能含有肾上腺素），可作为环状阻滞或阴茎背神经阻滞给药。随后，必须将19号针头或“蝴蝶”针插入阴茎海绵体，通过阴茎外侧干（朝向阴茎根部）或通过龟头插入阴茎海绵体尖端，然后从阴茎体抽吸血液。应将首次抽出的血液送去进行血气分析。建议使用10 mL注射器进行抽吸，因为较大体积的注射器可能产生过高的压力，从而阻止顺利抽吸。如果抽吸的血液非常黏稠且呈暗红色，则表明海绵体组织仍存在低氧，理想情况下，应继续抽吸，直至出现鲜红色动脉血。如果反复抽吸，或未能实现勃起，应放弃抽吸，并尝试拟交感神经药物注入。

专家评论

去氧肾上腺素滴注期间的监测

并不是在所有配备心脏监测设备的床上都可以进行去氧肾上腺素滴注。如果是此种情况，建议使用自动观察机，通过脉搏血氧仪定期监测血压和心率。如果可能，使用可持续监测心脏除颤器贴片（设置为监测模式），以确保不会引起心律失常。

对患者进行心脏监测，并间隔5分钟以200 μg等份进行去氧肾上腺素体内滴注。注射400 μg去氧肾上腺素后达到消肿。患者不需要进一步干预再肿胀，并在服用一段时间的阿莫西林克拉维酸盐后出院。

临床提示

准备和给予去氧肾上腺素

给予拟交感神经药物是治疗缺血性阴茎异常勃起的基本步骤。去氧肾上腺素是常用的首选药物，因为其对α_1-肾上腺素能受体具有高选择性，且几乎不产生β-肾上腺素能受体介导的肾上腺素能或变时性作用[13]。考虑到可能发生危及生命的不良反应，在适当监测患者的情况下正确准备和给药至关重要。下文提供了改编自英国泌尿外科医生协会（British Association of Urological Surgeons，BAUS）阴茎异常勃起管理共识文件[14]和EAU指南[15]的实用指南。

- 去氧肾上腺素安瓿通常为10 mg/mL。使用50 mL注射器，用49 mL生理盐水稀释，得到最终浓度为200 μg/mL的溶液。
- 在初次注射前确定基线心率和血压，并至少每15分钟重复测量1次。对既往存在心血管疾病的患者应特别警惕。
- 在朝向阴茎根部的3点钟或9点钟位置，将1 mL（200 μg）等份直接注射入阴茎海绵体，从而避开尿道和背侧神经血管束的走行。
- 每3～5分钟进一步注射1次，直至最大剂量为1000 μg，持续时间不超过1小时。
- 如果采用上述措施，阴茎异常勃起仍持续存在，那么按照图38-1中概述的管理路径进行下一步处理。

不幸的是，患者继续使用可卡因，2周后再次就诊。同样，血气分析显示缺血性阴茎异常勃起，需要使用去氧肾上腺素来达到消肿效果。在随后的门诊评估中，患者主诉尽管使用了非处方药西地那非，但仍发生了勃起功能障碍，其进行了常规的磷酸二酯酶-5抑制剂试验，但没有成功。

进行MRI扫描，显示双侧海绵体纤维化，如图38-2所示。患者随后接受了可充气阴茎假体植入术。

学习要点

影像学

在不明确或难治性病例中，阴茎多普勒研究可能注意到阴茎干近端收缩速度异常增加。如果已经尝试了抽吸或分流手术，或者当远端阴茎海绵体开始发生纤维化时，这一点尤为重要。

如果没有明确的潜在原因，必须进行使用CT或MRI的腹部和盆腔成像，以确保不会忽视潜在的盆腔或腹部恶性肿瘤（表38-1）。

如图38-2所示，阴茎MRI可以提供关于难治性病例中海绵体组织活力的有用信息，并有助于决定是否继续行阴茎假体植入手术。

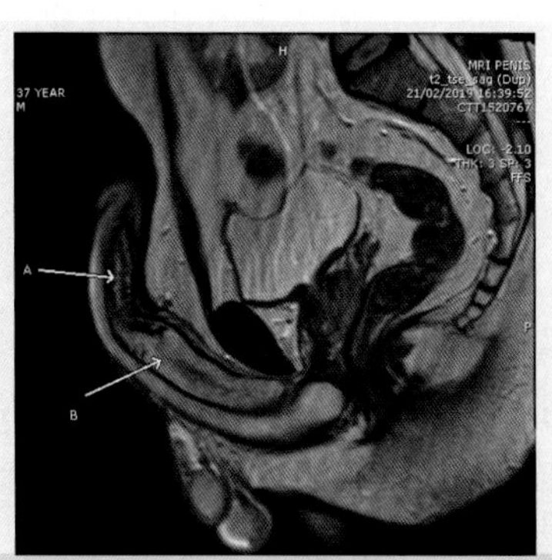

图 38-2　MRI 扫描显示海绵体纤维化（箭头 A）和健康海绵体组织（箭头 B）

学习要点

缺血性阴茎异常勃起的治疗

缺血性阴茎异常勃起构成了筋膜间室综合征，因此需要立即进行紧急干预。治疗的目的是缓解疼痛并消肿，同时改善海绵体内的缺氧、酸中毒和低血糖状态，从而防止进展为平滑肌坏死，以及随后发生的纤维化和勃起功能障碍。在确诊后，应按照图38-1中的步骤进行治疗。鉴于预后与阴茎异常勃起的持续时间直接相关，现代指南建议将患者分为3组：<48小时组、48～72小时组和>72小时组[14]。在48小时后就诊的患者中，抽吸或拟交感神经药物灌注不太可能有效。因此，在此类患者中，通常需要分流手术。最常见和最直接的方法是“T型分流”，包括使用10号手术刀通过龟头刺入海绵体头部，然后将刀片向外侧旋转90°。该手术在海绵体血流和尿道海绵体之间形成瘘管，从而允许静脉引流和消肿。对于此种方法无效或在72小时后就诊的患者，阴茎海绵体内可能很少或没有存活的平滑肌，因此长期勃起功能障碍几乎不可避免[16]。因此，一些研究者主张在该组患者中尽早植入阴茎假体，因为这不仅治疗了不可避免的勃起功能障碍，并可防止缩短，而且由于还未海绵体纤维化，比延迟手术更容易进行，并发症也较少[15, 17-19]。

专家评论

阴茎假体

在持续性阴茎异常勃起（>48小时）和海绵体内血管活性药物难治和（或）分流失败的患者中，应考虑立即植入可延展的阴茎假体。阴茎假体主要是为了避免由于长期缺血导致海绵体纤维化而引起的阴茎缩短。

学习要点

非缺血性阴茎异常勃起的治疗

在非缺血性阴茎异常勃起中，阴茎海绵体内的血液氧合良好，进展为纤维化的平滑肌坏死风险较低。因此，认为此种形式的阴茎异常勃起不是泌尿外科急症，所以，在进行确定性治疗前有时间进行适当的评估和患者咨询。

如图38-1所示，与缺血性阴茎异常勃起一样，治疗通常采用逐步方法。尽管60%～70%的病例保守治疗成功，但有报道称30%的病例出现勃起功能障碍，因此对于未能有效应对的患者，通常选择转诊至专科男科单位进行选择性动脉栓塞治疗[20]。已经描述了许多不同的栓塞材料，通常分为暂时性栓塞（如自体血凝块）[21-22]和永久性栓塞（如金属弹簧圈或丙烯酸酯胶水)[22-23]。尽管尚未进行随机试验，但小型研究报告的成功率高达89%，约80%的病例恢复功能[15, 24]。手术治疗涉及瘘管的选择性结扎，但存在许多风险，因此仅适用于不适合栓塞或栓塞失败的患者。

学习要点

间歇性阴茎异常勃起的管理

间歇性阴茎异常勃起是一种罕见的阴茎异常勃起亚型，因此关于治疗该亚型的已发表文献很少。急性发作需要紧急处理，而长期治疗的目标是预防未来发作。在特发性间歇性阴茎异常勃起患者中，主要方法是使用促性腺激素释放激素激动剂/拮抗剂或抗雄激素药物(如比卡鲁胺)减少循环中的雄激素，但此类药物应保留用于已性成熟的患者[25-26]。还描述了一系列其他药物，包括5α-还原酶抑制剂、α-肾上腺素能激动剂、磷酸二酯酶-5抑制剂和海绵体内注射拟交感神经药物[2, 15, 27]。镰状细胞病患者间歇性阴茎异常勃起的治疗需要额外考虑。

专家评论

复发性缺血性阴茎异常勃起

在间歇性阴茎异常勃起中，每次急性发作都应作为缺血类型处理。反复出现缺血性阴茎异常勃起并进行多次海绵体抽吸，可能导致阴茎异常勃起的类型从缺血性转变为非缺血性。

证据支持

阴茎异常勃起的治疗

阴茎异常勃起是一种罕见疾病，在美国每年每10万名男性中约有5.34例发病[28]。结合缺血性阴茎异常勃起是一种泌尿外科急症，需要紧急消肿，使得设计和执行高质量随机研究具有挑战性。因此，关于阴茎异常勃起治疗的证据通常质量较低，现行指南主要基于小型回顾性研究和专家共识[2, 14-15]。

专家的最后一句话

阴茎异常勃起(在生殖器急症中)是一种相对罕见的病症，临床医师往往对其不熟悉。各年龄段均可发生，须及时评估和处理。由于此种情况的罕见性，尚无统一的指南，因此针对阴茎异常勃起的治疗建议，最多是临床研究和4级证据的结果。最近，BAUS的男性学和泌尿生殖外科分会发布了关于勃起不退的治疗建议和共识声明[14]。

阴茎异常勃起的处理主要是在短期内解决由此产生的疼痛，远期恢复勃起功能。阴茎异常勃起的临床评估始于仔细询问病史，探讨其发病时间、诱因，并需要对此特别关注，特别注意可能的全身性原因，如应用违禁药物、盆腔恶性肿瘤、血液学疾病和生殖器创伤。临床评估应包括腹部、直肠和阴茎检查。

阴茎异常勃起的治疗取决于其发病的时间和类型，在简单病例中，一些简单的措施，如体育锻炼或冷水淋浴，可能就已足够。本文主体部分详细阐述了每种类型的治疗流程。了解阴茎异常勃起的基本治疗，并尽早与专科中心进行讨论，对于最大限度地降低治疗延迟可能导致的不可逆后果(如海绵体纤维化)的风险至关重要。

参考文献

扫码查看

病例 39

肾创伤

Hack Jae Lee

评论专家Christopher Anderson 和 Davendra M. Sharma

Case

一名既往身体状况良好的16岁男性在街上被发现左侧腹部被刺两刀。患者被空运到医院进行创伤急救，其主诉腹部疼痛。在送往医院的途中，接受了1 g氨甲环酸治疗和液体复苏。按照高级创伤生命支持®（ATLS®）方案对其进行检查，发现其左侧腹部有两处刺伤，伴大肠脱出。观察结果显示：PO_2为100%（15 L）、呼吸率为20次/分钟、血压为110/85 mmHg，以及心率为110次/分钟。血液检查显示血红蛋白水平为90 g/dL，白细胞计数为3.8×10^9/L，血小板计数为109×10^9/L，肌酐水平为130 μmol/L，国际标准化比值为1.5。其胸部X线检查正常，未发现任何腹腔积气。

患者病情稳定，可以接受创伤CT（图39–1）。报告显示如下。

1.左肾裂伤延伸至肾盂。存在活动性造影剂外渗及大量腹膜后和腹膜内血肿。不能排除基础血管损伤，高度疑似集合系统损伤。

2.降结肠通过腹壁缺损外翻。脾曲处有一段异常增厚的肠袢，血供不足引起的可能性较大，其余肠道正常。

3.无胸部损伤。

学习要点

美国创伤外科协会肾损伤量表

使用美国创伤外科协会（American Association for the Surgery of Trauma，AAST）肾损伤量表，可根据损伤的严重程度对肾损伤进行细分[1]。

- 1级：包膜下、非扩展性血肿，无实质性裂伤。
- 2级：浅表裂伤，实质深度≤1 cm，无尿外渗。肾周血肿未扩大。
- 3级：实质裂伤深度>1 cm，未累及集合系统。血管损伤或活动性出血局限在肾周筋膜内。
- 4级：累及集合系统的裂伤伴尿外渗。肾盂撕裂和（或）肾盂输尿管完全断裂。主肾动脉或静脉损伤伴包裹性出血。
- 5级：肾脏破碎，无法识别肾实质解剖结构。肾门撕脱导致肾血管离断。

专家评论

AAST肾损伤量表

AAST肾损伤量表是按严重程度对肾损伤进行分类的有用工具，其在全球范围内使用，有助于预测临床结局，且与干预需求和病死率相关。其最新修订版于2018年发布[1]。

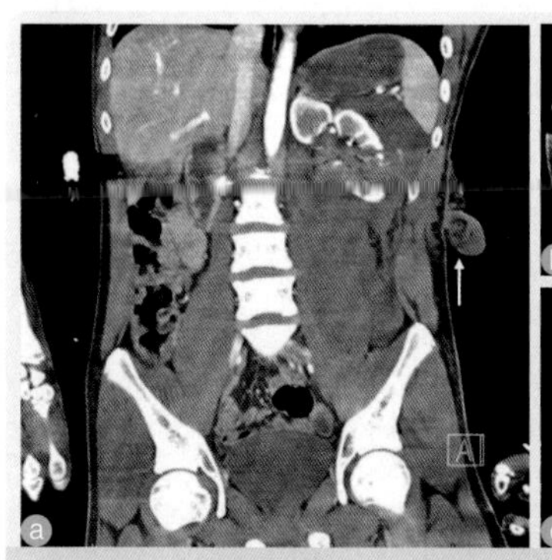

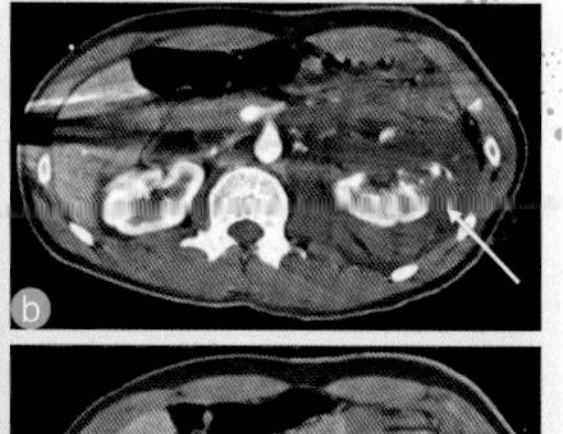

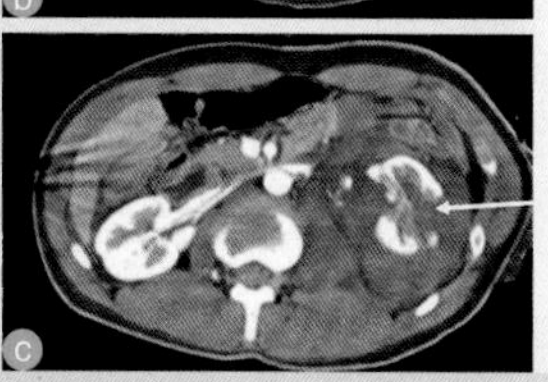

a. 通过腹壁缺损可见降结肠袢挤压（箭头）；b. 大量腹膜后血肿（箭头）；c. 左肾完全裂伤延伸至肾盂（箭头）。

图 39–1　左腹穿透性创伤后腹部和骨盆 CT 增强扫描

患者的护理涉及各种专家，包括普外科医师、泌尿外科医师、血管外科医师和介入放射科医师。最初的想法是将患者带到手术室以控制损伤、腹腔伤口填塞，并在几天后重新检查。如果患者病情不稳定，介入放射科计划栓塞肾脏。然而，在多学科团队讨论后，考虑到患者存在肠损伤的高风险，决定将其送往手术室进行剖腹探查术。

学习要点

重大创伤的治疗

穿透性创伤越来越常见，仅伦敦（英国）每年就有约1600例重大创伤病例[2]。当处理疑似肾损伤患者时，采集病史和临床检查很重要。患者通常还会有其他重要的伤情，因此必要时需要干预。然而，要获得确诊，可以在血流动力学不稳定的患者中进行腹腔探查手术，或是在临床稳定的患者中进行诊断性影像检查。剖腹探查和损伤控制一直是处理腹部穿透性创伤的传统教学方法。因对肠道撕裂的担忧及患者的血流动力学不稳定程度增加，需要进行剖腹手术。

在选择性病例中，通过改善影像学成像更好地了解潜在器官损伤已将腹部损伤的治疗转向非手术治疗[4]。Demetriades等人的研究表明，在152例腹部实质器官穿透性创伤的患者中，有45例是刺伤。在45例单一器官损伤的患者中（其中肝脏占73%，肾脏占30.3%，脾脏占30.3%），41例没有行开腹手术，并且住院时间明显短于接受手术治疗的患者[5]。然而，该研究未纳入肠损伤，因为此类损伤几乎都应经剖腹探查。

专家评论

多发伤患者的多学科方法

肾外伤患者常合并其他脏器的损伤。重要的是与其他专科医师讨论此类患者的病情，并在管理中采用多学科方法，以在此种情况下为患者提供最佳治疗。请注意在多学科团队讨论后，该患者的治疗如何变化。

在手术台上，发现结肠脾曲和左肾下极有贯穿伤，腹膜后也有一个非常大的血肿。患者的肠损伤部分被切除并吻合。由于肾门和肾上极外观完整，进行了肾部分切除术。肾切除是通过夹闭肾动脉和静脉进行的，通过撕裂线切除下极。使用2/0 Vicryl®修复集合系统，之后使用V-Loc™和滑动Hem-o-Lok®夹行双层肾修补术。热缺血时间为13分钟。48小时后，患者再次接受剖腹手术。在再次腹部开放手术中，对患者进行了冲洗和结肠-结肠吻合术。

专家评论

滑动夹肾修补术

在进行肾部分切除术时，进行肾修补术一直是外科医师具有挑战性的手术部分。使用滑动夹修补肾脏（通过使用滑动到位的Weck®Hem-o-Lok®夹进行）已被证明可显著缩短总手术时间和与传统打结缝线相比的热缺血时间[6]。

学习要点

肾损伤的处理

肾损伤可引起肾实质、肾门和（或）集合系统的损伤。占所有创伤病例的1%～5%。绝大多数为钝性肾损伤，但在城市地区，穿透性肾损伤占20%[7]。随着时间的推移，此类损伤的治疗方法不断发展，在可能的情况下，非手术治疗变得越来越普遍，因为使用CT成像改善了患者的选择，并推进了动脉栓塞技术的进步。治疗目的是尽可能多地保留肾实质，栓塞后的反复出血可以通过重复栓塞来有效控制[8]。钝性肾创伤的期待疗法正在迅速成为全球的治疗标准。穿透性肾损伤的非手术治疗也逐渐被接受。然而，对于大量失血、严重肾实质损伤、肾血管损伤和伴有腹内损伤的患者，应考虑进行剖腹探查手术[9]。

肾损伤的处理总结如图39-2所示。

学习要点

保守与损伤性肾切除术

在21世纪初，临床医师意识到大多数腹腔探查手术导致了医源性肾切除，因此引入了非手术治疗的做法[10]。选择性肾动脉栓塞术作为一种替代腹腔手术的方法在那些不需要手术的患者中越来越受欢迎。许多研究报告了在穿透性和钝性4级肾损伤中实现止血的良好成功率（在一项研究中为94%）。在肾血管损伤患者中，栓塞术在挽救肾脏方面也非常成功[11-12]。

穿透性肾损伤后的保守治疗存在争议，并且不太常见，因为这组患者很可能伴随肠损伤，并需要立即进行剖腹探查手术。然而，一项针对仅由枪伤

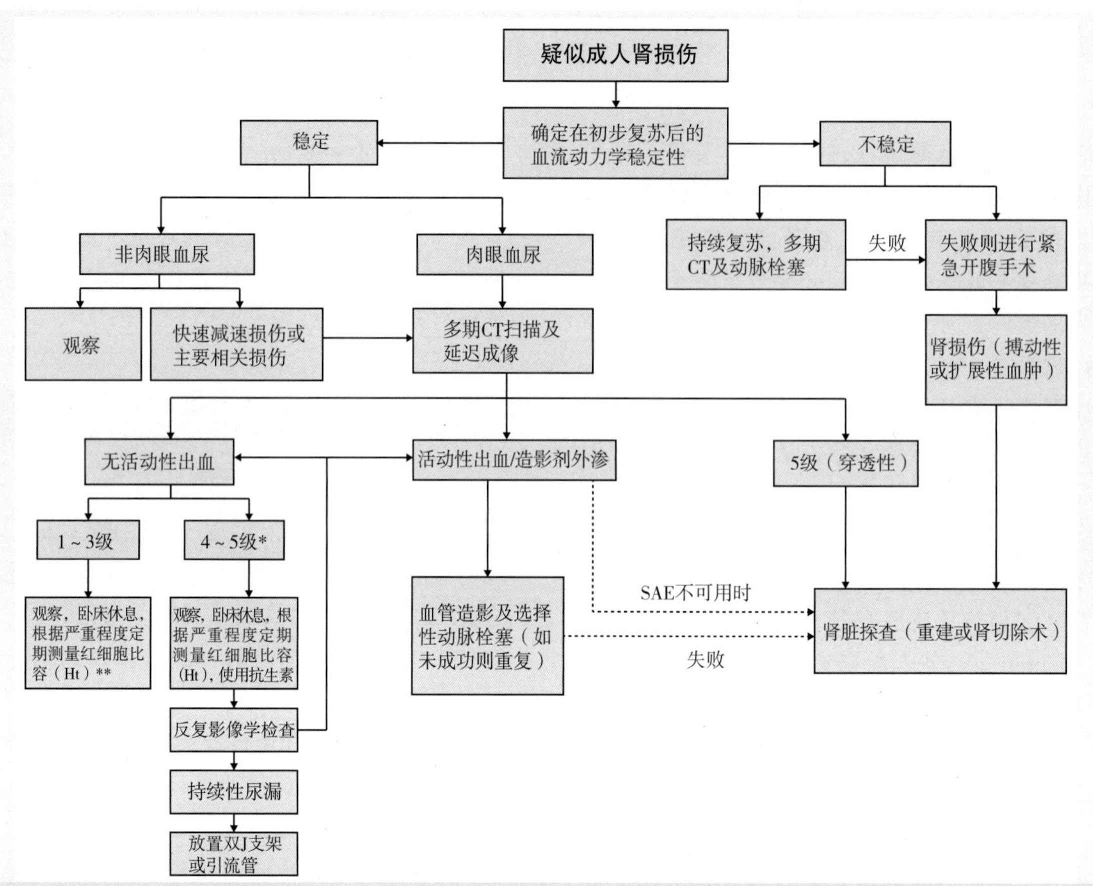

Ht：红细胞压积；SAE：选择性血管栓塞。* 不包括 5 级穿透伤；** 所有穿透伤均应给予抗生素治疗；--- 如果血流动力学不稳定。

图 39-2　肾损伤的处理

资料来源：EAU guidelines on urological trauma（2020）.

引起的孤立性穿透性肾损伤的大型研究显示，206例患者中需要肾切除的总人数为30例，1～3级肾损伤均采用保守治疗[13]。总体肾切除率为穿透性肾损伤的27%钝性肾损伤的7%[14]。

选择保守治疗的患者应在重症监护室中进行监测，以便密切监测患者的生命体征。尤其在伤后早期应定期进行血液检查。建议在3～5级肾损伤后36～72小时，或当患者出现恶化的临床体征时复查CT。应对患者进行预期治疗，并有较低的介入阈值，例如栓塞术，以降低发病率和病死率。鉴于轻微肾损伤不太可能需要任何进一步的干预，常规CT不太可能增加任何价值[15]。

证据支持

栓塞的预测因素

已经有许多研究确定哪些患者可能需要栓塞治疗。一项研究显示，在81例血流动力学稳定且接受保守治疗的高级别肾损伤（肾损伤分级≥3）患者中，后续栓塞的预测因素如下[17]。

- 血管内造影剂外渗。
- 较大的肾周血肿，直径>25 mm。
- 血肿范围。

证据支持

创伤稽查和研究网络数据库

使用创伤稽查和研究网络（trauma audit and research network，TARN）数据库审查创伤病例。其概述了肾损伤的机制、分级、治疗和30天结局。共有1856例创伤病例，其中36例患者（1.9%）有肾损伤。其中钝性肾损伤28例（78%），穿透性肾损伤8例（22%）。1级和2级肾损伤患者均接受保守治疗。1例3级患者和2例4级患者接受动脉栓塞治疗。其中1例患者因栓塞不成功而进行了延迟性肾切除。接受保守治疗的3级和4级肾损伤患者，在受伤后30天均存活[16]。

临床提示

肾脏探查的适应证

- 肾脏探查绝对指征[19]如下。
  - ※ 大出血。
  - ※ 膨胀 / 搏动性血肿。
  - ※ 穿透性肾损伤伴活动性出血。
  - ※ 5 级血管损伤。
  - ※ 相关腹内损伤。
- 肾脏探查相对指征[19]如下。
  - ※ 需要＞ 3 个单位的红细胞持续性出血。
  - ※ 双侧肾损伤。
  - ※ 尿外渗加重。
  - ※ 孤立肾高级别损伤。

证据支持

需要肾切除术的病例百分比

在一项包含2467例患者的大型研究中，尽管5级肾损伤的肾切除率高达85%，但是仅有3%的3级和9%的4级肾损伤需要肾切除术[18]，表明许多表面上严重的肾损伤可以进行保守治疗。

专家评论

手术方法

尽管尽最大努力进行非手术治疗，但在某些情况下不可避免地需要进行手术探查。最常用的方法是经腹腔，目的是在肾探查之前识别和控制肾门。通过一致的评估方法、腹膜后探查和打开腹膜后之前进行血管控制，可以提高肾脏挽救率，将肾切除率从56%降至18%[20]。中心血肿扩张表明大血管损伤，应进行手术探查，但不应打开稳定的血肿。

术中应考虑肾重建的可行性。孤立性上/下极损伤、实质性缺损和孤立性肾盂损伤是保留肾单位手术的适应证。肾修补术或肾部分切除术需要良好的肾脏暴露、清创无活性组织、通过缝合控制出血及紧密闭合集合系统和实质[20]。对于大血管损伤的修复极少有效，对于孤立肾或双侧肾损伤的患者应保留修复[21]。

患者恢复顺利，数天后出院。

学习要点

肾损伤的并发症

肾损伤的并发症可分为早期（在1个月内发生）和晚期。肾损伤后最常见的并发症是尿外渗，占病例的1%～7%，表现为肾周尿液积聚，可有包膜，也可为腹膜后游离液体[23]。通过尿路造影CT成像识别尿液集合。小的尿液集合通常可自行吸收，但如果感染、形成肾周脓肿或体积增大，可能会出现并发症。在此种情况下，可能需要插入输尿管支架或进行影像引导下的经皮引流。如果这样尿液集合仍然进展，则应考虑进行探查。

继发性出血常见于4级和5级损伤患者，通常在损伤后7～14天出现。这通常是动静脉瘘破裂或假性动脉瘤引起的[24]。患者将出现新发腰肋疼痛、肉眼血尿和（或）出血性休克体征。选择性血管栓塞是此类患者的推荐治疗方法[25]。

高血压是肾损伤后的一种已知并发症，可以在受伤后的任何时间发生，其被认为是由于肾损伤和包膜下血肿导致的缺血，进而引发肾素分泌增加，致使慢性肾压迫（称为Page肾脏）。此种慢性肾压迫也会导致肾素分泌增加，从而升高全身血压[26-27]。肾损伤后高血压的发病率在文献中有所不同，但认为其发病率为1%～5%[28]。

其他迟发性并发症包括肾盂积水、结石形成和慢性肾盂肾炎，应进行期望性治疗[25]。

专家评论

随访影像学检查

对于低级别肾损伤，不需要常规进行随访影像学检查。然而，对于在初始损伤后几个月内被挽救的3～5级肾损伤患者，常规二巯基丁二酸闪烁显像可用于评估肾功能，他们还应在社区中监测肾功能和血压[22]。

专家的最后一句话

肾脏是最常损伤的泌尿生殖器官，且越来越常见，尤其是在城市环境中。通过损伤机制，如侧腹部钝性/穿透性损伤、血液动力学不稳定和血尿可怀疑肾损伤。重要的是要理解血尿的程度与肾损伤的严重程度无关。

我们处理肾损伤的方式发生了变化，在可能的情况下倾向于保守治疗。目的是尽可能地保护肾功能，防止医源性肾切除术。在血流动力学稳定的患者中，采用尿路造影CT确立诊断，排除其他器官损伤，确定肾脏损伤程度是非常重要的。对于所有肾损伤级别的稳定性钝性肾损伤患者，可以采用保守治疗。对于穿透性低级别肾损伤且血流动力学稳定的患者，也可以采用此种方法。这些患者需要在重症监护室下进行良好的支持性治疗，如果需要，应通过栓塞或尿引流手术进行预期治疗。

尽管可以通过再次栓塞来处理持续出血，但应该对此类患者进行剖腹探查术，以控制出血点。应尽一切努力通过肾修补或部分肾切除来挽救肾脏。

值得注意的是，尚无关于如何处理肾损伤患者的既定指南。对所有患者均应采用个体化管理，并由多学科团队决定治疗方案。

参考文献

扫码查看

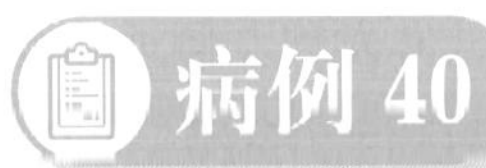

病例 40

膀胱和输尿管创伤

Guglielmo Mantica和Pieter V. Spies

评论专家André Van der Merwe

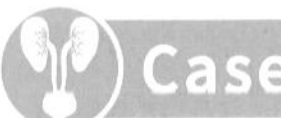

Case

患者，男，37岁，因前臂、骨盆各受一处枪伤到创伤中心就诊。患者是枪击事件的受害者，但事件的具体情况不详。自事件发生后约两小时患者有明显血尿，前往我们的创伤中心就诊。创伤初步评估显示，患者的血流动力学稳定，完全清醒，血红蛋白浓度为12.5 g/dL，生命体征均在正常范围内。其在大约两年前曾接受肺结核治疗。病史中没有手术干预或其他慢性疾病。

体格检查显示左前臂存在入口和出口伤口，动脉搏动正常，但怀疑桡骨骨折。患者表现出急腹症的临床征象（防卫性反应、反跳痛、腹部僵硬），右臀部有一处入口伤口，但无出口伤口。直肠指检未显示病变或明显的损伤体征，但随后手套上有血迹。

首先，插入经尿道导管，从膀胱引流出明显的血液。

临床提示

血尿和导管插入

在创伤情况下，血尿可能是尿路任何部位损伤的体征[2]。因此，如果无法从临床数据中明确排除尿道损伤，则必须使用无损伤导管进行轻柔的经尿道导管插入试验。如果在导管插入时遇到困难，应进行耻骨上导管或软性膀胱镜引导的导管插入。

专家评论

初步评估

初步评估看似显而易见，但事实并非如此：根据高级创伤生命支持®（ATLS®）原则，首要步骤是通过获得详细的病史和临床检查对任何创伤患者进行正确分类[1]，从而使医师能够在紧急情况下迅速决定可能进行的进一步检查和治疗，从而节省宝贵的救治时间。

随后，患者接受了腹部和盆腔增强多相CT的静脉尿路造影和膀胱造影。此类影像检查显示了穿透性创伤、髂骨骨折，可能有髂外静脉损伤，以及与膀胱输尿管交界处相关的腹膜外膀胱损伤（图40-1），且高度怀疑存在直肠损伤。同时，患者还有一处穿透性创伤，骨折处为桡骨中段，伴有桡动脉和尺动脉损伤。

患者接受了紧急血液检查和动脉血气分析（pH：7.31；PO_2：19.31 kPa；PCO_2：6.0 kPa；血红蛋白：8 g/dL；乳酸：2.1 mmol/L；HCO_3：22.3 mmol/L；碱剩余：-3.4 mmol/L；氧饱和度：99%），接受了2 L静脉晶体溶液的补液和静脉注射阿莫西林/克拉维酸钾抗生素治疗。随后，患者由创伤外科医师和泌尿外科医师行紧急腹部创伤手术。预先通知了骨科医师，以评估髂骨和桡骨的损伤情况。

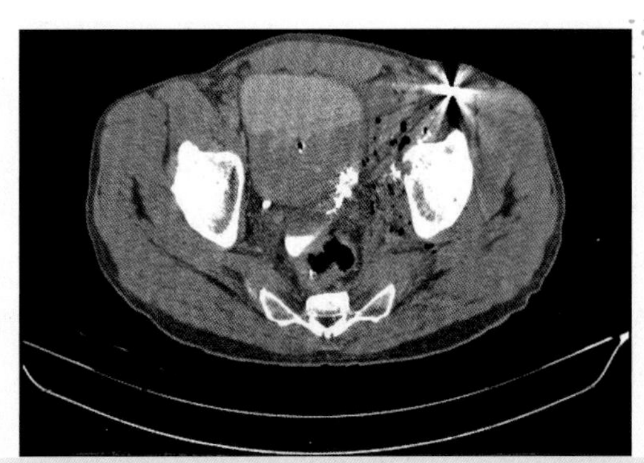

显示枪伤导致的左侧输尿管和膀胱损伤。

图 40-1　CT 静脉尿路造影

学习要点

AAST对膀胱和输尿管损伤的分类

可使用基于影像学结果的AAST量表对膀胱损伤进行分类（表40-1）[3]。该分类由AAST定期更新，并发表在*the Journal of Trauma and Acute Care Surgery*上。同样，输尿管损伤的AAST分类有5个不同的等级（表40-2）。

表 40–1　使用 AAST 量表分类的膀胱损伤

等级	损伤类型	损伤描述
Ⅰ	血肿	挫伤、壁内血肿
Ⅱ	撕裂伤	部分厚度
Ⅲ	撕裂伤	腹膜外（>2 cm）或腹膜内（<2 cm）膀胱壁裂伤
Ⅳ	撕裂伤	腹膜内膀胱壁撕裂>2 cm
Ⅴ	撕裂伤	延伸至膀胱颈或输尿管口（三角区）的腹膜内或腹膜外膀胱壁撕裂

表 40–2　使用 AAST 量表分类的输尿管损伤

等级	损伤类型	损伤描述
Ⅰ	血肿	挫伤或血流未中断
Ⅱ	撕裂伤	横断<50%
Ⅲ	撕裂伤	横断>50%
Ⅳ	撕裂伤	完全横断伴<2 cm血流中断
Ⅴ	撕裂伤	撕脱伴>2 cm血流中断

术中发现腹膜外直肠损伤，主要通过覆盖袢结肠造口术进行修复。左髂外静脉受损，并通过缝合结扎进行修复。手术将膀胱对半切开，在膀胱三角区发现缺损，用可吸收缝线修复。

专家评论

手术吸引装置和染料

为了避免红斑、水肿和出血，不建议直接将手术抽吸装置放在膀胱黏膜上，否则会使小的损伤和输尿管口难以正确识别。同样，止血纱布也应该通过轻压处理，因为其也可能引起黏膜肿胀和红斑。如果输尿管口不明显，静脉注射亚甲蓝可能对其识别有用[4]。请务必小心，不要把亚甲蓝与高浓度乙醇Bonney’s蓝溶液混淆，后者仅供外用。

专家评论

膀胱切开术

在对膀胱进行切开前，应使用2～4根止血线以适度的张力固定膀胱。此类缝线必须保留，因为其将指导膀胱的闭合，并且应该是全层次的。之后，可以使用膀胱牵引器（例如Marshall或Mason-Judd牵引器）。对于几乎所有膀胱损伤，切开膀胱以确保足够的暴露进行检查并识别输尿管开口是必需的。

两侧输尿管也已经解剖出来，并发现左侧远端输尿管有缺损。左侧远端输尿管与膀胱平齐结扎，并重新植入到膀胱的左侧顶部，使用输尿管支架。采用简单的pop-in技术，使手术时间最小化。

学习要点

输尿管损伤和修复

即使是小的输尿管损伤也可能愈合并形成瘢痕，或发生持续性渗漏，从而导致发病。输尿管具有脆弱的血管供应，因此必须非常温和、仔细地进行手术处理，以避免可能导致坏死的微血管损伤。输尿管修复术的一般原则是必须保留外膜，清创输尿管至边缘出血，行无张力吻合。

对于中上段输尿管的损伤，可以尝试输尿管–输尿管吻合术。修复必须在双J支架上进行，使用4/0～5/0可吸收单丝线进行防水、分叉吻合。修复的输尿管上覆盖腹膜，并插入腹膜后引流管。对于复杂病例，可以考虑在修复的输尿管周围包裹网膜。

在大部分输尿管丢失的情况下，可考虑采用较困难的方法，如自体肾移植或肠间置术，但是，其可能被延迟到更好的医院环境和重建专家的监督下进行。在急诊情况下，一旦肾脏出现积水，就可以结扎输尿管，插入肾造瘘管，或者利用尽可能减少摩擦的最大直径的胃管进行插管，行输尿管造瘘术，从而实现易于引流但没有输尿管坏死的效果。

输尿管下段损伤采用输尿管膀胱再植术处理。如果不存在膀胱损伤，可以使用膀胱外入路，而在怀疑膀胱损伤的情况下，倾向于联合入路。可尝试创建黏膜下通道进行非反流性输尿管修复，牢记5（长）：1（宽）原则。使用4/0～5/0可吸收缝线将破碎的输尿管与膀胱黏膜进行防水吻合，应在双J支架插入后进行。在膀胱外入路过程中，可在吻合口上方用可吸收3/0缝线闭合逼尿肌层，以完成输尿管通道的建立。应尽量避免张力，若有需要，则可以采用进一步的方法，如Boari皮瓣或腰大肌悬吊单侧膀胱游离等方法，以便实现无张力吻合。在成人中，非反流方法可能不是必需的，可以为了实现无张力吻合而放弃。

无撕裂的输尿管挫伤可仅采用双J导管定位进行处理。

临床提示

评估输尿管损伤

在手术过程中，仔细检查腹腔后部对于不漏掉任何输尿管损伤至关重要。在穿透性创伤的情况下，必须详细考虑入口伤口和出口伤口，以及创伤轨迹。输尿管蠕动和触诊技术虽有一定帮助，但不能完全排除输尿管损伤。

证据支持

漏诊的输尿管损伤

一项对429例输尿管损伤患者的大型荟萃分析发现，漏诊输尿管损伤的比例为11%[5]。该项研究表明，腹腔探查延迟诊断导致住院时间延长，并在统计学上增加了肾切除的比例。

专家评论

延迟输尿管修复

在损伤控制手术环境中，输尿管修复可能会延迟。然而，外置泄漏的尿液非常重要，因为重症患者的内部尿液收集可能对酸碱平衡和电解质产生病态影响。通常感染会很快随之而来。在此类情况下，有3种选择可以考虑[6]：插入双J支架、输尿管外置术[7-8]、结扎输尿管并行肾造瘘术[9]。一些文献中也考虑肾切除术[10]。

证据支持

回流吻合

如果输尿管长度不足以建立通道，可考虑回流吻合。一些研究显示回流吻合并不会增加与尿液回流有关的并发症[11-12]。

用8 Fr喂养管对右侧输尿管进行管道化，三角区缺损以2/0可吸收缝线分两层修复。三角区修复完成后，将喂养管从右侧输尿管中取出。

游离网膜，固定在直肠和膀胱损伤修复线之间。使用2/0聚糖乳酸缝线单层连续缝合闭合膀胱，同时放置耻骨上导管。

证据支持

修复后膀胱引流

EAU指南[2]强调了膀胱引流和导管维护的重要性，至少需要在随访膀胱造影术后1周才能拔除导管。相反，美国泌尿外科协会指南[15]指出，应首选经尿道导管，无须使用耻骨上导管进行双重引流。一些研究关注该主题，有证据表明接受耻骨上导管+经尿道导管治疗的患者与仅接受经尿道导管治疗的患者的结局和并发症发生率相似[16-20]。

专家评论

使用喂养管

在膀胱三角区缝合时，喂养管极其有用，可用于识别并防止误将输尿管开口或壁内输尿管结扎。在修复完成后，可以很容易地取出喂养管。

专家评论

膀胱闭合

只要膀胱是水密的，膀胱可以用可吸收的2/0缝线单层或双层闭合，膀胱黏膜边缘紧密贴合即可。没有证据支持两种缝合技术中的哪一种更优越[12, 14]。

证据支持

膀胱造影术

大多数研究者建议在拔除经尿道导管之前进行膀胱造影[2, 4, 15, 21-22]。通常在修复后7～14天行膀胱造影术。取出双J支架的时间大约是在术后6周[2, 4, 15, 23-24]。

在第二次手术时，对左侧进行了手术修复。在肉眼血尿消失后，即可拔除经尿道导管，而耻骨上导管则在术后10天拔除，并在高压膀胱造影显示无残留造影剂外溢后进行。输尿管支架在术后6周取出，1个月后随访进行超声检查。直肠影片显示无直肠外渗后（图40-2），6个月后行回肠造口闭合术。

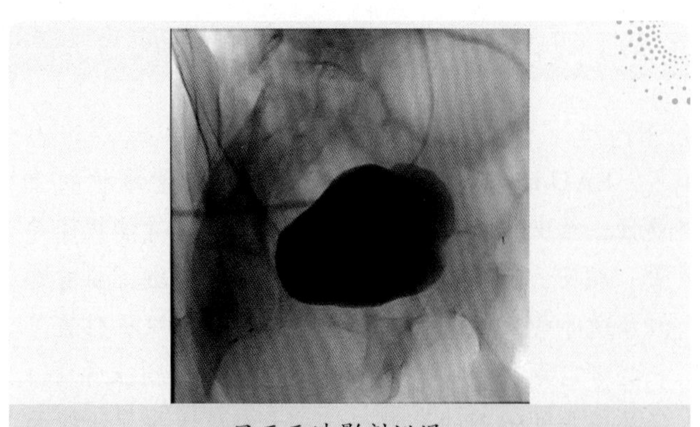

显示无造影剂泄漏。

图 40-2 手术修复后 10 天进行的侧位膀胱造影

专家的最后一句话

输尿管损伤可能难以诊断，常与其他重大损伤同时发生。通过标准的腹部外伤CT，延迟相图像可以显示出输尿管损伤，从而有助于诊断。对于创伤患者，影像不足且无延迟影像是输尿管损伤被误诊的主要原因之一。术中诊断输尿管损伤也非常具有挑战性。由于液体转移和可能的急性肾小管坏死，导致术中尿量可能极少，使得诊断小的输尿管损伤具有挑战性。由于输尿管位于血管外膜鞘内，因此术中诊断输尿管完全截断也可能很困难，因为输尿管可能会收缩，并且包围输尿管的鞘可能会遮盖损伤部位。在标准的外伤手术中，一旦患者摆出进行外伤手术的体位，如创伤文献中经常建议的那样，将患者移动到一个位置进行膀胱镜检查和逆行肾盂造影，或使用10分钟胶片进行术中静脉肾盂造影是困难且危险的。最好在术前正确进行CT成像，并做出明确诊断。

不应尝试对严重受伤的患者进行长时间的重建手术，因为无谓地延长手术时间可能会增加修复组织在供血不足状态下缝合后出现破裂的风险。正如前文所讨论的，必须进行外露手术，以过渡到危重期，之后应仔细计划并由有丰富经验的医师行重建手术。

应使用无损伤镊子（如DeBakey或精细开窗血管手术镊子）处理输尿管。使用放大镜有助于看到供应输尿管的小血管。尽管通常教学方法认为输尿管的供血主要来自盆腔内侧动脉和骨盆外侧动脉，但在任何情况下都不能固守此种观点。血管变异很常见，保留尽可能多的输尿管周围血管非常重要，其中许多将起源于肾动脉分支。

创伤性输尿管损伤的修复术在所有情况下均应通过输尿管支架管进行内引流，并通过非吸引型引流管进行外引流。持续漏尿可能导致输尿管狭窄。同样，组织中未引流的尿液具有毒性，可导致尿液积液和感染。

成功处理输尿管损伤的关键是考虑患者疾病程度的早期诊断和处理。在重症患者中，必须采取临时措施，直到由经验丰富的泌尿外科医师进行重建手术。

与输尿管损伤相似，膀胱损伤可通过充分的高压膀胱造影进行诊断。在本研究期间，CT膀胱造影不是排除膀胱内低压导致膀胱损伤的充分检查。准确、早期诊断膀胱创伤，可进行正确的分型和适当的处理。

致谢

我们衷心感谢Dr Heidi Van Deventer对该病例的英文编辑。

参考文献

扫码查看

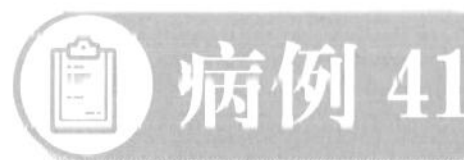

阴茎折断

Huw Garrod、Sacha Moore和Iqbal Shergill

评论专家Christian Seipp

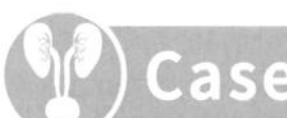

Case

患者，男，47岁，因半夜摔到床下于急诊就诊，自诉病史不清，查体见阴茎严重肿胀、淤青。患者否认有血尿表现，诉受伤大约发生在就诊时8小时前，可能是在早晨勃起时发生，但并未详细说明是如何受伤的。

患者既往无其他特殊病史，无长期服用药物史。

在24小时内通过阴茎脱套切口接受了探查，清除了多余的血肿，并修复了海绵体缺损。术中未见尿道损伤，术后患者恢复良好，于次日出院。

学习要点

流行病学

在西方地区系列研究中，>90%的阴茎折断病例归因于性交。2014年，巴西对30例阴茎折断病例的分析证实，“女上位”的性交姿势最易导致阴茎折断，也有报道称阴茎折断发生在自慰过程中。在中东地区，一种名为“Taghaandan”的做法，旨在故意弯曲勃起的阴茎以使阴茎快速消退勃起，与阴茎的折断有关。然而，与西方地区类似，近期的报道表明阴茎折断与性交有关的事件越来越多。

专家评论

探索技术

由于该患者的损伤部位未知，因此采用可进行彻底检查的脱套切口是适当的。术前明确损伤部位时，可考虑更有限的阴茎阴囊切口。

学习要点

临床表现

阴茎折断是一种少见的泌尿外科急症，发病率约为1/17.5万，其被定义为1个或2个阴茎海绵体中的白膜破裂，并且在10%～22%的病例中与尿道损伤相关[1]。性交是最常见的诱发因素，阴茎从阴道中滑出并撞到耻骨联合或会阴。

介绍

阴茎折断表现为一组非常特征性的症状，一般被认为是临床诊断，症状如下。

- 阴茎突然疼痛和肿胀（“茄子征”，图41-1）。
- 勃起迅速消退。
- 破裂或者弹响声。
- 血尿（提示可能存在尿道损伤）。

当不存在上述特征时，临床医师应考虑替代诊断，如阴茎挫伤、悬韧带断裂和浅静脉破裂。

检查

除上述特征外，白膜缺损部位还可能有触痛和可触及的缺损。如果Buck筋膜完整，则瘀伤将仅限于阴茎。Buck筋膜破裂与阴囊、会阴和下腹壁出血较广泛有关。尿道损伤可表现为尿道口出血、明显血尿、排尿疼痛或尿潴留。

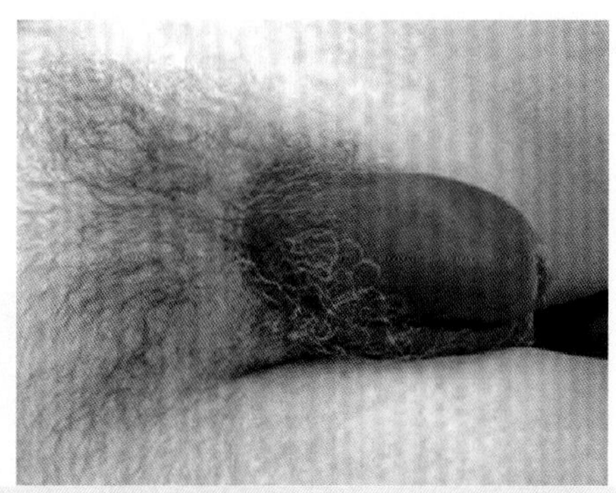

图41-1 “茄子样”阴茎提示阴茎折断

临床提示

临床病史的重要性

阴茎折断是一种临床诊断，具有非常特征性的破裂或弹响声、剧痛、肿胀、阴茎勃起迅速消退的表现。血尿报告应提高对尿道损伤的怀疑。

证据支持

折断病因

Amer等人于2016年进行的系统综述和荟萃分析，在38项研究的1948例患者中评估了阴茎折断的病因[2]。性交期间阴茎弯曲和屈曲是阴茎折断最常见的单一病因，通常是由阴茎钝性创伤击中会阴引起的。其他更常见的病因如下。

- 自慰期间的压力。
- 用力屈曲。
- 在勃起的阴茎上滚动。

文献中报告的更不常见的病因包括触电、火器创伤和使用真空吸尘器进行自慰。

此外，评估性体位对阴茎折断可能性影响的5项研究的荟萃分析表明，任何单一体位对相对风险无显著影响（$n=76$；$P=0.53$；$I^2=42\%$）。

学习要点

病理生理学

在肿胀过程中，白膜的厚度减少至2 mm，使其更容易受到创伤性损伤，因此，真正的阴茎折断只发生在阴茎勃起时。在松弛的阴茎中可能出现白膜撕裂，但认为与阴茎折断是不同的。损伤最常发生在白膜最薄的腹外侧区。20%～50%病例的尿道损伤与阴茎折断有关。

学习要点

调查

阴茎超声对检测白膜缺损高度敏感，但在病史或临床结果与阴茎折断不一致的情况下，主要保留作为“排除”手段。当发现损伤时，超声科医师应标记该部位，以帮助制订手术计划。

当存在诊断疑问时，阴茎MRI（图41–2）目前已经成为指南推荐的诊断方式，可以识别比超声更小的白膜缺损，并可以识别尿道损伤。然而，该检查仍然是一项专业检查，并非在所有中心均能提供。

尽管存在高风险，但对尿道进行形式评估的利用不足。为了评估是否存在尿道损伤，泌尿外科医师可以在手术时进行柔性膀胱镜检查，或者在术前或术中进行逆行尿道造影。

专家评论

软性膀胱镜检查

由于几乎所有的患者都将接受手术，因此手术台上的软性膀胱镜检查很容易实施，并且可广泛使用。其具有允许导丝插入的额外受益，如果发现尿道损伤，则行导尿术。

专家评论

手术修复

一旦诊断出阴茎折断，就应在24小时内或怀疑尿道损伤时尽早进行手术修复。术前应给予广谱抗生素。传统的手术方法是进行一个环形冠状切口，完全剥离阴茎皮肤，暴露损伤部位，有助于发现任何相关的损伤。此种剥离手法在损伤部位不明确或远离阴茎冠状部的情况下更受青睐（图41–3a）。

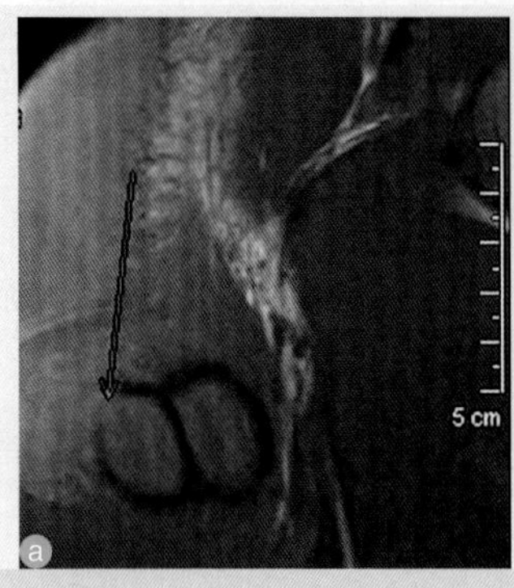

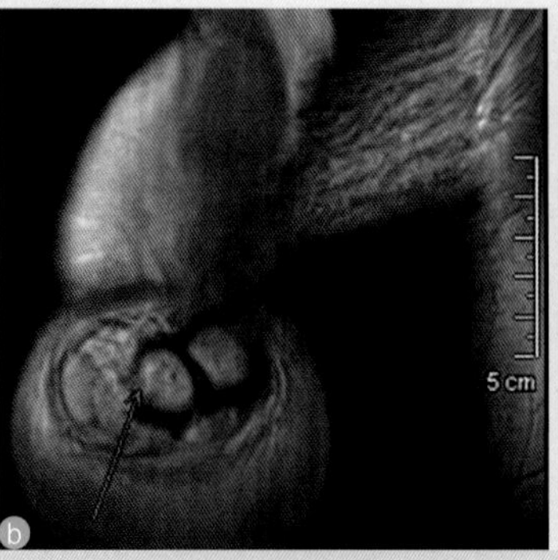

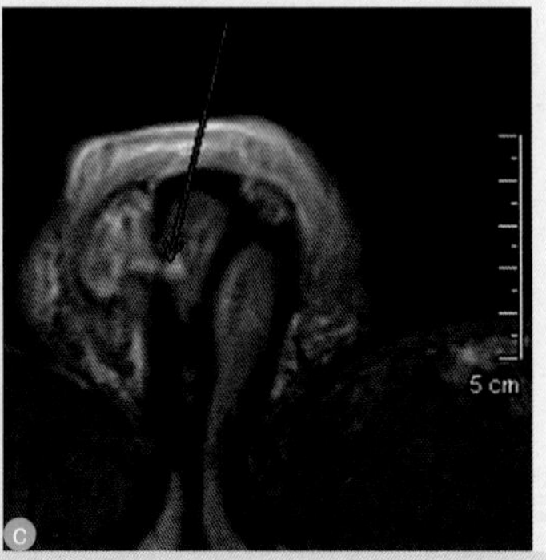

阴茎折断位于阴茎中部，靠近右侧海绵体的背面。阴囊鞘膜上有一个11 mm的缺损，皮下组织中有一个24 mm×16 mm的血肿。

图 41–2　阴茎折断 MRI

另一种技术是在疑似损伤的位置切开阴茎阴囊，尤其是在能够获得敏感术前成像（如MRI）的中心。确定损伤位置后，应使用0或2/0可吸收缝线（如PDS®）进行修复，注意包埋线结（图41–3b）。术后应插入Foley导尿管，特别是可能出现持续明显的阴茎肿胀时。

当需要进行尿道修复时，应暴露边缘，并使用精细的间断缝合闭合，例如5/0聚糖乳酸缝线。Foley导尿管应留置2周，试验前在无导尿管的情况下进行尿道造影，以确保尿道完全愈合。

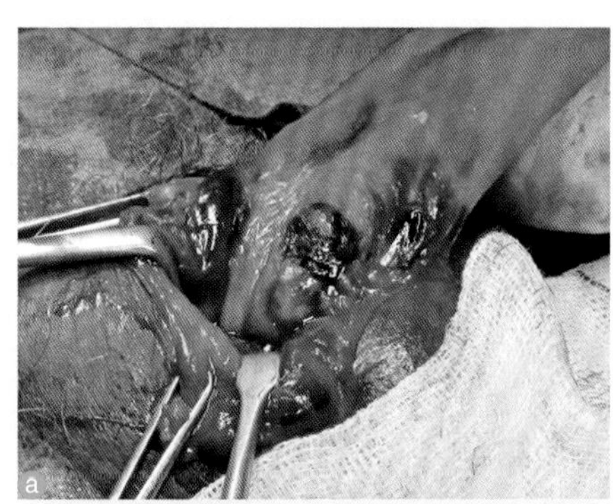

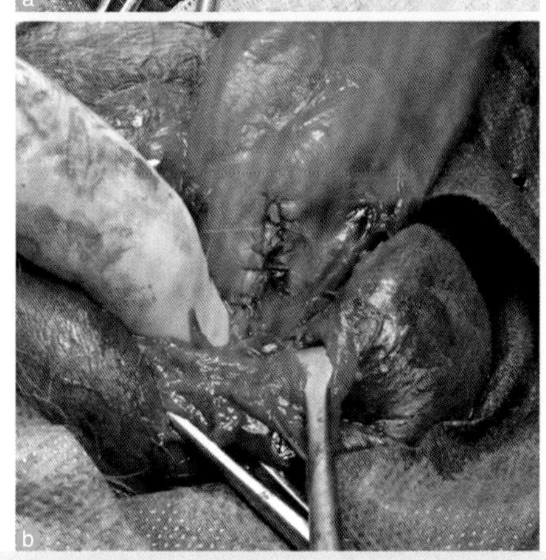

a. 阴茎脱白显露折断部位；b. 使用 PDS® 修复缺损。

图 41–3 阴茎折断的探查和修复

临床提示

保守治疗

由于长期后遗症的发生率较高，阴茎折断的保守治疗不被认为是最佳实践方法。高达60%的患者会出现阳痿，35%的患者会出现纤维化和曲率异常。唯一可以考虑保守治疗的情况是当患者在较长时间后就诊，且急性损伤已经解决时。

学习要点

长期并发症

阴茎折断的并发症包括斑块或结节的形成、阴茎弯曲、勃起功能障碍和疼痛性勃起。关于此类事件的总体发生率存在相互矛盾的证据，但已证实及时手术治疗可显著减少短期至中期勃起功能障碍和阴茎弯曲。

临床提示

患者术后建议

BAUS 2018年共识声明[3]建议对阴茎折断患者采用以下术后管理计划。

- 患者应在6周内避免性行为。
- 出院后2周，患者应在诊所接受随访。
- 折断后阴茎弯曲或勃起功能障碍的患者应使用此类疾病的标准管理途径进行管理。
- 如果存在重度尿道断裂，应紧急转诊至专科单位。

专家的最后一句话

阴茎折断是勃起阴茎钝性创伤导致白膜和包裹性阴茎海绵体的创伤性破坏，其是一种罕见但易于识别的泌尿外科急症，特征为典型的爆裂声症状、勃起迅速消退和血肿迅速进展（“茄子征”）。临床表现和体格检查一般足以确定诊断。根据血肿的大小，可能并不总是能够触及破裂的白膜。超声、阴茎MRI或海绵体造影等成像可帮助识别潜在缺陷，但在一般临床实践中很少应用，尤其是可能延迟手术探查和治疗时。保守治疗的并发症发生风险较高，如感染性血肿、脓肿、勃起功能障碍、阴茎弯曲和动静脉瘘。一旦怀疑患者发生阴茎折断，早期手术治疗而非延迟治疗，就可提供最佳的可能结局：通过环形冠状下切口脱套阴茎干可充分排空阴茎血肿，并提供无与伦比的阴茎体和尿道入路。可触及折断部位，且常呈大的血凝块。一旦其被去除，就可以用聚对二氧环己酮缝线间断清洗和闭合外膜边缘。

重要的是要记住，阴茎折断常伴有尿道损伤。血尿或尿道外口出血高度提示潜在的尿道损伤，应立即在手术台上进行软性膀胱镜检查。手术时常规导尿有助于剥离，便于在尿道撕裂的情况下进行尿道修复。

尚未证明抑制勃起的术后药物有益，应在恢复的前6周内禁止性生活。

综上所述，通过病史和临床检查快速诊断结合快速手术干预是重建的关键，可有效减少远期并发症。

参考文献

扫码查看

第13章 肾移植

病例42 肾移植

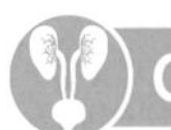

病例 42

肾移植

John M. O' Callaghan

评论专家James A. Gilbert

Case

一位60岁的男性患者，患有2型糖尿病，由于估计肾小球滤过率持续下降，其被肾病学专家转诊至移植服务。患者已接受2年治疗，受到社区全科医师的密切监测。

学习要点

慢性肾病的定义

如果患者的肾功能或结构异常持续超过3个月，则认为其患有慢性肾病。慢性肾病的定义包括具有肾损害标志物的所有个体或至少两次（间隔90天）肾小球滤过率<60 mL/（min · 1.73 m^2）的个体（有或无肾损害标志物）。根据肾小球滤过率和尿蛋白水平对慢性肾病进行分类，有助于对患者进行风险分层。根据肾小球滤过率将患者分为G1～G5，根据白蛋白：肌酐比值将患者分为A1～A3。

专家评论

慢性肾病的病因

引起慢性肾病的疾病发病率随年龄增长而变化。在儿童期，慢性肾病常合并先天性异常，如后尿道瓣膜、膀胱输尿管反流、Alport综合征等。在老年患者中，肾血管性疾病、糖尿病肾病和高血压肾病是最常见的病因。其他公认的病因包括自身免疫性IgA肾病和成人多囊肾病。其中一些原因，如IgA肾病、局灶节段性肾小球硬化症和溶血性尿毒综合征可在移植肾中复发。因此，移植团队应充分了解患者肾衰竭的主要原因。

肾脏替代治疗

一些慢性肾病患者选择保守治疗其肾衰竭，接受逐渐积累的氮废物导致无法生存的事实。肾脏替代疗法包括各种透析形式，如血液透析、血液透析滤过和腹膜透析（表42-1）。此类疗法旨在维持患者体内电解质、酸碱平衡、氮代谢产物和容积负荷的稳态。有关透析的选项对于慢性肾病5期来说都是不完美的解决方案，在英国，一个接受透析的患者预计5年的存活率为45%。治疗的重点是针对肾脏疾病的并发症，即酸中毒、贫血、高血容量和肾性骨病。

表 42-1　比较血液透析和腹膜透析技术

	血液透析	腹膜透析
分娩方式	需要建立动静脉瘘或插入中心静脉导管	需要插入腹透导管：影像学或手术
负担	通常住院3次，每次约4小时； 可在有足够空间、培训和设施的情况下在家中完成	通常在家中每天进行，需要足够的储存空间； 需要具备足够的空间来储存液体、机器，并确保患者能安全连接液体袋
并发症	低血压； 导管感染； 导管相关中心狭窄； 心力衰竭； 移植物/瘘血栓形成； 动脉瘤形成； 盗血综合征	腹膜炎； 出口部位感染； 导管移位/堵塞； 包裹性腹膜硬化（罕见：每5年为3%）； 超滤损失

续表

	血液透析	腹膜透析
禁忌证	心功能不良	活动性炎症性肠病或憩室病； 腹壁疝； 严重腹膜粘连； 腹壁造口

在血液透析过程中，小到足以穿过半透膜的水溶性化合物沿浓度梯度扩散，加压则导致超滤和水分丧失。血液透析的选择包括临时中心静脉导管、隧道中心静脉导管、动静脉内瘘和人工动静脉内瘘。成功建立血液透析血管通路的关键是制订充分的计划，且始于从肾病患者及其医务人员通过尽可能避免中心静脉导管和限制肘窝或腕部静脉穿刺来保护静脉。使用自体静脉导管的动静脉内瘘具有最高的长期通畅性和最低的感染风险，因此，考虑到有足够的时间来计划和保护患者安全，动静脉内瘘建立血管通路至少需要6周。合成移植血管的初次失败率较低，可以更早使用（在某些情况下须立即使用），但并发症的发生率较高，例如感染和血栓形成。英国肾脏病协会建议，在所有确诊终末期肾病并开始接受计划血液透析的新发患者中，60%应通过功能正常的动静脉内瘘或移植血管接受透析，80%的长期透析患者应通过确定性血管通路接受透析治疗：动静脉移植血管、动静脉内瘘或Tenckhoff导管。

专家评论

启动肾脏替代疗法

英国肾脏病协会就开始肾脏替代疗法提出了关键建议：大多数慢性肾病4～5期或慢性肾病3期且功能迅速下降的患者应由肾病科医师治疗。当肾小球滤过率＜20 mL/（min·1.73 m^2）时，患者应进入低清除率组，理想情况下，应在预期前至少6个月转诊至通路外科医师，要求为肾脏替代疗法留出充分的计划时间。患者应以受控方式开始肾脏替代疗法，无须住院并使用既定通路，应鼓励所有患者尽可能进行家庭透析治疗。

腹膜透析采用封闭系统，通过使用留置腹膜导管将含有高渗葡萄糖或富含氨基酸的液体注入腹膜腔。然后在留置期后将液体完全排出。腹膜导管可以通过多种技术插入：通过较小的下腹中线切口开放插入、腹腔镜插入或经皮/放射学插入。

肾病医师面临的挑战是为患者提供最合适的肾脏替代治疗，每种肾脏替代治疗方法都有其自身的优点、风险和个体考虑因素。然而，肾移植大大延长了预期寿命，并提高了生活质量，因此对所有可能获益的患者均应考虑进行肾移植。

器官捐献

最佳的首选方案是来自活体供体的预防性移植，与来自死亡供体的肾脏相比，其具有更好的早期移植物功能和长期移植存活率（图42–1）。活体捐献允许在择期基础上进行移植，理想情况下是在透析开始之前。在英国，死亡供体的分配是根据复杂的数学过程决定的，该过程根据多个因素给出优先级，每个因素都有相应的分数。

死亡供体分为两大类：脑死亡后捐献或循环死亡后捐献。应当指出的是，并非所有国家都接受所有类型的捐献，每个国家都有其法律法规。在英国，仅接受脑死亡后捐献和Ⅲ型循环死亡后捐献；Maastricht分类将Ⅲ类循环死亡后捐献定义为“有计划地停止维持生命治疗、预期发生心脏停搏”，与Ⅰ、Ⅱ和Ⅳ类不同，Ⅰ、Ⅱ和Ⅳ类包括院外突发心脏停搏患者，无论是否经过医疗团队复苏治疗。

在灾难性脑损伤后，通过多项临床检测确定脑干死亡，其法律和伦理起源是1968年的哈佛委员会，在随后的数年中制定了现代标准。

学习要点

英国肾脏供应和匹配标准

- 血型相容性。
- 等待名单上的时间长度：每等待1天得1分。
- 供体和受体之间的人类白细胞抗原（human leukocyte antigen，HLA）匹配：匹配程度越高，得分更多。
- 为了不错过罕见的移植机会，难以匹配的患者会被授予更多的分数。

- 受体中存在抗体：降低了匹配的可能性（致敏），高度致敏的患者得分更高。
- 儿童接受者得到了更多的优先考虑。

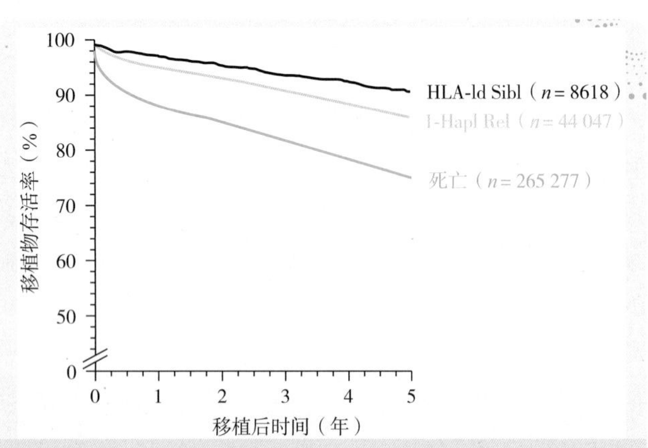

HLA-Id Sibl：活体供体相同的人类白细胞抗原型同胞；1-Hapl Rel：活体供体单倍型亲属和死亡供体。

图 42-1　欧洲首次肾移植的移植物存活率（1990—2019 年），比较不同供体类型

（合作移植研究，海德堡大学）

专家评论

脑死亡检查

在开始脑死亡检查之前，需要有灾难性脑损伤的证据，复杂或混杂的医学问题必须已经被解决。检测必须由两名资质超过5年的医师进行，并进行两次检测。评估患者对疼痛刺激的反应，并测试脑干反射：瞳孔、眼球转动、前庭眼球反射（冷热）、角膜反射和咽反射。最后，进行呼吸暂停测试：预充氧后，断开呼吸机，允许PCO_2上升。如果达到60 mmHg，则试验阳性，患者脑死亡。

脑损伤和脑死亡与炎症过程有关，可直接损伤器官，且在再灌注时造成器官进一步损伤。循环死亡后捐献的器官在取出前也会经历一段热缺血时间。处理供体死亡后有害细胞过程的最简单方法是冷却肾脏，并用冷却的保存液冲洗供体血液。尽管如此，冷藏器官仍存在持续损伤，因此，限制冷缺血时间至关重要（图42-2）。在目前的临床实践中，有数种保存液在原位和工作台上冲洗供体血管。在英国，此类溶液包括威斯康星大学溶液和Marshall溶液（高渗柠檬酸盐），然后将肾脏放入装有该液体的无菌袋中，并置于冰盒中进行冷藏。另一种保存方法是低温机器灌注（图42-3）：肾动脉由管路系统的一端插管，泵产生脉动或持续的神经支配溶液流经肾血管。低温机器灌注与改善早期移植物功能有关，特别是与静态冷藏存储相比，循环死亡后捐献肾脏的情况更好。

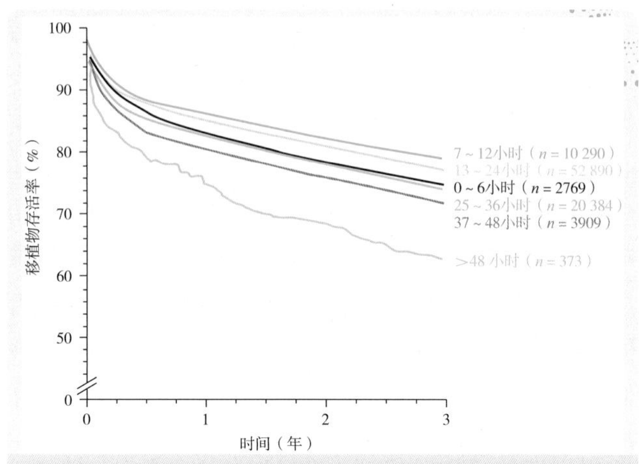

图 42-2　第一个尸体肾脏的移植物存活显示了较长冷缺血时间的不利影响（1990—2000 年）

（合作移植研究，海德堡大学）

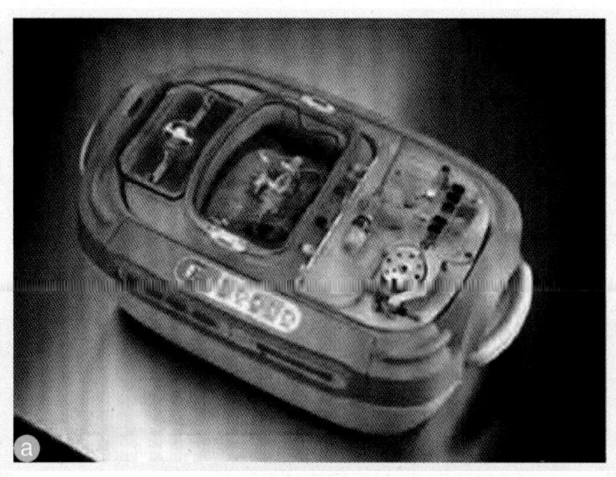

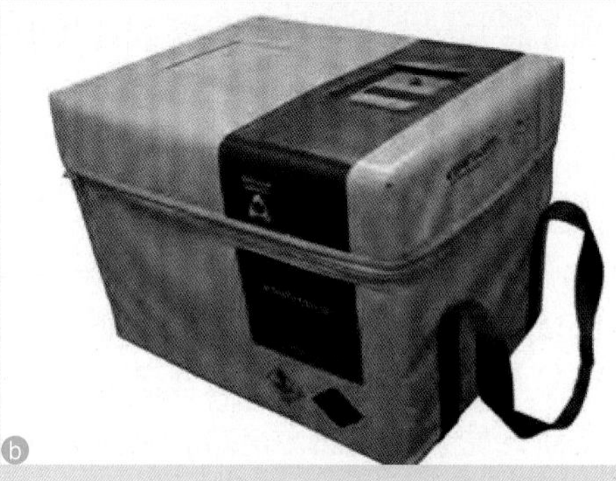

器官恢复系统的 Lifeport®（图 a）和器官辅助的 Kidney Assist®（图 b）是两种市售的便携式低温机器灌注系统，其通过肾动脉将冷冻保存液泵入安装的肾脏，收集灌注动态数据。

图 42-3　低温机器灌注系统

专家评论

活体供肾切除术

传统上，活体供肾切除术采用开放经腰部切口进入肾脏。近年来，使用微创技术已变得司空见惯，如腹腔镜辅助或完全腹腔镜肾切除术，两者均可经腹腔或经腹膜后入路。患者的术后疼痛得到显著改善，恢复和恢复至完全活动的速度更快。

亲属提出作为受体的潜在活体供体，在等待活体供体检查结果出来之前，其不会被列入死亡供体肾脏的等待名单。

活体供体和受体评估

必须对受体进行综合评估，包括评估受体接受手术的适应证，承受必要的免疫抑制能力。依从性评估对预防参与强化随访、必要的血液检查和稀缺资源监测等问题也很重要。对于肾衰竭患者，尤其是糖尿病患者，缺血性心脏病的患病率较高，因此对心脏健康状况的确切评估显得尤为重要。对吻合的合适受体动脉有较高的要求，因此，下肢血管的临床和某些情况下的超声评估至关重要。移植后由于免疫抑制的存在，患者具有明确的恶性肿瘤风险，为防止肿瘤的再次发生，建议在明确治疗后2～5年内不进行移植。泌尿生殖系统畸形在慢性肾病患者中相对常见，如何处理相关问题的术前计划至关重要。由于外科手术引起的潜在并发症，因此建立替代膀胱导管仅有少数适应证。

供体肾切除术是一种安全的手术，其并发症的发生率和病死率较低，目前估计发生率为3/10 000例。在英国，一项纳入超过2500例供体的研究显示，根据完整的登记数据，无围手术期死亡，包括601例腹腔镜病例。活体捐献后最常见的死亡原因是肺栓塞、肝炎和心脏事件，因此，必须始终强调存在无法消除的微小但可测量的风险。

然而，对于一个健康的个体来说，接受一项并没有延长其寿命的手术，且自身有可能会遭受严重的伤害。活体供肾者需要了解自身的风险。捐赠者评估过程包括医学和手术评价、心理社会评估、咨询、同意和与多学科团队回顾结果。医学评估应包括特别关注个人肾病风险或肾病家族史，并通过实验室检测评估肾功能、可传播感染的风险，以及通过断层成像等进行交叉评估。

学习要点

围手术期并发症

2008—2012年进行的14 964名活体供体的数据显示，围手术期并发症的总体发生率为16.8%（表42–2）。

表 42–2　围手术期并发症的发生率

并发症	发生率（%）
Clavien-Dindo Ⅱ级	8.8%
Clavien-Dindo Ⅲ级	7.3%
Clavien-Dindo Ⅳ级	2.5%
胃肠道	4.4%
出血	3.0%
呼吸系统	2.5%
手术/麻醉相关损伤	2.4%

资料来源：Lentine KL, Lam NN, Axelrod D, et al. Perioperative complications after living kidney donation: a national study. Am J Transplant. 2016;16(6):1848–1857.

移植免疫学

多项研究表明，与HLA不匹配的移植相比，HLA相同的肾移植的存活率更好。HLA蛋白在免疫识别及防御病原体和癌症中具有重要作用，其将自身和外来抗原递呈给T淋巴细胞。3个关键基因位点的匹配HLA（*HLA-A*、*HLA-B*和*HLA-DR*）对肾移植存活率的影响最大。当我们从每个亲本中继承每个基因的一个拷贝时，在这3个基因座中的潜在错配程度为0-0-0（0分）至2-2-2（6分）。

还需要检查供体和受体血型的相容性，其不是移植的绝对禁忌，但通常仅在活体供体情况下才被接受，且如果受体具有较高水平抗体，则再次找到配对的可能性较低。脱敏需要专业技术，如免疫吸附和（或）血浆置换。

对于交叉配型试验或补体依赖性细胞毒性试验，将供体细胞与受体血浆混合。阳性试验表明，受体将立即排斥来自该供体的移植肾，称为超急性排斥反应。可以使用流式细胞术检查受体血清中存在的反应性较低的抗体，因此可能获得不会引起超急性排斥反应，但可能增加移植总体风险的抗体。

专家评论

降低免疫学风险

为了降低移植的免疫学风险和排斥率，受者接受免疫抑制药物。在移植时开始使用免疫抑制药物治疗，所有受者均应接受生物制剂（抗体）诱导治疗。对于低免疫风险患者，一般会使用白细胞介素（interleukin，IL）-2受体拮抗剂。对于高免疫风险受体，或是考虑避免使用类固醇药物的低免疫风险患者，可考虑使用淋巴细胞耗竭抗体。建议常规的维持免疫抑制治疗通常应包括钙调磷酸酶抑制剂和抗增殖剂（他克莫司和霉酚酸酯为一线选择），在低和中等免疫风险的受体中，可以选择是否使用皮质类固醇激素。

学习要点

免疫抑制剂

不同类别的免疫抑制剂均与常见或罕见但显著的不良反应相关，均会增加感染风险。

抗体

- 示例：巴利昔单抗（抗IL-2受体）、阿仑单抗（抗CD52）、抗淋巴细胞球蛋白。
- 不良反应：淋巴细胞减少症（阿仑单抗）、恶性肿瘤。

钙调神经磷酸酶抑制剂

- 示例：他克莫司、环孢素。
- 不良反应：肾毒性、糖尿病、震颤。

抗代谢物

- 示例：麦考酚酯、硫唑嘌呤。
- 不良反应：中性粒细胞减少、致畸（麦考酚酯）。

类固醇

- 示例：泼尼松龙。
- 不良反应：高血压、皮肤消瘦、体重增加、消化不良、糖尿病。

哺乳动物雷帕霉素靶蛋白抑制剂

- 示例：西罗莫司、依维莫司。
- 不良反应：腹泻、黏膜溃疡、伤口愈合不良。

移植手术及围手术期护理

肾移植的经典方法是将肾脏置于腰大肌上的腹膜后腔中，并将肾血管与髂外血管吻合。这允许进行腹膜外手术，肾脏位于活检的良好位置，并且靠近易于触及、直的用于吻合的血管及膀胱。

从耻骨联合开始在下腹部做一弧形切口，向上侧弯，有时与脐持平。沿纤维线切断腹外斜肌腱膜，进入腹膜前平面。然后向内侧游离腹膜，显露髂外动静脉。必须注意保护男性的精索。首先进行静脉吻合，通常使用Prolene®缝线进行端侧吻合，然后进行动脉吻合，以尽可能缩短夹闭髂外动脉的时间。然后取下夹子灌注肾脏，充盈膀胱做输尿管膀胱吻合。最常用的方法是Lich-Gregoir技术，膀胱外吻合，此时置入输尿管双J支架，以降低漏尿风险。

术后，患者与任何腹部大手术一样存在急性手术问题的风险，如出血或心肺问题。应特别注意液体平衡状态和移植肾的早期功能。超过95%的活体供肾应立即发挥功能，对于正常情况下少尿的肾衰竭受者，将表现为突然利尿，需要积极补液。如果没有看到此种情况，那么必须寻找原因。可能只是尿管堵塞，但建议在恢复时进行紧急超声检查，以评估任何输尿管、静脉或动脉问题。晚期肾移植功能障碍在死亡供体移植后更常见，通常在脑死亡后捐献高达30%，在循环死亡后捐献高达50%。晚期移植物功能障碍的定义有多种方式，最常见的是移植后第1周需要透析。在没有结构性原因导致尿液排出不畅的情况下，如果可能，受体继续接受正常的透析方案，直至肾功能达到不再需要透析的水平。如果持续无肾功能，则应考虑肾活检以评估任何免疫原因，并建议在肾移植物功能障碍的情况下，每7～10天进行一次肾活检。

肾移植并发症

肾移植手术长期成功的一个关键因素是治疗早期和中期并发症，如血管或泌尿系统感染和急性排斥反应。英国最新的肾移植数据显示，死亡供肾的1年和5年移植物存活率分别为94%和87%，活供肾的1年和5年移植物存活率分别为98%和92%。

早期移植物功能取决于受体、供体和移植因素之间复杂的相互作用。机械性问题通常是手术并发症的结果，可能需要干预；腹膜后间隙内的血肿、漏尿或淋巴囊肿可能对移植物造成显著压力并减少灌注。急性肾静脉血栓形成是一种罕见的急症，表现为尿量减少伴移植物压痛和血尿，需要立即探查。动脉血栓形成也很罕见，可能与肾动脉取回损伤或夹层皮瓣/受体髂动脉损伤有关。动脉狭窄表现为在液体潴留和高血压的情况下肾功能不全。治疗选择包括血管造影球囊扩张术和手术再植入或旁路移植术。

✪学习要点

肾移植的早期、中期和晚期并发症

早期（最长7天）

- 肾静脉血栓形成。
- 血肿/出血。
- 血尿。
- 漏尿。
- 淋巴囊肿。
- 移植物功能延迟。

中期（长达12个月）

- 肾动脉狭窄。
- 急性排斥反应。
- 钙调磷酸酶抑制剂毒性。
- 输尿管狭窄。
- 感染。
- 疾病复发。

晚期（12个月后）

- 慢性排斥反应和移植物丢失。
- 恶性肿瘤。
- 糖尿病。
- 高血压。

术中放置输尿管支架以降低漏尿的风险，但其会增加尿路感染的风险，因此在2～4周后通过膀胱镜取出，以平衡风险。漏尿通常是由手术并发症或远端输尿管缺血性坏死所致，需要立即修复。输尿管梗阻通常在移植后数周出现，与血供不良导致的尿源性缺血有关。通过经皮肾造瘘术对肾盂进行减压，然后在约48小时后进行肾造影，并在需要时潜在顺行置入支架进行治疗。有时此类狭窄适合球囊扩张，但如果不适合，则进行手术再植，其可以通过吻合移植输尿管与受体输尿管、腰大肌悬吊术或Boari皮瓣来处理。

值得庆幸的是，再灌注数分钟内的超急性排斥反应目前十分罕见。术后早期坏死移植的全身毒性反应可使受者不适，出现发热、压痛，并存在移植物破裂的风险，需要取出移植物。尽管交叉匹配试验为阴性，但受者在移植后可能产生针对移植物的抗体，并出现抗体介导的排斥反应。急性（T细胞）介导的排斥反应比抗体介导的排斥反应更常见，且更容易治疗。最高发病率出现在前3个月，可通过移植物活检确诊。急性排斥反应的一线治疗是使用脉冲式静脉注射甲泼尼龙。如果排斥反应是类固醇抵抗的，那么可以尝试其他生物制剂，如阿仑单抗或抗胸腺细胞球蛋白。抗体介导的排斥反应可通过甲泼尼龙和其他疗法联合治疗，如血浆置换、静脉注射免疫球蛋白或抗CD20抗体（如利妥昔单抗）。

由于免疫抑制，移植受者感染的风险增加。由于捐献前对供者进行了全面筛查，因此，供者源性（传播）感染较为罕见（表42–3）。供者的潜在细菌感染，只要微生物被识别并得到适当治疗，就不属于捐献的禁忌证。

在诱导免疫抑制后，有可能重新激活受体内潜伏的感染，此类疾病包括结核病、单纯疱疹病毒和水痘–带状疱疹病毒。因此，在移植前检查疫苗接种和免疫/暴露状态，并在移植后尽早开始预防性用药。移植后禁止接种活疫苗。

表 42–3　按类型分组的移植受者面临的潜在供体来源感染风险

潜在感染	示例
病毒	疱疹病毒（巨细胞病毒、EB病毒）； 肝炎病毒（C型）； 逆转录病毒（人类免疫缺陷病毒、人类嗜T淋巴细胞病毒）
细菌	葡萄球菌属； 铜绿假单胞菌； 结核分枝杆菌； 星形诺卡菌
真菌	念珠菌属； 曲霉菌属
寄生虫	刚地弓形虫； 克氏锥虫

由于免疫抑制药物的影响，与一般人群相比，移植后恶性肿瘤的风险增加。非黑色素瘤皮肤癌是肾移植患者最常见的癌症，其次是肾癌、膀胱癌和甲状腺癌。致癌病毒可在移植后淋巴瘤和淋巴组织增生性疾病的发生发展中发挥作用。移植后淋巴增生性疾病是一种主要来源于B细胞的恶性肿瘤，与EB病毒增殖有关。虽然仅影响1%～2%的肾移植受者，但是一种危及生命的疾病。

尽管免疫抑制和供体选择有所改善，但移植物功能的慢性恶化和最终进展为透析是不可避免的。这种损伤是免疫和非免疫效应的组合，导致间质纤维化、肾小管萎缩和肾小球硬化。因此，识别和治疗或理想地预防潜在的可改变风险因素非常重要。

学习要点

移植肾损伤的风险因素

肾移植后，应解决同种异体肾移植损伤和功能恶化的可改变风险因素。下文还描述了不可改变的风险因素。

可改变的风险因素

- 钙调磷酸酶抑制剂毒性。
- 上行性感染/败血症。
- 高血压。
- 高脂血症。
- 吸烟状态。
- 不依从用药。

不可改变的风险因素

- 死亡供体。
- 老年供体。
- 再灌注损伤。
- 移植物功能延迟。
- 急性排斥反应。
- 受体种族。
- HLA不匹配。

专家的最后一句话

肾移植是一个不断扩大、令人兴奋和发展中的外科领域。尽管移植数量有所增加，但由于慢性肾病患者数量不断增加，许多国家的等待名单仍在增加。为了满足此种需求，人们已经采取了增加心脏停跳后捐献、活体捐献的肾脏使用量的方法，并通过扩大脑死亡捐献者的可接受标准（如年龄或合并症）来解决该问题。对新的重建技术的研究可能进一步扩大供体资源。由于移植器官的有限寿命，许多移植接受者在其一生中需要进行多次移植。希望通过改善免疫抑制治疗来解决该特定问题，以防止慢性移植物肾病和回归透析治疗。

参考文献

扫码查看

第14章

儿科手术

病例43 儿童复发性尿路感染和非神经源性神经性膀胱

病例44 睾丸未降

病例45 儿童神经源性膀胱

病例46 龟头出血性焦痂

病例47 儿童膀胱输尿管反流

病例 43

儿童复发性尿路感染和非神经源性神经性膀胱

Martin Skott

评论专家Imran Mushtaq

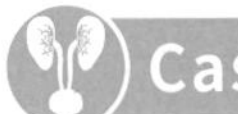

Case

一名5岁女孩因反复尿路感染被转诊至我们诊所。产前扫描未发现问题，其在3～5岁时已经学会了如厕，有轻度便秘，使用泻药治疗。

最近，该患儿白天频繁发生尿失禁，偶尔也有夜间尿失禁，母亲描述了其憋尿和尿急的典型病史，尽管其有良好的膀胱充盈感。主要是患儿无症状、无发热或排尿困难。患儿母亲称患儿每天摄入1.5 L的液体。没有相关的既往病史或家族史。在进一步的调查结果出来之前，患儿开始接受甲氧苄啶预防治疗。

专家评论

儿童尿路感染

尿路感染是儿童中最常见的细菌感染[1]。尿路感染的发病率因年龄和性别而异（表43-1）。在出生后的第1年，男婴（3.7%）比女婴（2%）更容易患尿路感染，尤其是在未接受包皮环切术的情况下。随后，发病率发生变化，大约有3%的青春期前女孩和1%的青春期前男孩患有尿路感染[2]。

鉴别下尿路感染（膀胱炎）和肾盂肾炎（肾实质感染伴发热）至关重要，因为1/3的肾盂肾炎发作会导致实质性瘢痕。

在社区获得性尿路感染中，大约75%的尿培养中发现了大肠埃希菌。相比之下，在医院获得的尿路感染中，最常见的微生物是肺炎克雷伯菌、假单胞菌属、肠杆菌属、肠球菌属和念珠菌属[3-4]。

表 43-1　不同年龄的尿路感染症状

症状	新生儿	婴儿	儿童
黄疸	+		
脓毒症	+		
发育停滞	+	+	
呕吐	+	+	+
发热	+	+	+
腹泻		+	
侧腹部痛		+	+
尿失禁		+	+
尿有异味		+	+
下尿路症状（尿频、排尿困难、尿急）			+

患儿心血管、呼吸和腹部检查正常，无粪便潴留。脊柱、下肢和步态正常，外生殖器检查显示解剖结构正常。

膀胱功能评估显示腹部用力排尿的尿流率曲线，排尿后残余尿量为30 mL，容量合理，为200 mL（估计为188 mL）。患儿每天排尿8～9次伴尿湿和尿急症状。

临床提示

膀胱容量

多项研究表明，不同年龄的功能性膀胱容量可以用年龄函数进行准确估计，性别没有差异。

对于小婴儿，可以表示如下[5-6]。

膀胱容量（mL）= 38 +［2.5×年龄（月）］

对于年龄较大的儿童，则表示如下。

膀胱容量（mL）= 30 +［年龄（岁）×30］

尿路超声扫描显示双肾大小和回声正常，但双侧肾盂肾盏轻度扩张。膀胱壁呈轻度不规则和增厚，排尿后存在残余尿（图43-1a）。使用^{99m}Tc巯基乙酰三甘氨酸肾脏显像和间接膀胱造影术进行的利尿性肾闪烁显像提示功能不对称（右侧44%，左侧56%）。肾脏和输尿管均显示示踪剂在集合系统和输尿管中有一定程度的淤滞。在间接膀胱造影中，尽管膀胱排空不完全，但无膀胱输尿管反流的证据（图43-1b）。

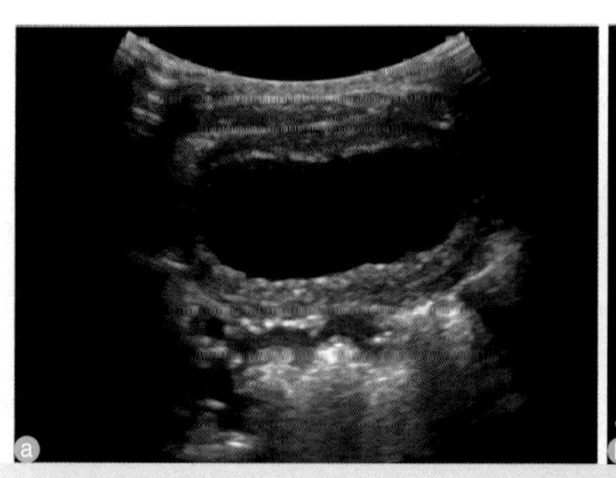

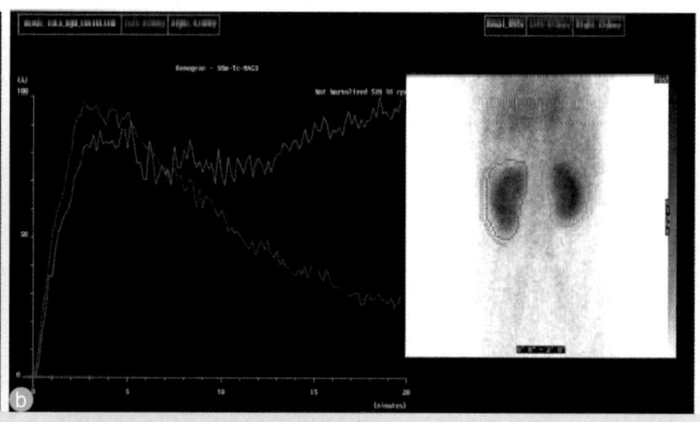

a. 排尿前膀胱壁不规则增厚；b. 肾图显示左肾略大。未观察到令人信服的肾脏瘢痕证据。

图 43–1

专家评论

诊断检查

关于影像学检查应在尿路感染首次发作后还是复发后进行，存在争议。一般而言，女孩最多出现两次尿路感染，男孩最多出现一次尿路感染时应进行影像学检查。对于婴儿的发热性尿路感染，强烈建议将肾脏超声检查作为一线检查。

肾脏超声检查

尿路成像包括某种形式的肾脏和上集合系统评估，通常是肾脏超声检查，以及选择性排尿性膀胱尿道造影和功能检查。由于肾脏超声检查不依赖肾功能，其可以检测到明显和细微的异常，包括涉及肾功能不全或无功能肾单位的异常。此外，其高度依赖操作者，且不能可靠地检测逆流性尿路梗阻（膀胱输尿管反流）[8]。

排尿性膀胱尿道造影

排尿性膀胱尿道造影仍然是研究膀胱输尿管反流的“金标准”。排尿性膀胱尿道造影可以使用X线透视和碘造影剂或核成像进行，但此类研究提供了不同的信息。透视排尿性膀胱尿道造影可显示尿道和膀胱异常及膀胱输尿管反流。放射性核素排尿性膀胱尿道造影（通常为^{99m}Tc巯基乙酰三甘氨酸）的空间分辨率较差，因此尿路的解剖细节和反流程度可能不太容易评估。放射性核素排尿性膀胱尿道造影可以使用与传统透视排尿性膀胱尿道造影相似的技术进行，用放射性核素逆行充盈膀胱，或间接将放射性核素静脉注射并从肾脏清除进入膀胱。无论是透视排尿性膀胱尿道造影还是放射性核素排尿性膀胱尿道造影，检测膀胱输尿管反流都依赖儿童的排尿情况和合作程度[9-10]。

核肾图（静态）

使用^{99m}TC二巯基丁二酸进行放射性核素扫描可检测急性肾脏炎症和慢性瘢痕区域。其是检测肾瘢痕的“金标准”，研究显示其对肾瘢痕的特异度和敏感度分别高达100%和80%[11]。当二巯基丁二酸与高分辨率CT（单光子发射CT）结合时，分辨率、瘢痕检测和肾脏解剖细节水平可能更好[12]。此外，如果需要评估肾实质的血流功能和排尿功能，^{99m}TC巯基乙酰三甘氨酸优于^{99m}TC二巯基丁二酸。

学习要点

残余尿

尿流率测量后通过超声检查评估残余尿。众所周知，健康婴儿和幼儿在每次排尿时不会完全排空膀胱，但在4小时的观察期内至少应该有一次完全排空[7]。然而，年龄较大的儿童需要将膀胱完全排空。

患儿的症状和超声扫描结果提示OAB，因此建议改变生活方式，如每日摄入约1.5 L液体，避免摄入任何刺激膀胱的物质（如南瓜汁）。此外，其开始服用抗胆碱能药物（缓释型奥昔布宁）治疗。

专家评论

OAB

OAB是儿童中最常见的排尿功能障碍，在5～7岁达到发病高峰。OAB被认为是非自主性膀胱收缩抑制物的成熟延迟所致[13]。在膀胱充盈期间，未被中枢抑制的膀胱收缩被儿童感知为紧迫感，从而促使自主横纹肌——括约肌和盆底肌收缩，并进行各种控制尿液排出的动作，如交叉腿、外部压迫尿道等[14]。尽管采取了控制动作，但儿童仍可能出现尿液泄漏，尤其是在疲劳或分心时。膀胱持续对紧闭的括约肌进行等长收缩，会导致膀胱肌肉肥大，从而降低功能容量并增加不稳定性，使OAB陷入恶性循环。研究表明，在联合定时排尿方案和适当的肠道管理下，抗胆碱能药物治疗OAB可以显著降低反复尿路感染的发生率[15]。

间隔6个月后，患儿到诊所复查。复查膀胱功能评估显示其排尿后残余尿量显著增加。此外，尽管进行了预防性抗生素治疗，但患儿仍发生了2次混合生长培养的下尿路感染。复查超声扫描显示双侧肾盂积水显著增加，膀胱仍为厚壁，并出现了小梁形成和憩室。尽管定期排尿和尝试双重排尿，但其仍存在持续的慢性便秘，以及排尿间隔期间出现日间和夜间的意外排尿。停用奥昔布宁，并考虑到上尿路恶化的可能性，怀疑存在神经病理因素。

脊柱MRI扫描显示无椎管内异常。然后继续进行膀胱镜检查，证实了不规则、细长和大体小梁化的膀胱（“冷杉树”），见图43-2a。视频尿动力学研究显示膀胱功能容量降低（180 mL），顺应性部分受损（输注180 mL后升高22 cmH_2O，图43-2b）。排尿动力学显示协调不良的模式和膀胱排空不完全（剩余20 mL）。X线透视未显示充盈或排尿过程中的任何膀胱尿道反流。

✪学习要点

侵入性尿动力学检查

如果插入耻骨上导管，导管置入和尿动力学检查之间需至少延迟半天。如果使用经尿道导管，必须尽可能小，因为大导管可引起流出道梗阻。

充盈速率应尽可能符合生理，可使用以下公式计算充盈速率：体重（kg）除以4，以mL/min表示[16]或者根据Hjälmås的描述，为预期膀胱容量的5%（以分钟为单位），以mL/min表示[6]。

在儿童中，评估膀胱感觉可能具有挑战性。当充盈超过预期膀胱容量，且没有感觉报告时，可能表示膀胱感觉减退。

在婴儿和儿童中，任何在排尿前观察到的非自主性膀胱收缩都可以被视为病理性的，定义为逼尿肌压力相对于基线增加＞15 cmH_2O。

膀胱顺应性是膀胱容量变化与逼尿肌压力变化之间的关系如下。

$$\text{顺应性}（mL/cmH_2O）= \frac{\Delta\text{膀胱体积}（mL）}{\Delta\text{逼尿肌压力}（cmH_2O）}$$

在儿科实践中，了解膀胱顺应性很复杂，因为其会随年龄的增长而增加，且逼尿肌压力可受膀胱充盈率的影响。此外，目前尚无可靠的儿童膀胱顺应性参考范围。因此，根据经验法则，在预期年龄膀胱容量下，逼尿肌压力高于基线≤10 cmH_2O是可接受的[17]。排尿期间压力-流量关系的临床相关性尚不清楚，因为在下尿路正常的儿童中观察到排尿期间高压和流量中断[18-19]。然而，逼尿肌-括约肌协同失调见于神经源性膀胱疾病，表现为逼尿肌收缩，同时伴有尿道和（或）尿道周围横纹肌的不自主收缩，导致排尿期间尿流中断。

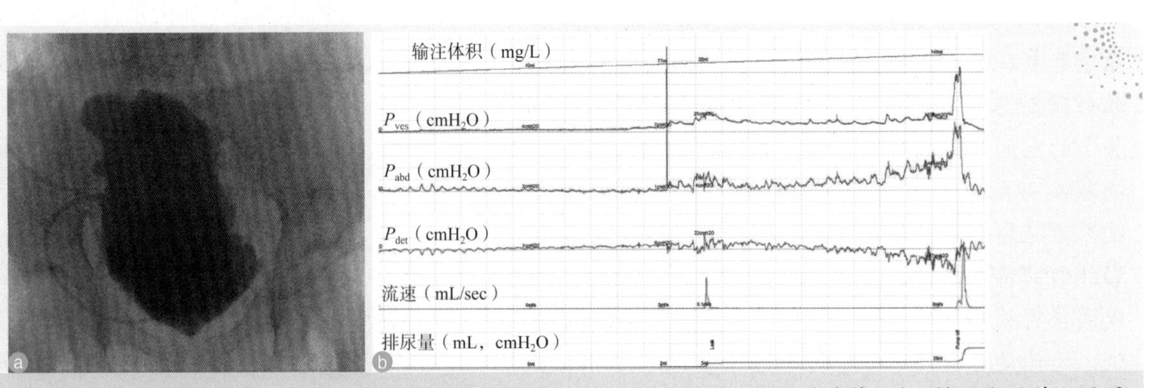

a. 大体小梁化膀胱；b. 充盈膀胱测压，显示与渗漏相关的一些逼尿肌向末端充盈的活动（蓝箭头）。排尿期的特征是最大逼尿肌压力（P_{det}）为 43 cmH_2O，伴相关腹部紧张。

图 43-2

专家评论

非神经源性神经性膀胱

非神经源性神经性膀胱或亚临床神经源性膀胱，后来称为Hinman综合征，可能是一种在儿童小便训练后发生的膀胱括约肌功能障碍的后天形式[20-21]。典型形式包括：①排尿失调伴昼夜尿湿和膀胱排空不完全；②膀胱小梁；③复发性尿路感染；④尿路恶化伴输尿管积水；⑤便秘和粪便污染；⑥显著的行为问题，伴频繁焦虑、抑郁和家族融入障碍；⑦正常的神经系统体格检查和相关检查。

该病症具有神经性膀胱功能障碍所有典型的临床和尿动力学特征，但影像学上不能证明神经系统病理，可能存在尚未确定的潜在神经病因。在其严重形式中，膀胱括约肌功能障碍可能导致全面膀胱失代偿，白天/夜间尿床、排尿后残余尿量大、复发性尿路感染和上尿路严重损害。

非神经源性神经性膀胱被认为是一种获得性病理，但也报告了产前表现的证据[22-23]。因此，非神经源性神经性膀胱可能涵盖了一系列疾病，从儿童早期发病到青春期发病，从对有限的膀胱括约肌和肠道管理有反应的儿童到需要膀胱扩大和肾移植的重度非神经源性神经性膀胱患者[24]。

已尝试多次进行清洁间歇性导尿，但患儿非常抵制和恐惧。因此，暂时放置耻骨上导管（10 Fr Cystofix®），白天每3小时夹闭和释放1次，夜间自由引流。放置耻骨上导管后，观察到上尿路扩张和尿路感染发作完全消退。随后，在全身麻醉下用10 Fr Foley导尿管更换耻骨上导管，每10～12周更换1次。

最新的二巯基丁二酸扫描显示右肾功能略低（47%），但未发现明确的局灶性缺损。

专家的最后一句话

尿路感染和尿失禁是转诊至儿科泌尿外科医师的常见问题。在大多数情况下，通过简单的饮食调整和（或）抗胆碱能药物治疗可以解决问题。然而，该病例说明了一些儿童有进展为更严重和不可逆的上尿路及下尿路病理的风险。该患儿在最初表现出轻度积水和膀胱壁增厚的令人担忧的特征，其在短短6个月的时间内迅速恶化为经典的Hinman综合征。预防此种恶化的方法可能非常少，根据目前的研究结果，长期来看，患儿可能需要行膀胱扩大成形术，伴或不伴可控性皮肤导管通道。

参考文献

扫码查看

病例 44

睾丸未降

María S. Figueroa Díaz和Kimberly Aikins

评论专家Imran Mushtaq

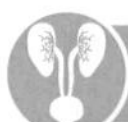

Case 1

一个新生儿因双侧可触及的未降睾丸而被转诊（图44–1），其足月出生，没有任何产前问题。在3个月大时进行了再评估，左侧睾丸在阴囊内，右侧睾丸在腹股沟区。

学习要点

睾丸未降的发病率

睾丸未降在新生男婴中的发病率为3%～4%，3个月大时为1%[1]。在英国的一项前瞻性队列研究中，睾丸未降的发生率从出生时的6%降至3个月时的2.4%[2]。睾丸进行性下降可发生在出生后3个月内，据报告高达50%～87%。因此，在该年龄段必须重新评估位置，并需要持续观察，因为存在复发性睾丸未降的风险[3]。早产男婴中睾丸未降的发生率高达45%[1]，75%～80%的睾丸未降可触及，60%～70%为单侧[4-5]。

临床提示

体格检查

体格检查必须在轻松、温暖的环境中进行。大腿外展有助于抑制提睾反射，便于评估。触诊开始于腹股沟内环外侧，一只手沿腹股沟管向下移动，将睾丸推向阴囊，另一只手用于定位睾丸，抓住并牵拉向下朝向阴囊，评估精索的张力和可牵拉到阴囊的距离。可能的相关结果为疝和鞘膜积液。阴茎异常（尿道下裂或小阴茎）的存在可能提示性发育障碍。

学习要点

睾丸未降的分类

- 真性睾丸未降或隐睾：正常阴囊位置无睾丸。睾丸位于预期的下降路径上。
- 异位睾丸：睾丸位于正常下降路径之外，常位于腹股沟上段、腹外斜肌前方，或者更罕见地位于肾周、耻骨前、股骨、会阴或对侧阴囊位置。
- 获得性隐睾或睾丸上行：指隐睾睾丸，之前是下降的睾丸，且之前描述为可回缩。发病高峰年龄约为10岁，发病率为1%～2%。手术时通常存在鞘状突的持续纤维性残留物。
- 睾丸回缩：指由于提睾反射而容易上升的下降睾丸。可在阴囊内操作，释放后不会立即回缩。

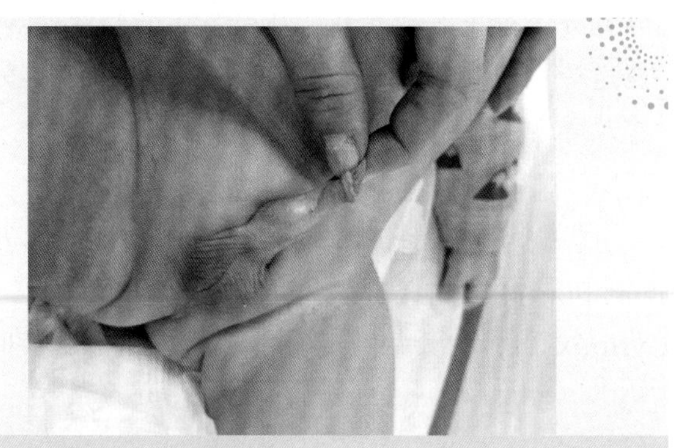

图 44–1　双侧睾丸未降时阴囊扁平

学习要点

睾丸未降的影响

阴囊环境比核心体温低4° C。如果睾丸未处于阴囊位置，则可能与热应激有关，导致睾丸的生化和生理异常。

在出生后的第1年，人类的睾丸经历重要的发育过程，新生儿生殖细胞（多潜能性生殖细胞）在“微青春期”（2～4个月）分化为A型精原细胞。此时期的特征是促性腺激素刺激睾酮的产生，支持细胞数量的增加，抑制素B的产生。A型精原细胞会慢慢分化成B型精原细胞，到3～4岁时，其会进一步分化成初级精母细胞，初级精母细胞会保持此种形式，直到青春期开始。此类过程均可能受到睾丸未降中热应激的影响，从而可能会抑制其转化为A型精原细胞，减少精子生成的干细胞数量，其还可能抑制多余的新生儿生殖细胞的生理性凋亡。此类多潜能细胞的持续存在可能导致原位癌。

这是在有睾丸未降病史的年轻成人中生育力受损（单侧睾丸未降中高达1/3，双侧睾丸未降中高达2/3）和恶性肿瘤风险增加（高达5～10倍）的拟定原因[6]。

患儿在6个月时行右侧开放性腹股沟睾丸固定术，该手术为日间病例。6个月随访时，双侧睾丸大小相等且处于阴囊位置。

专家评论

激素治疗

由于成功率低（20%），睾丸再上升的风险高（20%），以及对精子生成的影响的担忧，使用人绒毛膜促性腺激素或促性腺激素释放激素的治疗非常规做法[7-10]，睾丸未降的实际治疗是手术治疗。

学习要点

手术管理目标

优化精子发生

睾丸未降中存在固有的生殖细胞功能障碍，研究表明早期手术干预可部分逆转[11]。功能障碍的程度随着双侧受累[12]和术前年龄的增加而增加。

睾丸恶性肿瘤监测

睾丸未降中生殖细胞肿瘤的风险增加了5～10倍。精原细胞瘤和非精原细胞瘤均由青春期后睾丸生殖细胞原位肿瘤发展而来。有新的证据表明，如果睾丸固定术延迟，那么恶性肿瘤的风险会额外增加。

一项荟萃分析显示，如果在10～11岁后行睾丸固定术，那么相对风险为5.8[13]。瑞典的一项研究显示，13岁前接受睾丸固定术的患者发生睾丸癌的相对风险为2.2，13岁后接受治疗的患者相对风险增至5.4[14]。

证据支持

进行睾丸固定术的最佳年龄

国际指南建议根据睾丸活检结果和睾丸体积结果，在6～18月龄手术治疗先天性睾丸未降[15-16]。

支持此种方法的证据

- 对睾丸生长和生育力的影响

已经研究了多个生育力指标，包括睾丸大小、组织学、精液分析和生育率。

高质量的研究认为，睾丸固定术应在1岁前进行。比较睾丸活检显示9个月至3岁之间生殖细胞和支持细胞数量下降。

与3岁时行睾丸固定术相比，9个月时即早期行睾丸固定术后，睾丸可恢复生长[17]。

一项2018年的系统综述和荟萃分析比较了1岁前和1岁后进行睾丸固定术的结果，得出的结论是，在1岁之前接受睾丸固定术的婴儿睾丸体积更大，每个小管中的精原细胞更多[18]。

- 对恶性肿瘤的影响

当睾丸固定术延迟到第一个10年后，患癌的风险增加。

- 麻醉注意事项

，关于早期接受全身麻醉对神经发育的影响，目前证据存在争议。在动物研究中发现了相关性，但在人类中进行的最稳健的研究未发现相关性[19-20]。需要进一步的研究来阐明该重要问题。

- 自然下降

足月婴儿在3个月之后，早产儿在6个月之后，不太可能自发下降至阴囊底部。一旦体格检查证实自然下降失败，则有手术指征。

- 手术因素

睾丸固定术在1岁以下患儿中是安全的，2018年的一项系统综述和荟萃分析显示，对小婴儿进行睾丸固定术不会导致萎缩率增加[18]。

Case 2

一名3个月大的婴儿因双侧睾丸未降和尿道下裂被转诊至诊所。查体时，双侧睾丸无法触及，阴茎中段有阴茎下弯。怀疑存在性别分化障碍（性发育障碍）。

专家评论

性发育障碍评估

- 对于不可触及的未降睾丸和尿道下裂之间的相关性，需要对相关性发育障碍进行完整评价。
- 在15%的双侧睾丸未降患者中检测到性发育障碍。
- 与单侧无法触及的睾丸相关的尿道下裂应提示排除卵睾性发育障碍或混合性性腺发育

不全。双侧睾丸未降伴尿道下裂也可能代表46,XX婴儿，因先天性肾上腺增生而雄激素化。在疑似先天性肾上腺皮质增生的情况下，紧急进行激素和电解质分析，以避免由于皮质醇不足导致高危盐丢失病而引起低血容量休克的潜在不良影响。尿道下裂与睾丸未降相关的病例占12%～24%。

核型结果为45,X0/46,XY。超声显示右侧腹部有一个性腺，盆腔内无任何可见的米勒管结构。

学习要点

无法触及的睾丸

不可触及的睾丸占睾丸未降的10%～20%。

腹腔镜检查时可能的临床结果包括如下[4]。

- 睾丸缺失/消失（15%～45%）。
- 腹腔内睾丸（25%～50%）。
- 腹外/小管不可触及睾丸（10%～30%）。

临床提示

如何处理无法触及的睾丸？

通常不需要进行影像检查，因为其敏感性和特异性不足以改变对探查性手术的需求。证实疑似小管睾丸的存在可能是有用的。处理流程见图44-2。

手术方式

- 麻醉状态下检查

必须在麻醉状态下确认睾丸的不可触及性，约18%在腹股沟可触及，无须进行腹腔镜检查[21]。

- 诊断性腹腔镜检查
  - ※ 腹股沟深环检查：如果闭合，输精管和精索血管进入，那么睾丸残端将在管内或阴囊内。在此类情况下，可进行腹股沟探查。
  - ※ 确定鞘状突的通畅性：如果通畅，则睾丸可能在腹股沟管内（“窥视”睾丸）。
- 腹内睾丸：计划确定性手术

Fowler-Stephens睾丸固定术：一期/二期。

一期：分离睾丸动脉和静脉，以增强供应精索内最后2 cm的输精管血管对睾丸的侧支循环[22]。二期：必须在至少6个月后进行。在覆盖输精管的骨盆腹膜皮瓣上游离睾丸，并向下拉至上腹血管内侧，置于阴囊底部的dartos囊下（图44-3）。

- ※ 一项系统性综述和荟萃分析得出结论，腹腔镜二期Fowler-Stephens睾丸固定术的成功率为89%。睾丸萎缩的发生率为8%[23]。
- ※ 当一侧睾丸不可触及时，对侧睾丸的肥大提示无法触及的性腺可能不存在，尽管这一发现并不足以避免需要进行腹腔镜检查。

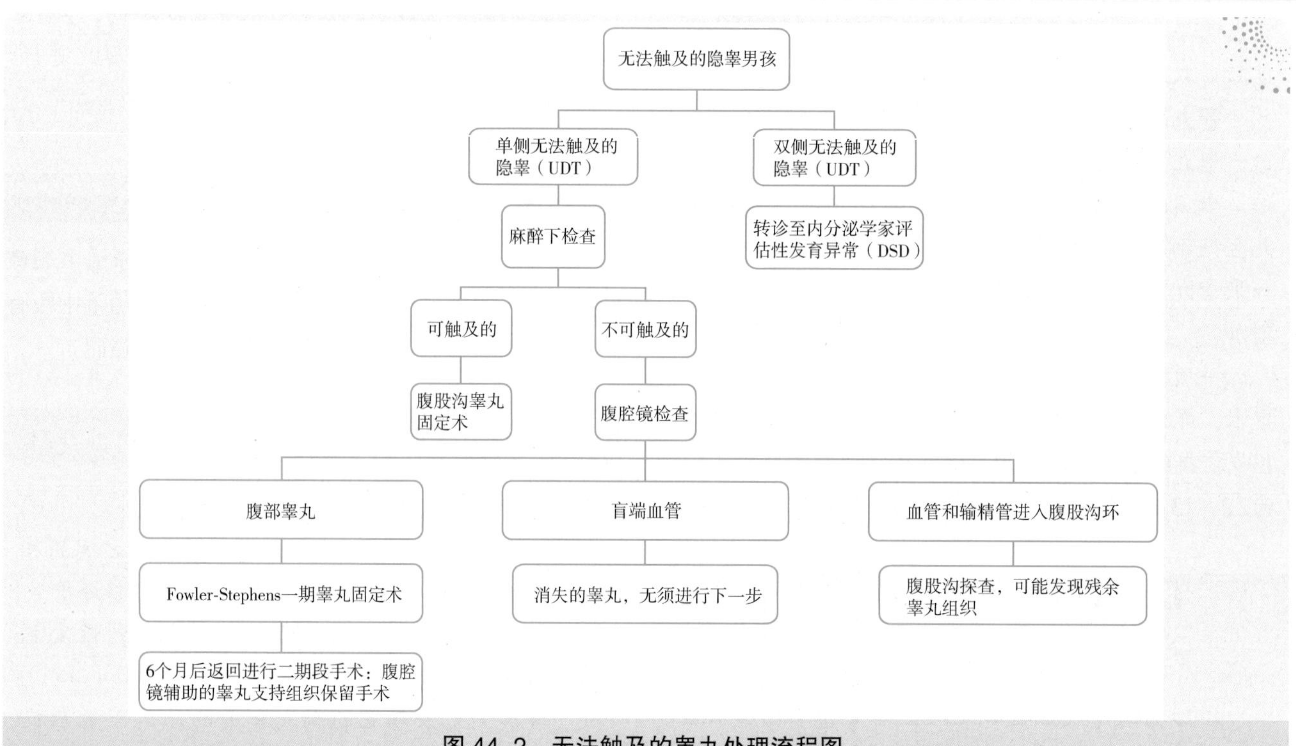

图 44-2　无法触及的睾丸处理流程图

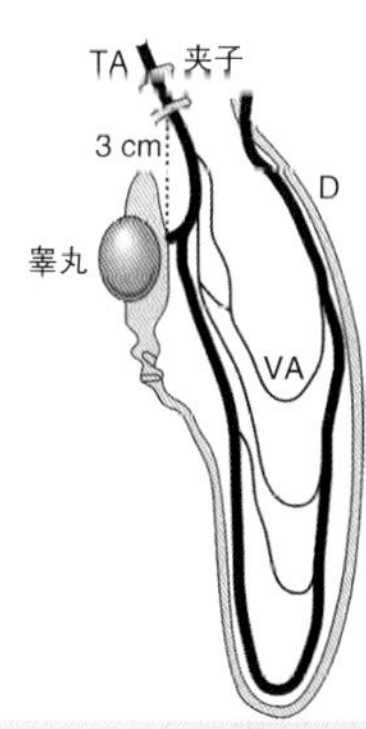

TA：睾丸动脉；VA：输精管动脉；D：输精管。

图 44-3　Fowler-Stephens 示意

腹腔镜探查结果

右侧性腺与腹股沟内环毗邻，有输精管和血管（图44-4），左侧有条纹性腺、输卵管和未发育的子宫。膀胱镜检查显示尿道口径正常，精阜区域有一个开口，导致有子宫颈的大阴道结构。

诊断：混合性性腺发育不全。

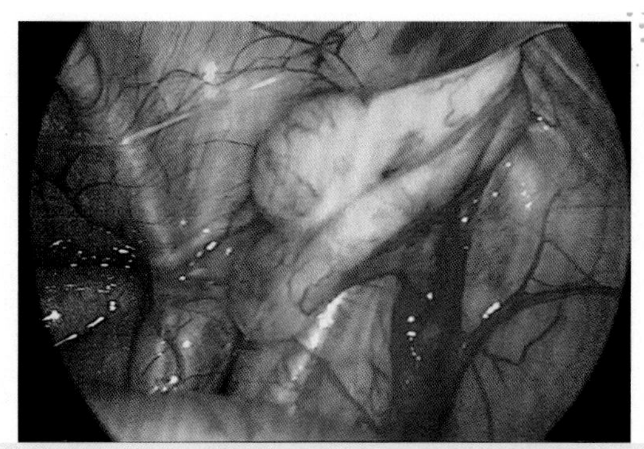

图 44-4　靠近腹股沟内环的右腹内睾丸

学习要点

混合性性腺发育不全

- 混合性性腺发育不全是由45,X0/46,XY染色体嵌合体引起的性别发育异常，其是生殖器模棱两可的第二位常见原因，仅次于先天性肾上腺皮质增生。表型谱从特纳综合征到生殖器模糊，甚至正常男性生殖器[24]。此类患者中的大多数有不同程度的阴茎发育、尿生殖窦形成伴阴唇阴囊融合和睾丸未降。在其中的许多患者中，存在未发育的子宫、阴道和输卵管。
- 条纹性腺通常与同侧米勒管衍生物相关，其是由于局部睾酮和米勒管抑制物质生成失败所致，米勒管抑制物质生成不能引起米勒管退化。
- 外生殖器模糊由子宫内睾酮生成不足所致。
- 预后：正常下降或较好的睾丸可对促性腺激素产生反应，并在青春期分泌正常量的睾酮，但该睾丸通常缺乏生发结构，因此此类个体不育。
- 肿瘤风险：15%～35%的患者可能发生性腺肿瘤。性腺母细胞瘤最常见，恶性潜能低。无性细胞瘤占第二位。生殖细胞肿瘤也发生在睾丸和条纹性腺，因此应切除后者。肾母细胞瘤和Denys-Drash综合征（肾病、生殖器异常和肾母细胞瘤）的风险增加[25]。
- 管理：性别分配、适当的性腺切除术和适当的肾母细胞瘤筛查。
  - ※ 性别分配应由经验丰富的性别发育异常多学科团队与家庭讨论决定。通常基于外生殖器和性腺正常功能的潜力。与更男性化的表型相关的显著雄激素印记的可能性更大。
  - ※ 应切除条纹性腺。
  - ※ 如果选择了男性性别（通常是此种情况），必须在仔细筛查肿瘤［体格检查和（或）超声扫描］与预防性性腺切除术和雄激素替代之间做出决定。

45,X0/46,XY嵌合体的产前诊断研究表明，90%的男性表型正常[26]。一些男性可能在晚年出现性腺功能障碍或睾丸肿瘤。

处理

在腹腔镜检查时，切除了条纹性腺。组织病理学报告性腺发育异常，无生殖细胞成分。患者被带到性发育障碍多学科团队处并与父母一起选择了男性性别。通过Fowler-Stephens手术将右侧睾丸转移至阴囊。尿道下裂分两期修复（Bracka技术）。关于米勒管残留物，将对其进行观察，通常情况下，其不会引发问题，但偶尔会引起排尿后滴沥或尿路感染，特别是在第二阶段尿道下裂手术后。

专家的最后一句话

睾丸未降的处理不再存在争议，并且已有足够的证据支持在12个月之前行早期睾丸固定术。两期腹腔镜Fowler-Stephens睾丸固定术已被证明对于腹腔内睾丸是可靠且可重复的，对于年龄较大的患儿，其在现有睾丸血管上获得良好长度可能具有挑战性。在表现为不可触及睾丸和尿道下裂的儿童中，应始终高度怀疑性发育障碍，强烈建议紧急转诊至合适的性发育障碍团队。

参考文献

扫码查看

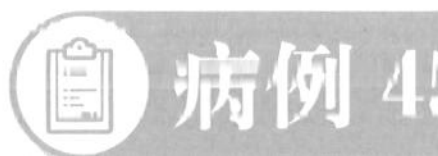

儿童神经源性膀胱

Sara Lobo和Kiarash Taghavi

评论专家Imran Mushtaq

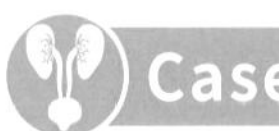

Case

1例男婴出生时被诊断为脊髓脊膜膨出（myelomeningocele，MMC），新生儿期行封堵术。出生后不久，开始对其进行清洁间歇性导尿和抗生素预防，以尽量降低尿路感染的风险。

学习要点

MMC和神经源性膀胱功能障碍

神经源性或神经性膀胱是一种异质性疾病，可能由影响中枢和外周神经系统的各种基础疾病导致。虽然在普遍补充叶酸后，脊髓发育不良的发病率有所下降，但在过去10年中，该发病率已趋于稳定[1]。MMC仍然是先天性神经源性膀胱的最常见原因，并且由于长期发病率显著且可能影响神经发育，在专科中心开始了开放性MMC缺损的产前闭合。虽然胎儿闭合与脑积水和运动功能改善相关[2]，但最近的脊髓脊膜膨出管理研究（management of myelomeningocele study，MOMS）表明，胎儿修复也可改善膀胱功能[3]。

神经管缺陷是神经板管状化部分失败所致。非管状神经板的范围和位置决定瘫痪的程度[4]。无论神经功能缺损如何，25%～30%的患者均保持圆锥反射阳性，其中少数低水平骶骨或腰骶骨MMC患者有不完全性脊髓病变，以及感觉和偶尔的运动保留[5]。

在神经源性膀胱患者中，通常缺乏正常自主排尿控制的能力。可以采用一些人工措施，如腹部压迫、拉紧或清洁间歇性导尿，无论是通过尿道或可控性导管通道。

与获得性形式一样，先天性神经性膀胱功能障碍由脊髓病变部位决定，尽管通常观察到中间功能障碍模式的差异（见于60%的MMC患者）。在骶上脊髓病变中，脊髓圆锥是完整的，逼尿肌和尿道外括约肌的神经支配也是完整的（尽管从较高的中心分离出来）。圆锥反射阳性，逼尿肌收缩力增强。通常存在逼尿肌–括约肌协同失调（逼尿肌收缩和括约肌松弛之间的不协调）。相反，在骶髓病变中，脊髓圆锥受到影响，从而影响逼尿肌和尿道外括约肌的神经支配。圆锥反射阴性，逼尿肌收缩力消失。一些外括约肌功能不全的程度总是可见的。中度膀胱功能障碍包括逼尿肌反射亢进和一定程度的括约肌功能不全[4, 6]。

证据支持

继发性上尿路并发症

继发性上尿路并发症包括梗阻或反流，在神经源性膀胱患儿中普遍存在。到2岁时，20%的MMC患儿受到影响，到青春期时，有50%的男孩有上部脉管并发症的风险[5]。与尿道狭窄有关的并发症中最重要的因素是发热性尿路感染、膀胱输尿管反流和膀胱流出道梗阻（当与逼尿肌过度活动症引起的膀胱内压升高、逼尿肌顺应性降低或两者兼有有关时）。肾损害和肾衰竭是最严重的并发症之一，治疗策略侧重于维持肾功能[6]。

专家评论

神经源性膀胱功能障碍的自然病程和管理挑战

对于此类患者，治疗管理非常具有挑战性，已经描述了许多不同的方案。我们医院在新生儿阶段的方案包括：对于进行开放性脊柱病变手术后的患者，采用定期的密切监测，由小儿泌尿外科医师和神经外科医师进行管理，使用甲氧苄啶进行抗生素预防性治疗，并在手术闭合后6周由泌尿外科专科护士进行膀胱评估。如果记录了显著的残余体积，那么开始清洁间歇性导尿可能是有利的（图45–1）。因此，并非所有患者均可从早期清洁间歇性导尿中获益。

神经源性膀胱功能障碍可随时间的推移而变化，包括病情的严重程度和（或）功能障碍的模式。我们知道，在前两年内患者的风险最高，约30%的“安全”膀胱会变为“不安全”膀胱。进入青春期也是一个具有风险的因素，膀胱动力学可能会发生变化。

因此，治疗管理必须个体化，并根据患者的特征和能力（年龄、性别、活动能力——轮椅与非轮椅患者、脊柱畸形、认知障碍、照顾者支持、社会环境）量身定制。

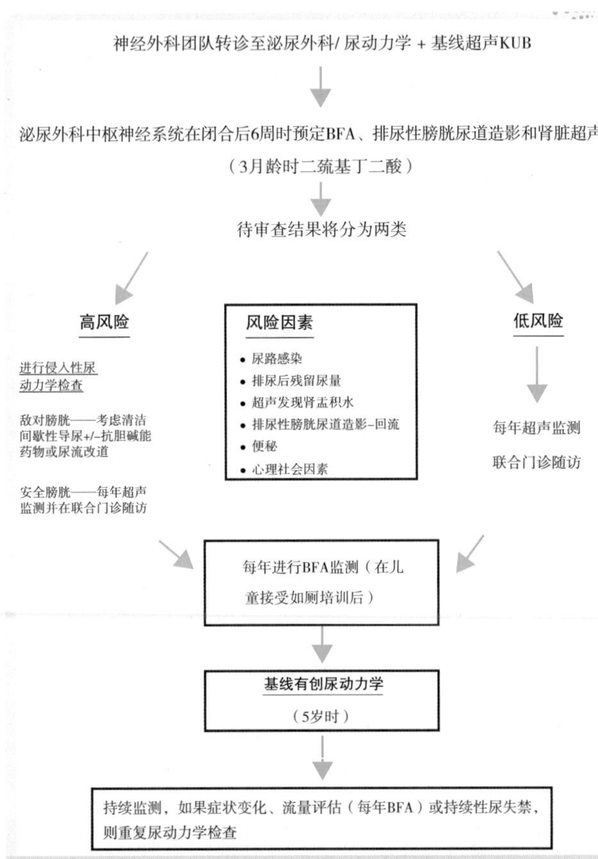

BFA：膀胱功能评估；USS：超声扫描；KUB：肾脏（Kidneys）、输尿管（Ureters）和膀胱（Bladder）的影像学检查。

图 45–1 英国伦敦 Great Ormond Street Hospital 的 MMC 管理方案

直至10岁，患儿仍无尿路感染，但报告了在每天间断性尿道自我导尿（清洁间歇性导尿）之间频繁和显著的尿液泄漏，其描述了咳嗽或站立时加重的间断性滴尿。至于肠道管理方面，患儿每天进行肛门冲洗，并且效果显著。基于此，其被转诊接受专家评估和进一步检查。

临床提示

尿失禁和大便失禁的治疗

在儿童期，在达到青春期之前，许多儿童可以通过经尿道定期清洁间歇性导尿进行管理。对于尽管进行清洁间歇性导尿但尿液泄漏仍然存在，以及需要使用抗生素以预防尿路感染复发的病例，可能需要采取不同的管理方法。

脊髓损伤对直肠和肛门括约肌的影响类似于对膀胱和外部尿道括约肌的影响。排便失禁可能由便秘、溢流性失禁或括约肌功能不全的任何组合引起。初始方法包括通过适当的饮食或泻药，结合逆行灌肠，避免肉眼便秘，以确保定期结肠排空。如果此类措施无效，可以考虑顺行性控便灌肠手段[3]。

为了更好地了解患儿的临床情况，进行了新的影像学检查。

超声扫描：超声扫描显示左肾正常（长轴测量值为9.5 cm），肾盏轻度分裂，但无明显肾盂肾盏扩张，右肾瘢痕较小（测量值为7.7 cm，相应年龄为第5百分位数），无肾盂肾盏扩张。双侧远端输尿管扩张，右侧直径达10 mm，左侧直径达5 mm，膀胱体积较小，厚壁（图45–2）。

排尿性膀胱尿道造影：在进行的排尿性膀胱尿道造影中记录双侧膀胱输尿管反流，直至集合系统不扩张的水平。膀胱颈功能不全，直立位造影剂立即渗漏。当患儿称其感觉充盈时，膀胱的容量约为200 mL（图45–3）。

学习要点

神经源性膀胱的影像学检查

可用于评估神经源性膀胱和上尿路的选项包括超声、X线透视、核显像研究和尿动力学检查。目前关于进行此类研究的必要性和最佳时机存在争议，目的是尽量减少儿童的辐射暴露和过度侵入性操作[2]。

此类研究为上、下尿路的结构和功能方面提供了基线，可以促进肾积水或膀胱输尿管反流的诊断，并可以帮助识别存在上尿路恶化和肾功能损害风险的儿童。在接受排尿性膀胱尿道造影评估的脊柱裂患者中，典型的发现包括尿道口自发张开、膀胱延长，以及膀胱壁异常（例如憩室、小梁、“冷杉树”外观）[6-7]。

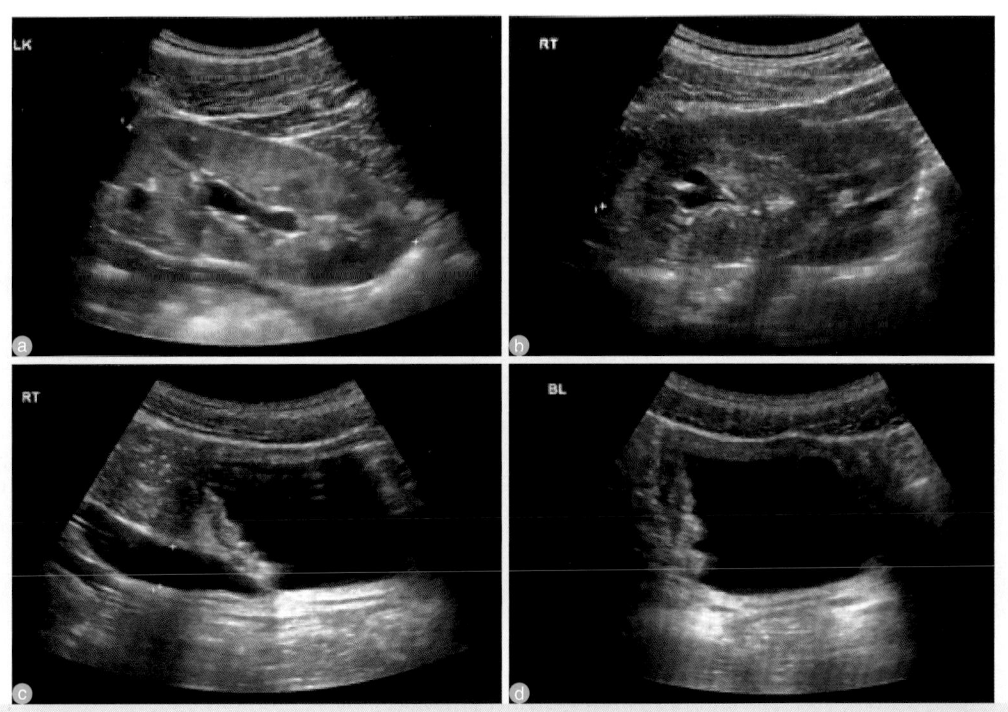

a. 左肾，横切面；b. 右肾，横向视图；c. 右侧远端输尿管与膀胱视图；d. 膀胱。

图 45-2　肾脏、输尿管和膀胱的超声扫描

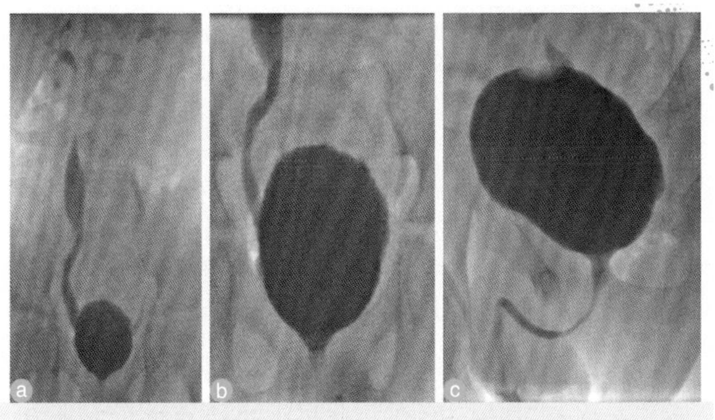

显示了膀胱输尿管反流。a、b. 排尿性膀胱尿道造影前视图；c. 排尿性膀胱尿道造影侧视图。

图 45-3　排尿性膀胱尿道造影

二巯基丁二酸扫描：肾脏二巯基丁二酸扫描报告右肾功能小于左侧，伴多发性局灶性皮质缺损（图45-4）。功能分类显示右肾占总体肾功能的30%，左肾占70%。

学习要点

二巯基丁二酸

二巯基丁二酸闪烁显像对膀胱输尿管反流患者或发热性尿路感染患者有价值。既往脊髓发育不良儿童系列研究表明，二巯基丁二酸核医学扫描显示肾脏瘢痕形成或功能丧失的发生率为10%～32%[2]。

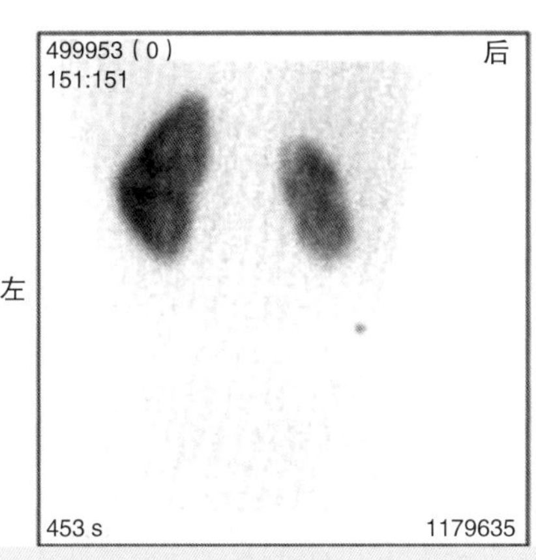

图 45-4　二巯基丁二酸扫描

尿动力学研究（尿动力学检查）：尿动力学检查显示膀胱舒张功能下降（200 mL，低于预期的膀胱容量330 mL）伴逼尿肌过度活动症（充盈期间非自主性逼尿肌收缩，图45-5）[7]。提示依从性低（滴注200 mL时压力升高27 cmH_2O，依从性为7.4）和与逼尿肌过度活动症相关的泄漏。泄漏点压力较低（导尿管周围<30 cmH_2O），提示出口功能不全。通过清洁间歇性导尿完全排空膀胱。

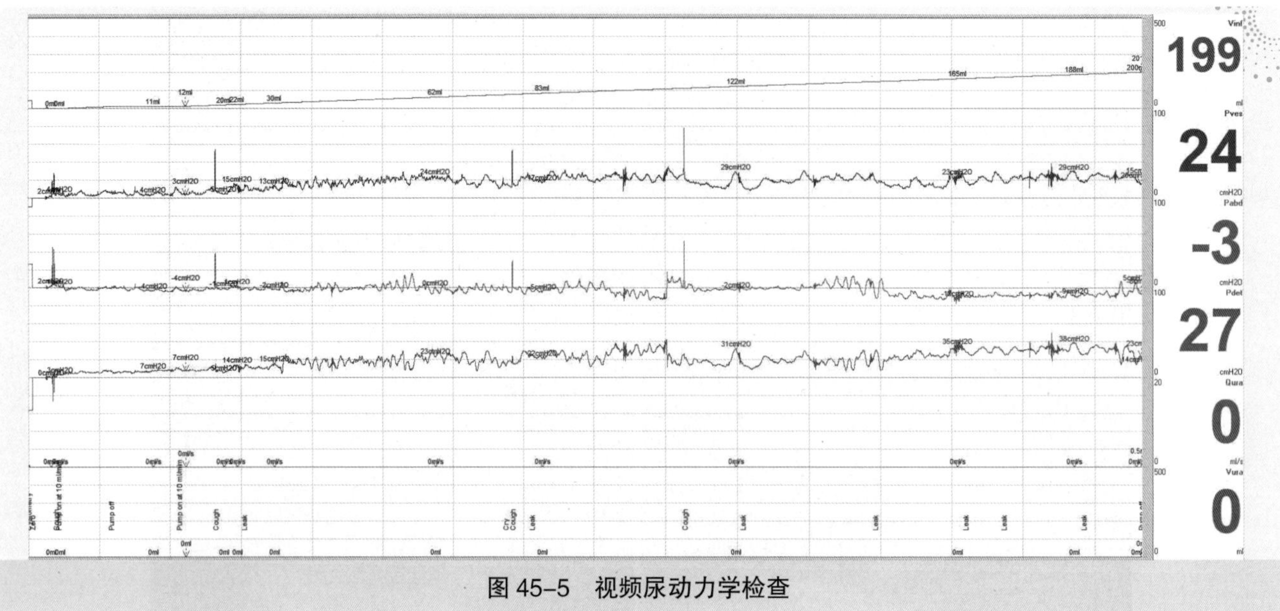

图 45-5　视频尿动力学检查

学习要点

尿动力学检查

膀胱逼尿肌和括约肌是协调工作的两个组成部分，组成一个单一的功能单位。膀胱可因收缩增加而过度活动，其容量或顺应性降低，或收缩功能减退。膀胱出口（尿道和括约肌）可能独立过度活跃，引起功能性梗阻。

超过90%的脊柱闭合不全患者存在尿动力学检查异常，表明膀胱神经支配异常[6]。侵入性尿动力学检查提供了了解膀胱功能所需的客观信息，包括容量、顺应性和出口阻力，由此可以确定是否需要通过增加出口阻力来改善控尿能力[8]。

临床提示

膀胱容量

根据以下公式计算儿童的预期膀胱容量。

＞12月龄：膀胱容量（mL）= 30 +［年龄（岁）×30］

该儿童的预期膀胱容量为330 mL。

＜12月龄：膀胱容量（mL）= 体重（kg）×7

专家评论

尿动力学检查

尿动力学检查应以标准化方式进行，以保证数据质量，并允许随着时间的推移，比较结果。尿动力学检查评估的主要目的是重现症状，同时获得生理指标，以确定症状的病理生理学基础。从最小到最具侵入性的评估：①排尿日记；②尿流率测定及排尿后残余尿量测定；③病房尿动力学检查；④视频尿动力学检查[9]。

视频尿动力学检查提供了解剖结构和功能细节的组合，因此是复杂病例考虑手术干预的基本评估工具。视频尿动力学检查可以通过导尿管或耻骨上管进行，特别是在需要准确评价膀胱颈的病例中。

临床提示

在尿动力学检查前排除尿路感染

在尿动力学检查前必须排除尿路感染。尿路感染的存在可能使结果无效，因为其导致膀胱感觉异常（研究期间疼痛/不适）、逼尿肌过度活动症和膀胱顺应性异常。

患儿进行了回肠膀胱成形术和Mitrofanoff形式的重建膀胱手术。还完成了膀胱颈吊带，以增强膀胱出口阻力。

学习要点

抗胆碱能药物的医疗管理

抗胆碱能药物治疗是神经源性逼尿肌过度活动的一线药物治疗。初始治疗应包括口服抗胆碱能药物联合清洁间歇性导尿。已证明奥昔布宁具有成本效益和有效性，可口服、膀胱内或经皮给药[5]。托特罗定是一种替代抗胆碱能药物，可能同样有效，且不良反应更轻[4]。新型和选择性更强的抗胆碱能药物正在试验和临床试验中。

证据支持

注射A型肉毒毒素

在抗胆碱能药物治疗无效的神经源性膀胱中，逼尿肌注射A型肉毒毒素可成为一种有效的替代治疗方法。研究表明，多次注射后控尿能力、膀胱容量和依从性显著改善。此种暂时性治疗可有效抑制逼尿肌收缩6～9个月[5]。然而，前瞻性对照试验很少，此种类型的治疗似乎对有逼尿肌过度活动症的膀胱最有效。无明显逼尿肌收缩的低顺应性膀胱不太可能对该治疗有反应。

难治性、容量减少性膀胱、逼尿肌过度活动症和依从性差的儿童通常需要以膀胱扩大术（回肠膀胱成形术）的形式进行手术治疗。

学习要点

膀胱增强

当需要重建膀胱手术时，必须考虑一些问题。尽管支持使用一种增强类型优于另一种增强类型的证据支持较差（例如回肠 *vs.* 结肠），但回肠膀胱成形术仍然是首选类型，其与结肠相比，黏液产生较少，内在收缩不太强烈。在将肠段并入尿道时，必须考虑2个因素：①必须存在合理的肾功能，因为需要将存在肠段的尿液吸收；②必须保留回肠末端，以保持维生素B_{12}的吸收和有效的胆盐再摄取[6]。

决定行扩大术需要对患者和家属进行详细的术前教育和准备，以确保能够遵守导尿方案。不遵守或不定期进行间歇性导尿可能会导致严重的并发症，如尿路感染、尿路结石和膀胱破裂，并伴有较高的发病率和病死率。

患者和家属必须意识到他们在术后将面临的几个挑战，例如需要冲洗产生的黏液和需要终身监测的恶性肿瘤的可能风险[1, 10]。

未来方向

组织工程

设计用于替代膀胱的组织工程移植物是重建泌尿外科的理想未来。构建复杂的组织结构，类似膀胱壁，整合自体上皮、神经和肌肉成分的能力，比目前可用的解决方案提供了更优越的治疗。然而，仍有许多临床相关的问题需要解决和优化：组织工程构建物的消毒、与生物材料相关的血栓形成、脓肿形成/感染的风险因素、适应机器人或腹腔镜植入的移植物，以及年龄对人类尿道再生能力的影响，因为所有临床前试验都计划在年轻人和大动物模型上进行[12-13]。

学习要点

神经源性膀胱手术

对尿道括约肌功能不全的治疗仍然具有挑战性。轻度尿失禁可从α-肾上腺素能受体激动剂中受益，但骨盆底麻痹患者需要行神经源性膀胱手术以改善尿潴留。手术选择包括尿道周围/神经源性膀胱注射填塞剂（如Macroplastique®或Deflux®）、神经源性膀胱悬吊术、尿道延长手术以创建瓣膜（Young-Dees-Leadbetter、Tanagho和Mitchell技术）、人工尿道括约肌和神经源性膀胱关闭术[4-5]。

据报道，关于神经源性括约肌功能不全的悬吊术在男性中的成功率不一[5, 14]，其中一种技术是从腹壁侧向左右打开盆膈，创建可用于封闭神经源性膀胱周围的悬吊物通道。在可能需要较紧的悬吊物并避免使用合成材料的患者中，自体筋膜组织仍然是首选材料。该手术包括暴露腹直肌筋膜并抬起一条带状筋膜，然后用于围绕神经源性膀胱。

专家评论

手术选项

对于此种特殊情况，将神经源性膀胱悬吊术作为手术选择。之所以选择此种手术，是相比关闭神经源性膀胱，其具有更少的激进程度，可以保持尿道的通畅，并保持自主排尿的可能。

悬吊物所需的张力量是一个有争议的问题。既往尝试通过测量尿道和泄漏点压力来调节张力，但结果并不理想[5]。目前，悬吊物的张力是通过测量采取神经源性膀胱插入相对较大的Foley导尿管的能力来确定的。

研究表明，无论是男孩还是女孩，青春期都不会对神经源性膀胱吊带悬吊术产生不利影响，并且不会因前列腺生长而增加梗阻风险[5]。吊带悬吊术后，阴茎的勃起功能得以保留。

未来方向

微创手术

微创手术和机器人的出现为下尿路重建手术提供了新颖且具有挑战性的方法。已进行了包括膀胱扩大术（带或不带阑尾膀胱造口）和神经源性膀胱悬吊术在内的复杂重建手术。Gundeti等人报道了第一个完全腔内机器人辅助腹腔镜下回肠膀胱扩大成形术和Mitrofanoff术[15]。

患儿术后恢复顺利，7天后出院。耻骨上和Mitrofanoff导管均持续引流，每日冲洗生理盐水以确保通畅并防止黏液积聚。引流3周后，患儿返回医院夹闭导管，接受导管插入培训并拔除耻骨上管。

学习要点

神经源性膀胱患儿的随访

大多数患儿出生时上尿路是正常的，但近60%的患儿由于逼尿肌充盈压力增加而发生上尿路恶化，可能伴有或不伴有逆流。此类患儿晚期死亡的主要原因是肾衰竭，这凸显了积极管理的重要性[16]。表45-1是瑞典国家计划的随访方案[17]。进一步的重要发展领域是从儿科医师转向成人服务的过渡管理[18]。

表 45–1 神经源性膀胱疾病患儿的瑞典国家随访方案

年龄	膀胱测压	排尿性膀胱尿道造影	肾脏超声	肾功能	二巯基丁二酸、肾造影术	肾小球滤过率
新生儿（1个月）	X	X	X	S肌酐；U分析		
3～6个月	X			S肌酐；U分析	二甲亚砜；闪烁扫描法	
12～18个月	X		X	S肌酐；U分析胱抑素C；U渗透压		X
>18个月，每年1次	X		X	S肌酐；分析胱抑素C；U渗透压	每3年重新造影1次	X[1]

注：S：血清；U：尿液；X[1]：每3年一次肾造影。通过1-脱氨基-8-d-精氨酸加压素试验检测尿渗透压。

资料来源：Wide et al[17].

专家的最后一句话

毫无疑问，定期随访和及时干预可以预防或至少延缓MMC患儿上尿路恶化的发作。大多数儿科中心已经建立了多学科团队提供此种标准的治疗，并制定了地方协议的随访方案。许多患者仍然需要重建手术和终身随访。

对于许多专门护理脊柱裂的中心来说，建立一个坚实的过渡护理模式仍然是一个重大障碍。

参考文献

扫码查看

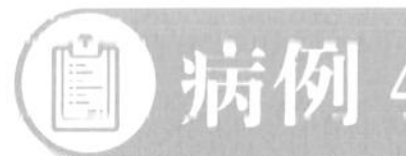

龟头出血性焦痂

Emily Decker和Kevin Cao

评论专家Peter Cuckow

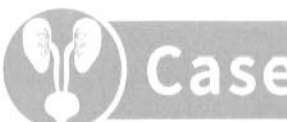

Case

患儿，男，8岁，既往体健，因排尿困难、包皮肿胀无法回缩如气球样就诊。他被诊断为干燥性龟头炎，接受了包皮环切术，随后接受了一个疗程的0.1%的倍他米松®软膏治疗。

学习要点

包皮环切术和干燥性龟头炎

包皮环切术是世界上最古老和持续实施的手术之一[1]。包茎是指包皮无法回缩。90%的男孩在3岁时包皮与龟头分离[2]，99%的男孩在16岁时包皮可回缩（参见包茎的“临床提示”）[3-4]。对于是否需要治疗此种包茎的关注导致了很多不必要的转诊[5]。在病理性包茎中，包皮增厚和瘢痕导致包皮无法缩回和伸展，是包皮环切术的少数绝对医学指征之一[1]。没有客观数据表明生理性包茎更容易进展为病理性包茎。

专家评论

生理性包茎

对于绝大多数存在生理性包茎的男孩来说，给予安慰和观察等待是足够的，医师们需要考虑的问题是何时进行干预。虽然确实有很少一部分男孩在青春期晚期或成年时才能缩回包皮，但是在青春期时考虑进行干预是合适的，因为包皮过长可能会影响社会心理发展。在该年龄段，应当进行敏感的询问以调查此类因素。

专家评论

包皮无法回缩

几乎所有男孩在童年或青春期的某个阶段都会缩回包皮。大多数男孩在最初几年就可以缩回包皮，在接下来的每一年，逐渐有越来越多的男孩能够回缩。关于包茎的焦虑通常是父母或孩子之间的比较所引起的。对于大多数人，安慰是最好的解决方案。

临床提示

包茎

图46-1显示了健康的生理性包茎包皮的典型外观。在轻轻回撤时注意头端“褶皱”外观。排尿时尖端有红肿和尿液积聚导致的膨胀是很常见的，且在发育过程中通常会改善。

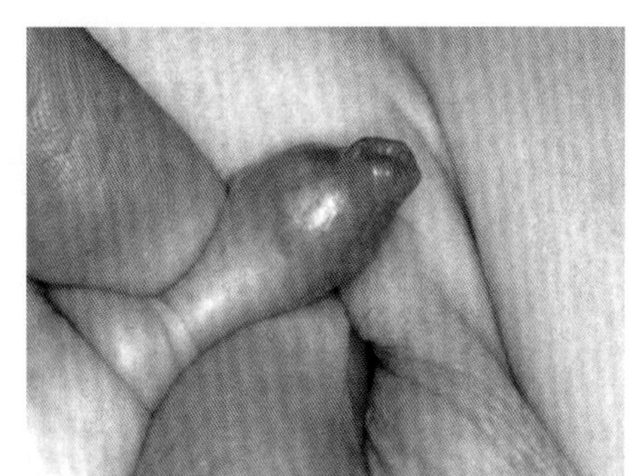

图 46-1　生理性包茎外观

专家评论

包皮环切术的适应证

包皮环切术的两个“绝对”医学适应证是干燥性龟头炎和复发性龟头包皮炎。临床医师应熟悉前者，因为其被低估了。龟头包皮炎（包皮和龟头的水肿和红斑）很可能被过度诊断，因为在许多包茎男孩中经常有轻度的尖端发红而被混淆。

学习要点

干燥性龟头炎

干燥性龟头炎有时被称为硬化性苔藓，属于

表皮角化过度，伴T淋巴细胞浸润和皮肤弹性丧失（图46-2和图46-3）[6-7]。表现为包皮紧密的白色瘢痕，包皮和龟头下方可见白色斑块。严重时可累及尿道口，也可累及远端尿道。最常报告的症状是包茎、排尿时包皮气球样变、排尿困难或复发性龟头炎[7]。干燥性龟头炎在5岁以下的儿童中较为罕见，报告的发生率为5%～6%[5]。典型的就诊年龄为9岁[8]。假设了许多潜在病因的理论，但均未证明是正确的。包皮气球样变和排尿困难等症状均可见于生理性包茎，对于临床医师而言，关键是从检查中认识2种情况的差异。在前者中，症状一般随着包茎的消退而改善，而在干燥性龟头炎中，一般不能期望有所改善。

干燥性龟头炎的组织学检查显示角化过度、固有层增厚和弥漫性纤维化伴淋巴细胞浸润（图46-2）。传统上，诊断是根据临床表现，并通过组织学检查证实。包皮环切术一直是治疗的主要手段，是预防复发的最佳方式。干燥性龟头炎包皮环切术后的长期并发症包括复发、尿道口狭窄和尿道狭窄。

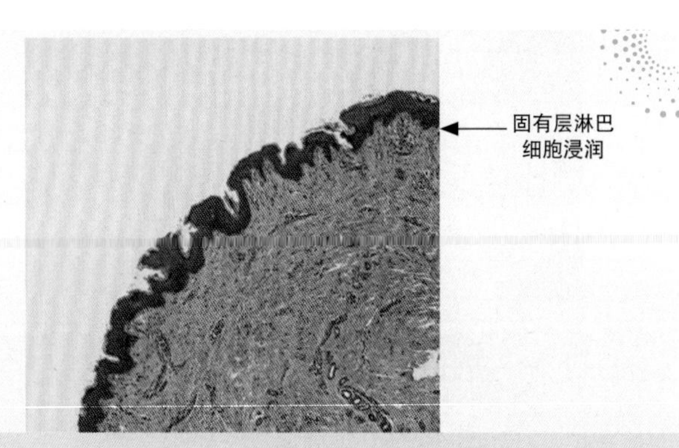

图 46-2　干燥性龟头炎组织学表现

临床提示

干燥性龟头炎

注意受干燥性龟头炎影响的包皮的2个典型特征：①白色瘢痕组织环反映了皮肤病学变化，当轻轻缩回时，包皮呈"钝化"外观（例如，未见皱褶）；②包皮不能回缩或迁延（图46-3）。

该患儿的排尿困难症状持续存在。其间歇性地注意到阴茎末端形成的焦痂，排尿时焦痂会脱落。随着时间的推移，排尿之前需要将焦痂剥离。患儿在包皮环切术后15个月接受了麻醉下检查、膀胱镜检查、尿道口成形术和活检。活检显示非特异性炎症，但无干燥性龟头炎。术后，指导其使用0.1%的倍他米松®涂抹尿道口和远端尿道，用8 Fr尿道口扩张器扩张尿道口和远端尿道，持续5个月。

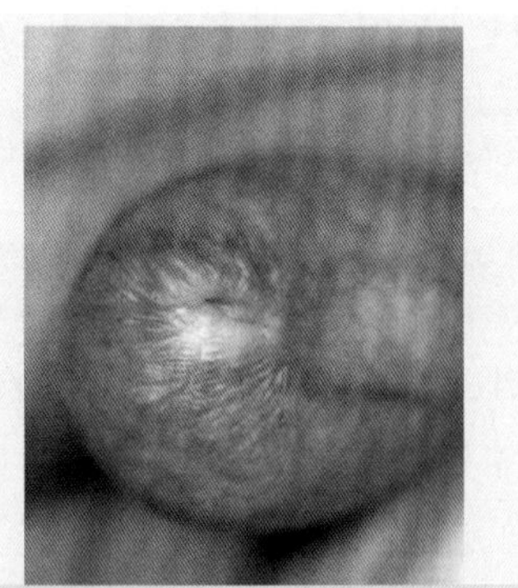
图 46-3　干燥性龟头炎的外观

专家评论

包皮环切术后并发症的监测

如何更好地监测干燥性龟头炎患者包皮环切术后的并发症一直存在争议。除其中许多患者在术前多年一直与异常尿流争辩的现实外，异常尿流可能在早期恢复期很常见。一个更敏感的标志是排尿时需要用力，其应提示紧急评估。

随后，患儿在4年内进行了4次膀胱镜检查和1次尿道口活检，因为其发生了终末血尿，既往症状未消退。组织学检查反复显示慢性炎症，无恶性肿瘤、感染和干燥性龟头炎。在14岁时的一次膀胱镜检查中，观察到球部尿道狭窄，对其进行扩张以适应9.5 Fr的14 Fr膀胱镜。该患儿还咨询了一位儿科皮肤科医师，开具了夫西地酸乳膏（Fucidin®）处方，随后开具了Dermovate®处方，症状无变化。

在15岁时，患儿被转诊寻求第二意见，其描述了经常排尿时疼痛加重，并因此养成了憋尿的习惯。实际上，在最初被诊断为干燥性龟头炎之前就有此种行为。

患儿再次接受膀胱镜检查，结果显示后尿道2 cm狭窄，很可能是由于尿道口狭窄导致的高压排尿，以及不频繁的排尿造成了球部尿道的炎症反应，随着时间的推移，炎症反应发展为狭窄，将导致间歇性出血，形成尿道口处的焦痂外观。尿道的疼痛会在远端阴茎尿道中感觉到。患儿在不久后返院，通过使用颊黏膜植入物行尿道吻合成形术。

学习要点

尿道口狭窄

尿道口狭窄是包皮环切术和包皮嵌顿的长期并发症。包皮环切术后的风险总体上很低（0.7%），但在患有包皮嵌顿的患者中，风险高达20%[9]。典型症状包括开始时排尿困难和高速、变窄、向上分叉的尿流[10]。治疗选择包括尿道口扩张和尿道口成形术[11]。

学习要点

尿道狭窄的原因和诊断

儿童尿道狭窄较为罕见，通常与创伤有关，特别是骨盆骨折或骑跨伤[12]。儿童的膀胱和前列腺比成人高，因此在创伤期间更容易破裂。其他原因包括感染、尿道下裂修复术后和尿道口狭窄。尿道狭窄很少被认为是纯粹先天性的。一系列研究记录了一种双峰式的发病模式，通常在1岁以下的患儿中表现为双侧产前肾盂积水[13]。

相比之下，在成人中，尿道狭窄的最常见原因是医源性的，例如急性疾病或特发性期间的长期导管插入[14]。此种流行病学情况与30年前不同，其中常见原因包括性传播感染引起的尿道炎[14]。

尿道狭窄可以通过逆行尿道造影进行诊断，然而，充盈不完全或因不适导致的研究有限可能会产生虚假结果[12]。通过膀胱尿道镜检查进行直接观察也可能低估狭窄程度，因为手术时流体静压会撑开尿道壁。

学习要点

尿道狭窄的治疗

治疗尿道狭窄可能很复杂，一系列研究中有30%的患者治疗失败，另外11%的患者在尿道成形术后需要再次修复[15]。

治疗尿道狭窄的手术选择包括直视下尿道切开术（direct visual internal urethrotomy，DVIU）、切除和一期吻合术及尿道成形术。后尿道狭窄通常与创伤有关，更适合在耻骨上尿流改道一段时间后进行尿道成形术，而不是微创尿道切开术[12]。

对于成人前尿道狭窄，DVIU是一种治疗选择，特别是对于短的（<2 cm）狭窄[16]。该系列研究的研究者声称DVIU的成功率为55%，并提倡只尝试一次DVIU。人们担心此种技术可能会加重潜在的瘢痕形成，从而延长狭窄部位[17]。在儿童中也观察到与DVIU相似的结果[13]。

相比之下，切除和一期吻合术的成功率高达98%[16]，但先天性狭窄亚组除外，此类亚组对DVIU反应良好，无狭窄复发[13]。

专家评论

尿道通过

对于临床医师，勿将尿道分隔为不相干的远端和近端部分是很重要的。尿道作为通道的特性是将生理和病理的液体传输至远端，同时将来自近端的压力转移。

结论

对于初级和二级保健，包皮问题会带来很多工作，绝大多数问题都与生理性包茎有关，通常可以放心。包皮环切术的绝对适应证包括病理性包茎，而在儿科，干燥性龟头炎是病理性包茎不常见的原因。尿道狭窄在儿童中很少见，解决起来可能比较复杂，但重要的是要认识到尿道是线性的，在其远端看到的可以是近端疾病的指示器。

专家的最后一句话

对于患儿和其父母来说，阴茎和包皮引发了很多焦虑，其在儿科泌尿学诊所关于包皮相关问题的转诊数量中得到了体现，其中，绝大多数患儿会被诊断为生理性包茎，并得到安抚。此种安抚的成功在一定程度上取决于包皮环切的期望。我们通常会提出两点建议：第一点是要避免将男性兄弟进行比较，因为每个孩子的包皮发育都不尽相同；第二点是医师在可能的情况下，要避免将生理性包茎病例过度医疗化，可能比每6个月或每年重新安排随访以监测情况更难说。对于家庭和临床医师，其可能是一种相当令人沮丧的经历，因为包皮在随访之间往往几乎没有变化，从而会促使医师倾向于主张干预。如果可能，那么最好设定期望，描述龟头包皮炎的症状，并警告父母如果出现“新气球样”膨胀或排尿困难的情况，则可以作为手术治疗的指征。在没有此类情况的条件下，延长随访间隔或尽量重新安排到青春期之前进行随访可能会更好。

当存在相关症状时，例如该患儿的情况，我们鼓励临床医师将尿道视为一个整体，疾病体征通常沿其长度向任一方向传播。

参考文献

扫码查看

病例 47

儿童膀胱输尿管反流

María S. Figueroa Díaz和Alexander Cho

评论专家Imran Mushtaq

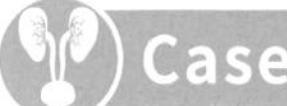

Case

一名男性新生儿在孕31周时在产前被诊断为双侧肾盂积水（右侧前后径为21 mm，左前后径为17 mm）伴膀胱扩张。

经阴道分娩足月顺产，肤色、脉搏、对刺激反应、肌张力和呼吸评分正常。初始血清肌酐水平升高，为102 μmol/L。出生后不久插入导尿管，辅助膀胱引流。

第4天的超声扫描证实右肾皮质被拉伸，回声明亮。右侧前后径为12 mm，输尿管扭曲，近端测量为19 mm，远端测量为17 mm。左肾前后径为11 mm，输尿管测量值为9 mm。观察到膀胱壁较厚（图47–1）。脊柱超声检查正常。排尿性膀胱尿道造影显示小体积小梁状膀胱，膀胱输尿管反流进入明显扩张的右肾（V级），但无左侧反流。观察到尿道正常（图47–2）。

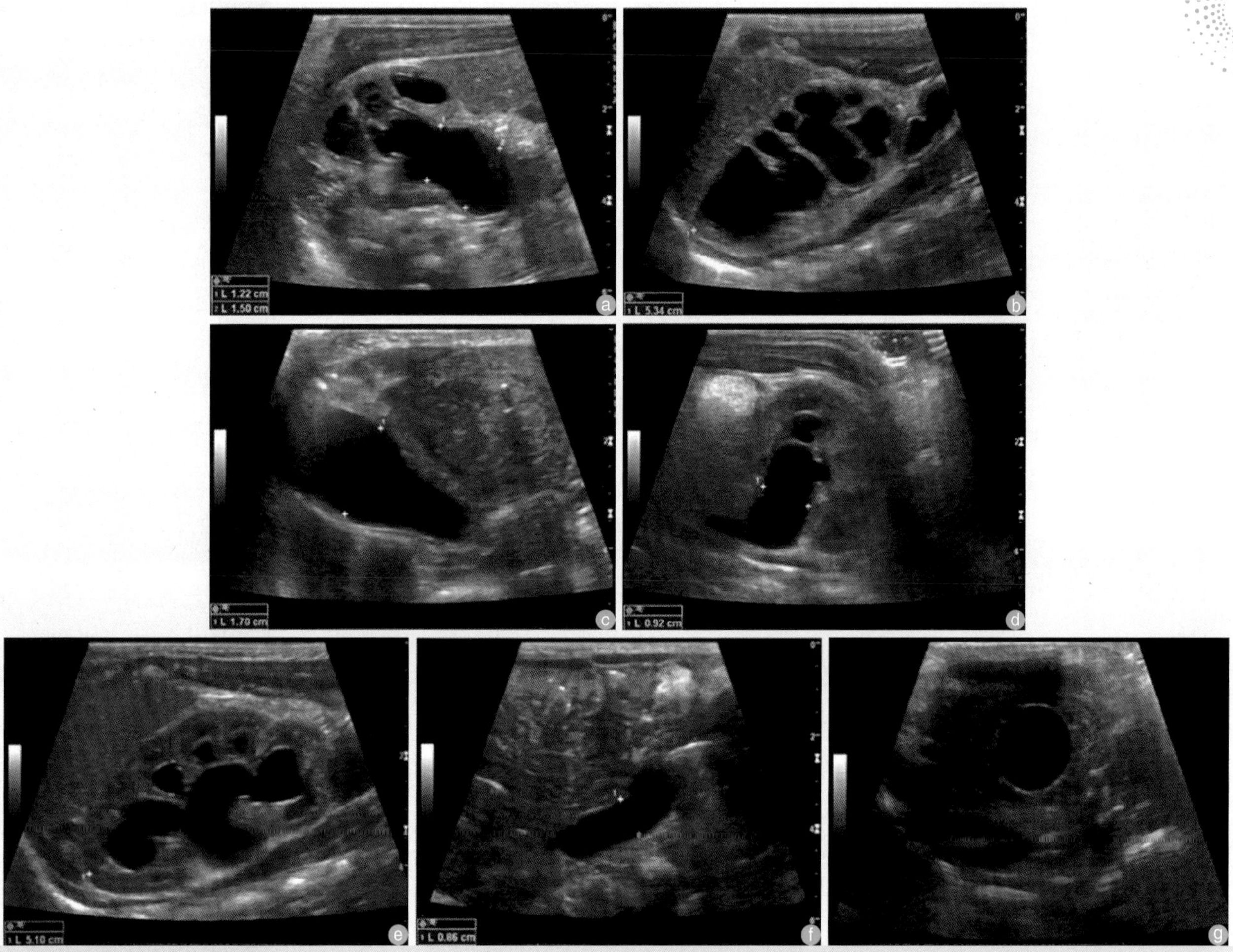

a. 右肾，横断面；b. 右肾，纵向；c. 右侧远端输尿管；d. 左肾，横断面；e. 左肾，纵向；f. 左侧远端输尿管；g. 厚壁膀胱。

图 47–1 肾脏、输尿管和膀胱的超声图像

学习要点

产前肾盂积水

产前肾盂积水最常根据肾盂前后径进行分级[1]。

- 轻度：4～<7 mm（孕中期）；7～<9 mm（孕晚期）。
- 中度：7～≤10 mm（孕中期）；9～≤15 mm（孕晚期）。
- 重度：>10 mm（妊娠中期）；>15 mm（妊娠晚期）。

一致认为妊娠晚期前后径>15 mm代表重度肾盂积水。

临床提示

新生儿双侧肾盂积水的初步治疗

对于产前诊断为双侧肾盂积水、膀胱膨隆的男性新生儿，须排除后尿道瓣膜症的情况。然而，初始治疗是插入导尿管和适当的液体管理。

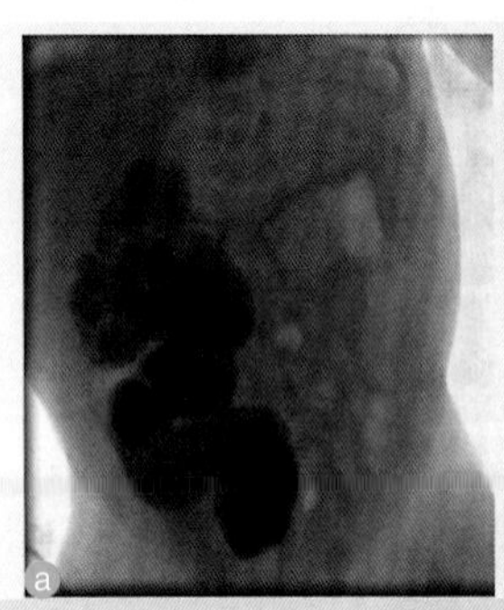

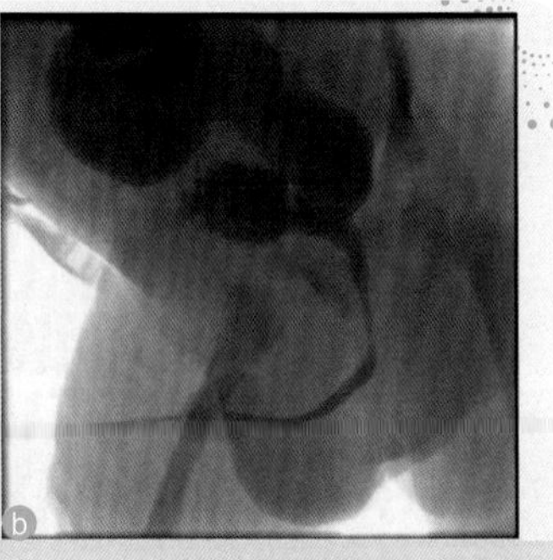

显示右侧V级膀胱输尿管反流，但尿道正常。

图 47–2　排尿性膀胱尿道造影

临床提示

产后成像

研究推荐首次产后成像使用超声波检查，且应在产后48小时后进行，以弥补最初的新生儿脱水和产后尿量减少。早期的超声波检查可能低估了尿积水的严重程度。

出生后超声检查的尿路扩张可受膀胱充盈度和水分摄入的影响。建议在尿路扩张的情况下，患儿应在膀胱排空后重新扫描。

胎儿泌尿学协会（Society for Fetal Urology，SFU）分级系统常用于婴儿肾积水，该系统基于肾盂、肾盏和肾实质的外观，而不是肾盂的大小（表47–1）。

表 47–1　婴儿肾盂积水的 SFU 分级

分级	肾窦分离模式	超声变异
SFU 0级	无分离	
SFU 1级	尿液在肾盂中，仅轻微分离肾窦。	
SFU 2级	尿液充满肾盂，伴或不伴主要肾盏扩张。	
SFU 3级	SFU 2级和小肾盏扩张，实质保留。	
SFU 4级	SFU 3级，实质变薄。	

资料来源：Nguyen et al. J Pediatr Urol.（2014）[1].

学习要点

鉴别诊断

新生儿肾积水（产前肾盂积水）有多种病因，大多数（50%～70%）由一过性或生理性肾盂积水引起，不具有临床意义[1]。在产前轻度肾盂积水胎儿中，88.1%会出现一过性肾盂积水。任何显著的产后轻度、中度和重度产前肾盂积水病理学的发生率分别为11.9%、45.1%和88.3%[2]。最常见的诊断如下[1]。

- 一过性/生理性：50%～70%。
- 肾盂输尿管连接部梗阻：10%～30%。
- 膀胱输尿管反流：10%～40%。
- 膀胱输尿管交界处梗阻/巨输尿管：5%～15%。
- 多囊性肾发育不良：2%～5%。
- 后尿道瓣膜：1%～5%。
- 输尿管囊肿、异位输尿管、双输尿管系统、尿道闭锁、皱梅腹综合征、多囊肾：不常见（<1%）。

学习要点

膀胱输尿管反流（尿液反流）

对于监测到产前肾盂积水的无症状婴儿，如果出生后无肾盂积水或有轻度肾盂积水，膀胱输尿管反流的患病率为10%～15%[3]，如果产后超声检测到其他异常（包括肾盂积水、肾囊肿或肾发育不全），则患病率可达40%[4]。因此，正常的产后超声检查并不能排除膀胱输尿管反流。膀胱输尿管反流分级如图47 3所示。

排尿性膀胱尿道造影是诊断膀胱输尿管反流的“金标准”。反流可能发生在充盈期或排尿期。充盈期反流被认为更严重，因为其发生在低膀胱压力下，可能是膀胱输尿管反流消退的不良预后体征。进行排尿性膀胱尿道造影测试与尿路感染的风险显著相关，建议在检查前后使用抗生素[5]。用于检测反流的放射核素研究与排尿性膀胱尿道造影相比，辐射暴露较低，但显示的解剖结构细节较差[6]。

在结合纸尿布报警和超声检测残余尿量进行的膀胱功能评估中，检测到了膀胱排空不完全。随后开始进行清洁间歇性导尿，并进行口服甲氧苄啶预防治疗。患儿的血清肌酐水平恢复到年龄和体重相匹配的正常水平。

专家评论

原发性和继发性膀胱输尿管反流

区分两种类型的膀胱输尿管反流非常重要，因为其治疗方法存在显著差异。在该病例研究中，膀胱似乎有异常。

原发性膀胱输尿管反流是由膀胱输尿管交界处

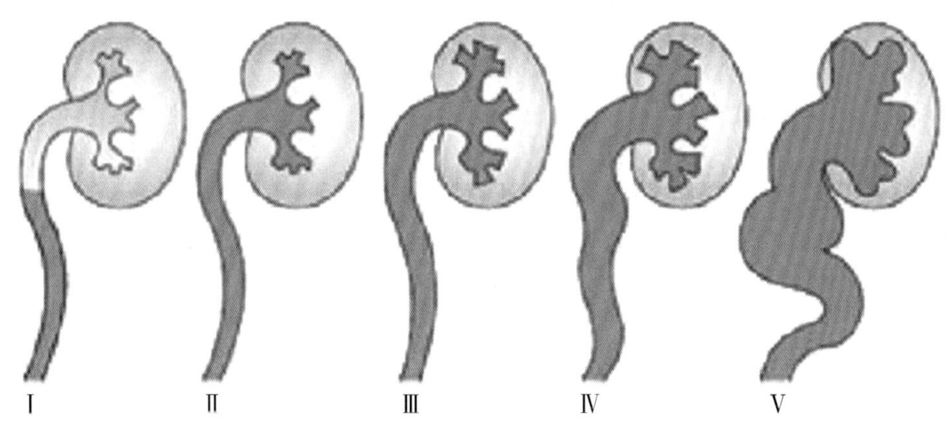

（Ⅰ期）非扩张输尿管内反流；（Ⅱ期）反流入肾盂和肾盏，无扩张；（Ⅲ期）输尿管、肾盂和肾盏轻度至中度扩张，所有穹隆均有极轻度变钝；（Ⅳ期）中度输尿管迂曲和肾盂、肾盏扩张；（Ⅴ期）输尿管、肾盂和肾盏明显扩张，失去乳头压迹和输尿管迂曲。

图 47–3　基于排尿性膀胱尿道造影的膀胱输尿管反流分类

资料来源：Lebowitz RL et al. Pediatr Radiol（1985）[7].

抗反流机制的先天性异常所致，其中输尿管管壁与其直径之比＜5∶1[8]。在继发性膀胱输尿管反流中，膀胱输尿管交界处正常，但膀胱、膀胱出口或尿道存在异常。任何阻塞性膀胱疾患，无论是功能性的还是解剖性的，都可能导致储存和排空过程中膀胱内压力升高，超过抗逆流机制，从而导致输尿管反流。

男性婴儿中最常见的膀胱解剖性阻塞是前尿道瓣膜（后尿道瓣膜症）。48%～70%的后尿道瓣膜症患者存在输尿管反流，但经过后尿道瓣膜症切除后，输尿管反流消失的比例可达到78%[9]。必须排除反流的功能性原因，包括与脊柱裂相关的神经源性膀胱。在评估患者情况时，必须直接询问便秘的情况（对于年龄较大的患者还须询问大便失禁的情况），同时检查腰骶部。在婴儿时期，可以通过脊髓超声检查排除脊髓异常，如果患者年龄较大，则可以通过MRI扫描来排除。膀胱输尿管反流人群中膀胱功能障碍的患病率各不相同，在非侵入性检查中可见于18%～52%的患者[10]。无明确神经系统异常的异常排尿模式对识别很重要。存在被称为“功能障碍消除综合征”的一系列功能性疾病，最严重的极端被标记为“非神经源性神经性膀胱”。表现为下尿路和上尿路恶化，但无神经系统疾病的证据。

学习要点

膀胱输尿管反流的治疗

膀胱输尿管反流治疗的主要目标是预防发热性尿路感染，并避免肾损害。膀胱输尿管反流的治疗方法包括保守治疗和手术干预，通常包括内镜矫正和输尿管再植术。

保守治疗所基于的知识：年轻患者的低度反流通常会自发消失，因为膀胱内输尿管扩大和抗反流机制成熟。然而，高度反流的情况下，自发消失的比例只有≤25%[13]，并且当与膀胱功能障碍相关时，该比例进一步降低。

证据支持

连续抗生素预防

在膀胱输尿管反流患儿背景下的连续抗生素预防也存在很大争议。一项随机对照试验的荟萃分析得出结论，连续抗生素预防显著降低了发热和症状性尿路感染的风险。然而，连续抗生素预防增加了由抗生素耐药细菌引起尿路感染的风险，并且对新的肾脏瘢痕的发生没有明显影响[14]。

在欧洲儿科泌尿外科学会的支持下，一种安全的方法是在大多数情况下使用连续抗生素预防，但决策会受到尿路感染风险因素（年轻、高分级膀胱输尿管反流、如厕训练状态、下尿路功能障碍、女性性别和包皮环切状态）及父母意见的影响[6]。

专家评论

高排尿逼尿肌压力

与我们的案例研究相关的是，有报道称，膀胱输尿管反流患儿中一些婴儿的高排尿逼尿肌压力可能与尿道外括约肌松弛不充分有关[11]。在婴儿期正常的未成熟膀胱中，最大排尿压力高于生命后期。非同步逼尿肌/括约肌活动通常表现为膀胱容量低、排尿压力高和充盈期间过度活动。在闭合尿道括约肌的情况下，膀胱收缩会导致高膀胱压力，并且可能会导致膀胱输尿管反流，其取决于膀胱输尿管交界处的能力。此种不协调不被认为是真正的神经源性膀胱，因为其是未发育成熟的膀胱[12]，并且男孩比女孩更常见。

在1月龄时，经尿培养证实尿路感染后，患儿开始夜间膀胱引流。2月龄时二巯基丁二酸扫描显示右肾功能差异为14%。由于间歇性清洁导尿和夜间引流存在困难，在2月龄时进行了诊断性膀胱镜检查，显示尿道正常，并排除了先天性输尿管瓣膜狭窄。随后行右侧环形输尿管造口术，同时行包皮环切术。

证据支持

包皮环切术降低尿路感染风险

对常规新生男婴行割离术的健康益处仍存在争议[18]，但在存在高风险尿路感染的患者中，包皮环切的作用则不容置疑。正常男孩预防尿路感染所需治疗的数量为111，但在高级别反流患者中，该数字降至4[19]。当尿液反流在产前肾盂积水后确认存在时，包皮环切术能够将尿路感染的发生率从68%降至22%[20]。

学习要点

内镜矫正

此种微创方法包括膀胱镜下输尿管上注射生物相容性充填物，从而抬高远端输尿管并缩小管腔，以预防膀胱输尿管反流。反流缓解率取决于反流的等级：Ⅰ级和Ⅱ级为78.5%，Ⅴ级为51%。神经源性膀胱的成功率较低[15]。内镜矫正是安全的，但有报道称0.1%～5.0%的病例会出现膀胱输尿管交界处梗阻，此为严重并发症，其可以急性出现，也可以在数年后出现，突出了长期随访的必要性。

学习要点

输尿管再植术

尽管描述了多种具有延长壁内输尿管的手术技术，但该方法的成功率较高，为92%～98%。最受欢迎和最可靠的是Cohen再植术。其他替代方法是裂孔上再植术（Politano-Leadbetter技术）、裂孔下再植术（Glenn-Anderson技术）和膀胱外再植术（Lich-Gregoir技术）。尽管输尿管再植术在＜1岁的婴儿中是安全可行的[16]，但由于担心医源性膀胱功能障碍，仍然存在一些担忧[17]。由于担心导致膀胱功能障碍恶化，随后可能影响功能更好的左肾单位，因此未进行。

专家评论

尿流改道

对于该患儿来说，由于已知膀胱功能障碍会减少成功治疗膀胱输尿管反流的机会，因此没有进行内镜治疗。右侧的膀胱输尿管反流可能对左侧肾系统起到保护作用，因此试图矫正右侧的膀胱输尿管反流可能会在未解决膀胱功能障碍的情况下损害左侧。笔者认为，在没有膀胱功能障碍并有伴随梗阻的情况下，单独进行高度反流的内镜治疗是安全的。

选择通过反流性右输尿管造口术进行尿流改道，以使继发于膀胱功能障碍的膀胱输尿管反流易于从尿路引流，从而避免尿淤积，并降低尿路感染的风险。还可通过膀胱造口术实现尿流改道，然而，反流性输尿管造口术允许持续的膀胱循环和生长。

专家评论

手术记录：输尿管袢皮肤造口术

做腹股沟横纹切口，分离前腹肌，进入腹膜外间隙。输尿管的入路完全在腹膜外，腹膜向内侧反折。分离闭塞的脐动脉以显示输尿管。仔细游离输尿管，保留血供，使输尿管能到达皮肤。有时，如果近端输尿管非常迂曲和扩张，可能需要切开和缩短，以帮助引流，但是，外科医师必须牢记后期重建所需的输尿管长度。

纵向切开输尿管，形成输尿管袢式造口术。用6/0可吸收缝线将输尿管固定在腹外斜肌腱膜上，近端肢体固定在外侧。确保不会发生扭结或狭窄非常重要。使用6/0可吸收缝线进行皮肤黏膜吻合。

输尿管造口易被尿布覆盖，易于处理。

随后的连续超声显示右侧扩张减少，无左肾扩张（图47–4）。

在患儿9月龄时，进行了非侵入性尿动力学研究，但由于通过输尿管造口有尿液泄漏，因此尽管放置了球囊导管以阻塞右侧膀胱输尿管交界处，研究显示排尿后残余物极少（＜5 mL），但无法确定膀胱容量。

在17月龄时患儿进行的重复二巯基丁二酸扫描显示右肾功能差异为10%（图47–5）。

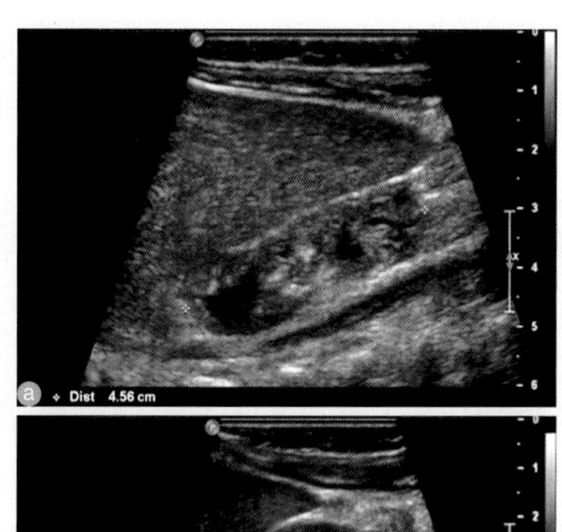

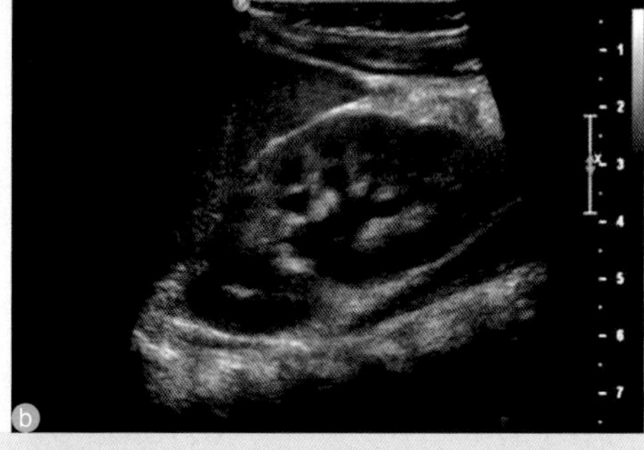

a. 术后肾脏超声扫描显示右肾纵向扩张减少；b. 左肾无积水，纵行。

图 47–4

在19月龄时，进行了开放性右肾输尿管切除术，并闭合输尿管造口术。在3年的随访中，患者状况良好，无尿路感染，无须预防治疗。根据超声检查评估，其估计肾小球滤过率为86 mL/（min·1.73 m^2），且膀胱能够完全自主排尿。

专家评论

输尿管造口闭合

闭合输尿管造口的理由是基于患者的临床稳定性，并通过尿动力学检查证实膀胱排空完全。尽管右侧扩张系统功能只有10%，包括输尿管重植术在内的重建手术的益处不如风险大，因此进行了更直接的右侧肾输尿管切除术。在肾输尿管切除术时，重要的是尽可能地靠近膀胱处切除输尿管，以避免未来出现由反流的输尿管残端引起的问题。

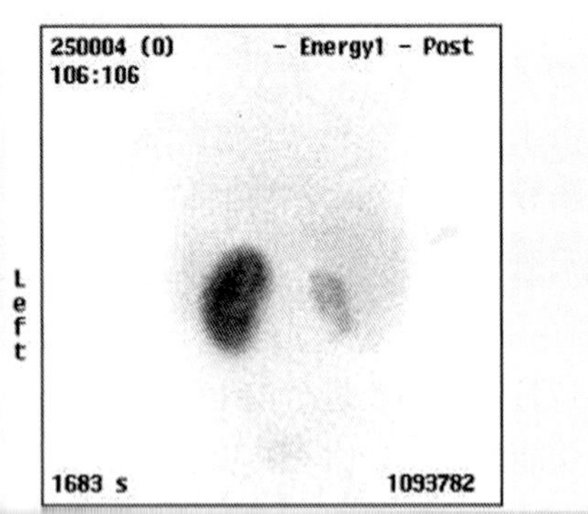

17 月龄时显示右 10% 和左 90% 的功能差异。

图 47-5　二巯基丁二酸扫描

专家的最后一句话

此为一个很好的例子，说明我们有时必须在治疗中创新。对于该患儿，常规的处理方法可能会在其达到适当年龄后再进行内镜矫正反流。由于反流的程度较高，加上患儿年龄较小，内镜矫正可能会失败，甚至导致健康左肾的膀胱动力学恶化和（或）背压改变。该患儿存在明显的膀胱不完全排空的迹象，很可能与右侧逆流系统有关，但同时也可能存在膀胱未成熟/功能异常的因素。最初的处理方法是进行清洁间歇性导尿，但当其变得困难时，就必须寻找替代选择。一个选择是行膀胱造口术，但如此做的缺点在于，在以后的阶段无法准确评估膀胱的容量和排空效果。一个替代方案是反流输尿管造口术，该系统可以有效减压膀胱，同时仍然允许膀胱通过来自对侧肾脏的尿液进行循环，此对于膀胱功能的成熟可能是重要的因素。通常会发现，随着时间的推移，反流输尿管造口所排出的尿液的量会减少，可能是尿憩管机制的成熟，以及儿童的线性生长和输尿管在膀胱水平的角度变化的组合作用导致的。父母会看到尿液通过尿道排出增加，通过用Foley气囊导尿管阻塞膀胱输尿管造口，可以客观评估膀胱功能。一旦确定膀胱功能和排空是充分的，就可以关闭输尿管造口，重新植入反流输尿管，或者像本病例中一样行完全肾脏输尿管切除术。

参考文献

扫码查看

第15章

泌尿外科放射学

病例48

泌尿外科急诊介入放射学操作

病例 48

泌尿外科急诊介入放射学操作

Yousef Shahin

评论专家Steven Kennish

Case

患者，男，81岁，因直肠出血6周和排便习惯改变前往急诊科就诊。普外科医师检查发现患者直肠有巨大固定的肿块。随后，腹部和盆腔CT证实存在直肠肿瘤局部晚期浸润至前列腺和膀胱，并且还有一个可疑的肝脏病变。盆腔MRI证实肿瘤为局部晚期，直径为3 cm。由于局部血管侵犯且肝脏MRI确认有转移病灶，肿瘤分期为$T_4N_1M_1$（图48–1）。

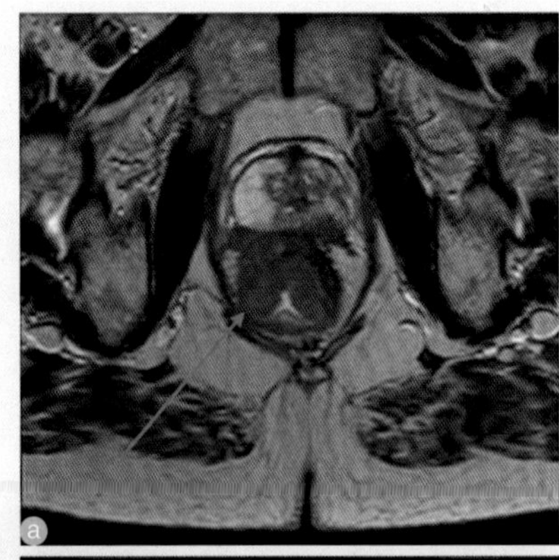

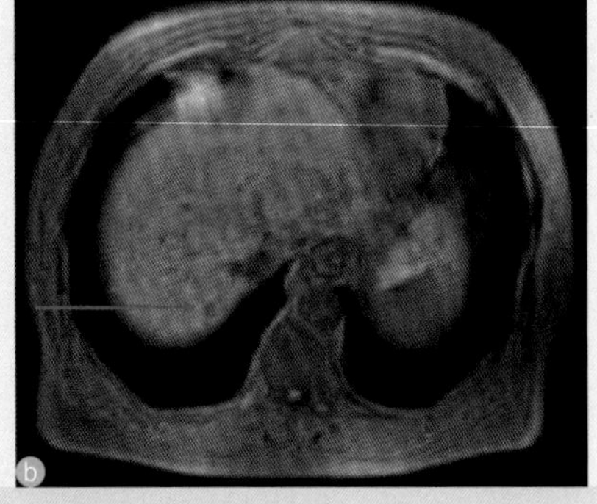

a. 腹部和盆腔（轴位）MRI 显示局部晚期直肠肿瘤伴前列腺浸润（箭头）；b. 右叶单发肝转移（箭头）。

图 48–1

在多学科团队会议上对患者进行了讨论，并开始新辅助化疗和放疗。随访CT显示肿瘤缓解伴体积缩小。患者择期行前盆腔脏器切除术、回肠造口术、结肠末端造瘘术。术后2个月，患者因意外腹痛来急诊就诊。腹部和盆腔CT（尿路造影期）显示回肠造口近端后内侧壁缺损，有造影剂漏出伴尿性囊肿（图48–2）。在超声引导下插入8 Fr引流管引流尿性囊肿。

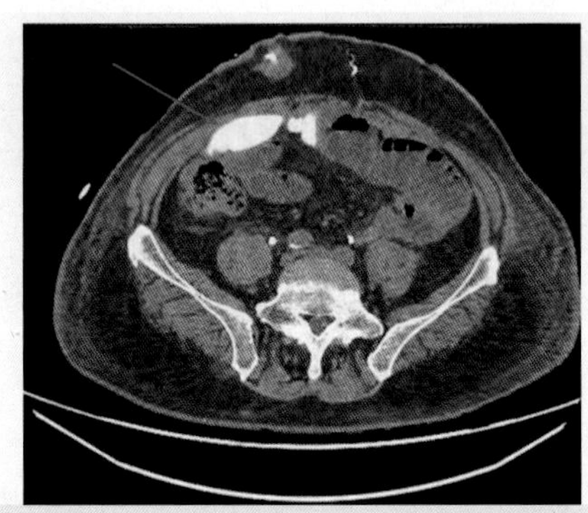

显示回肠造口后内侧壁缺损和尿性囊肿（箭头）。

图 48–2　CT 尿路造影

学习要点

盆腔根治术和结局

盆腔根治术是治疗局部晚期直肠癌的一种手术方法，其结果存在较大差异。手术是根治性的，涉及切除包括尿道、膀胱、直肠和肛门在内的大部分盆腔器官。术后，患者需要永久性的结肠造口和尿流改道。对于女性患者，同时还会切除阴道、子宫颈、子宫、输卵管、卵巢，有时还会切除外阴。对于男性患者，则会切除前列腺。

在最近的一项多中心研究中，包括1184例接受盆腔根治术的患者，中位总生存期为R_0切除后36个月，R_1切除后27个月，和R_2切除后16个月（$P<0.001$）。接受新辅助化疗的患者术后并发症（未校正*OR*：1.53）、再入院率（未校正*OR*：2.33）和影像学再介入率（未校正*OR*：2.12）更多。骨切除（必要时）与较长的中位生存期相关（36个月 *vs*. 29个月；$P<0.001$）。淋巴结阳性患者的中位总生存期短于淋巴结阴性患者（分别为22个月 *vs*. 29个月）。多变量分析确定了切缘状况和骨切除与长期生存之间的显著相关性[1]。

专家评论

回肠造口和并发症

回肠造口的形成包括将两个改道的输尿管与一段游离的小肠吻合，小肠作为造口从腹部取出，其是一种常见的尿路分流手术，但相关风险包括吻合口漏和狭窄的形成，以及缺血和随后的组织破裂。尿液远离任何泄漏处有助于愈合，而持续的尿液污染会导致切口裂开和尿性囊肿形成，随后引发感染。

泌尿外科医师对患者进行了复查，由于预期手术复杂度高且患者体弱，决定不对造口进行翻修。为了将尿液从渗漏的造口中转移出来，并使缺损闭合，介入放射科医师对患者进行了双侧肾造瘘术，由于肾盂肾盏系统未扩张且患者无法俯卧，该手术极具挑战性。

临床提示

经皮肾造瘘术

经皮肾造瘘术最早由Goodwin等人[2]于1955年首次描述，用于治疗因尿路梗阻引起的肾盂积水。目前，其在集合系统扩张中用于多种临床适应证，以减轻尿路梗阻或在非扩张的集合系统中提供远离远端渗漏/瘘的尿流改道，或者缓解与膀胱恶性肿瘤相关的下尿路症状。该手术由介入放射科医师在局部麻醉下，经超声和X线透视引导下进行，偶尔静脉镇痛。

适应证

- 解除尿路梗阻。
- 尿流改道。
- 进行腔内泌尿外科手术。
- 诊断测试。

并发症

大多数病例系列报告合并的直接重大和轻微并发症的发生率约为10%[3-4]。直接重大并发症包括邻近结构损伤、重度出血、重度感染或脓毒症，此种情况非常罕见。当在CT和超声扫描上仔细考虑患者解剖结构和围手术期计划时，邻近器官损伤（最常见的是胸膜或结肠）非常罕见。轻微并发症包括轻微出血和插入后一过性低热，此类并发症常见，并且在某些临床情况下通常是不可避免的。

晚期并发症主要是引流相关并发症，如移位、堵塞和细菌结石形成。长期使用肾造瘘管的患者将每3个月更换一次引流管，以防止结石堵塞[5]。

专家评论

非扩张系统中的肾造瘘术

肾造瘘术通常用于尿流改道，但在非扩张的靶肾盏中进行该手术极具挑战性，即使采用最先进的超声设备也很难识别。

如果手术团队已将覆膜内–外输尿管支架留在原位，则可利用此类支架逆行造影填充肾盂肾盏系统，以形成超声和X线透视均可见的靶肾盏。若在发现泄漏之前取出了支架，则其他辅助方法包括静脉内给予造影剂，以允许在X线透视下观察肾盂集合系统引流，以及静脉内给予利尿剂和生理盐水，以增加肾排泄，并有望在超声下观察到肾盏。

然而，在持续泄漏或积液的情况下，通过导管向导管和输尿管注射造影剂存在风险，可能导致肾盂静脉回流和败血症。

患者病情稳定，留出时间进行抗生素治疗和营养支持，为剖腹手术、回肠造口翻修、小肠切除和回肠末端造口做准备。不幸的是，回肠造口的近端卡得太紧，无法进入行翻修手术。术后，患者出现急性肾损伤和败血症。腹部和盆腔CT显示7 cm × 12 cm的盆腔积液。在CT引导下通过介入放射学进行引流（图48–3），随后患者临床症状得到改善，但仍需要肾脏替代治疗（透析）。

1个月后，患者出现右侧腰痛，CT显示右侧肾盂肾炎。肾盂造影显示右侧靠近输尿管回肠吻合口的渗漏，左侧输尿管回肠吻合口附近有狭窄（图48–4）。血液和肾造瘘尿培养显示克雷伯菌生长。

2周后右肾造瘘管无法引流，非增强CT显示肾造瘘管移位。介入放射学团队在同一天插入了一根新的肾造瘘管。

在随访肾造瘘管造影检查中，造影剂从右侧输尿管回肠吻合口附近的一点持续泄漏至盆腔内，导致持续的骶前盆腔积液。在CT引导下进行第3次引流。

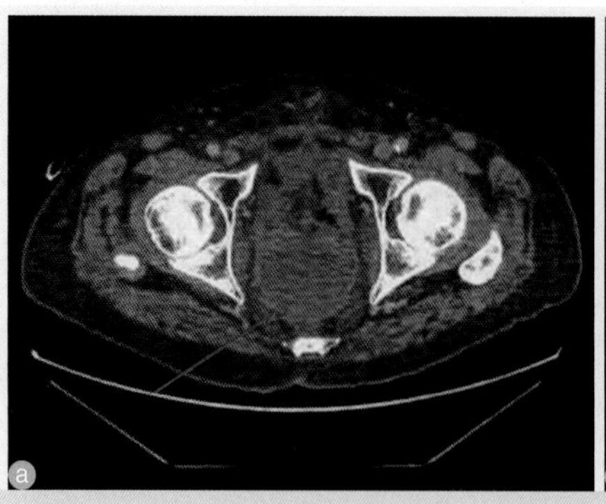
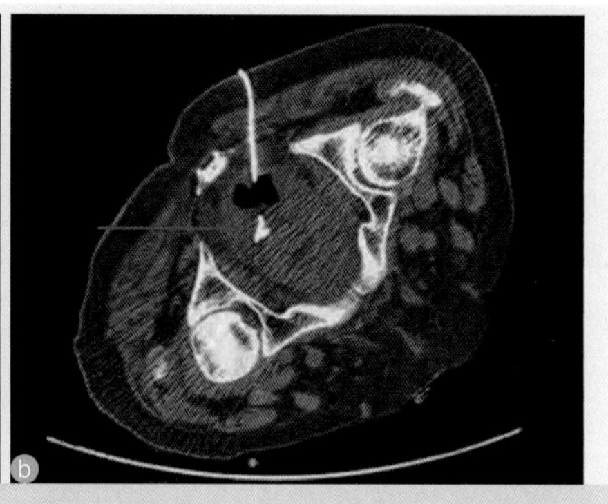

a. 盆腔 CT 显示盆腔积液（箭头）；b.CT 引导下使用猪尾引流盆腔积液（箭头）。

图 48-3 盆腔积液

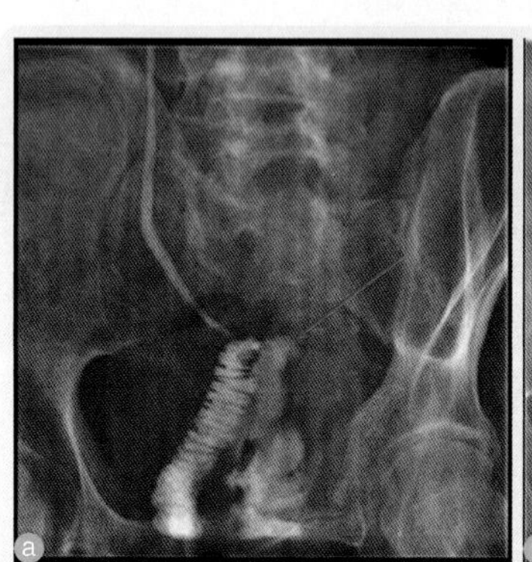
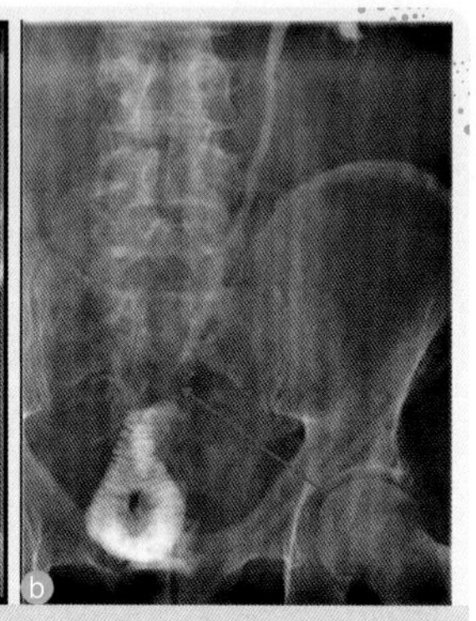

a. 显示右侧输尿管－回肠吻合口附近渗漏（箭头）；b. 左侧输尿管－回肠吻合口近端狭窄（箭头）。随访时的 CT 显示持续盆腔积液，大小为 3 cm×6 cm×11 cm，由介入放射科医师在 CT 引导下进行第二次引流。

图 48-4 肾造影片

1周后，患者接受了介入放射学的双侧逆行膀胱输尿管支架植入术（图48-5），利用经肾造瘘顺行途径进行。该手术有助于进一步将尿液从有缺陷的回肠造口转移。内-外尿路支架消除了肾造瘘术引流的持续需求，引流至造口袋的患者耐受性更好。

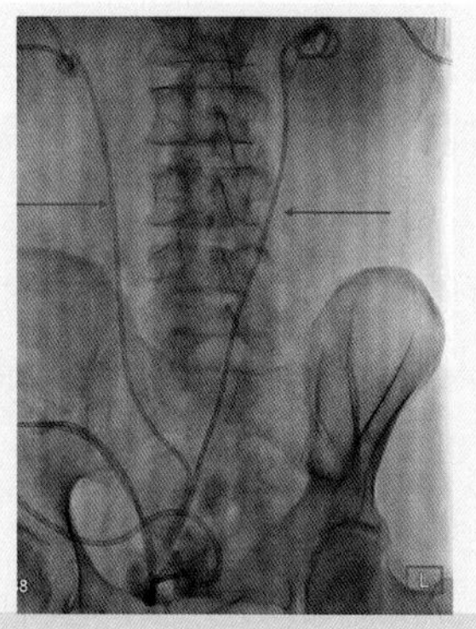

显示双侧逆行输尿管支架（箭头）。

图 48-5 透视期间的静态图像

1年后，患者间歇性败血症发作，小肠造口排出物量较多。随后，其接受了剖腹手术、回肠造口翻转术和回结肠吻合术。此外，术中引流了慢性盆腔积液。

MRI随访发现，患者肝右叶有一个孤立性转移灶，直径已增至4 cm，由于与膈肌邻近且存在潜在的热损伤风险，无法进行射频消融治疗，因此患者接受了肝部切除手术（转移灶切除术）。

最新的随访CT显示盆腔积液变小，无须额外引流治疗。患者每6周在放射科更换1次尿路支架。

✪学习要点

输尿管支架

介入放射科医师常规置入顺行、逆行或内部（双J）支架。

逆行（经回肠导管）输尿管支架植入

逆行支架是放置在接受过手术治疗的患者体内的导管，如膀胱切除术伴回肠管道形成，从管道中退出，逆行延伸至肾盂。

据估计，15%的患者会出现由输尿管肠吻合口狭窄引起的梗阻等并发症。经皮治疗输尿管狭窄和后续发生的积水肾的成功率可以达到100%。此外，在90%～95%的病例中，经尿道逆行导管支架的放置是成功的[9]。

如果患者接受了原位肾造瘘术，则可通过顺行方法置入逆行（经回肠导管）输尿管支架，如果没有，则可通过造口逆行方法置入。

逆行置入逆行（经回肠导管）输尿管支架技术

通过造影剂使回肠导管不透明，允许通过输尿管肠交界处反流，从而实现输尿管可视化，成功率为14%～86%，其可以通过在回肠袢内插入一根Foley导尿管和一个角度尖端导管来完成。通过导管导入导丝进入输尿管肠吻合口，向上推进输尿管。将导管推至肾盂内，并更换为硬导丝。然后可沿导丝推进导管，并在肾盂内形成猪尾。可将导管远端剪成适当长度，将其留在造口袋内引流。

逆行输尿管支架顺行置入技术

患者最初可取侧斜位，也可在获得肾盂肾盏系统的初始入路后从俯卧位旋转。在超声引导下进入肾脏集合系统，注射造影剂，使尿路可视化至回肠导管。将导丝推进通过集合系统，并使用导管沿输尿管操作以穿过造口。可以使用成角的头端亲水导丝。一旦导丝通过造口穿出，便提供了入路，应同时保持导丝两端的张力，并可推进顺行或逆行导管，以便更换更硬的工作导丝，从而允许支架通过造口插入，在肾盂内形成猪尾。一旦导管充分定位，即可拔除导丝。如果需要留置覆盖性肾造瘘口，则可将导丝拉回肾盂，然后放置肾造瘘管。

专家的最后一句话

该患者需要行多次介入放射学手术，并将尿液引流至远离术后的盆腔，从而可以尝试矫治性腹腔镜手术（尽管不幸的是，只有部分成功），并使伤口愈合，使患者在家中恢复相对正常的生活。

通过支架进入回肠造口（造瘘术）袋的尿流改道比双侧肾造瘘引流管更便于患者在家中管理，后者严重影响日常生活活动，如穿衣和洗澡。尽管有猪尾锁定机制、缝线和敷料，但肾造瘘管意外移位的风险最高可达14.5%[10]。

尽管耐受性更好，但引流至造口袋的输尿管支架可能被成石性尿液包裹，需要每2～3个月定期更换1次。更换造口袋时很少发生完全意外移位，在X线透视引导下，通过逆行导入的导丝进行补救通常是成功的。肾造瘘与引流至单个造D袋的支架相比，少数优势之一是，当出现引流堵塞或移位的情况下，后者较难辨认是哪个肾脏输出量减少。

膀胱切除术/盆腔脏器切除术和回肠尿流改道术后尿漏并不常见（约2%），但通常来自输尿管回肠吻合口，早期的临床表现是肾造口术辅助上游尿流改道术的预测因素[11]。近端回肠造口的缺血性破裂非常罕见，但患者体弱和化疗、放疗可能对此并发症起到了一定的作用。

最终，如果外科医师准备手术，那么介入放射科医师应准备根据需要提供必要的支持。

参考文献

扫码查看